高等医学院校规划教材

供本科护理学类专业用

康复护理学

U0257506

主　审　姜志梅

主　编　许洪伟　庞　灵

副主编　王　静　齐　颖　张伟滨　姜晓雪

编　委　（按姓名汉语拼音排序）

　　　　陈　雨（佳木斯大学护理学院）

　　　　黄卫东（长春中医药大学）

　　　　姜晓雪（佳木斯大学附属第一医院）

　　　　李海珠（佳木斯大学附属第一医院）

　　　　李永萍（佳木斯大学附属第一医院）

　　　　刘玉锦（东北师范大学人文学院）

　　　　庞　灵（吉林大学中日联谊医院）

　　　　齐　颖（哈尔滨医科大学附属第四医院）

　　　　孙德娟（黑龙江中医药大学附属第二医院）

　　　　王　静（佳木斯大学附属第一医院）

　　　　许洪伟（佳木斯大学康复医学院）

　　　　于　淼（佳木斯大学附属第一医院）

　　　　张伟滨（哈尔滨医科大学附属第一医院）

秘　书　陈　雨

北京大学医学出版社

KANGFU HULIXUE

图书在版编目（CIP）数据

康复护理学 / 许洪伟，庞灵主编 . —北京 ： 北京
大学医学出版社，2017. 2（2021. 12重印）
　ISBN 978-7-5659-1530-7

　Ⅰ . ①康… 　Ⅱ . ①许… ②庞… 　Ⅲ . ①康复医学-护
理学-医学院校-教材 　Ⅳ . ①R47

　　　中国版本图书馆CIP数据核字（2016）第304932号

康复护理学

主　　编：许洪伟　庞 灵
出版发行：北京大学医学出版社
地　　址：（100191）北京市海淀区学院路38号　北京大学医学部院内
电　　话：发行部 010-82802230；图书邮购 010-82802495
网　　址：http：//www.pumpress.com.cn
E-mail：booksale@bjmu.edu.cn
印　　刷：北京瑞达方舟印务有限公司
经　　销：新华书店
责任编辑：靳新强 法振鹏　责任校对：金彤文　责任印制：李 啸
开　　本：850 mm×1168 mm　1/16　印张：19　字数：542千字
版　　次：2017年2月第1版　2021年12月第2次印刷
书　　号：ISBN 978-7-5659-1530-7
定　　价：42.00元

前　言

随着社会进步，生活水平的不断提高，人们对生存质量的要求日益提升，尤其是人类疾病谱的不断变化、人口老龄化、意外伤残的不断增加，以及自然灾害对人类健康的侵袭等，人们对康复护理工作的需求日益增加，同时也提出了更高的要求。康复医学、预防医学、保健医学、临床医学共同组成了现代医学。康复护理学作为护理学的重要组成部分，亦是康复医学的一个重要分支。护理人员在康复团队中发挥着重要作用。我们必须不断加强康复护理学科建设，促进护理学科发展，加快康复护理专业人才培养，以满足广大病、伤、残者的康复需要。

本书编写力求简明扼要，通俗易懂，图文并茂，文字准确流畅。内容涵盖成人、儿童不同功能障碍、不同疾病与创伤以及不同康复层次需求者的康复护理，体现较为完整的、较为前沿的康复护理理念体系和康复护理技术，引导人们从康复医学与康复护理的视角去认识和处理疾病及满足成人、儿童康复需求，转变康复护理专业人员的思想观念，对促进残障人士的身心康复，提高其生命质量，回归主流社会具有极其重要意义。

本书依据本科护理学专业规划教材编写思想要求，围绕护理学应用型人才培养目标进行编写，以培养实践动手能力为根本，注重知识传授、能力培养、素质提升相结合，遵循突出护理、强调康复、注重整体、体现人文的原则。编写中汲取国内外教材的优点，结合目前国内外康复护理工作的现状和发展，介绍新理念、新知识、新技能，力求科学、切合临床康复护理工作实际需要，以便更好地服务于护理学科，服务于教学，服务于社会。

本教材每章前有"学习目标""重点难点"，以便于教师驾驭整体教学，顺利实施教学，也有利于学生细致掌握所学内容，使教与学能够达到充分融合；章节中穿插"课堂互动""知识链接"，以利于学生在掌握所学内容的基础上，进一步拓宽知识视野，及时了解前沿康复护理理念及动态，培养学生创新思维和实践动手能力；章后附自测题，以加深学生对知识的理解和掌握，便于学生对学习内容进行概括、总结和巩固。为方便使用，书末附有中英文专业词汇索引及主要参考文献。

本书作者均为全国各地从事康复医学或康复护理学的骨干一线临床和教学人员，具有较为成熟的理论基础和丰富的临床实践经验。编写中按照作者专长安排相应章节。本书可供高等医学院校本科护理学类专业学生使用，也可为广大护理教师和临床护理人员提供参考。

在本书编写过程中，得到了各编委及其所在单位的大力支持和帮助，在此深表感谢。由于水平和时间有限，难免有不妥之处，恳盼广大读者对疏漏之处不吝赐教，以资修订。

许洪伟

目　录

第一章 概 论

第一节 康复医学

一、康复及其内涵

（一）康复

康复（rehabilitation）是综合、协调地应用各种措施，预防或减少病、伤、残者身心、社会功能障碍，以达到和保持生理、感官、智力精神和社会功能的最佳水平，使病、伤、残者能重返家庭与社会，提高生存质量。

尽管有些病、伤、残对个体的病理变化无法彻底消除，有些局部或系统功能无法完全恢复，但经过有效康复后，个体的功能障碍得到最大程度的改善，从而达到个体的最佳生存状态。随着社会物质文明和精神文明的发展，康复的内涵也随之越加丰富，从初期着重于改善躯体功能到强调生活自理能力的提高，再到 21 世纪关注生存质量。

（二）康复内容

1. 康复对象　包括"病、伤、残者"。"病"是指各种先天性和后天性疾病。"伤"是指各类战争伤、工伤以及其他各类突发事件（如地震、交通事故等）引起的损伤；"残"是指各类先天和后天因素导致的残疾。随着社会的发展和人类物质文明与精神文明的进步，康复对象日渐增多。

（1）各种原因引起的功能障碍者：由于康复医学是以研究功能障碍的预防和治疗为导向的一门医学专科，因此，康复医学的对象包括不能正常发挥身体、心理和社会功能的各种疾病的患者。随着预防保健意识的增强，烈性传染病逐渐受到控制或消失，慢性病增多。随着医疗技术的不断提高，死亡率逐年下降，许多疾病的存活者多留有不同程度的功能障碍，致残率增加，这些导致了功能障碍者的增多。

（2）老年人群：我国 60 岁以上的老年人已占全国人口的 10%，预测到 2020 年将占 16%～17%。据联合国预测，到 2040 年，全球超过 60 岁的人口将从目前的 10% 升至 21%。60% 的老年人患有多种老年病或慢性病，迫切需要进行康复，因而近年来老年康复问题越来越突出。据推算，我国老年人中长期卧床、生活不能自理的约有 2700 万人，半身不遂的约有 70 万人，82 万老年性痴呆患者中约有 24 万人长期卧床。因此，老年人群将成为康复医学的一个主要对象。这也使得康复医学的重要性更为突出。

（3）亚健康状态者：不明原因的身体疲劳、性功能下降和月经周期紊乱，不明原因的情感障碍、焦虑或神经质，以及对工作、生活、学习等环境难以适应，人际关系难以协调的人。亚健康状态如果处理得当，则身体可向健康状态转化；反之，则容易患上各种疾病。

2. 康复范畴　指综合协调地应用各种措施，包括医学、社会、教育、职业等方面的措施。这一概念的提出和框架的形成，奠定了医学（医疗）康复、社会康复、教育康复、职业康复的基础。

（1）医学康复或称医疗康复（medical rehabilitation）：是指通过医学或医疗的手段来解决病、伤、残者的功能障碍，或者说是通过医学手段来达到康复的目的。医学康复涵盖了整个医学范畴，但着重于临床医学。因此，临床上手术或非手术的方法均属于医学康复的范畴。在某种意义上，医学康复等同于临床医学，尤其是现代临床医学，两者最大的区别在于临床医学更多地关注救命治病，医学康复更多地关注如何改善那些被救治过来的对象的功能。

（2）康复工程（rehabilitation engineering）：是指利用或借助于工程学的原理和手段，将现代科技的技术和产品转化为有助于改善病、伤、残者功能的具体服务，如截瘫患者的下肢行走训练器、截肢术后的人工假体（肌电手或假肢）及喉癌切除后的人工喉等。

（3）教育康复（educational rehabilitation）：是指对适龄病、伤、残儿童实施文化教育。可以在普通学校中开设特殊教育班或成立专门招收残疾儿童的学校，如聋哑学校、特教中心等。

（4）职业康复（vocational rehabilitation）：对成年残疾人或成年后致残的病、伤、残者，通过职业评定后，根据其实际功能及其残留的能力实施针对性训练，使其掌握一种或几种实用性技能，并帮助其谋求职业，自食其力，为家庭和社会减轻负担，实现自身价值。

（5）社会康复（social rehabilitation）：是从社会学或宏观上对病、伤、残者实施康复，如国家通过立法的方式对残疾人的权利和福利予以保障。

3. 康复目的　是使个体在生理、心理和社会功能方面达到或保持一种最佳状态。虽然现代医学不能解决所有病、伤、残对个体的不利影响，有些甚至无法彻底消除或完全恢复，但经过积极的康复后，个体仍然可以带着某些功能障碍过着有意义的生活，达到"与病伤残共存"的状态。

二、康复医学

康复医学（rehabilitation medicine）是医学的一个重要分支，是促进病、伤、残者康复的医学，具有独立的理论基础、功能评定方法和治疗技能。在现代医学体系中，保健、预防、治疗和康复相互联系组成一个统一体。

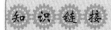

"康复"一词的来源

康复（rehabilitation）一词来源于中世纪的拉丁语，"re"是"重新""恢复"之意，"habilis"是"为人所期望"之意，当时是指失去了地位、名誉、特权和财产而重新恢复的意思，后来逐渐被赋予"经正规治疗使病残者恢复往日的自我、尊严"等含义。

康复医学中"康复"的概念以提高人的整体功能、生存质量为目标，包括提高身体、精神、心理和社会生活各方面的能力。

近年来，康复医学得到迅速发展并日益为社会所重视，其原因有以下几方面：

1. 社会和患者的迫切需要　目前，心脑血管疾病、癌症和创伤是人类的主要死亡原因。心肌梗死、脑卒中后存在功能障碍的患者，需要进行积极的康复治疗，以提高自理能力和生存质量。创伤后致残的患者，由于采取了积极的康复治疗，使其能重返工作和学习岗位，尤其是现代假肢技术的发展、肌电手等先进假肢或自助器具，为绝大多数患者自理生活和重新择业创造了有利条件。而癌症患者，因慢性疼痛和身心功能障碍更需要采取有效的康复措施。

2. 经济发展的必然结果　随着经济的飞快发展和人民生活水平的提高，人口平均寿命延长，使世界进入老龄化时代，老年人患有多种慢性疾病，迫切需要康复治疗；工业和交通日益发达，因工伤和车祸致残者较从前增多，更需要积极的康复治疗；还有其他难度较高或危险性较大的文体活动如跳水、体操、杂技、赛车等所致的残疾，同样需要依靠康复治疗，使他们残而不废。

3. 应对严重的自然灾害和战争　目前，人类还不能完全控制自然灾害和战争。地震、水火灾害和战争都是难以避免的，可造成大量伤残者。对这些伤残者迫切需要进行积极的康复治疗。

康复医学的服务对象主要是因疾病和损伤而导致的各种功能障碍患者。包括因各种原因引起的残疾者，由各种慢性病所导致的功能障碍者，年老体弱者，急性创伤或术后患者。

康复医学不仅要注重功能恢复或重建，还必须对可能引起功能障碍的病理变化进行干预，促使其逆转或终止。迅速发展的康复医学日益被重视，是社会发展和医学科学进步的结果。

三、康复医学的组成

康复医学的组成包括康复预防、康复评估和康复治疗。

1. 康复预防　康复预防（rehabilitation prevention）是指通过在病、伤、残发生前后采取综合性措施，达到预防、控制残疾发生和发展的目的。包括三级康复预防：

（1）一级预防：预防或减少各种疾病及损伤的发生。所采取的措施包括健康教育，优生优育，加强产前检查，预防接种，防治老年病、慢性病，防止意外事故等。

（2）二级预防：伤病后、早期及恢复期的治疗与康复。医务工作者应重视二级预防，因为伤病后很多二次损伤发生在医院。

（3）三级预防：伤残后避免原发病的反复发作及后遗症的功能康复。所采取的措施包括康复治疗、教育康复、职业康复、社会康复等。

2．康复评估　康复评估（rehabilitation evaluation）是对患者的功能障碍的程度、种类、范围进行评估，以判断患者的代偿能力、发展趋势、预后及转归等。康复评估的目的是拟订康复治疗目标，制订康复治疗方案和判定康复治疗效果。因此，康复评估是确定康复目标及实施康复治疗计划的前提和基础。

（1）康复评估内容：①躯体功能评估：包括肢体功能评估、关节功能评估、肌力评估、神经电生理评估、心肺功能评估、日常生活能力评估等。②精神（心理）状态评估：包括情绪评估、残疾后心理状态评估、疼痛评估、智力测定等。③言语功能评估：包括失语症评估、构音障碍的评估、听力测定等。④社会功能评估：包括社会生活能力评估、生存质量评估等。

（2）康复评估分期：①初期评估：患者入院后，即对其功能状况、障碍程度、致残原因及康复潜力进行全面评估，以确定患者的康复目标和康复治疗计划。②中期评估：贯穿康复治疗过程中，通过康复治疗对患者总体功能情况进行评估，进而评价康复治疗效果，并以此来调整康复治疗计划。③后期评估：在康复治疗结束时进行，经系列康复治疗后对患者最终功能状况及康复治疗效果进行全面评价，提出重返家庭和社会以及进一步康复治疗的建议。

3．康复治疗　根据对患者康复评估的结果，从而规划、设计康复治疗方案，达到科学、协调地运用各种康复治疗手段。常用的康复治疗方法包括运动疗法、作业疗法、言语治疗、物理因子治疗、心理治疗、中国传统治疗、康复工程、康复护理等。随着科学技术的不断进步，高分子材料、自动化装置、微电子技术、功能磁共振技术和细胞移植技术等相继被引入康复医学领域，科学、完整的康复治疗方案应着眼于整体康复，充分体现生物 - 心理 - 社会的医学模式，强调机体的整体性和主动性。通过运用康复治疗技术，训练患者利用潜能、残余功能或应用各种辅助设备，最大限度地恢复其功能，达到全面康复的目的。

四、康复医学的工作方式

康复医学是由多种专业人员共同组成康复治疗组（team work），致力于患者功能恢复的一种工作方式。全面康复的实施需要通过集体的力量，在康复医师（physiatrist）的领导下，由物理治疗师（physical therapist）、作业治疗师（occupational therapist）、言语治疗师（speech therapist）、心理治疗师（psychologist）、文体治疗师（recreational therapist）、假肢 / 矫形技师（prosthetist/orthotist）、职业咨询师（vocational counsellor）、社会工作者（social worker）和营养师（nutritionist）等专业人员组成康复团队。康复团队人员对患者进行检查评定，根据患者的功能障碍的性质、部位、严重程度、发展趋势、预后、转归，各自提出对策，由康复医师总结归纳为一个完整的、分阶段的康复治疗计划，由各专业人员分别进行实施。治疗中期，康复团队人员对计划执行情况进行评价、修改、补充。治疗结束，对康复效果进行总结，并为下一阶段康复治疗或出院后的康复提出意见。

五、康复医学的服务机构

1．机构康复　是指康复独立机构或相对独立的附属机构，如康复中心、康复医院和综合性医院中的康复医学科等，具有较大的规模和完善的康复设施，具有较高的专业技术水平。

2．中间设施　如护理之家、社会福利院、老年护理医院等，主要的康复对象是老年及恢复期患者。

3．社区康复　是指在社区内或基层开展的康复，是整个康复过程的重要组成部分，是三级医疗康复网络的基层终端。社区康复是使所有病、伤、残者得到康复、具有平等的机会和达到社会一体化的有效保障。

第二节　康复护理

一、康复护理的概念

康复护理（rehabilitation nursing）是指护理人员在总的康复治疗计划的指导下，为达到全面康复的目的，与其他康复专业人员共同协作，对病、伤、残者的身心、社会功能障碍进行专门护理和各种专门的功能训练，以实现最大限度的康复并使之重返家庭与社会。康复护理是康复医学的一个重要分支，也是护理学的重要组成部分。

随着整体护理理念的树立和康复医学向其他临床学科的不断渗透，康复护理将成为每个护理人员必须掌握的知识体系之一。

二、康复护理的原则

1. 早期介入　倡导预防在先。康复护理应与临床护理同步进行，做好伤病急性期及恢复早期的康复护理是促进功能恢复和预防继发性残疾的关键。

2. 自我护理　激发患者的主动性，变被动护理为主动护理，即由"替代护理"到"自我护理"及"协同护理"，以替代或补偿残损部分，同时指导和鼓励其家属积极参与，引导和帮助患者自我护理，恢复生活自理的信心和能力。

3. 注重实用　充分挖掘患者的潜在能力，保持和强化其残余功能。康复训练应注意与日常生活活动结合起来，以提高患者的生活自理能力。

4. 心身并重　在康复训练过程中，对患者要重视心理康复，积极鼓励病伤残者，需要患者正视疾病，正确面对各种功能障碍，摆脱悲观情绪，树立信心，使患者的心理、精神处于良好状态，积极参与康复治疗；避免过分保护或疏忽。

5. 团队协作　康复护理人员与康复治疗团队人员紧密合作，遇到问题及时沟通和解决，良好的协作关系是取得最大康复疗效的关键。

> **课 堂 互 动**
>
> 康复护理与临床护理的区别是什么？

三、康复护理的内容

1. 康复病房的管理　康复病区和临床其他专科病区不同。因患者都有不同程度的功能障碍，康复病区的设置必须体现无障碍设计理念。要求病房、康复治疗场所宽敞明亮，各室的门、卫生间、病床之间的距离应足够轮椅的进出，方便患者转移；室内的地面应防滑、有弹性，日常保持地面干燥无水渍；病房和厕所的门应宽大，卫生间应该是坐厕，两侧装有扶手；走廊应安装扶手，且扶手的高度要不同，适应于成人、儿童抓握，方便患者行走训练；病房床头、走廊、厕所、沐浴间均应安装呼叫器，以备患者急需时应用。

2. 常用康复护理技术　康复护士应掌握娴熟的康复护理技术。康复护理技术包括两大类，一类是作为康复护士需要了解、与康复密切相关的康复治疗技术，如物理治疗、作业治疗、言语治疗、心理治疗、康复工程、传统康复疗法等；一类是作为康复护士需要掌握的技术，如体位摆放、呼吸训练与排痰、吞咽训练、肠道与膀胱护理、皮肤护理、心理护理及营养护理指导。具体介绍见本书第四章。

3. 观察患者病情　观察患者的残疾性质、程度、范围和对机体的影响，发现和了解失去和残存的功能，以及潜在的问题。

4. 预防继发性残疾和并发症　发现和了解患者功能障碍的程度，以及潜在的护理问题，如预防感染、压疮、挛缩、畸形、萎缩等，避免后遗症和并发症的发生。

5. 参与制订康复评估和康复计划　护理人员与各康复专业人员共同制订康复计划、康复目标和措施，并在实施过程中定期评估、调整和修订。

6. 指导患者掌握相关康复训练技术　护理人员与康复团队人员对患者进行功能评价和功能训练。除康复治疗师对患者集中训练外，护理人员应该利用每一个机会，对患者功能障碍能力的获得、沟通交流能力以及认知能力进行训练，使康复效果不断得到巩固和提高。

7. 协助完成自我护理训练　发挥患者的主动性，鼓励、指导和帮助患者由被动护理转为"自我护理"，做好回归家庭和社会的准备，以适应新的生活。

8. 重视心理康复　因病、伤、残者有其特殊、复杂的心理活动，常易出现心理障碍和行为异常。因此，护理人员应及时了解患者的心理感受，与患者及其家属做好沟通，时刻关注患者的心理动态，做好心理护理，帮助患者接受身体残疾的现实。

9. 提供健康教育　向患者及其家属介绍造成残疾的过程，教会患者及其家属观察病情和自我护理技术，指导其进行日常生活活动能力训练以及康复辅助用具的使用等，并为其不断变化的需求提供资源。

康复护理的工作内容是以减轻功能障碍为核心，帮助患者解决功能维持、重组、代偿、替代、适应和能力重建的有关问题。在病、伤、残的不同阶段，护理工作各有侧重。

四、康复护理人员的角色

1. 实施者　康复护理人员围绕总的康复治疗计划，根据康复护理程序制订康复护理计划，实施康复护理措施。

2. 协调者　整体康复由康复医师和其他专业人员共同协作完成。康复过程中，患者需要接受运动疗法、作业疗法、言语治疗、心理治疗及支具装配等多种康复治疗训练。因此，护士必须与相关专业人员密切合作，及时沟通情况，交流信息，协调工作，使康复过程得到统一完善。

3. 教育者　护理人员对患者及其家属实施多方面教育，如介绍疾病过程，教会患者及其家属自我护理技术。护理人员需组织患者和家属共同制订康复计划，负责监督实施，并提供有关知识咨询和资料。

4. 观察者　在康复治疗过程中，护理人员与患者接触最多，因而护理人员对患者的伤残程度、心理状态、功能训练和恢复情况了解最深。护理人员的细致观察为康复评估、康复计划的制订和修改以及实施提供可靠的客观依据。

5. 咨询者　运用语言和书面交流技巧，帮助患者解决各方面问题和困难。为出院患者的功能康复提供相关咨询服务，如定期复查时间、服药方法、饮食营养以及回家后有关康复知识等，实现患者从医院回归家庭和社会的顺利转换。

五、整体康复护理

（一）常见康复护理诊断

1. 个体方面　①自我照顾能力不足、适应能力降低。②沟通障碍、吞咽障碍、躯体移动障碍、社交障碍。③思维改变、焦虑、恐惧、抑郁、悲伤、绝望等。④有孤独的危险、自我伤害危险、有外伤危险。⑤失用综合征、自理能力缺陷综合征。

2. 家庭及社会方面　①照顾者角色困难。②家庭应对能力失调。③社会应对能力失调。

（二）制订康复护理计划

确立护理诊断后，开始制订康复护理计划，其过程主要是制订康复护理目标和护理措施拟订与实施两个部分。

康复护理目标分为近期目标和远期目标。近期目标一般指在 1 个月内能达到的目标；远期目标指经过康复治疗和护理后，希望达到的目标。制订目标要切合实际，由患者及其家属共同参与，康复团队人员共同讨论，目标要符合患者的生理、心理、社会、经济等情况。

护理人员依据护理目标，与患者及其家属进行沟通和交流，共同制订有效可行的护理措施。在制订和实施护理措施时，要确保患者的安全，防止疾病的复发。

（三）康复效果评价

实施一定的疗程后，对上一阶段康复护理的效果进行评价，为下一步护理计划的制订提供依据。康复护理评价主要包括对患者日常生活活动能力提高的程度和生活自理能力的现状，患者自我护理的主动性，有关康复技能的掌握情况，患者目前的心理状态和家庭社会的支持情况，掌握相关的预防知识，回归家庭或社会存在的问题和困难等的评价。

第三节 残疾问题

一、概述

（一）残疾的定义

残疾（disability）是一个比较模糊的概念，包括广义的残疾和狭义的残疾。广义的残疾包括残损、残疾和残障。

1. 残损（impairment） 发生在器官水平上的残疾。是指心理上、生理上、解剖结构上或功能上的任何丧失或异常。如内脏残损（呼吸、循环、消化、生殖等器官）、骨骼残损（姿势、体格、运动）、言语残损、听力残损、视力残损等。残损不是疾病，是疾病的后果。

2. 残疾（disability） 发生在个体水平上的残疾。指由于残损导致机体的功能障碍，以至于个体不同程度地丧失正常生活、工作和学习能力的一种状态。

3. 残障（handicap） 发生在社会水平的残疾。是指由于残损或残疾限制或阻碍了个体发挥正常的（按年龄、性别、社会、文化等因素）社会作用，不但个人生活不能自理，而且影响到不能参加社会生活、学习和工作的一种状态。

（二）残疾的发生率

1. 全球残疾发生率 按照联合国的统计，全球残疾人约占总人口的 10%，欧洲一些高福利国家，残疾人比例高达 19%～20%，随着现代社会工业化进程的发展，发达国家由于脑血管疾病、交通意外等原因造成的残疾人数也在不断增加，因此，不论对于哪个国家而言，残疾问题都是摆在各国政府面前的一个重要议题。

2. 中国残疾发生率 新中国成立以来开展过两次大规模的残疾人抽样调查。1987 年第一次调查显示残疾人数为 5164 万，占全国总人口的 5.49%；2006 年第二次调查显示残疾人数为 8300万，占全国总人口的 6.34%，涉及 2.6 亿的家庭人口。按照人口学的预测，全国每年新生残疾人大约有 200 万人。我国残疾人口发生率在未来的 10～15 年，依然处于高增长的阶段，这与城镇化、老龄化和生活模式的变化都有很大关系。

（三）残疾发生的原因

1. 先天性因素 如遗传、妊娠等因素所致的新生儿畸形、精神发育迟滞等。

2．后天性因素　占残疾发生的绝大多数，包括以下几个方面：

（1）外伤或创伤：是现代生活中导致残疾的主要原因，如交通事故、工伤事故、战争、自然界的突发事件（地震、塌方、泥石流等）导致的骨折、颅脑损伤、脊髓损伤、周围神经损伤等。

（2）个体营养状况：严重缺乏维生素所致的骨骼发育畸形、视力障碍等，脂类、蛋白质、碳水化合物代谢障碍导致营养不良、肌无力等。

（3）药物或毒物中毒：如药物引起的耳毒性聋、肾衰竭，毒气泄漏导致的失明以及中毒性脑病等。

（4）心理因素：如生存压力过大及个体应激不良所致的精神抑郁、躁狂、精神分裂等。

3．人口老化　伴随人口老龄化进程的不断推进而出现的脑血管意外、帕金森病、肿瘤等老年病、慢性病。

二、残疾的分类

（一）国际残损、残疾和残障分类

WHO1980 年推荐的国际残损、残疾和残障分类（International Classification of Impairments, Disabilities and Handicaps，ICIDH）标准将残疾分为残损、残疾、残障 3 个水平，相互之间可以转化。以先天性心脏病为例，房间隔或室间隔的缺损属于器官水平的残损，如果及时手术治疗修补了缺损，心脏功能没有受到影响，则残损不可能发展，如果没有及时治疗，随着个体的发育可能会影响到心脏功能（如心肌收缩减弱、心排血量降低等），个体的活动受到限制，从而由残损发展为个体水平的残疾，如果心功能的影响进一步加大，患者日常活动受到进一步限制，不能参与社区活动，则会进一步发展为残障。残损可分为 9 大类：视力残损、听力残损、语言残损、认知残损、运动残损、心理残损、内脏残损、畸形、多种综合残损。残疾可分为：行为残疾、运动残疾、生活自理残疾、交流残疾、技能活动残疾、特殊技能残疾、环境适应残疾、其他活动方面的残疾。残障可分为：身体自主残障（生活不能自理）、定向识别残障、行动残障、就业残障、经济自立残障、社会活动残障及其他残障。

（二）国际功能、残疾、健康分类

《国际功能、残疾与健康分类》（International Classification of Functioning, Disability and Health，ICF）简称为国际功能分类，是 2001 年第 54 届世界卫生大会通过的新标准。ICF 与 ICIDH 分类的最大区别是在 ICIDH 中，各个项目之间的关系是单向的、平面式的模式；而在 ICF 中，各个项目之间的关系是双向的，相互关联、相互制约的立体化模式。ICF 强调了功能 - 障碍的双向变化，即通过评定身体功能和结构来反映器官损伤，通过评定活动与活动限制来反映残疾，通过评定参与和参与受限来反映残障；同时强调了情景因素即影响健康的环境因素和个体因素的作用；此外，ICF 的用语属于中性（不含歧视性用语），容易为专业和非专业人员所接受，可以作为一种普遍性评定工具，是未来功能、残疾分类的研究热点。

ICF 提出"功能""健康"和"残疾"的概念是相互独立而又彼此相关的。ICF 使疾病和健康问题处于平等地位，强调生活的含义，即在患病的情况下如何生活、怎样改善其功能，以享有活力和发挥潜能。

（三）我国使用的残疾分类法

1987 年，我国第一次残疾人抽样调查时采取的是五类残疾分级，包括视力残疾、听力语言残疾、智力残疾、肢体残疾和精神残疾；1995 年将听力语言分为听力残疾和语言残疾，修订成为六级残疾。这些残疾标准主要是依据残疾部位对残疾进行分类，并依据残疾对功能影响的严重程度进行分级。

1．视力残疾　是指由于各种原因导致双眼视力障碍或视野缩小，通过各种药物、手术及其他疗法而不能恢复视功能者（或暂时不能通过上述疗法恢复视功能者），以致不能进行一般人所能从事的工作、学习或其他活动。视力残疾按好眼最佳矫正视力又分为盲和低视力。

2．听力残疾 是指由于各种原因导致双耳不同程度的听力丧失，听不到或听不清周围环境声及言语声（经治疗一年以上不愈者）。听力残疾包括听力完全丧失及有残留听力但辨音不清、不能进行听说交往两类。听力残疾根据听力好的一侧耳分为四级。

3．言语残疾 是指由于各种原因导致的言语障碍（经治疗一年以上者），而不能进行正常的言语交往活动。言语残疾根据能否进行正常言语交往分为言语能力完全丧失及言语能力部分丧失、不能进行正常言语交往两类，根据能否发音分为四级。

4．智力残疾 是指患者的智力明显低于一般人的水平，并显示适应性障碍。智力残疾包括：在智力发育期间，由于各种原因导致的智力低下；智力发育成熟以后，由于各种原因引起的智力损伤和老年期的智力明显衰退导致的痴呆。根据世界卫生组织（WHO）和美国智力低下协会（AAMD）的智力残疾的分级标准，按其智力商数（IQ）及社会适应行为将智力残疾由重到轻分为四级。

5．肢体残疾 是指患者的肢体残缺、畸形、麻痹所致人体运动功能障碍。肢体残疾包括：脑瘫（单瘫、双瘫、三肢瘫、偏瘫及四肢瘫），脊髓疾病及损伤（四肢瘫、截瘫），小儿麻痹后遗症、先天性缺肢、短肢、肢体畸形、侏儒症、两下肢不等长、脊柱畸形、驼背、侧弯、强直、严重骨、关节、肌肉疾病和损伤、周围神经疾病和损伤。以残疾者在无辅助器具帮助下，对日常生活活动的能力进行评价计分，据此将肢体残疾由重至轻分为三个等级。

6．精神残疾 是指精神病患者患病持续一年以上未痊愈，同时导致其对家庭、社会应尽职能出现一定程度的障碍。精神残疾可由以下精神疾病引起：①精神分裂症；②情感性、反应性精神障碍；③脑器质性与躯体疾病所致的精神障碍；④精神活性物质所致的精神障碍；⑤儿童、少年期精神障碍；⑥其他精神障碍。对于患有上述精神疾病持续一年以上未痊愈者，按照WHO"社会功能缺陷筛选表"所列10个问题的评分，将精神残疾由重至轻分为四级。

三、残疾的评定

（一）目的
根据残疾的性质、范围、类别及严重程度估计预后，制订和调整康复治疗方案，评估治疗效果，为进一步制订康复计划提供依据。

（二）步骤
1．病史询问，体格检查 重点是皮肤、视力、听力、运动系统、心血管系统、呼吸系统、泌尿系统、神经系统及直肠功能。
2．综合功能检查 运用康复评估检查方法，着重综合功能检查，如日常生活活动能力、平衡能力、步态、心理状态、语言能力、职业能力和社会生活能力。
3．专科会诊 如遇到较复杂的患者，请相关专业会诊。
4．实验室检查、影像学检查等。
5．汇总资料，写出残疾评定报告。

（三）我国六类残疾评定标准
1．视力残疾标准
（1）盲：①一级盲：最佳视力低于0.02，或视野半径小于5°；②二级盲：最佳矫正视力等于或优于0.02，或视野半径小于10°。
（2）低视力：①一级低视力：最佳矫正视力等于或优于0.05，而低于0.1；②二级低视力：最佳矫正视力等于或优于0.1，而低于0.3。
2．听力残疾标准
（1）聋：①一级聋：言语频率平均听力损失大于91dB（听力级）；②二级聋：言语频率平均

听力损失大于 71dB，或小于等于 90dB。

（2）重听：①一级重听：言语频率平均听力损失大于 56dB，或小于等于 70dB；②二级重听：言语频率平均听力损失大于 41dB，或小于等于 55dB。

3．言语残疾标准

（1）一级只能简单发音而言语能力完全丧失。

（2）二级指具有一定的发音能力，语言清晰度在 10% ～ 30%，言语能力等级测试可通过一级，但不能通过二级测试水平。

（3）三级指具有发音能力，语言清晰度在 31% ～ 50%，言语能力等级测试可通过二级，但不能通过三级测试水平。

（4）四级指具有发音能力，语言清晰度在 51% ～ 70%，言语能力等级测试可通过三级，但不能通过四级测试水平。

4．智力残疾标准　按照 WHO 和美国智力低下协会的智力残疾的标准，根据智商（IQ）及社会适应行为划分智力残疾的等级。

（1）重度一级（极度缺陷）：IQ 小于 20。

（2）重度二级（重度缺陷）：IQ 在 20 ～ 34 之间。

（3）中度三级（中度缺陷）：IQ 在 35 ～ 49 之间。

（4）轻度四级（轻度缺陷）：IQ 在 50 ～ 69 之间。

5．肢体残疾标准　通过对患者日常生活活动能力进行评估而分级，日常活动分为 8 项，包括端坐、站立、行走、穿衣、洗漱、进餐、如厕、写字。完成 1 项计 1 分，完成困难计 0.5 分，不能完成无分，按此划分为三个等级：

（1）重度一级：完全不能或基本不能完成日常生活活动（0 ～ 4 分）。

（2）中度二级：能够部分完成日常生活活动（4.5 ～ 6 分）。

（3）轻度三级：基本上能够完成日常生活活动（6.5 ～ 7.5 分）。

6．精神残疾标准　按照 WHO "社会功能缺陷筛选表"所列 10 个问题的评分，来划分精神残疾的等级。精神残疾分为四级：

（1）一级精神病残疾（极重度）：有 3 个或 3 个以上问题被评为 2 分。

（2）二级精神病残疾（重度）：有 2 个问题被评为 2 分。

（3）三级精神病残疾（中度）：只有 1 个问题被评为 2 分。

（4）四级精神病残疾（轻度）：有 2 个或 2 个以上问题被评为 1 分。

第四节　社区康复

一、社区康复的基本概念

1981 年世界卫生组织对社区康复的定义是："在社区的层次上采取的康复措施，这些措施是利用和依靠社区的人力资源而进行的，包括依靠有残损、残疾、残障的人员本身，以及他们的家庭和社会。"

1994 年世界卫生组织、联合国教科文组织、国际劳工组织联合对社区康复做了新的定义："社区康复是社区发展计划中的一项策略，其目的是使所有残疾人享有康复服务、实现机会均等、充分参与的目标。社区康复的实施要依靠残疾人、残疾人亲友、残疾人所在的社区以及卫生、教育、劳动就业、社会保障等相关部门的共同努力。"

目前，我国对社区康复所下的定义为："社区康复是社区建设的重要组成部分，是指在政府领导下，相关部门密切配合，社会力量广泛支持，残疾人及其亲友积极参与，采取社会化方式，使广大残疾人得到全面康复服务，以实现机会均等，充分参与社会生活的目标。"

二、社区康复的内容

社区康复是康复的最主要的方式之一。为了使残疾人、老年人、慢性病患者等社会上的弱势群体在其所住的社区与其他人能共同享有安全、健康、愉快的生活，从事社区卫生服务的全科医生、护士、基层卫生技术人员、残疾人组织、家属和残疾人本人都要积极开展社区康复工作。其基本工作内容是：了解社区残疾人功能障碍患者的基本情况和医疗康复需求，以躯体运动功能、日常生活活动（activities of daily living，ADL）能力及心理适应能力为重点，提供康复治疗、训练和咨询。

1．功能训练

（1）物理和运动训练：物理和运动训练一般包括增强肌力和肌肉耐力的训练、关节活动度训练、恢复协调能力和平衡能力的训练、恢复步行能力的训练等。

（2）生活自理能力训练：生活自理能力即日常生活活动（ADL）能力是人们生活必须的，也是使病、伤、残者自立的基本能力。其训练内容分为基本生活活动能力训练（如饮食、更衣、排泄、梳洗等）、转移训练（如床至轮椅转移、轮椅至床转移、轮椅至厕所转移等）和生活活动相关能力训练（如做家务、房屋整理、育婴、购物等）三部分。

（3）作业劳动训练：作业劳动训练的主要方法有日常生活活动训练、手功能训练、文娱活动、职业性劳动训练、认知功能训练（包括记忆力、计算力、判断力、定向力、思维能力训练）等。

（4）语言能力训练：语言能力训练主要针对病、伤、残者语言障碍开展的康复训练，如失语症、构音障碍、语言发育迟缓、听力损伤以及吞咽障碍的训练。

（5）文体活动训练。

（6）使用辅助器具的训练。

（7）其他：采用中药、针灸、推拿、按摩等方法合理应用于康复治疗中。

2．全面康复

（1）医疗康复：指通过应用医学的方法和手段帮助病、伤、残者实现全面康复的目标，包括药物、手术、物理等一切方法。

（2）教育康复：包括对肢体功能障碍等残疾人进行的普通教育和对盲、聋哑、精神障碍等类型的残疾人进行的特殊教育。

（3）职业康复：其中心内容是协助残疾人妥善选择能够充分发挥其潜在能力的合适职业，并帮助他们切实适应和胜任这一工作，取得独立的经济能力并贡献于社会。

（4）社会康复：为实现残疾人社会康复采取的措施包括建设无精神、心理障碍的社会环境；建设无通行障碍的物质环境，改善残疾人的经济环境，改善有关维护残疾人权益的法律环境，改善为残疾人服务的各项设施和制度，鼓励和促进残疾人参与学习、工作、文娱、休闲、文化体育等社会生活。

3．重返社会　①改变自身条件。②消除外界障碍。③社会文明与进步。

三、社区康复的形式

1．基层康复站服务　利用现有资源和基层力量，依托医疗预防保健网、社区服务网、城乡基层组织、大型厂矿企业及残疾人组织、福利企事业单位，因地制宜、因陋就简地建立各类社区康复站。

2．上门服务　是指以康复资源中心为基地，组织具有一定水平的康复技术人员（一般是专业的康复治疗师），离开康复机构到病、伤、残者家庭或社区进行康复技术指导和实际技术操作培训，解决一些康复中的疑难问题。

3．家庭康复服务　病、伤、残者在家庭康复指导人员及亲友的帮助下进行家庭训练，可以扩大训练面，节省经费，而且见效快。家庭康复指导人员由基层医务人员、残疾人康复工作者、病伤残者亲友和志愿者担任。

四、社区康复的特点

1．采取社区适宜的康复技术　与机构内康复不同，社区康复所采取的康复技术是经过机构内康复检验过的、成熟、有效的技术，操作简单易行，大多不需要特别的设备，或康复对象可以自己使用的智能化设备，如慢性腰腿痛的腰背肌锻炼，偏瘫患者的肢体训练，脑外伤患者的认知训练等。

2．强调康复对象及其家属的互动　在社区康复中，康复对象及其家属需要主动参与，而不是被动接受。包括参与康复计划的制订和实施，尤其是那些需要患者主动参与的功能性活动以及改善日常生活自理能力的训练，康复对象及其家属的主动参与更加重要。

3．发挥政府在社区康复管理中的作用　社区康复发展的根本动力在社区自身，社区应自始至终全面介入到社区康复管理中，将社区康复纳入社区发展规划，并提供经费支持，了解社区病伤残者的康复需求，立足于社区内部资源（人力、物力、网络、设备、机构等）；动员社区大众、病伤残者、康复对象及家人参与；开展社区教育，营造社区康复的良好氛围；推广适宜本社区的康复技术等。社区康复涉及的部门有：卫生、民政、教育、劳动、财政、残联、妇联、宣传等。必须动员社区各部门参与，通过科学、合理的管理，形成一个有机整体，做到既有分工，又有合作；既能发挥各部门的特有作用，又能协同工作，这样才能获得社区康复工作的总体效益。

（姜晓雪）

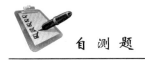

自测题

一、名词解释

康复　　康复预防　　康复评估　　机构康复　　康复护理　　残疾　　社区康复

二、选择题

1．下列哪项不符合康复护理原则（　　）

　A．团队协作

　B．心理护理

　C．替代护理

　D．早期介入

　E．注重实用

2．下列不属于康复护理服务对象的是（　　）

　A．各种功能障碍者

　B．先天愚者

　C．麻风病患者

　D．精神病患者

　E．盲、聋、哑者

3．根据智商（IQ）评定标准，重度二级为（　　）

　A．IQ 小于 20

　B．IQ 在 20～34 之间

　C．IQ 在 35～49 之间

　D．IQ 在 50～69 之间

　E．IQ 在 70 以上

4. 康复的一级预防是（　　）
 A. 教育康复
 B. 职业康复
 C. 社会康复
 D. 优生优育
 E. 康复工程
5. 康复医学得到迅速发展的原因是（　　）
 A. 社会发展的需要
 B. 患者的迫切需要

C. 经济发展的必然结果
D. 应对严重的自然灾害
E. 以上都是
6. 康复护理人员的角色是（　　）
 A. 实施者
 B. 协调者
 C. 教育者
 D. 咨询者
 E. 以上都是

三、简答题

1. 康复的基本内涵有哪些？康复医学的工作是如何进行的？
2. 康复护理的内容包括哪些？

第二章　康复护理学理论基础

学习目标

通过本章内容的学习，学生应能：

掌握：

运动学概念，运动对机体的影响，中枢神经的可塑性和功能代偿，奥瑞姆自护理论，纽曼系统模式。

熟悉：

神经损伤后再生，安德森（Anderson）模式，老年人康复护理模式。

了解：

肌肉运动学，骨关节运动学，神经系统结构和功能。

重点难点

重点：

运动学概念，中枢神经的可塑性和功能代偿，奥瑞姆自护理论，纽曼系统模式。

难点：

神经损伤后再生，骨关节运动学，神经系统结构和功能。

第一节　运动学基础

一、运动学概念

运动学（kinematics）是运用力学方法和原理，观察和研究人体节段运动和整体运动时所产生的各种活动功能以及生理、生化和心理的改变，并阐述其变化的原理、规律或结果，以指导健康或疾患人群，达到增强体质、改善残损功能、提高生存质量、预防或治疗疾病的目的，是康复医学的重要组成部分。本节主要论述人体运动中相关的一些基本概念。

（一）人体的基本姿势

人体的基本姿势包括解剖位和功能位。

1．人体标准解剖位　身体直立，面部向前，双目平视，两足并立，足尖向前，双上肢下垂于身体两侧，掌心向前。

2．人体功能位　人体运动的功能位（又名中立位），除上肢手掌心相对贴向体侧外，其他同解剖姿势。

（二）人体的基本运动平面与运动轴

1．基本运动平面　是指关节运动时所发生的一种假想的平面，人体有3个互相垂直的运动平面：

（1）矢状面：沿身体前后径所做的与地面垂直的切面（平面），称矢状面。矢状面将人体分为左右两部分，沿正中线所做的切面，称为正中面。

（2）水平面：又称横切面，横切直立人体与地面平行的切面，将身体分为上下两部分。

（3）额状面：又称冠状面，沿身体左右径做的与地平面垂直的切面，将身体分为前后两部分。

矢状面、水平面和额状面彼此互相垂直。

2．运动轴　是指经过关节轴心的假想的一个轴。

（1）矢状轴：前后平伸与地面平行通过身体与额状面垂直的轴。

（2）额状轴：左右平伸与地面平行通过身体与矢状面垂直的轴。

（3）垂直轴：与人体长（纵）轴平行，与地面垂直的轴。

矢状轴、额状轴、垂直轴彼此互相垂直。

（三）人体运动的种类

人体运动的分类方法较多，在人体运动时，往往几种方法交叉贯穿于全过程。主要分类有：

1．按部位分类　按照机体运动部位可将机体运动分为全身运动和局部运动。

（1）全身运动（general movement）：是指需要上下肢同时参与的运动方式。

（2）局部运动（local movement）：是指机体为了维持局部的关节活动能力，改善局部肌肉及骨骼的功能而进行的一种运动。

2．按肌肉收缩分类　肌肉收缩是机体运动的基础。依据肌肉在收缩时做功的形式，可将运动分为静态收缩与动态收缩。肌肉作用主要为力学作用（出现运动、支撑、保护作用）。其他还有产生热量和促进血液回流作用，这些均来自肌肉收缩和继发作用。

（1）静态收缩（static contraction）：肌肉收缩时，关节不产生运动。

1）等长收缩（isometric contraction）：是指肌肉长度不变，张力改变，不产生关节活动，也称静力收缩。等长收缩是固定体位与维持姿势时主要的肌肉运动形式，不产生运动动作，也不做功，如半蹲位时的股四头肌收缩。等长收缩适用于早期康复，如肢体被固定或关节有炎症、肿胀，活动产生剧烈疼痛时。

2）协同收缩（coordinated contraction）：是指肌肉收缩时，主动肌与拮抗肌同时收缩，肌张力增加但不产生关节运动。协同运动类似于等长收缩。

（2）动态收缩（kinetic contraction）：肌肉收缩时，关节产生肉眼可见的运动。

1）等张收缩（isotonic contraction）：是指肌肉张力不变但长度改变，产生关节活动的肌肉收缩。等张收缩又分为等张缩短和等张延伸。①向心性收缩或称等张缩短（concentric contraction）：是指肌肉收缩时，肌肉两端附着点间的距离缩短、接近，关节按需要进行屈曲。肌肉的向心性运动的作用是促发主动肌收缩，向心性收缩是运动疗法最常用的肌肉活动，是维持正常关节活动的主要形式，如上楼梯时股四头肌的缩短收缩。②离心性收缩或称等张延伸（eccentric contraction）：是指肌肉收缩时肌力低于阻力，两端肌止点距离变远，原先缩短的肌肉逐渐延伸变长。其主要作用为促发拮抗肌收缩，以稳定关节、控制肢体坠落速度或肢体动作。如下楼梯时股四头肌的延长收缩。

2）等速收缩或等速运动（isokinetic contraction）：是指整个运动过程中运动的速度（角速度）

保持不变，而肌肉张力与长度一直在变化的一种运动方式。这种运动在自然运动的情况下不存在，只有借助专用设备方能实现。

3. 按照用力方式分类 可将机体运动分为被动运动和主动运动，其中主动运动又分为助力主动运动、主动运动和抗阻力主动运动。

（1）被动运动（passive movement）：是指完全依靠外力作用来帮助机体完成的运动，被动运动所用的外力可以由治疗器械或由治疗师徒手施加，如关节可动范围内的运动和关节松动技术；也可以利用患者自身健康的肢体施加，由患者自身健康肢体协助进行的被动运动又称为自助被动运动。

（2）主动运动（active movement）：是指机体通过自身的肌肉收缩进行的运动。主动运动依据引起运动的力的不同，可以分为以下三种：

助力主动运动（assistant active movement）：在机体进行主动运动时，依靠外力施加适当的辅助力量，帮助其完成运动，助力主动运动兼有主动运动与被动运动的特点，是机体从被动运动过渡到主动运动过程中的一种重要的训练方法，在康复功能训练中应用广泛。

主动运动（active movement）：是指机体在完全不依靠外力辅助的情况下独立完成的运动。

抗阻力主动运动（resistance active movement）：是指机体进行主动运动的同时，对抗运动中施加于肢体一定量的阻力进行的运动，如举哑铃。这类运动分等张抗阻力运动、等长抗阻力运动和等速运动三种类型。抗阻力主动运动是增强肌力的最好方式。

（四）等长收缩与等张收缩的协调作用

在机体进行各种复杂运动的过程中，躯体姿势在不断发生变化。当机体要完成协调而有目的的运动时，需要肌肉的收缩也以等长收缩、向心性收缩、离心性收缩等形式不断地变化着。如上楼梯时，股四头肌需要离心性收缩与向心性收缩都发挥作用；当抬腿屈膝时，股四头肌收缩的同时又被拉长，以控制重力对身体的作用；当蹬腿伸膝时，离心性收缩使身体抬高前进，股四头肌又开始做向心性收缩运动。

静态收缩和动态收缩在日常生活与康复训练中常结合运用，这是肌力训练的有效方式，以预防肌肉收缩、增强肌力及提高运动技能水平。

二、运动对机体的影响

运动中，肌肉活动与多种功能锻炼主要是通过神经反射、神经体液因素和生物力学作用对机体的多种功能产生相应的影响和改变，尤其在经过一段时间的训练后，常可逆转原来失调的功能状态，重新获得比较好的能力。运动在康复中的作用主要体现在以下几方面：

（一）提高神经系统的调节能力

运动能提高中枢神经系统和自主神经系统的调节功能。运动是一种重要的生理刺激，它可以保持中枢神经系统的紧张性与兴奋性，维持其正常功能，从而发挥其对全身脏器的调节作用。由于所有运动都是体内一系列生理性条件反射的综合，当运动达到一定强度与难度时，可以促使大脑皮质形成更多、更复杂的条件反射，来提高神经活动的兴奋性、灵活性和反应性，从而强化了中枢神经系统对全身脏器功能的调整与协调能力。此外，长期锻炼还能促进迷走神经兴奋性的增强，提高人体脏器活动的自控能力。

（二）改善情绪，调节精神和心理

适度运动可对精神和心理产生积极影响，可以改善患者情绪，扭转抑郁、悲观和失望等精神心理的负面情绪。这是因为运动可反射性地引起下丘脑的兴奋性提高，从而表现出兴奋、愉快、乐观的情绪。研究发现，每次 60 分钟的低、中强度的运动，可以促进大脑皮质、尾状核、下丘脑和小脑等处的内啡肽分泌增多，产生镇痛作用。在运动中，机体代谢活动增强，肾上腺素分泌增加以及由此而产生的欣快感，极大程度上缓解了精神和心理压力，打断了抑郁或焦虑情绪与躯体器官功能紊乱之间的恶性循环，增强了参与者的自信心。

（三）提高代谢能力，改善心肺功能

在运动时，人体肌肉收缩做功，消耗大量的体内能量，使机体的新陈代谢水平相应升高，往往能达到机体静息水平下的几倍甚至十几倍。如主动运动能促进糖代谢，减少胰岛素分泌，从而维持血糖水平；能增加骨组织对钙、磷等矿物质的吸收。因此，适当的运动现已成为糖尿病、骨质疏松症的基本治疗方法之一。在运动时，循环系统和呼吸系统的功能活动也相应地发生变化。在运动时，大量血液流向肌肉，为适应机体的需要，心脏的功能活动也相应地增加，主要表现为心搏加快，每搏输出量增多，心肌收缩加强，收缩末期容量减少，心排血量增加，回心血量也相应增加。同时，机体内的血流发生明显的重新分布，骨骼肌的血液供应可以从安静时的 $15\% \sim 20\%$ 增多至占总血液供应量的 80%。在运动时，为了摄取更多的氧与及时排出二氧化碳，呼吸相应加深加快，胸廓与膈的活动幅度明显增大，潮气量增多，每分钟通气量与耗氧量均能增加数倍至二十倍。因此，长期坚持锻炼能使人体代谢能力和心肺功能提高。

（四）维持运动器官的形态与功能

合理和系统的运动是维持运动器官的形态与功能的必要因素。长期运动可以预防和延缓骨质疏松、软骨变性退化、肌肉萎缩、关节挛缩甚至关节形态破坏等发生。运动还能促进关节周围血管的血液循环，增加关节滑液分泌，改善软骨营养；能维持骨代谢平衡，使骨皮质增厚，增强骨的支撑与承重能力；可维持肌纤维形态，提高和增强肌力和耐力，改善主动运动能力；能牵伸挛缩和粘连的组织，维持和改善关节活动范围。

（五）促进代偿机制的形成与发展

当损伤严重损害机体部分器官的功能时，机体可发挥健全组织与器官的作用以代偿部分缺失的功能。有些代偿功能可由机体自动完成，但有些代偿功能则需要专门的功能训练才能逐渐发展与完善。特别是中枢神经损伤后，机体需要建立新的条件反射以弥补丧失的运动功能。此时，运动的重点是通过对健侧肢体或者非损伤组织的训练，发展其代偿能力来补偿丧失的功能，这也正是运动疗法治疗脑卒中的基本机制之一。如偏瘫或者截瘫的患者通过运动治疗，训练代偿能力，可以使其达到最大限度的生活自理。

（六）预防术后血栓性静脉炎

运动对肢体起到血液泵的作用。由于肌肉的收缩，能促进机体局部或者全身的血液循环，加强静脉回流，减轻静脉淤滞，故可预防长期卧床和术后患者血栓性静脉炎、肺栓塞等并发症的发生。

（七）促进机体损伤的恢复

运动可以促进机体血液循环，增强损伤后组织周围胶原纤维的排列与构成，有利于瘢痕的形成，从而促进创面与损伤肌腱、韧带愈合；同时，机体血液循环的加快，可以促进骨折的愈合；运动还能对软骨细胞发挥作用，增加其胶原与氨基己糖的合成，防止滑膜粘连，促进脓性渗出物、积血等从滑膜腔中清除，从而促进受损软骨愈合及保护关节软骨。通过以上作用，运动可以缩短机体损伤组织的恢复期、防止肌萎缩、减轻关节僵硬、减少继发性退行性关节炎等并发症的发生。

三、肌肉运动学

人体运动的基础是肌肉收缩，由于肌肉能够根据需要改变其能量的消耗，因此，肌肉在强烈收缩时，需要消耗比舒张状态下更多的能量。强烈收缩的肌肉所消耗的能量可以比肌肉在安静状态时增加 50 倍。而要使产能水平保持这种高度，就必须使肌肉组织利用氧的增加与身体排出热和二氧化碳的增加达到一定的平衡。在运动中，机体发生系列反应的目的主要是为了维持肌细胞的化学与物理平衡。在此过程中，心、肺和血管等机体重要的器官起到了主要作用。

机体内的肌肉组织包括平滑肌、心肌和骨骼肌三种。与人体关节运动密切相关的是骨骼肌，骨骼肌是运动系统的主要动力部分。

（一）肌肉功能解剖学

完整的肌肉由肌束组成，肌束由肌纤维组成，每个肌纤维含有许多平行（并联）排列的肌原纤维，而肌原纤维又由一连串（串联）的肌小节组成。肌小节是肌力产生的基本功能单位，由许多相互穿插的肌丝组成，肌丝分为粗肌丝与细肌丝两种，粗肌丝主要由肌球蛋白组成，肌球蛋白对肌肉收缩的力量与速度的发展至关重要；细肌丝主要由收缩蛋白与调节蛋白组成。肌肉周围的结缔组织主要包括肌膜、肌腱和韧带，肌膜主要由结缔组织组成，包括肌外膜、肌束膜和肌内膜，肌肉的两端是肌腱，它与韧带相融合，将肌肉固定在骨上。肌肉周围的结缔组织具有保证肌肉舒张活动、肌力传递与协调肌肉的功能。

（二）肌肉的分类

肌肉的分类方法很多，可按形态、肌纤维、运动功能等进行分类。

1. **按照形态学分类**　按形状可分为梭形肌、羽状肌、半羽状肌、锯状肌和环状肌；按肌肉起端的头数，可分为二头肌（如肱二头肌）、三头肌（如肱三头肌）和四头肌（如股四头肌）；按肌腹数的不同，可分为二腹肌和多腹肌（如腹直肌）；按肌肉作用的关节数，可分为单关节肌、双关节肌和多关节肌；按肌肉大小，可分为大肌（如胸大肌）和小肌（如胸小肌）；按肌肉颜色，可分为红肌和白肌。

2. **按照肌纤维组织学分类**　按肌纤维组织学可分类为：横纹肌与平滑肌。横纹肌有骨骼肌和心肌。骨骼肌可见有横纹，受运动神经支配，能产生随意性收缩运动，属于随意肌。心肌为横纹肌，有自律性收缩，受自主神经支配，不受运动神经支配，不能产生随意性收缩。平滑肌为组成内脏器官的肌群，受自主神经支配，也不能产生随意性收缩。心肌和平滑肌不接受意志的管理，属于不随意肌。

根据肌纤维内运输氧的蛋白，即肌红蛋白（myoglobin）的量可将肌肉分类为：红肌与白肌。红肌大多由红肌纤维组成，较细小，红肌具有较丰富的血液供应，血红蛋白多，对氧的运输有利，能承受较长时间的连续活动，故作用持久。因其对刺激产生较缓慢的收缩反应，故也称为慢肌；白肌主要由白肌纤维组成，较宽大，白肌血红蛋白少，但能在短时间内产生较大张力，即为爆发力，随后极易陷入疲劳。因白肌对刺激能产生快速的收缩反应，故也称为快肌。人体每块肌肉大都含有红肌和白肌纤维，但不同的肌肉其相应的红肌和白肌纤维的比例不同。

3. **按照运动功能分类**　机体的任何一个动作都不能由一块肌肉单独完成，而是需要一组肌群协作才能实现。肌在不同的运动过程中的作用可各不相同，运动动作本身决定其所承担的角色。根据在某一具体动作中肌的功能作用，可将肌分为原动肌、拮抗肌、固定肌和中和肌。

（1）**原动肌（agonist）**：是指直接完成动作的肌肉或肌群，即在产生关节运动中起主要作用的肌肉或肌群。它可分为主动肌与副动肌，其中在产生关节运动中起主要作用的肌肉或肌群称为主动肌，协助完成动作或仅在动作的某一阶段起作用的肌肉或肌群称为副动肌。如在屈肘运动中起作用的肌肱二头肌、肱肌、肱桡肌和旋前圆肌。肱二头肌和肱肌起主要作用称为主动肌；肱桡肌和旋前圆肌起辅助作用称为副动肌，又称为辅助肌。

（2）**拮抗肌（antagonist）**：是指与原动肌作用相反的肌肉或肌群。当原动肌收缩时，拮抗肌应协调地放松或者做适当的离心收缩，来保持关节活动的稳定性与动作的精确性，同时能起到维持关节运动中的空间定位作用，并且能够防止关节过度屈伸导致的关节损伤。如在屈肘运动中，肱三头肌是肱二头肌的拮抗肌，肘肌则是肱肌的拮抗肌；而在伸肘运动中，肱二头肌是肱三头肌的拮抗肌，肱肌则是肘肌的拮抗肌。

（3）**固定肌（fixator）**：是指为固定、支持关节而产生静止性收缩的肌肉或肌群。为了发挥原动肌对肢体运动的动力作用，必须将肌肉相对固定的一端（大多为近心端）所附着的骨骼或更近的骨骼充分固定。这种起固定作用的肌肉或肌群，称为固定肌。如在上肢肩关节固定时，单纯进行肘关节的屈伸负重活动，必须固定肩关节，这时起固定肩关节的肌群都称为固定肌。

（4）中和肌（neutralizator）：其作用是抵消原动肌收缩时所产生的一部分不需要的动作。如做扩胸运动时，斜方肌与菱形肌都是原动肌。斜方肌收缩时，除使肩外展扩胸外，还可使肩胛骨下角外旋；菱形肌收缩时，使肩胛骨移向脊柱以产生扩胸效应，同时还能产生肩胛骨下角内旋。这种肩胛骨下角内旋和外旋常可削弱扩胸效应，但斜方肌与菱形肌同时收缩时产生的动作可相互抵消，因此两者互相为中和肌。

辅助肌、固定肌与中和肌通常统称为协同肌（synergist），是指参与单个运动除主动完成肌以外的全部肌肉或肌群。肌的协作关系随着动作的改变而发生变化，如作用于腕关节的桡侧腕伸肌、尺侧腕伸肌为原动肌，而桡侧腕屈肌与尺侧腕屈肌为拮抗肌。桡侧腕伸肌与尺侧腕伸肌同时收缩时，使腕向桡侧和尺侧屈曲的作用互相抵消，因此又互为中和肌。在向桡侧屈曲腕关节时，桡侧腕伸肌与桡侧腕屈肌同为原动肌，尺侧腕伸肌与尺侧腕屈肌则为拮抗肌。桡侧腕伸肌与桡侧腕屈肌同时收缩使腕伸和腕屈的作用互相抵消，因此又互为中和肌。而此时固定肘关节的肌群即为固定肌。

此外，按照肌肉的运动作用可分类为：提肌、下降肌和括约肌。按照关节运动方向可分为：屈肌、内收肌、外展肌、旋前肌、旋后肌、内旋肌、外旋肌和对掌肌。按照肌肉收缩速度可分类为：快肌和慢肌。

（三）肌肉的特性

1．肌肉的物理特性　包括伸展性、弹性和黏滞性。

（1）伸展性（extension）：是指在外力的作用下肌肉被拉长的特性。

（2）弹性（elasticity）：是指在外力取消后肌肉可以恢复到原状的特性。

（3）黏滞性（stickiness）：是指肌质浆内各分子之间的相互摩擦而产生的阻力。

人体肌肉伸长的程度与外力的大小不成正比，在用外力牵拉肌肉的初期，肌肉会随着外力的增加而出现明显的长度变化。但当牵拉的外力逐渐增加到一定程度时，肌肉长度的增加却逐渐减少。在外力去除后，肌肉并没有立即恢复原状。这是由黏滞性造成的肌肉内阻力所致。当温度降低时，运动中的肌肉内阻力加大；反之，则肌肉内阻力减小。肌肉内阻力的改变可能影响肌肉伸长或缩短的速度。

2．肌肉的生理特性　包括兴奋性和收缩性。

（1）兴奋性（excitability）：是指肌肉在受到刺激时产生兴奋的特性。

（2）收缩性（contractility）：是指肌肉兴奋时产生收缩反应的特性。

（四）肌肉功能状态指标

肌肉收缩必须有完好的神经支配。运动单位是指单个运动神经元与其所支配的肌纤维群，因此，运动单位包括一个前角细胞、它的轴突和轴突分支以及它们所支配的肌纤维群，它是肌收缩的最小单位，当一块肌肉收缩时，可以仅有一部分的运动单位发挥作用。而当肢体不运动时，每块肌肉也有少数运动单位轮流进行收缩，从而使肌肉处在一种轻度的持续收缩状态，保持一定的肌张力，以此来维持躯体姿势。

肌肉是产生力的器官，所以了解肌肉产生力的基本特征与规律具有重要意义。但肌肉的力学性质十分复杂，它与组成肌各成分的力学特征、肌的兴奋状态和疲劳状态等密切相关。运动是通过不同肌群协调有序地缩短和延长来实现的。良好的肌肉功能状态是运动的基础，反映肌肉功能或状态的主要指标有：肌力、肌张力、快速力量和肌耐力。

1．肌力　是指肌肉收缩时所表现出来的能力。它体现肌肉主动收缩和抗阻力的能力。通常以肌最大兴奋时所能负荷的重量来表示。影响肌力的主要因素包括：

（1）肌肉的横断面积：肌肉由肌纤维组成，垂直于肌纤维横断面积的总和称为肌肉的横断面积，或称为肌的生理横断面积。多条肌纤维组成的肌肉，把每根垂直横切的肌纤维切面相加，将总和乘以肌肉的平均厚度，这样就得到了肌肉的生理横断面积。单位横断面积所能产生的最大肌力称为绝对肌力。肌肉的横断面积越大，则可以产生的肌力越大，反之亦然。在肌纤维呈平行排列的肌肉如缝匠肌，其生理横断面积即为肌腹的横面积，这类肌的生理横断面较小，肌纤维较长，因此其肌力较小，而收缩幅度较大；肌纤维呈立体的羽状肌，其生理横断面大于肌腹的横断面，肌纤维较短，因此这类肌的肌力较大，而收缩幅度较小。

(2) 肌肉的募集 (recruit)：在单一运动中，同时参与收缩的运动单位数量越多，肌力也就越大，这种情况称为肌肉募集。肌肉募集受中枢神经系统功能状态的影响，当运动神经发出冲动频率增加或者冲动强度增大时，被动员或者激活的运动单位数量也随之增多，参与收缩的运动单位数量越多，肌力也就越大。

(3) 肌肉的初长度：是指肌肉收缩前的长度。由于肌肉是弹性物质，故在生理限度内，肌肉在收缩前被牵拉至适宜的长度则收缩时的肌力较大，因此，肌力与肌肉的初长度的关系十分密切。一般认为，当肌肉在静息长度或者被牵拉至静息长度的 1.2 倍时，肌小节功能最佳，产生的肌力最大。如在投掷铅球时，必须充分屈曲肘关节，以便尽可能牵张肱三头肌，然后利用肱三头肌急剧收缩时的力量将铅球投掷出去。

(4) 肌纤维的走向：通常情况下，肌纤维的走向与肌腱长轴是一致的，但也有不一致的。如在一些相对较大的肌肉中，部分肌纤维与肌腱长轴形成一定角度，成羽状连接。这种羽状连接成角越大，可以募集的肌纤维数量也就越多，肌肉越粗，所能产生的肌力就越大。如腓肠肌等快肌，具有较强大的收缩力，而比目鱼肌等慢肌，其肌纤维与肌腱的连接很少成角，因而能募集的肌纤维就相对较少，肌力也就相对较低，但是肌肉的收缩时间则较为持久。

(5) 肌肉的收缩速度：肌肉收缩速度实际上也能影响肌肉的收缩张力。当肌肉收缩速度增加时，其肌力下降，故等长收缩比缩短收缩会产生更大的肌力。

(6) 杠杆效率：肌肉收缩产生的实际力矩输出受运动节段杠杆效率的影响。

2. 肌张力　是指肌肉在安静时所保持的紧张度。肌张力与脊髓的牵张反射有关，受中枢神经系统的调控。肌张力常通过被动运动感知处于放松状态的肌肉的阻力程度进行评测，来评判主动肌和拮抗肌群间（或互为拮抗肌）的收缩与舒张活动有无失衡，或者是否协调。肌张力异常通常是肌肉失去神经支配（如脊髓损伤）和（或）调节功能障碍（如脑损伤）的结果。肌张力异常一般包括肌张力增强和肌张力减退两种情况，肌痉挛以及肌强直是肌张力增强的典型表现，而软瘫则是肌张力减退的常见表现。

3. 快速力量　是指肌肉或肌群在一定速度下所能产生的最大力量的能力，可以通过单一身体运动、多个身体运动或者在有氧运动条件下的重复运动测得。快速力量由启动力量、爆发力量（爆发力）和制动力量组成，爆发力是指在最短时间内发挥肌肉力量的能力，采用最大力量与达到最大力量的时间之比来评定，爆发力通常由肌力和肌收缩速度两个因素所决定，肌力是基础，收缩速度是关键。

4. 肌耐力　是指肌肉在一定负荷条件下保持收缩或持续重复收缩的能力，来反映肌肉持续工作的能力，体现肌肉对抗疲劳的水平。

四、骨关节运动学

（一）关节的构造

关节是运动的枢纽，是脊柱、四肢赖以活动的基础。其特点是骨与骨之间借其周围的结缔组织相连，相连骨之间有充以滑液的腔隙，运动范围较大。关节的构造包括以下几部分：

1. 关节面 (articular surface)　是参与组成关节的各相关骨的接触面，由关节头、关节窝、关节软骨构成。关节面大多为凸凹互相对应，凸面称关节头，凹面称关节窝。关节面通常由关节软骨 (articular cartilage) 所覆盖。关节软骨大多为透明软骨，仅有少数关节（胸锁关节、颞下颌关节）的关节软骨是纤维软骨，其厚薄因关节及年龄的不同而异，一般为 2～7mm。关节软骨表面光滑，具有弹性，有承受负荷、缓冲震荡和冲击的作用。在运动时使关节头和关节窝摩擦系数减小，使运动更加灵活，同时可以保护关节头和关节窝。

2．关节囊（articular capsule）　为纤维结缔组织膜构成的囊，包在关节的周围，两端附着于关节面周缘相邻的骨面。它包围关节、封闭关节腔。关节囊包括外面的纤维层和内面的滑膜层。纤维层由致密结缔组织构成，厚而坚韧，其有丰富的血管、神经和淋巴管分布。纤维层的厚薄与关节的功能相关，如上肢关节运动灵活，纤维层薄而松弛。而下肢关节的负重较大，相对稳定，其纤维层坚韧而紧张。滑膜层由薄层疏松结缔组织构成，薄而柔润，衬贴于纤维层内面，其边缘附于关节软骨周缘。滑膜层富含血管网，可产生滑液。滑液是透明的蛋白样液体，呈弱碱性，为关节内提供了液态环境。它除具润滑作用外，还是关节软骨、关节盘等新陈代谢的重要媒介。

3．关节腔（articular cavity）　为关节囊滑膜层和关节软骨共同围成的潜在腔隙，腔内含少量滑液，呈密闭的负压状态，具有维持关节的稳固作用。

4．关节辅助结构　包括韧带、关节盘、关节唇、滑膜襞和滑膜囊。这些辅助结构对于增加关节的灵活性或稳固性具有重要作用。

（1）韧带（ligament）：是连接于相邻两骨之间的致密纤维结缔组织束，呈圆束状、扁带状或膜状，位于关节囊周围或关节内面。韧带的主要功能是加强关节的稳固性，限制关节的运动幅度，同时为肌肉与肌腱提供附着点。位于关节囊外的韧带称囊外韧带，多为关节囊局部纤维增厚的部分，如髋关节的髂股韧带，少部分则独立存在；位于关节囊内的韧带称囊内韧带，如髋关节内的股骨头韧带。

（2）关节盘（articular disc）：是位于关节面之间的纤维软骨板，其周缘附着于关节囊。关节盘多呈圆盘形，中部略薄，周围稍厚，将关节腔分隔为上、下两部。其作用是使关节头和关节窝更加适配，增加关节运动的形式和范围，缓冲关节内的震荡和冲击。关节盘仅见于少数关节内，如颞下颌关节内。

（3）关节唇（articular albrum）：是附着于关节窝周缘的纤维软骨环，具有增大关节面，加深关节窝，增加关节稳固性的作用。

（4）滑膜襞（plica synovialis）和滑膜囊（synovial bursa）：滑膜襞为滑膜重叠卷折突入关节腔所形成的皱襞。滑膜襞增大了滑膜的表面积，有利于滑液的分泌和吸收，同时在关节运动时，起到缓和冲击和震荡的作用。有时滑膜也可从关节囊纤维膜的薄弱或缺如处囊状膨出，充填于骨面与肌腱之间，形成滑膜囊，其主要作用是减少肌肉活动时与骨面之间的摩擦。

（二）关节的运动

关节的运动形式和范围主要由关节面的复杂形态、运动轴的数量和位置所决定。关节作为运动的枢纽，在肌肉的牵拉下，骨沿着关节轴所规定的轨迹进行移位运动。所有关节的运动都可以分解成为在三个互相垂直的平面上进行的单一或者复合位移运动，即围绕冠状轴在矢状面上的运动，围绕矢状轴在冠状面上的运动，围绕垂直轴在横断面（水平面）上的运动。通常关节运动主要包括屈与伸、收与展和环转运动。环转运动是屈、伸与收、展组合的运动，不包括旋转运动（外旋、内旋）。其他的运动还有根据关节部位而冠以特殊的名称，如躯干有前屈、后伸、侧屈；前臂有旋前、旋后；腕关节有掌屈、背屈；踝关节有跖屈、背屈（伸）、内翻（包括旋外、内收、跖屈）、外翻（包括旋内、外展、背屈）等的运动。

（三）关节的分类

关节有多种分类，主要分类如下：

1．按照关节组织结构分类　可分为软骨性关节、纤维性关节和滑膜性关节。

2．按照构成关节的骨数目分类　可分为单关节（由2块骨构成）和复合关节（由2块以上骨构成）。

3．按运动多少分类　可分为不动关节、少动关节和活动关节。

（1）不动关节：相邻骨之间由透明软骨或者结缔组织相连，没有关节的运动功能。

（2）少动关节：关节的活动范围小，其构造主要有以下两种方式：①两骨的关节面由一层透明软骨覆盖，其间靠纤维连接，如椎间盘和耻骨联合。②两骨之间仅有一定的间隙，其间借韧带与骨间膜相连，如骶髂关节和下胫腓关节。

（3）活动关节：典型的滑膜关节结构，可自由活动，如肩关节和髋关节。

4．按运动轴的数目和关节的形态分类　可分为单轴关节、双轴关节和多轴关节。

（1）单轴关节：此关节只有一个自由度，即只能绕一个运动轴在一个平面上做一组运动。包括两种运动形式：①滑车关节（hinge joint）：又名屈戍关节。一骨关节头呈滑车状，另一骨对应的关节窝正中生有矢状方向的嵴，与关节头的沟相对应。通常只能沿水平冠状轴做屈、伸运动，如手的指间关节。有的滑车关节，一骨关节头滑车两端大小不一，另一骨关节窝上嵴呈螺旋线状，叫做螺旋（蜗状）关节，其运动轴为斜冠状轴，如肘关节。②车轴关节（trochoid joint or pivot joint）：关节头呈圆柱状，关节窝通常由骨和韧带连成环，形同车轴与轴承。这种关节仅能循长轴（垂直轴）做旋轴（回旋）运动，如桡尺近侧关节，只能围绕垂直轴在水平面上做旋前、旋后运动。

（2）双轴关节：由椭圆形球面的关节头和椭圆形凹面的关节窝构成，此类关节能围绕两个互相垂直的运动轴进行两组运动，也可进行环转运动。包括两种形式：①椭圆关节（ellipsoidal joint）：关节头呈椭圆形凸面，关节窝呈椭圆形凹面，可沿冠状轴做屈、伸运动，沿矢状轴做收、展运动，并可做环转运动，如桡腕关节。②鞍状关节（seller joint or saddle joint）：相对两骨的关节面均呈马鞍形，互为关节头和关节窝。鞍状关节有两个运动轴，可沿冠状轴做屈、伸运动和水平矢状轴做收、展运动，并可沿两轴做环转运动，如拇指腕掌关节。

（3）多轴关节：由呈球面的关节头和呈球形凹的关节窝构成，此类关节能在三个互相垂直的运动轴上做屈伸、收展、旋转等多方向的运动。通常也有两种形式：①球窝关节（ball-and-socket joint or spheroidal joint）：一般球窝关节的关节头较大，呈球形，而关节窝浅而小，与关节头的接触面积不到1/3，其运动幅度较大，如肩关节。有的关节窝特别深，包绕关节头的1/2以上，虽属于球窝关节，但其运动范围受到一定限制，也称为杵臼关节，如髋关节。②平面关节（plane joint）：相对两骨的关节面平坦光滑，接近于平面，但仍有一定的弯曲或弧度，可视为球面无穷大，也可归为多轴关节，可做多轴性滑动或转动。如腕骨间关节和肩锁关节等。

（四）关节的活动范围和稳定性

关节的活动范围（range of motion，ROM）和稳定性（stability）决定其功能。关节的独特结构不但使关节具有活动度，而且具有稳定性。关节的运动轴越多，其运动形式就越多样化、越灵活，因此，凡是有两个或者两个以上自由度的关节都可以做绕环运动。其次，关节囊的松紧与厚薄、周围韧带和肌腱的状况也明显影响着关节的运动。关节囊越坚韧，紧张度越高，周围韧带和肌腱越坚固，致关节运动范围越小，但关节的稳定性越强；反之，致关节运动范围越灵活，而关节的稳定性越差。同时，两关节面之间面积差也决定了关节的灵活性。两关节间的面积差越大，关节运动范围越灵活，反之面积差越小，关节越稳固。如肩关节和髋关节同属球窝关节，但肩关节比髋关节的活动范围大，而髋关节比肩关节稳定。此外，关节的其他结构对关节运动也有一定程度的影响，如关节盘和滑液能增加关节的灵活性，而关节唇和滑膜襞则能增强关节的稳定性。故通常情况下，稳定性大的关节活动范围小，稳定性小的关节活动范围大。

（五）关节的活动顺序性原理

在运动中，关节需克服较大的阻力或需较快的速度时，尽管运动链中各个关节同时用力，但最先产生运动的总是大关节，然后依据关节大小出现相应的先后顺序。在康复医学中，关节活动顺序性原理具有重要意义。在康复训练中，主动强化训练大关节，发挥其潜力，从而有利于训练的顺利完成。而小关节作为人体动作的支撑点，对动作完成后保持身体的平衡具有重要作用，另外，小关节还可影响动作的时间和提高速度等。

（六）关节的运动链和杠杆原理

1．关节的运动链　通常为借助于关节将人体一侧上、下肢按一定顺序衔接起来，组成运动链（kinetic-chain）。在人体上，上肢运动链由肩带、上臂、肘关节、前臂、腕关节和手等形成；下肢运动链由髋关节、大腿、膝关节、小腿、踝关节和足等形成。在人体运动中，各种运动可以分为开链运动（open kinetic chain，OKC）和闭链运动（closed kinetic chain，CKC）两种形式。如肢体近侧端固定而远侧端游离，可任意活动某一单独关节或者同时活动若干关节，即为开链运动。开链运动的主要特点是各关节链都有其特定的运动范围，远侧端的运动范围大于近侧端，且速度也快于近侧端。反之，肢体远侧端固定而近侧端关节活动，如接触地面、墙面或手被扶持，即为闭链运动。在患者手被治疗人员扶持固定时，患者不可能仅做单一关节的活动，而是同时活动腕、肘和肩关节，此时所能做的肢体运动只能是多关节协调的闭链活动。

2．关节运动的杠杆原理　在人体运动中，骨骼、关节和肌肉发挥重要作用，其运动机制符合杠杆（lever）原理，肌肉收缩输出的力作用于骨骼，导致关节运动。各种复杂的关节运动均能分解为一系列的杠杆运动。生物力学研究的基本方法之一就是运用杠杆原理对运动进行分析。

关节的杠杆运动主要有以下基本概念：

（1）支点（F）：是指杠杆绕其转动的轴心点。在骨杠杆上，支点是关节的运动中心。

（2）力点（E）：是指力的作用点。在骨杠杆上，力点是肌肉的附着点。

（3）阻力点（W）：是指阻力在杠杆上的作用点，阻力由运动肢体的重力、骨关节摩擦力或弹力及拮抗肌的张力，韧带、筋膜的抗拉力等造成。它们在一个杠杆系统中的阻力作用点只有一个，即全部阻力的合力的作用点，为唯一的阻力点。

（4）力臂（d）：是指在肌力的作用下，肢体发生转动时力的作用线与转轴间的垂直距离。

（5）阻力臂（dw）：是指从支点到阻力作用线的垂直距离。

（6）力矩（M）：表示力对肢体产生转动的作用的大小，是力对物体转动作用的量度。一点上的力的力矩分为力对点之矩和力对轴之矩。力对点之矩是该力与力的作用点到该力垂直距离（即力臂）的乘积，即 $M=E \times dw$；力对轴之矩是力与力的作用点到轴的垂直距离的乘积。

（7）阻力矩（Mw）：是阻力和阻力臂的乘积，即 $Mw=W \times dw$。

3．杠杆的分类　根据杠杆上三个点的位置关系，杠杆可以分为以下三类。

（1）平衡杠杆：其特征是支点位于力点与阻力点之间，如天平和跷跷板等。在人体中，平衡杠杆较少，如头颅与脊柱的连接，支点在寰关节的冠状轴上，力点（如斜方肌、肩胛提肌、头夹肌、头半棘肌等的作用点）位于支点的后方，阻力点（头的重心）在支点的前方。这类杠杆的主要作用为传递动力的保持平衡，它既产生力，又产生速度。

（2）省力杠杆：其特征是阻力点位于力点与支点之间，如一根撬动重物的棍棒，一端支在地上，棍棒下垫有物体。在人体中，省力杠杆在静态时极为少见，只有在动态时能观察到，如站立提踵时，以跖趾关节为支点，小腿三头肌以粗大的跟腱附着于跟骨上的止点为力点，人体重力通过距骨体形成阻力点，在跟骨和距骨构成的杠杆位于支点与力点之间。这类杠杆因为力臂始终大于阻力臂，所以可以用较小的力来克服较大的阻力，故称为省力杠杆。

（3）速度杠杆：其特征是力点位于阻力点与支点之间。在人体中，速度杠杆最为普遍，如肱二头肌通过肘关节屈起前臂的动作，此时支点位于肘关节中心，力点（肱二头肌在桡骨粗隆上的止点）位于支点与阻力点（手及所持重物的重心）的中间。这类杠杆力臂始终小于阻力臂，引起运动时，力必须大于阻力，因此不能省力，但能使阻力点获得较大的运动速度和幅度，故称为速度杠杆。

（七）杠杆原理在康复医学中的应用

1．省力　力臂增长或阻力臂缩短，就能用较小的力去克服较大的阻力。在人体杠杆中，肌肉拉力的力臂一般都较短，但能通过肌肉在骨上附着点的隆起、籽骨等来延长力臂。如提重物时，使重物靠近身体以缩短阻力臂来实现省力。举重的关键为让杠铃尽可能贴近身体。一个身体强壮、肌肉发达的人，其骨骼上的粗隆与结节也较明显，这些结构能增大力臂来增加力矩，如股骨大转子就增大了臀中肌与臀小肌的力臂。

2．获得速度　大多数动作要求获得较大的运动速度与幅度，而不要求省力。如掷铅球、踢球等。为使阻力点移动的速度与幅度增大，就需要缩短力臂和增加阻力臂。人体杠杆中大多属于速度杠杆。运动中为获得更大的速度，通常使几个关节组成一个较长的阻力臂，如掷铅球时要先伸展手臂。有时可以附加延长的阻力臂，如打羽毛球时要借助于球拍的杆来延长阻力臂。

3．防止损伤　人体骨骼和肌肉组成的杠杆大多属于速度杠杆，而从杠杆原理可知，速度杠杆通常不能省力，因此，当阻力过大时，容易引起运动杠杆的各环节，尤其是其力点与支点，即关节、肌腱和肌止点的损伤。为能保护运动杠杆，一方面应通过训练增强肌力，另一方面还应该适当控制阻力和阻力臂。

在运动学中，学习人体杠杆原理的目的主要是在运动中省力、提高速度和避免肌肉受损。

第二节　神经学基础

一、神经系统的结构和功能

神经系统（nervous system）是人体结构与功能最复杂的系统，由数以亿万计的互相联系的神经细胞组成，在机体内起主导作用，控制和调节着各个系统的活动，使机体成为一个有机整体。神经系统通过感受器接收内、外环境的各种信息，经传入神经传导至脑和脊髓各级中枢的相应部位，经整合后再经周围神经控制和调节机体各个系统的活动，使机体能够适应外环境的变化及调节机体内环境的平衡，以保证机体各器官、系统活动的协调以及机体与客观世界的统一，维持生命活动的正常进行。人类在长期的生产劳动与社会生活中，大脑皮质高度发展是思维与意识活动的物质基础，不但能认识世界，而且能主动地改造客观世界。

（一）神经系统的构成

人类的神经系统分为中枢神经系统和周围神经系统两大部分。通常将脑和脊髓称为中枢神经系统（central nervous system，CNS），将与脑和脊髓相连的神经，即脑神经、脊神经和内脏神经称为周围神经系统（peripheral nervous system）。

1．中枢神经系统

（1）脑（brain）：位于颅腔内，可分为端脑、间脑、小脑、中脑、脑桥和延髓六部分。端脑、间脑具有感觉、运动等多种神经中枢，调节人体多种生理活动；小脑使运动协调、准确，维持身体平衡；中脑、脑桥和延髓是专门调节心跳、呼吸及血压等人体基本生命活动的部位。

（2）脊髓（spinal cord）：位于椎管内，上端在枕骨大孔处与延髓相连，下端约平第一腰椎体下缘（成人）。脊髓共发出 31 对脊神经，相应脊髓也分为 31 个节段，即 8 个颈节，12 个胸节，5 个腰节，5 个骶节和 1 个尾节。在脊髓的横断面上，中央有被横断的纵行小管，称中央管，中央管周围是"H"形的灰质，主要由神经元胞体、神经纤维网和神经胶质细胞组成。灰质周围是白质，主要由神经纤维、神经胶质细胞及血管组成。当外伤引起脊髓横断损伤后，由于脊髓突然失去高级中枢控制，病灶阶段水平以下呈现迟缓性瘫痪，感觉丧失，深、浅反射消失，不能维持正常体温，大便滞留，膀胱不能排空及血压下降等，总称为脊髓休克。脊髓主要是传导通路，能把外界的刺激及时传送到脑，然后再把脑发出的命令及时传送到周围器官，起到了上通下达的桥梁作用。

2. 周围神经系统 是指中枢神经系统脑和脊髓以外的神经组织。周围神经系统一端与中枢神经系统的脑或脊髓相连，另一端通过各种末梢装置与身体其他各器官、系统相联系。根据与中枢相连部位及分布区域的不同，通常将周围神经系统分为以下三部分：与脑相连的脑神经共12对，主要分布于头面部；与脊髓相连的脊神经共31对，主要分布于躯干、四肢；与脑和脊髓相连的内脏神经，主要分布于内脏、心血管、平滑肌和腺体。

（二）神经元的结构和功能

神经元（nervous cell）即神经细胞，是一种高度特化的细胞，是神经系统结构与功能的基本单位，具有感受刺激和传导神经冲动的功能。

1. 神经元的构造 一个典型的神经元由神经元胞体及其突起组成，神经元的突起包括树突和轴突，轴突的末端与另外的神经元连接，形成突触。

（1）胞体（cell body）：神经元胞体是神经元的主体部分，是细胞代谢和信息整合的中心。胞体由细胞膜、细胞质和细胞核三部分组成。①细胞膜（cell membrane）：具有接受刺激、处理信息、产生和传导神经冲动的功能，此外还有酵解神经元和周围环境间物质交换的作用。②细胞质（cell plasma）：除含有许多亚微结构如线粒体、中心体等外，还含有神经细胞的特征性结构尼氏体和神经元纤维。尼氏体（Nissl body）具有蛋白质的合成功能，主要合成更新细胞器所需的结构蛋白及合成神经递质所需的酶类和肽类的神经递质。神经元纤维（neurofibril）对神经元具有支持作用，并与神经细胞内的物质运输有关。③细胞核（nucleus）：一般位于胞体的中央，大而圆，核被膜明显，核仁也大而圆。一般在显微镜下观察到细胞核的位置偏移时，意味着此神经元已经处于开始变性的状态，即表明神经元受到损伤。

（2）树突（dendrite）：每个神经元有一个或多个树突，形如树枝状，即从树突干上发出许多分支。树突和胞体之间没有明确的界限，胞体中的细胞器大多可以进入树突，故树突可以看成是胞体的延伸部分。树突的数量与长度因神经元的种类不同而有差别，每条树突又可以反复地分支，越分越细，最后形成树突终支。很多神经元的树突表面发出多种形态的短小突起，称为树突棘（dendritic spine）。树突棘长短不等，形状也不尽相同。树突的功能是接受刺激，树突与树突棘极大地扩展了神经元接受刺激的面积。神经元接收信息和整合信息的能力与其树突的分支程度及树突棘的数量密切相关。树突棘具有可塑性，如去神经纤维或老年时，树突棘可以明显减少甚至消失；而在学习过程中，则会发生新的树突棘以适应突触回路的变化。

（3）轴突（axon）：每个神经元只有一个轴突，轴突表面光滑，分支较少，其分支常成直角从主干发出，故称为侧支。轴突的末梢部分都分成一些细的终末支，其末端呈纽扣状膨大，称为终扣。有些终末支上常间断地生有一些扣结状膨大称为膨体。终扣与膨体都是神经元与其他神经元的胞体、树突以致轴突与效应器等形成突触的位点。它们构成突触前成分，内含大量突触囊泡，囊泡内含有特定的神经活性物质。轴突是神经元的主要传导装置，轴突的功能主要是将胞体发出的冲动传递给其他神经元，或者传递给腺细胞、肌细胞等效应器。轴突缺乏核糖体不能合成蛋白质，新合成的大分子并组装成细胞器的过程都是在胞体内完成的，这些细胞器可以在胞体和轴突之间进行单向或者双向流动，这种现象称为轴浆运输，如果神经元的胞体受损，轴突就会变性甚至死亡。

2. 神经元的分类 主要根据神经元突起的数目、功能与传导方向进行分类。

（1）根据神经元突起的数目可分为3类：假单极神经元从胞体发出的突起只有一条，然后呈T型分叉为中枢支与周围支，前者相当于轴突，后者相当于树突，如脊神经节中的感觉神经元；双极神经元通常具有圆形或者卵圆形的胞体，由胞体两端各发出一条轴突或者树突。这种神经元大多位于较特殊的感觉器官中，如视网膜内的双极神经元；多极神经元的数目最多，它含有一条轴突和多条树突，如海马与大脑皮质锥体细胞等。

（2）根据神经元的功能和传导方向可分为3类：①感觉神经元：是感受内、外环境的影响，将各种信息自周围向中枢传递的神经元，如假单极和双极神经元。②运动神经元：是将冲动由中枢传至周围，支配骨骼肌、控制心肌、平滑肌的活动及腺体的分泌，如多极神经元。③联络神经元：是指位于中枢神经系统的感觉与运动神经元之间的多极神经元，在中枢内构成复杂的网络系统，起联络作用，联络神经元的数量最多，占神经元总数的99%。

（三）神经纤维

神经纤维（nerve fibers）是指神经元的轴突与包被它的结构的总称。在中枢神经系统内，神经纤维主要构成白质，在周围神经系统，神经纤维构成神经。中枢与周围神经系统的大多数神经纤维的轴突都包有一层髓鞘，其主要成分是磷脂，这种神经纤维称为有髓神经纤维，而周围没有被髓鞘包被的神经纤维称为无髓神经纤维。一条轴突周围的髓鞘并不是连续的，而是每隔一定的间隔被中断，在相邻两节髓鞘之间处称郎飞节，两个郎飞节之间的部分称为节间段，纤维越粗，节间段越长。神经纤维的传导速度与髓鞘的厚薄及神经纤维直径的大小成正比，即神经纤维越粗，髓鞘越厚，其传导电信号的速度越快。

（四）突触

突触（synapse）是指互相连结的两个神经元之间或神经元与效应器之间及感受器细胞与神经细胞之间特化的接触区域，包括突触前成分、突触间隙和突触后成分。最常见的突触是由一个神经元的轴突终末与另一个神经元的胞体或树突连结而成。突触部的两个神经元的胞质并不直接相通，而是彼此形成功能联系的界面，绝大多数突触是通过化学物质——神经递质（neurotransmitter）介导进行信息的传递，即信息由电脉冲传导转化为化学传递，再由化学传递转换为电脉冲传导。突触囊泡是这些神经递质储存与释放的量子单位，此类突触称为化学突触。此外，体内还存在一种数量极少的电突触。突触也用于神经元与效应细胞之间的功能性接触。突触前成分中含有大量的突触囊泡，囊泡内含高浓度的神经活性物质（乙酰胆碱与去甲肾上腺素等），突触囊泡通过突触前膜的囊泡网格与膜融合形成胞吐部位将神经递质释放到突触间隙，胞吐是突触化学传递的重要环节。在高等动物神经系统中，突触的化学传递是广泛存在的一种点对点、快捷而准确的传递方式。

二、神经损伤后再生

（一）神经损伤的实质

1. 神经元胞体的损伤　此类损伤是不能再生的，这是由于神经元胞体的丧失，致使该神经元的轴突与树突失去营养，中心随之死亡。

2. 神经突起的损伤　主要是轴突中断。轴突的中断会使靶组织去传入神经或去神经支配，导致轴突与靶组织间连接中断。而轴突的损伤可以导致神经元的一部分细胞质丧失，这通常引起神经元的退化和变性现象。

（二）神经细胞损伤后的退化现象

当直接损伤神经元胞体时，整个神经元将会死亡。当损伤仅限于轴突与树突时，其结果可能会引起神经元的死亡或可能以一种改变了的状态存活下来。

1. 部分损伤神经元　是指损伤局限于神经元的突起、轴突或树突。轴突被切断的神经元常出现胞体萎缩的现象，严重时甚至可以导致神经元的完全死亡，通常称为逆向性变性。这种逆向变性引起神经元死亡的概率与轴突被切断后丧失细胞质的多少密切相关。但如果轴突被切断的神经元仍保留未受损的轴突侧支投射，即使轴突的细胞质大部分丧失，也不会表现出逆向变性，通常称这种观象为支持侧支。

2. 跨神经元变性　通常把失去正常的神经传入或靶组织的神经元发生萎缩或死亡的现象，称为跨突触效应。把失去传入神经引起神经元死亡的现象称为正向跨神经元变性。而把失去靶组织而引起神经元死亡的现象称为逆向跨神经元变性。

3. 跨神经元萎缩　通常大多神经元失去靶组织或者去神经支配，并不足以致使神经元的死亡，但这些神经元会显示出一些退化现象。这通常也包括正向与逆向跨神经元萎缩两种情况。

（三）神经细胞损伤后的再生

神经细胞受到损伤后通常会有两种结局，一种是完全变性，另一种是恢复。如果损伤没有导致神经细胞完全变性，则神经细胞会进入损伤后再生恢复的过程。完整有效的再生过程一般包括轴突的出芽、生长和延伸，与靶细胞重建轴突联系，实现神经再支配而使功能修复。

1. 轴突的再生　主要是指轴突损伤后的再生，分为完全再生和再生的出芽生长。完全的再生是指轴突能成功地与其正常的靶组织重新建立连接；再生的出芽生长是指出现损伤轴突的短距离再生，但不能与正常的靶组织重新形成连接。在某种程度上，轴突再生仅发生在周围神经系统内，故很长一段时间人们普遍认为高等脊椎动物的中枢神经系统的损伤是不能再生的。但近年来研究表明，高等脊椎动物胚胎与幼体时期的中枢神经系统具有再生的能力，而成年动物的中枢神经系统再生能力极其有限。中枢神经系统不能进行完全的轴突再生并不是由于其轴突失去生长的能力，实际上中枢神经系统的轴突可以通过残存轴突侧支出芽生长或损伤位点的出芽生长的形式再生，但由于其出芽生长的距离较短，以不能到达靶组织导致失去营养支持而夭折。

2. 再生的出芽生长　受损的轴突可以生长，但这种生长不能与原来的靶组织重新建立连接，这种现象称为再生的出芽生长。年幼的动物在神经损伤后，出芽生长发生的速度非常快，而且所有类型的出芽生长都较易发生在年幼的动物中。根据出芽再生的方式及最后的结果可分为以下几种类型。

（1）侧支或终末旁的出芽生长：是指在神经细胞参与生长的情况下，轴突和（或）突触成分对损伤的反应性生长。这种生长一般表现为两种方式：一种是从存活的突触前终末生长出一个新的终末树状分支，即突触旁的出芽生长；另一种则是沿着仍存在的轴突的任何地方产生一个新侧支的出芽生长，即侧支的出芽生长。两者的共同特点为其出芽生长发自相邻未受伤的神经元轴突或者其远端的终末分支。

（2）中枢神经系统中的出芽生长：是指存在于去神经支配区域的未受损的轴突形成额外的突触连接。在中枢神经系统中，许多情况下都已发现出芽生长的现象。有证据表明，出芽生长有助于脑损伤后功能的恢复。

（3）与剪除相关的出芽生长：是指当神经元的一个侧支受损时，轴突和（或）突触连接的生长。其与再生的出芽生长的区别在于与剪除相关的出芽生长并未涉及受损伤的轴突。因此，出芽生长发生的地点可以远离损伤位点。

（四）影响神经再生的因素

1. 促进神经再生的因子　影响神经再生的因子主要有以下几种。

（1）神经营养因子：正常的神经细胞必须从靶组织器官和（或）远端胶质细胞获得足够的神经营养因子，但神经损伤后，就切断其营养的来源，这导致神经细胞营养不良甚至死亡。此时如果有外源性神经营养因子的供给，神经细胞仍然可能生存与再生。

（2）神经生长相关蛋白 -43（growth associated protein-43，GAP-43）：是一种胞膜磷酸蛋白质，属于膜快速运转蛋白，它不但与神经细胞生长发育、突触形成以及神经可塑性密切相关，而且与周围和中枢神经系统轴突的生长和再生密切相关，并作为轴突发芽的一种标志物。

（3）巨噬细胞和施万细胞：两者都能促进神经损伤后的再生。这两种细胞不仅能分泌神经营养因子或者促进神经营养因子的分泌，还能通过吞噬作用为神经细胞再生创造条件。此外，施万细胞还能生成髓鞘与基底膜，进而促进神经细胞的再生。

2. 与神经再生有关的细胞因子　大多数神经因子都能促进神经细胞的生长与存活，但能刺激神经细胞生长的很多活性物质并非是神经因子。已知的细胞因子均为多元和多向性，如星形胶质细胞、施万细胞及唾液分泌的神经生长因子，成纤维细胞分泌的成纤维细胞生长因子等。在缺血性脑卒中恢复过程中，梗死灶周边区神经细胞再生及细胞间突触联系的重建或重组具有重要作用。而脑内细胞因子（维持神经细胞生长的细胞因子、神经生长必需的蛋白质以及维持细胞间联系的细胞因子）与中枢神经功能的恢复密切相关，它们对于神经再生、神经元移行、轴突的发芽、延长与成束以及正确神经环路的形成起着重要作用。因此，运动能减轻脑卒中的损害，这与脑梗死区血管形成和神经营养因子的过度表达有关。

3. 与血管再生有关的细胞因子　血管生成素（angiogenin，ANG）及其受体和血管内皮生长因子（vascular endothelial growth factor，VEGF）可以介导血管生成，它们可能在侧支循环发生中起着重要作用。尽管成年后大脑血管内皮的增生已停止，但动物实验证明局灶性缺血后存在新生血管生成。脑卒中后2～7天，在缺血灶边缘区开始出现新生毛细血管，这些新生血管早期表现为梗死灶边缘区血管管径增大，壁变薄，脑卒中后2～28天，通过发芽与分支形成新生小血管进入梗死灶。

4. 影响神经细胞凋亡的相关因素　在神经系统的发育过程中，细胞生长分化的同时也发生大量的细胞死亡，发育中出现的这种由细胞内特定基因程序表达介导的细胞死亡称为程序性细胞死亡（programmed cell death）或称为凋亡。凋亡是多细胞动物生命活动中必不可少的过程，与细胞增殖同等重要。研究表明，生物体内、外多种因素都可以诱发细胞凋亡的发生，如射线、糖皮质激素、肿瘤坏死因子和谷氨酸等，细胞凋亡不仅是一种特殊的细胞死亡类型，还是多基因严格控制的过程。现已发现机体内对细胞凋亡的控制基因主要有促凋亡基因与抗凋亡基因两类，它们的功能正好相反，一类是促进细胞凋亡的基因，而另一类是抑制细胞凋亡的基因，这两者的比值决定神经细胞凋亡是否发生。只有这两个过程互相平衡，神经系统的发育才能正常进行。

5. 胶质细胞和施万细胞以及神经细胞黏附分子　损伤后，中枢与外周神经的共同特点是引起胶质细胞和施万细胞的增殖与分泌，这种增殖与分泌所产生的效应是双向性的，适当增殖有利于再生轴突的生长，但是过度增殖所形成的瘢痕则会阻碍再生轴突的生长与延伸，并导致再生轴突再次退变。神经细胞黏附分子是质膜上的一种整合蛋白，通过粘连与导向作用不仅影响神经突起的生长与延伸，从而调节神经元的形态，同时还可借此影响神经元细胞骨架蛋白的分配与聚合及细胞骨架的组装。

（五）中枢神经系统的修复

中枢神经系统损伤后的修复是一个十分复杂的问题，成年脑内的神经发生为治疗脑缺血等疾病造成的神经功能缺损提供了全新的治疗思路与策略。不论是移植外源性神经干细胞（neural stem cells，NSCs），还是体内自身 NSC 的再动员都须通过以下途径才能实现功能的恢复，新产生的神经细胞要与宿主脑内神经回路整合，接受神经传入，重建正常的神经网络；通过分泌神经递质与生长因子促进原有神经细胞的生存。

现有研究资料表明，病理性刺激如脑缺血、缺氧仅是调动了内源性的 NSC 的增殖、迁移、分化，但其自我修复是远远不够的，这不仅因为脑内激活的 NSC 数量的明显不足，还因为调节这些 NSC 迁移、分化、存活、神经元修复与突触形成的因子的大量不足，不能完成自身修复。许多神经科学工作者尝试在神经系统损伤的局部，应用一些激活因子或者施加一些刺激因素，以激活脑内的 NSC，诱导其分裂、增殖、分化及整合，从而完成对脑内病变部位的神经组织结构的修复与神经网络的构建，最终恢复病变部位神经组织的正常功能。如何增强自体的神经发生；如何诱导损伤区域内的神经发生向神经元方向分化，并在神经组织内整合；如何有效避免体内抑制神经发生的因素；如何防止新生神经元的凋亡等问题，都值得神经科学工作者进一步深入研究。目前，CNS 修复研究已形成以下两个重要的研究方向：①试图控制 CNS 神经元存活及轴突生长的信号途径，来改变中枢神经内在的生长能力。②采用干预手段，创造 CNS 中受损神经元生存的适宜环境，进一步激活自身 NSC 及内源性修复机制。若能促进自体 NSC 在体内增殖、迁移、分化，进而修复受损的神经细胞，将会使脑缺血等多种脑损伤的自我修复成为可能，并将为 NSC 的研究提供更加广阔的应用前景。

三、中枢神经的可塑性和功能代偿

为了主动适应与反映外界环境的各种变化，神经系统能发生结构与功能的改变，并维持一定时间，这种变化就是中枢神经的可塑性（plasticity），或称为可修饰性（modifiability），这包括后天的差异、损伤以及环境对神经系统的影响，神经系统的可塑性决定了机体对内、外环境刺激发生行为改变的反应能力以及功能的代偿。

（一）大脑的可塑性

大脑的可塑性是指神经元之间的相互联系可以在内、外环境因子的作用下发生改变，这种改变可能与脑组织新联系的形成，或与现有的神经联系效率的增强有关。人脑之所以具有高度的可塑性不是由于再生，而是由于动态的功能重新组织或适应的结果。神经系统结构与功能的可塑性是神经系统的重要特性。各种可塑性变化既可在神经发育期出现，也可在成年期或老年期出现。具体来说，神经系统的可塑性突出表现为以下几个方面：胚胎发育阶段神经网络形成的诸多变化、后天发育过程中功能依赖性神经回路的突触形成、神经损伤与再生（包括脑移植）以及脑老化过程中神经元与突触的各种代偿性改变等。

1．发育期的可塑性　中枢神经系统在发育阶段如果受到外来的干预（如感受器、外周神经或中枢通路的损伤），相关部位的神经联系将会发生明显的异常改变。中枢神经系统的损伤如果发生在发育期或幼年，功能恢复情况要比同样的损伤发生在成年时好。研究表明：中枢神经的可塑性有一个关键时期，在这一关键时期以前，神经对各种因素都敏感，但在这一时期之后，神经组织可变化的程度则大大降低。各种动物的神经发育和可塑性的关键时期出现早晚不同、持续时间长短也有差异。如猫视皮质内突触发育的可塑性关键期是出生后 18 ~ 36 天，这期间每单位皮质神经元的突触数量变化最大。胚胎发育期脑内神经回路的形成一般来说是由基因控制的，但这一时期神经回路的联系处于相对过量，胚胎期这种过量的神经连接在形成成熟的神经网络之前，必须经过功能依赖性与刺激依赖性调整和修饰过程。因此，即使在发育期，环境因素与基因因素同样对发育期神经系统的可塑性起决定性的影响。

2．成年损伤后的可塑性　在发育成熟的神经系统内，神经回路与突触结构都能发生适应性变化，如突触更新与突触重排。突触更新与突触重排的许多实验证据来自神经切除或者损伤诱发的可塑性变化。在神经损伤反应中，既有现存突触的脱失现象，又有神经发芽（sprouting）形成新的突触连接。神经损伤反应还可以跨突触出现在远离损伤的部位。例如，外周感觉或运动神经损伤可以引起中枢感觉或运动皮质内突触结构的变化和神经回路的改造；一侧神经损伤也可以引起对侧相应部位突触的重排或者增减。

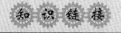

脑的可塑性

美国康复医学教授 Bach-Y-Rita 一直致力于研究中枢神经系统损伤后的恢复机制，曾撰文介绍了其父亲患脑卒中后，经过康复训练，功能得到恢复的情况。他的父亲 66 岁时患脑干梗死，急性期后每日接受 3 小时的康复治疗，并积极参与家庭治疗，比如自己洗碗，当手出现痉挛时就放在温水中浸泡，坚持练习用患侧手打字，经过不懈的努力，又恢复了全日工作 3 年，最后在 72 岁步行登山至 2.7432km（9000 英尺）时死于心肌梗死。死后尸检发现 97% 锥体束有病理改变，只有大约 3% 保留完好，仅依靠这 3% 锥体束就能帮助他在生前恢复全日工作，并能步行爬山。由此可见，中枢神经系统的代偿能力之大。

3．脑损伤后的可塑性　神经学家在长期临床实践中，发现脑在损伤后其功能是有可能或有条件恢复的。例如脑卒中后的偏瘫，如果给予训练及药物治疗，肢体功能就能逐步恢复或改善，这说明大脑皮质具有重组（reorganization）能力，皮质的重组能力很可能是脑损伤后功能恢复的神经基础。脑卒中患者的影像学研究也显示，瘫痪已恢复的手指在活动时，其功能代表区明显增大。猴的皮质感觉运动区损伤后，猴偏瘫的肢体经过训练后功能可以恢复，如果在原损伤周围再切除脑皮质，那么偏瘫又可以重现。这证实原损伤周围的脑皮质已经恢复，并替代已失去的肢体运动功能。电生理研究证明，在损伤的皮质邻近区域存在未曾起用的突触重现与突触连接的重建，这是皮质缺损边缘轴突与树突重组的结果。

脑卒中患者脑的可塑性可能与下列因素有关：①中枢神经的兴奋与抑制平衡被打破，抑制解除。②神经元的联系远远大于大脑的实际功能联系。③原有的功能联系加强或者减弱，如长时程增强与长时程抑制。④神经元的兴奋性改变以及解剖结构的变化，这一过程需要较长时间，包括新的轴突末梢发芽与新的突触形成。脑卒中患者感觉与运动皮质定位域的功能重组可能出现在几个小时或几天之后。大多数的研究者都致力于这些早期的变化，认为是加强了原已存在的神经联系，这种解释似乎是可行的。有研究发现，去神经传入的皮质代表区域对邻近的传入冲动可以发生兴奋性突触后电位增加的变化，表明异位的传入可以加强皮质间的联络。

4．突触传递的可塑性　在不断变化的环境下生长的动物，由于接受较多环境信息的刺激，其神经系统发育程度、突触数量、树突的长度分支以及胶质细胞数量等远远超越生活在贫乏环境下生长的动物，这证明后天经验与学习等非病理因素可以影响神经细胞和突触的组织结构与生理功能。

神经元损伤后，突触在形态与功能上的改变称为突触的可塑性（synaptic plasticity），而具有可塑性潜力的突触大多为化学性突触。突触的可塑性表现为突触结合的可塑性与突触传递的可塑性，突触结合的可塑性是指突触形态的改变、新的突触联系的形成，以及传递功能的建立，这是一种持续时间较长的可塑性。突触传递的可塑性是指突触的反复活动引起突触传递效率的增加（易化）或者降低（抑制）。这种活动依赖性的突触传递效率的增强与抑制可以发生在同一突触或不同突触之间，大致可以分为：①同突触增强：例如长时程突触传递增强。②异突触增强：例如敏感化。③联合型突触增强：强刺激和弱刺激分别通过两个输入通路传至同一神经元，强刺激的突触传入可以导致弱刺激的突触传入增强。④同突触抑制：例如习惯化。⑤异突触抑制：例如长时程突触传递抑制。

5．神经损伤后的功能代偿　神经损伤后，功能代偿与损伤局部的修复几乎同时发生。

（1）对侧支配：1973 年 Brinkman 等认为，一侧上肢的前臂与手指运动受对侧大脑半球支配，上肢近端的运动则受同侧大脑半球支配。1980 年 Glees 报告，在单侧大脑受到损伤后，依靠受损对侧的大脑未交叉的皮质脊髓束仍可保持对受损大脑对侧肢体的部分感觉与运动的控制，有的病例甚至还能保存双手的运动功能。1977 年 Cramer 等应用磁共振功能成像（fMRI）研究证实，受损大脑对侧相应部分（比原来范围更大一些）有更大的活性，可以控制该侧的功能，对侧大脑半球与同侧皮质运动前区作为对运动区的补充，其活性也相应提高，进而出现了功能重建。

（2）大脑两半球间的联系：通过两大脑半球间的联系，可以使功能支配区发生转移，即由受损区向未受损的对侧大脑进行转移。

（3）残留脑组织有巨大代偿能力：第一个典型例子为人大脑半球切除后仍能够完成感觉、运动及智力功能，尽管功能远非完善，但可恢复到接近正常生活的程度。早在 1993 年，Gardner 就报道切除半球后 5209 名患者能够恢复包括步行能力在内的大量运动控制的案例。第二个典型例子是脑卒中后，近 97% 锥体束破坏的患者仍可恢复全部工作，其死后尸检更证实锥体束仅有大约 3% 保存完好。

（4）通过训练可学会生来不具备的运动方式：正常人的眼球不能围绕矢状轴做旋转运动，为了探测眼球运动及脑的可塑性，Balliet 和 Nakayama 研究了在正常人中通过视反馈训练后，受试者产生这一运动能力的可能性。运动范围起初很小，每次仅能转动 0.8°左右，但经过一段时间的训练后，最终可以达到 20°～30°。这种训练的成功证明眼的运动比我们过去所认识的具有更大的可塑性，提供了脑可塑性的理论基础。

（5）通过训练可使系统承担与其本身功能毫不相干的功能：典型例子为感觉取代研究（sensory substitute studies）。此研究在先天盲人身上进行，研究者研制了一种触觉视觉取代系统（TVSS），将此系统中微型电视摄像机装载在眼镜框上，将电视信号转换成为大量与图像相应的触觉刺激，并传向固定在躯干上有 1032 点的点阵刺激器上，后者按照摄像机记录的图像对皮肤进行相应的刺激。经过训练后，受试者能表述他们体验到的成像是在空间上而并非是在皮肤上，并且他们很快学会视觉特有的分析方法。这一实验证明经过训练可以使皮肤感觉承担与本身功能毫不相干的视觉功能，同时也证明脑有足够的可塑重组的功能。

（6）周围完整神经功能的代替：1996 年，Nudo 等应用皮质内微刺激技术，可以精确发现疾病发生后大脑皮质功能区的可塑性，即由梗死周边脑组织进行功能代偿，即使精细运动如手指运动都可能有所恢复。

（二）脊髓的可塑性

脊髓是中枢神经的低级部位，同大脑一样也具有可塑性。如在切除猫后肢的大部分背根后，发现保留完好的背根神经纤维在脊髓的投射密度增大，这充分说明了保留的背根与附近被切除的背根之间发生了可塑性变化。研究表明，脊髓损伤后的可塑性变化与大脑一样，具有发育阶段差异与区域差异特征。脊髓损伤后轴突的出芽主要包括再生性出芽（regenerating sprouting）、侧支出芽（lateral sprouting）与代偿性出芽（compensatory sprouting）三种变化。

1. 再生性出芽　是指在受损伤轴突的神经元存活时，该轴突近侧端以长出新芽的方式进行再生。

2. 侧支出芽　是指在损伤累及神经元胞体或近端轴突进而造成整个神经元死亡时，附近未受伤神经元从其自身的侧支上生出支芽。

3. 代偿性出芽　是指为代偿因受伤而丢失的侧支而在其正常的侧支发出新芽。

经电镜定量技术研究证实，未受损伤的神经纤维的侧支出芽参与了新突触的形成，使因损伤而减少的突触数目产生恢复性增加。脊髓可塑性变化的一般表现形式主要为附近未受伤神经元轴突的侧支先出芽，以增加其在去传入靶区的投射密度，随后与靶细胞建立突触性联系。在这一过程中，突触性终末除发生数量变化外，还出现终末增大、突触后致密区扩大的结构变化，以及一般生理生化的改变。

脊髓的可塑性对于脊髓损伤患者的康复治疗具有重要意义。为使脊髓损伤患者获得最大限度的功能恢复，以适应社会的需要，应在早期进行康复治疗。因脊髓损伤导致截瘫的患者由于一部分肌肉已经瘫痪，皮肤的各种感觉也不正常，每个反射或动作的完成有赖于现存的神经肌肉系统，因此，需经过长时间的重新训练才能完成。假如第 6 颈髓损伤，患者尺神经与正中神经支配的肌肉瘫痪，患者要完成捏持笔的动作，只有靠指屈肌牵拉拇指与示指桡侧对捏完成，并且示指的稳定性是被动的，通过神经系统指令控制的重复训练，患者可以慢慢达到其功能的要求。

（三）影响中枢神经系统可塑性的因素

1. 内在因素　主要包括脑损伤的程度、时间、速度与部位及认知功能。

（1）脑损伤的程度、时间、速度与部位：一般来说，脑损伤的体积越大，残存的功能相似结构越少，其功能重组与代偿的潜力越小。脑损伤早期的可塑性强于后遗症期，儿童强于老人，所以患者的康复训练越早介入，效果越好。在脑损伤体积相同的情况下，缓慢或逐渐发生的脑损伤比快速发生的脑损伤代偿能力要强。脑损伤部位对脑功能重组与代偿能力也有明显的影响，例如脑干的损伤比大脑皮质的损伤恢复差。

（2）认知功能：认知功能越差，其学习能力越差，大脑接受的外界刺激并进行相应的反应越少，脑的可塑性变化越少。

2. 各种干预因素　主要有运动与训练、学习与思考以及环境与感觉刺激。

（1）运动与训练：运动与训练是可引起脑可塑性变化的重要手段。如果规律性地进行一种技巧性很高的运动，那么相关肌肉的皮质代表区就会扩大。有研究显示：大鼠单侧感觉运动损伤造成一侧肢体瘫痪后，其会长时间地利用健侧前肢做复杂的运动，以改善全部活动质量，由于健侧前肢使用增多，健侧半球的树突分叉、树突棘密度、突触生成明显增多，如果限制单侧肢体活动，则对应半球的可塑性变化会受到抑制。大量证据表明，运动技巧训练可更明显地增加脑缺血损伤动物运动皮质树突分叉、突触生成等。对脑卒中后遗症期患者进行强制诱导运动疗法训练后，在运动功能改善的同时，其皮质代表区也会变化。

（2）学习与思考：大量的研究显示，学习可以引起多种可塑性相关物质的表达和突触生成。研究认为，单纯的简单运动不足以增加突触的连接，需要结合某些学习过程，瘫痪后的康复训练是一种运动再学习的过程。

（3）环境与感觉刺激：环境对脑损伤后功能恢复及脑可塑性的影响越来越受重视。有证据表明，与标准环境相比较，丰富环境更明显地引起缺血脑的脑内树突与突触可塑性的改变。视觉、听觉、深浅感觉刺激也可引起脑的可塑性变化。

（四）神经干细胞

人类的神经干细胞是极其宝贵的医学资源，近年来，神经生物学的重要进展之一就是发现神经干细胞的存在及其特征，尤其是成年人体内神经干细胞的分离与鉴定具有划时代的意义。Science 杂志将干细胞研究评为 21 世纪最重要的十项研究领域之首，为世人所瞩目。在 20 世纪 90 年代前后，科学家们分别在脊髓动物与人体上分离并培育出能够发育成神经元和神经胶质细胞的干细胞。在神经系统损伤时，这些细胞可以增殖、迁徙至损伤部位并进一步分化，修复损伤。这一类具有分化为神经元、星形胶质细胞和少突胶质细胞的能力，且能自我更新并能提供大量脑组织细胞的细胞群就是神经干细胞（neural stem cells，NSCs）。

近年来的研究显示，在成年哺乳动物和人类的海马及脑室下区存在有极少量的神经干细胞，正常情况下处于相对静息状态。当脑内出现某些病理变化或在外界细胞因子以及一些生理性刺激的作用下，这些区域的神经干细胞可以被激活，进而发生向病变部位迁徙，并增殖分化。但哺乳动物发育成熟的中枢神经系统产生新生神经元的能力非常有限，这大大限制了受损后机体的自我修复能力。由于脑内的自我修复机制远远不够，且功能的恢复也是不完全的。人们开始不断地尝试利用神经干细胞移植治疗缺血缺氧性脑损伤，尽管科学的发展日新月异，人们对神经干细胞的认识也取得了引人注目的成绩，但目前利用神经干细胞移植治疗脑损伤仍存在较多困难。然而内源性神经干细胞则具有明显优势，首先，不存在伦理道德问题，也不存在免疫原性与致瘤性，其次，通过激活内源性的神经干细胞具有一定的治疗潜能，并且干预措施简单易行。所以，人们开始探寻新的途径来增强内源性神经干细胞的增殖分化速度。

目前，对中枢神经系统内本身存在的神经干细胞，如何促使其发挥作用达到治疗疾病与修复损伤是近年来研究的热点。可以选择给予不同的外源性刺激或营养因子进一步增强内源性神经干细胞的活化，并调节内源性的细胞因子使其充分发挥调节和调理作用，加快受损及病变细胞的修复，帮助重建突触连接，形成新的神经网络，使机体因病变引起的功能丧失得到明显的恢复成为可能。目前，选择有效的外源性干预增强脑内自身的神经干细胞的增殖是治疗脑损伤较为理想的策略之一。

第三节　康复护理学相关理论

目前，康复护理学中广泛应用的理论有奥瑞姆的自护理论和纽曼的系统模式。已发表的模式有安德森模式和老年人康复护理模式。

一、奥瑞姆自护理论

（一）奥瑞姆自护理论的基本内容

1. 理论结构　奥瑞姆自护理论（theory of self-care）围绕护理目标，即最大限度地维持及促进服务对象的自理。包括三个相关理论结构：自护理论结构、自我护理缺陷理论结构和护理系统理论结构。自护理论解决"什么是自护、人有哪些自护需求"的问题；自护缺陷理论解决"什么时候需要护理"的问题；护理系统理论解决"如何通过护理系统帮助个体满足其治疗性自护需求"的问题。自护理论是在自护活动与个人、群体的功能和发展之间有关系的思路上建立的。这个理论强调两个自护思想，即接受后的自护和谨慎的自护。

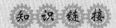

知 识 链 接

马斯洛的需要层次理论及其对护理的意义是什么？

2. 自护缺陷理论　是说明人的自护活动能力与自护需求之间的关系。自护缺陷（self-care deficit）是指自护力量不足以满足自护需要。该概念是奥瑞姆学说的核心。存在与健康有关的自护能力缺陷是确定患者需要专业护理的标准。

与之相对应的是依赖性照护缺陷（dependent self-care deficit），即护理或照顾他人的能力不能满足他人的自护需要。一般出现于父母或抚养人未能满足婴幼儿或无法独立生存者的持续自护需要时，以及在进行需要特殊技术和科学知识的护理时。可根据患者的10个基本条件因素或10个能力组成成分对自护缺陷或依赖性照护缺陷进行评估。

如果自护力量或依赖性照护力量不足以满足自理需求，表明存在着自护缺陷或依赖性照护缺陷，必须寻求专业护理作为必要的补充，以满足自理需求。

3. 护理力量（nursing agency）　是受过专业教育或培训的护士必备的综合素质，包括护士在行为和智力上的双重能力以及应用专业知识的技能和经验，即了解患者的自护需要及护理力量，并采取行动帮助患者，通过执行或提高患者的自护力量来满足其自理需求。护理力量的结构成分与自护力量的成分相仿，另外，还包括执行护理程序所必需的知识和技能，即进行护理诊断、评估、管理并掌握护理规则。

（二）奥瑞姆自护理论与康复护理实践的关系

奥瑞姆认为，护理程序是描述护士专业技术活动、计划及评价活动的术语。她将自护理论与护理程序有机地结合起来，通过评估方法及工具，评估服务对象的自理能力及自理缺陷，以帮助服务对象更好地达到自理。她认为护理程序分为以下三个步骤。

1. 护理诊断及护理措施的评估　在收集资料的基础上确定患者为何需要护理以及需要何种护理，即在对收集到的资料进行分析和描述的基础上，确定和判断患者的治疗性自护需求。收集资料包括：患者的健康状况如何？患者对自身健康的认识如何？患者的自护需要是什么？患者的自护力量如何等。分析和判断包括：患者目前和今后一段时间内的治疗性护理需求是什么？患者在完成自护活动时具备哪些能力？就满足治疗性自护需求而言，患者存在哪些自护缺陷？这些自护缺陷是什么性质的，产生的原因是什么？患者在自护力量方面有哪些局限性和潜力？在强化自护知识、学习护理技能、培养自护愿望方面，应如何有效地、持续地将主要的自护措施纳入日常生活与自护计划中。

2. 设计及计划调节性的护理活动　依据自护的护理诊断和患者的健康状况，规划一个护理系统，达到使患者恢复健康的目的。可按全补偿、部分补偿或辅助—教育三个系统进行设计，然后把治疗性自护需求的内容加以组织，并选择一些有效补偿自护力量和克服自护缺陷的方法。自护理论应用于康复护理学中有脑卒中患者、脑外伤患者、类风湿关节炎、乳腺癌术后患者、糖尿病患者和肾移植患者等。

二、纽曼系统模式

纽曼系统模式以其他学科的理论为基础，并应用了 Bertalanffy 的一般系统理论，Selye 的压力与适应理论，Caplan 的三级预防理论及 Lazarus 的压力与应对理论。

（一）纽曼系统模式的基本内容

纽曼系统模式是围绕压力与系统模式而组成的，是一个综合的、动态的、以开放系统为基础的护理概念性框架，主要考虑压力源对人的作用及如何帮助人应对压力源，以发展及维持最佳的健康状况。该模式重点叙述了四部分内容：与环境互动的人、压力源、面对压力源人体做出的反应，以及对压力源的预防。

1. 人　人是环境持续互动的开放系统，称为服务对象系统。这个系统的结构可以用围绕着一个核心的一系列同心圆来表示。

（1）基本结构：位于核心部分，是集体的能量源。基本结构和能量源受人的生理、心理、社会文化、精神与发展这五方面功能状态及其相互作用的影响与制约。当能量源储存大于需求时，个体保持机体的稳定与平衡。

（2）弹性防御线：为最外层虚线圈，位于机体正常防御线之外，充当机体的缓冲器和滤过器，常处于波动之中，可在短期内急速变化。一般来说，弹性防线距正常防线越远，弹性防线越宽，其缓冲、保护作用越强。弹性防线受个体生长发育、身心状况、认知技能、社会文化、精神信仰等影响。失眠、营养不足、生活欠规律、身心压力过大等都可削弱其防御效能。因此，弹性防线的主要功能是防止压力源入侵，缓冲、保护正常防线。

（3）正常防御线：为弹性防线内层的实线圈，位于弹性防线和抵抗线之间。机体的正常防线是人在其生命历程中建立起来的健康状态或稳定状态，它是个体在生长发育及环境互动过程中对环境压力源不断调整、应对和适应的结果。当健康水平增高时，正常防线扩展；反之，健康状态恶化，则正常防线萎缩。若压力源侵犯到正常防线，个体可表现为稳定性降低甚至疾病。

（4）抵抗线：为紧贴基本结构外层的一系列虚线圈。由支持基本结构和正常防线的一系列已知和未知因素组成，如白细胞、免疫功能以及其他生理机制，其主要功能是保护基本结构。当压力源入侵到正常曲线时，抵抗线被无意识地激活，若其功能有效发挥，它可促使个体回复到正常防线的强健水平。若功能失效，可导致个体能量耗竭，甚至死亡。

以上三种防御机制，既有先天赋予的，也有后天习得的，抵抗效能取决于个体心理、生理、社会文化、精神、发展五个变量的相互作用。三条防御线中，弹性防线保护正常防线，抵抗线保护基本结构。当个体遭遇压力源时，弹性防线首先被激活，若弹性防线抵抗无效，正常防线受到侵犯，人体发生反应，出现症状，此时，抵抗线被激活，若抵抗有效，个体又可回复到通常的健康状态。

2. 压力源　压力源为可引发紧张和导致个体不稳定的所有刺激。纽曼将其分为以下三种。

（1）内在的压力源：指来自个体内与内环境有关的压力，如愤怒、悲伤、自我形象改变、自我紊乱、疼痛、失眠等。

（2）人际间的压力源：指来自于两个或多个个体之间的压力，如夫妻、父子、上下级或护患关系紧张等。

（3）外在的压力源：是指发生于体外、距离比人际间压力源更远的压力，如经济状况欠佳、环境陌生、社会医疗保障体系的变革等。

3．反应　纽曼认同"压力学之父"塞利（Selye）对压力反应的描述。她赞同塞利提出的压力可产生全身适应综合征、局部适应综合征以及压力反应的三阶段学说。纽曼进一步提出：压力反应不仅局限在生理方面，这种反应是生理、心理、社会文化、精神与发展多方面的综合反应。反应的结果可以是负性的，也可以是正性的。

4．预防　护理活动的主要功能是控制压力源或增强人体各种防卫系统的功能，以帮助服务对象保持、维持、恢复服务系统的平衡与稳定，获得最佳的健康状态。纽曼认为护士可根据患者系统对压力源的反应采取以下三种不同水平的预防措施（preventive nursing action）。

（1）一级预防：适应于患者系统对压力源没有发生反应时。护士主要通过控制或改变压力源实施护理，一级预防的目的是防止压力源侵入正常防线，保持人作为一个系统的稳定，促进及维护人的健康。

（2）二级预防：适应于压力源已经穿过正常防御线后，人的动态平衡被破坏，出现症状或体征时。护理的重点是帮助服务对象早期发现、早期治疗。二级预防的目的是减轻和消除反应、恢复个体的稳定性并促使其回复到原有的健康状态，帮助人获得作为一个系统的稳定。

（3）三级预防：适应于人体的基本结构及能量源遭到破坏后。护理的重点是帮助服务对象恢复及重建功能，减少后遗症，并防止压力源的进一步损害，目的是进一步维持个体的稳定性，防止复发。

（二）纽曼系统模式与康复护理实践的关系

纽曼发展了以护理诊断、护理目标和护理结果为步骤的独特护理工作步骤。

1．护理诊断　首先，护士需要对个体的基本结构、各防线的特征以及个体内外、人际间存在和潜在的压力源进行评估。然后再收集并分析个体在生理、心理、社会文化、精神与发展各个方面对压力源的反应及其相互作用资料。最后就其中偏离健康的问题做出诊断并排出优先顺序。

2．护理目标　护士以保存能量，恢复、维持个体稳定性为护理原则，与服务对象及家属一起，共同制订护理目标及为达到这些目标所采取的干预措施并设计预期护理结果。纽曼强调应用一级、二级、三级预防原则来规划和组织护理活动。

3．护理结果　是护士对干预效果进行评价并验证干预有效性的过程。评价内容包括个体内、外及人际间压力源是否发生了变化，压力源本质及优先顺序是否改变，机体防御功能是否有所增强，压力反应症状是否得以缓解等。纽曼系统模式广泛应用于社区康复护理方面。

三、安德森模式

由安德森（Anderson）1994年作为康复模式发表的"整体性健康损伤和干预模式（integrated health breakdown and intervention model）"强调，适应过程对患者的疗效及康复效果的预测所发挥作用的重要性。个人的健康功能被损毁，遗留的是损伤。而这种损伤通过治疗、康复、预防、急缓护理的过程逐渐恢复健康的功能，此过程直接受影响于患者的潜在反应特点。安德森模式强调护士要应对每个患者个人的要求的适应反应的复杂性。康复过程既是帮助患者恢复独立性的过程，又是护士作为康复的促进者而付出最佳护理的过程。不能期待每一名患者都能获得最大限度的独立。患者的功能恢复达到一定的限度或此限度不可逾越时，就需要护士的预防性、缓解性护理。康复过程中也可能出现患者病情加重，甚至死亡的情形。基于康复过程中护士的重要性，护士需要提高道德修养。同时，为了给患者提供更为全面的康复护理，护士必须具备相当的业务技术。

四、老年人康复护理模式

劳里（Lauri）等2004年提出了"老年人康复护理模式（geriatric rehabilitation nursing model）"。老年人康复护理的主要因素是患有健康或功能问题的患者和具备专业价值、知识与技术的专职护士。患者是隶属于家庭的一部分，而护士是隶属于多学科相结合的康复课题组的一部分。在老年人康复过程中，护士与患者处于紧密的相互作用下互动。能否达到最佳康复效果，取决于患者为康复目标的集中和投入程度，以及帮助其达到康复目标的护士的投入程度。平常的健康管理、确定康复目标的护理以及制订护理计划和具体的康复活动等就是上述投入的基本内容。具体的康复计划是通过多学科相结合的课题组来完成的，而在此康复课题组里护士与其他专家负有同等的责任。

（姜晓雪）

自 测 题

一、名词解释

运动学　静态收缩　动态收缩　等长收缩　等张收缩　等速收缩　被动运动　主动运动　原动肌　拮抗肌　固定肌　中和肌　开链运动　闭链运动　再生性出芽　侧支出芽　代偿性出芽

二、选择题

1．下列哪项属于肌肉的静态收缩（　　）
  A．等长收缩
  B．等张收缩
  C．等速收缩
  D．向心性收缩
  E．离心性收缩

2．下列哪项不属于肌肉的动态收缩（　　）
  A．等张延伸
  B．等长收缩
  C．等张缩短
  D．向心性收缩
  E．离心性收缩

3．上楼梯时股四头肌的缩短收缩属于（　　）
  A．向心性收缩
  B．离心性收缩
  C．等长收缩
  D．等速收缩
  E．静态收缩

4．肌肉做等长收缩时（　　）
  A．属动态收缩
  B．肌长度不变
  C．有关节的运动
  D．肌张力不变
  E．产生运动动作

5．半蹲位时的股四头肌收缩属于（　　）
  A．向心性收缩
  B．离心性收缩
  C．等长收缩
  D．等速收缩
  E．动态收缩

6．有关人体的开链运动，下列哪项不正确（　　）
  A．肢体近侧端固定
  B．肢体远侧端固定
  C．肢体远侧端游离

D．可任意活动某一单独关节

E．可同时活动若干关节

7．脑卒中患者脑的可塑性可能与下列哪项因素有关（　　）

　　A．中枢神经的兴奋与抑制平衡被打破，抑制解除

　　B．神经元的联系远远大于大脑的实际功能联系

　　C．原有的功能联系加强或者减弱

　　D．神经元的兴奋性改变以及解剖结构的变化

　　E．以上因素均有关

8．神经系统的可塑性突出表现为（　　）

　　A．胚胎发育阶段神经网络形成的诸多变化

　　B．后天发育过程中功能依赖性神经回路的突触形成、神经损伤与再生

　　C．脑移植

　　D．脑老化过程中神经元与突触的各种代偿改变

　　E．以上因素均有关

9．影响中枢神经系统可塑性的因素有（　　）

　　A．脑损伤的程度、时间、速度与部位及认知功能

　　B．运动与训练

　　C．学习与思考

　　D．环境与感觉刺激

　　E．以上因素均有影响

10．奥瑞姆认为，确定和判断患者治疗性自护需求时，需收集哪些资料（　　）

　　A．患者的健康状况如何

　　B．患者对自身健康的认识如何

　　C．患者的自护需要是什么

　　D．患者的自护力量如何

　　E．以上资料均需收集

11．下列哪项不是纽曼系统模式重点叙述的内容（　　）

　　A．与环境互动的人

　　B．与其相适应的社会环境

　　C．压力源

　　D．面对压力源人体做出的反应

　　E．对压力源的预防

三、简答题

1．简述运动对机体的影响。

2．简述神经损伤后功能代偿的实现机制。

3．影响中枢神经系统可塑性的因素有哪些？

4．奥瑞姆自护缺陷理论的内容是什么？

5．简述纽曼系统模式与康复护理实践的关系。

第三章 康复评定

学习目标

通过本章内容的学习，学生应能：

掌握：

肌力、肌张力、关节活动度、日常生活活动、心电运动试验的基本概念。

熟悉：

运动功能的评定方法及其注意事项，感觉、认知功能的评定方法，心肺功能评定方法，日常生活活动能力和生活质量评定方法。

了解：

康复护理评定的概念及内容、协调与平衡功能评定方法和常见的异常步态、心电运动试验的应用范围、适应证与禁忌证。

重点难点

重点：

肌力的评定方法，肌张力的评定方法，日常生活活动能力评定方法。

难点：

感觉、认知功能的评定方法，心肺功能评定方法。

康复评定是用客观的、量化的方法来准确地评定患者的功能障碍。康复护理评定又称康复护理评估，是对患者的功能状态及潜在能力的判断，收集患者各方面情况的资料，并整理分析，可以为护理诊断提供依据，制订和修改治疗计划，在反复评定中了解实施护理活动的效果并对预后进行判断。

第一节 运动功能评定

运动是人体最基本的功能，运动功能障碍是临床上最常见的残疾之一。本节主要介绍肌力、肌张力、关节活动度、平衡与协调及步态评定等常用方法。

一、肌力评定

肌力（muscle power）是指骨骼肌最大随意收缩产生的力量。肌力评定是测定受试者在主动运动时肌肉或肌群产生的最大收缩力量。肌力评定是对神经、肌肉功能状态的一种检查方法，也是评定神经、肌肉损害程度和范围的一种重要手段。常用的肌力测定方法有徒手肌力检查及器械肌力测试两种方法。

（一）徒手肌力检查

徒手肌力检查（manual muscle testing，MMT）是通过受检者自身重力和检查者用自己的双手施加阻力，通过感觉受检者肌肉收缩的力量或观察肌力，测定肢体运动能力来判断肌力的一种方法。目前临床上常用的 MMT 肌力分级标准为 6 级（0 ~ 5 级），依据肌肉收缩力、关节活动范围、抵抗重力和阻力情况而定，各级肌力的具体标准见表 3-1。

表 3-1　MMT 肌力分级标准

级别	名称	标准	相当正常肌力的 %
0	零（Zero，0）	无可测知的肌肉收缩	0
1	微缩（Trace，T）	有轻微收缩，但不能引起关节活动	10
2	差（Poor，P）	在减重状态下能做关节全范围活动	25
3	尚可（Fair，F）	能抗重力做关节全范围运动，但不能抗阻力	50
4	良好（Good，G）	能抗重力、抗一定阻力运动	75
5	正常（Normal，N）	能抗重力、抗充分阻力运动	100

（二）器械肌力检查

当肌力超过 3 级时，为了进一步做准确细致的定量评估，可用专门器械做肌力测试。根据肌肉收缩方式的不同，可分别进行等长肌力、等张肌力和等速肌力检查。

1. 等长肌力测试　即在标准姿势下用特制测力器测定一块或一组肌肉的等长收缩所能产生的最大张力。常用的器械肌力检查有以下几种：

（1）握力测试：用握力计测定握力大小，测试时立位或坐位，上肢在体侧下垂，握力计表面向外，将把手握至适当宽度，用力握 2 ~ 3 次，取最大值（图 3-1）。

握力指数 = 手握力（kg）/ 体重（kg）×100%（正常应高于 50%）

（2）捏力测试：用拇指和其他手指的指腹捏压握力计或捏力计的指板 2 ~ 3 次来测定捏力，其值约为握力的 30%（图 3-2）。

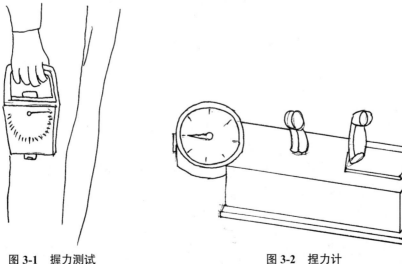

图 3-1　握力测试　　　　　　　　　　　图 3-2　捏力计

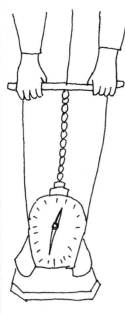

图 3-3　拉力测试

(3) 拉力测试：用拉力计测定背肌力的大小。以拉力指数评定，拉力指数 = 拉力（kg）/ 体重（kg）× 100%。进行背拉力测试时，腰椎应力大幅度增加，易使腰部疾患患者症状加重或引起腰痛发作，故不适用于有腰部病变的患者及老年人（图 3-3）。

(4) 四肢各组肌力测定：在标准姿势下通过钢丝绳及滑轮拉动固定的测力计，可对四肢各组肌肉的等长肌力进行个别测定。

2. 等张肌力测试　即测定肌肉进行等张收缩使关节做全幅度运动时所能克服的最大阻力。运动负荷可借助哑铃、沙袋、砝码等可定量的负重训练器进行。

3. 等速肌力测试　是指运动中角速度不变而阻力可变。主要用等速肌力测试仪测定，目前在我国临床尚未普及。

（三）肌力检查的注意事项

1. 在肌力检查前要向患者说明目的和方法，以取得患者的充分合作。

2. 检查者应充分固定近端肢体。避免因某些肌肉引起代偿而影响评定效果。

3. 选择适合的测试时机，在患者疼痛、疲劳、剧烈运动后或餐后不宜进行评定。

4. 测试时应左右侧比较，先检查健侧同名肌肉的肌力，以便患侧与其对比。

5. 有高血压或心脏疾病的患者慎用等长收缩，明显的心血管疾病患者忌用。

6. 上位运动神经损害的运动功能评估不宜采用肌力检查，如中风后偏瘫肢体。

二、肌张力评定

（一）定义

肌张力（muscle tone，MT）是指维持特定静止或运动姿势肌肉所保持的紧张状态。它是维持人体各种姿势及活动的基础。根据身体所处的不同状态，正常肌张力可分为以下三类：

1. 静止性肌张力　指肌肉处于安静状态下肌肉具有的张力。

2. 姿势性肌张力　指人体变换各种姿势（如协调地翻身、由坐到站等）时肌肉所产生的张力。

3. 运动性肌张力　是指肌肉在运动过程中的张力。

（二）异常肌张力

1. 肌张力增高（hypertonia）　是指肌张力高于正常静息水平。肌张力增高的状态有痉挛（spasticity）和强直（rigidity）。

2. 肌张力低下（hypotonia）　是指肌张力低于正常静息水平。

3. 肌张力障碍（dystonia）是一种以张力损害、持续的和扭曲的不自主运动为特征的运动功能亢进性障碍。

（三）肌张力的评估方法

肌张力的评估方法有手法检查、摆动和屈曲维持试验等，手法检查是临床上较为常用的方法，不需要任何仪器设备，操作简单方便。

1. 手法检查　通过检查者的手感觉肌肉的抵抗来进行分级评估的方法。常用的方法有改良的 Ashworth 痉挛分级法（表 3-2）。

表 3-2　Ashworth 痉挛分级法

分级	标　准
0 级	无肌张力的增加
Ⅰ级	肌张力轻度增加（受累部分被动屈伸时，在 ROM 之末时呈现最小的阻力或出现突然卡住的释放）
Ⅰ⁺级	肌张力轻度增加（在 ROM 后 50% 范围内出现突然卡住，然后在 ROM 的后 50% 范围内均呈现最小的阻力）
Ⅱ级	肌张力较明显增加（通过 ROM 的大部分时，肌张力均较明显地增加，但受累的部分仍能较易地被移动）
Ⅲ级	肌张力严重增高（被动运动困难）
Ⅳ级	僵直（受累部分被动屈伸时呈现僵直状态而不能动）

2．摆动试验和屈曲维持试验　摆动试验用于下肢肌痉挛的测定。患者取仰卧位，尽量放松肌肉，患侧小腿下垂于床外，当小腿自伸直位自由落下时，通过电子量角器记录摆动情况。屈曲维持试验用于上肢痉挛的测定，患者取坐位，患肩屈 20°～30°，外展 60°～70°，肘关节置于支架上，前臂旋前固定，用一被动活动装置使肘关节在水平面上活动，用电位计、转速计记录肘关节位置角度和速度，用力矩计记录力矩。

3．其他检查方法　①肌肉僵硬的检查：头的下垂试验。②伸展性检查：是指让肌肉缓慢伸展时，能达到的最大伸展度，主要提示肌张力有无下降。③姿势性肌张力的检查法：让患者变换各种姿势和体位，记录其抵抗状态。④生物力学评定方法。⑤电生理评定方法等。

（四）评定的注意事项

1．评定在温暖的环境、舒适的体位下进行，嘱受检者尽量放松。

2．进行被动运动时，以不同的速度和幅度来回活动，并做两侧的比较。

3．选择标准体位，排除时间、情绪、环境对评定的影响。

三、关节活动度评定

关节活动度（range of motion，ROM）是指关节运动时所通过的运动弧，即关节活动时可达到的最大范围，常以度数表示。关节活动度可分为主动与被动两类。主动的关节活动度是指作用于关节的肌肉随意收缩使关节运动时所通过的运动弧；被动的关节活动度是指由外力使关节运动时所通过的运动弧。关节活动度测定是运动功能障碍的一个重要评定方法。

（一）评定方法

1．测量工具　如通用量角器、电子量角器、皮尺等。临床上最常采用的是通用量角器。

（1）量角器的构成：通用量角器是由一个带有半圆形或圆形角度计的固定臂及一个普通长度尺（称为移动臂）组成，两臂以轴心为轴，可自由转动，随着关节远端肢体的移动，在量角器刻度盘上读出关节活动度（图 3-4）。

（2）量角器的选择：测膝关节、髋关节等大关节时应选择 40cm 长臂的量角器，而测量手或指关节时，应选用 7.5cm 短臂的量角器。

（3）量角器的摆放：测量时，量角器的轴心（中心）应放在运动关节运动轴的中心；固定臂与构成关节的近端骨的长轴平行，移动臂与构成关节的远端骨

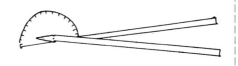
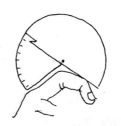

图 3-4　关节量角器

的长轴平行（当患者有特殊障碍时，可以变化）。

2．体位　采用中立位，即解剖学立位时肢位定为"零"起始点。检查者要保证被检者体位舒适，测量在全关节活动范围不受限的解剖位上进行。

3．固定　为了防止测量结果的偏差，测量时应该在构成关节的远端骨运动时充分固定近端骨。固定时可以借助受检者的体重、体位以及检查者所施加的外力来避免代偿运动的产生。

（二）测量的注意事项

1．测量前应耐心向患者说明检查的目的及方法，以便取得其理解和配合。

2．避免在按摩、运动及其他康复治疗后立即进行检查。

3．首次和以后的测量时间、地点、检查者以及测量工具应保持一致，保证测量的准确性和连续性。

4．根据测量部位选择适当的关节角度测量工具，读取刻度时，刻度应与视线同高。

5．被动运动关节时手法要柔和，速度要缓慢、均匀，尤其对伴有疼痛和痉挛的患者不能做快速运动。

6．测量四肢关节活动度时，应与健侧相应关节测量比较，亦应测量与之相邻的上下关节的活动范围。

7．通常先测量关节主动活动范围，后测被动活动范围，记录一般以被动运动幅度为准。如关节被动与主动活动不一致时，未作说明的书写表示是被动关节活动度，主动关节活动度写在括号内以示区别，如右肘屈 60°（40°）。

四、平衡与协调功能评定

人体进行正常活动就必须具备一定姿势和体位的控制能力，同时还应有良好的身体平衡与协调能力。平衡和协调能力紧密联系、相互影响、共同维持身体的各种活动。平衡和协调功能的评估在康复评估及训练中是不可缺少的组成部分。

（一）平衡功能的评定

平衡（balance）是指人体在特定环境（静态和动态）下，对身体姿势的控制，维持身体稳定。平衡功能评估的方法包括主观评定和客观评定两个方面。主观评定以观察和量表为主，简单、方便，但准确性较差；客观评定多用平衡测试仪进行评定，较为准确，但设备较为复杂。

1．观察法　即观察评估对象在静态或动态下是否能保持平衡。①静态平衡：分别让评估对象睁眼坐、站，闭眼坐、站，并足站立、扶墙站立、双腿站立和单腿站立等，观察其能否保持平衡。②动态平衡：通过评估对象坐、站时移动身体，足跟行走，足尖行走，走直线，侧方行走，倒退走，走圆圈，绕过障碍物行走等观察其能否保持平衡。

2．量表法　其结果量化，评分简单，应用方便，被临床广泛使用。目前信度和效度较好的量表主要有 Berg 量表、Tinnetti 量表等。临床上常用的简易平衡评定法可分别在坐位、站位、行走时根据患者的表现来判断其平衡功能（表 3-3）。

表 3-3　简易平衡评定法

分级	表现
I	静态维持自身平衡 10s 以上
II	自身动态维持平衡 10s 以上（伴随上肢运动可以维持平衡）
III	轻外力作用下维持平衡 10s 以上（被轻推时，患者可以维持平衡）

3．平衡测试仪　此系统既可以评估平衡功能障碍的程度及病变部位，评价康复治疗的结果，又可用作平衡训练。

（二）协调功能的评定

协调评定主要是判断有无协调障碍，为制订治疗方案提供客观依据。评定方法主要是观察被测试对象在完成指定的动作中有无异常。

1．指鼻试验　被测试对象用自己的示指，先接触自己的鼻尖，再去接触检查者的示指。检查者通过改变自己示指的位置，来评定被测试对象在不同平面内完成该试验的能力。

2．指对指试验　检查者与被测试对象相对而坐，将示指放在被测试对象面前，让其用示指去接触检查者的示指。检查者通过改变示指的位置，来评定被测试对象对方向、距离改变的应变能力。

3．轮替试验　被测试对象双手张开，一手向上，一手向下，交替转动；也可以一侧手在对侧手背上交替转动。

4．示指对指试验　被测试对象双肩外展90°，伸肘，再向中线运动，双手示指相对。

5．拇指对指试验　被测试对象拇指依次与其他四指相对，速度可以由慢渐快。

6．握拳试验　被测试对象双手握拳、伸开。可以同时进行或交替进行（一手握拳，一手伸开），速度可以逐渐增加。

7．拍膝试验　被测试对象一侧用手掌，对侧握拳拍膝；或一侧手掌在同侧膝盖上做前后移动，对侧握拳在膝盖上做上下运动。

8．跟‐膝‐胫试验　被测试对象仰卧，抬起一侧下肢，先将足跟放在对侧下肢的膝盖上，再沿着胫骨前缘向下推移。

9．旋转试验　被测试对象上肢在身体一侧屈肘90°，前臂交替旋前、旋后。

10．拍地试验　被测试对象足跟触地，足尖抬起做拍地动作，可以双足同时或分别做。

五、步态分析

步态分析是研究步行规律的检查方法。正常步行的特点是平稳、协调、有节奏感。许多患者由于各种原因导致行走姿势异常、稳定性差，甚至不能步行等，护理人员应对患者步行节律、稳定性、重心偏移等认真观察。

（一）常见的病理步态

按异常步态的病理及表现，可分为以下几类：

1．短腿步态　如一腿缩短超过3.5cm时，患腿支撑时可见同侧骨盆及肩下沉，故又称斜肩步，摆动时则有代偿性足下垂。

2．关节强直步态　下肢各关节挛缩强直时步态随之改变，关节挛缩于畸形姿位时改变更著。如髋关节屈曲挛缩时引起代偿性骨盆前倾，腰椎过伸，步幅缩短，膝屈曲挛缩30°以上时可出现短腿步态。

3．关节不稳步态　如先天性髋脱位步行时，左右摇晃如鸭步。

4．疼痛步态　当各种原因引起患肢负重疼痛时，患者尽量缩短患肢的支撑期，使对侧摆动腿呈跳跃式快速前进，步幅缩短，又称短促步。

5．肌肉软弱步态

（1）胫前肌步态：胫前肌无力时足下垂，摆动期用增加髋及膝屈曲度以防足趾拖地，形成跨槛步。

（2）膝塌陷步态：小腿三头肌软弱时支撑后期患髋下垂，身体向前推进减慢。

（3）股四头肌步态：在患腿支撑期不能主动维持稳定的伸膝，故患者使身体前倾，让重力线在膝前方通过，从而使膝被动伸直，此时髋微屈可加强臀肌及股后肌群的张力，使股骨下端后摆，帮助被动伸膝。

（4）臀大肌步态：伸髋肌软弱时，患者常使躯干用力后仰，使重力线通过髋关节后方以维持被动伸髋，并控制躯干的惯性向前运动，形成仰胸凸肚的姿态，类似鹅行姿态，又称鹅步。

（5）臀中肌步态：髋外展肌软弱时不能维持髋的侧向稳定，故患者在支撑期使上体向患侧弯，使重力线在髋关节外侧通过，以便依靠内收肌来维持稳定，同时防止对侧髋部下沉并带动对侧下肢提起及摆动。两侧髋外展肌损害，步行时上体左右摇摆，状如鸭子，又称鸭步。

（6）肌痉挛步态：因肌张力过高引起。如：①偏瘫步态常有患足下垂、内翻、下肢外旋或内旋，膝不能放松屈曲，为了避免足部拖地，摆动时常使患肢沿弧线经外侧回旋向前，故又称回旋步。上臂常呈屈曲内收，摆动停止。②剪刀步又称交叉步，多见于脑瘫或高位截瘫患者。因内收肌痉挛，步行时两髋内收，两膝互相磨擦，步态雀跃不稳。内收肌严重痉挛使两腿交叉难分，步行成为不可能。

（7）其他中枢神经损害：①小脑性共济失调时，步行摇晃不稳，状如醉汉，故称酩酊步态。②帕金森病或其他基底节病变时，步态短而快，有阵发性加速，不能随意立停或转向，手臂摆动缩小或停止，称前冲步态或慌张步态。

（8）奇异步态不能由已知步态解释者，应考虑为癔症性步态，其特点是动作表现不一致，有时用更慢更费力的方式完成动作，与肌力检查结果不一致，肌张力检查时可有齿轮样反应等。

（二）步态检查

做临床步态检查时，应嘱患者以其习惯的姿态及速度来回步行数次，观察其步行时全身姿势是否协调，各时期下肢各关节的姿位及动幅是否正常，速度及步幅是否匀称，上肢摆动是否自然等。其次嘱患者做快速及慢速步行，必要时做随意放松的步行及集中注意力的步行，分别进行观察。并试行立停、拐弯、转身、上下楼梯或坡道、绕过障碍物、穿过门洞、坐下站起、缓慢地踏步或单足站立、闭眼站立等动作。有时令患者闭眼步行，也可使轻度的步态异常表现得更为明显。用手杖或拄拐步行可掩盖很多异常步态，因此，对用拐杖步行者应分别做用拐或杖及不用拐或杖的步态检查。

第二节 感知、认知功能评定

人们对客观世界的认识包括感知与认知两个过程。感知是客观事物的个别属性和整体属性在人脑中的反映，其包括感觉和知觉两方面。认知是人们从周围世界获得知识及使用知识的过程，主要涉及注意、学习、记忆、信息加工与整理、抽象思维和判断、目标行为的制订与执行等，即知识的获得、组织及应用过程，其体现功能与行为的智力过程。

一、感觉功能评定

感觉是信息的输入过程，是知觉、记忆、思维、想象的源泉和基础。正常的感觉是人体进行有效功能活动的基础保证，感觉功能评定可分为浅感觉检查、深感觉检查、复合感觉检查。

（一）感觉检查的方法

1. 浅感觉检查　浅感觉来自皮肤、黏膜，包括痛觉、温度觉、触觉。

（1）痛觉：检查用大头针以均匀的力量刺激患者的皮肤，询问有无疼痛感觉，两侧对比并记录感觉障碍类型，同时让患者指出受刺激的部位以及描述具体的感觉。

（2）温度觉：检查者用装有冷水（5～10℃）及热水（40～45℃）的试管交替接触皮肤，让其辨出冷、热。并注意双侧对称部位的对比。

（3）触觉：检查者用棉签或纸片轻触患者皮肤或黏膜，询问有无感觉，让患者指出有无轻痒的感觉以及受刺激的部位。

2．深感觉检查　深感觉也称本体感觉，来自肌腱、肌肉、骨膜和关节，包括运动觉、位置觉和振动觉。

（1）运动觉：嘱患者闭目，检查者轻轻夹住患者的手指或足趾两侧，上下移动5°左右，让患者说出手指或足趾的位置，向上还是向下。

（2）位置觉：嘱患者闭目，检查者将其任一肢体摆成某一姿势，嘱患者说出所在位置或用另一肢体模仿。

（3）振动觉：检查者用振动着的音叉置于骨突起处，如内外踝、胫骨、膝盖、手指、桡尺骨茎突等处，询问有无振动感觉和持续时间，判断两侧有无差别。

3．复合感觉检查　复合感觉又称皮质觉，由大脑顶叶皮质对深浅各种感觉进行分析、比较和综合而形成，包括实体觉、图形觉、两点辨别觉、定位觉等。复合感觉障碍主要表现为实体感觉丧失。

（1）实体觉：受检者闭目，令其用单手触摸熟悉的物体，如钢笔、钥匙、硬币等，嘱其说出物体的大小、形状、硬度、轻重及名称。先测功能差的手，再测另一手。注意两侧对照，一般先检查患侧。

（2）体表图形觉：嘱患者闭目，用笔或竹签在其皮肤上画图形（方、圆、三角形等）或写简单的数字（1、2、3等），让患者分辨。亦应双侧对照进行。

（3）两点辨别觉：以钝脚规刺激皮肤上的两点，检测受检者有无能力辨别，再逐渐缩小双脚间距，直到受检者感觉为一点为止，测其实际间距，与健侧对比。

（4）皮肤定位觉：嘱患者闭目，检查者以手指或棉签轻触受检者皮肤某处，让受检者用手指指出被触部位。

知识链接

感觉障碍的类型

根据病变性质，感觉障碍分为抑制性症状和刺激性症状两大类。

1．抑制性症状　感觉通路被破坏或功能受抑制时，出现感觉缺失或感觉减退。感觉缺失有痛觉缺失、温度觉缺失、触觉缺失和深感觉缺失等。在同一部位各种感觉均缺失，称为完全性感觉缺失。

2．刺激性症状　感觉通路受到刺激或兴奋性增高时，出现感觉过敏、感觉倒错、感觉过度、感觉异常或疼痛等。

（1）感觉异常：感觉异常有麻木感、痒感、发重感、针刺感、冷或热感、蚁走感、肿胀感、电击感、束带感等，总称为感觉异常。

（2）感觉过敏：指轻微刺激引起强烈感觉，例如较轻的疼痛刺激引起较强的疼痛感受，为检查时的刺激与传导通路上的兴奋性病灶所产生的刺激综合引起。

（3）感觉倒错：指非疼痛性刺激而诱发出疼痛感觉，例如轻划皮肤而诱发出疼痛感觉，冷刺激反应为热觉刺激等。

（4）疼痛：接受和传导感觉的结构受到伤害性的刺激，或者对痛觉传导正常起抑制作用的某些结构受到损害时，都会发生疼痛。在探索疼痛的来源时，必须注意疼痛的分布、性质、程度，是发作性还是持续性，以及加重和减轻疼痛的因素。

（二）感觉评定的注意事项

1．感觉检查时，应在安静、温度适宜的室内进行，并告诉患者检查的目的和方法，以便取得合作。

2．感觉检查时，患者必须意识清晰，认知状况良好，保持放松、舒适的体位，检查部位充分暴露。

3．检查者需耐心、细致，必要时可多次反复检查，患者在回答问题时，检查者忌用暗示性提问。

4．检查中注意左、右侧和远、近端部分的对比；皮肤增厚、瘢痕、老茧部位的感觉有所下降，检查中应注意区别。

5．感觉的首次评定与再次评定应由同一检查者完成，为防止视觉干扰，患者应闭眼。

二、认知功能评定

认知功能属于大脑皮质的高级活动，当大脑出现器质性病变时（如脑血管意外、颅脑损伤等）就会出现认知功能障碍，临床上以失认症和失用症最为常见。

（一）失认症

不能通过知觉认识熟悉的事物称为失认症，即由于大脑半球中某些部位的损害，使患者对来自感觉通路中的一些信息丧失正确的分析和鉴别的一种症状。常见的失认症如下：

1．半侧空间失认　又称单侧忽略，即患者大脑一侧损害后对对侧一半空间内的物体不能辨别，不能意识到对患侧身体及其环境的刺激，不会自觉地转动头部观察患侧事物。常表现为不洗患侧的脸，不刮该侧的胡子，不穿该侧的衣服等，除在日常生活中观察上述忽略现象外，还可进行下列检查。

（1）平分直线法：在一张白纸上画一垂线，让受检者将横线平分为左右两段，若偏向一侧为阳性。

（2）画人试验：让受检者模仿画一个人，若有偏歪或缺少部分时为阳性。

（3）删字试验：随机选取一组阿拉伯数字，让受检者删去指定的数字，若一侧未被删去时为阳性。

（4）绘钟试验：让受检者绘一有阿拉伯数字的钟面，若数字集中在一侧时为阳性。

（5）阅读试验：让患者阅读一段文章，若遗漏一侧的字为阳性。

2．躯体失认　不认识身体的结构以及身体各部分之间的关系。可采用以下检查方法：

（1）让受检者按指令指出相应的身体部位，若不能者为阳性。

（2）让受检者模仿医护人员"摸左手""触右肘""摸左膝"等活动，若不能者为阳性。

（3）询问受检者有关身体部位相互关系的问题，如牙齿在口内还是口外，口在眼上还是眼下，背部在你的前面还是后面等，若回答有错误为阳性。

3．疾病失认　患者意识不到自己所患疾病及其程度，因而拒绝对疾病承担责任，对自己不关心、淡漠、反应迟钝。

4．左右分辨困难　不能理解和应用左、右的概念，分不清自己身上、他人身上和环境中的左或右。评估时可直接给相应指令，如"伸出您的右手"，若不能执行和分辨为阳性。

5．空间关系及位置障碍　不能察觉两件物品之间或物品与自己之间的空间关系，如上、下、里、外，前、后等。评估时可给出与空间位置有关的指令，若不能做或回答不正确者为阳性。

（二）失用症

失用症是在运动、感觉、反射均无障碍的情况下，患者由于脑部损伤而不能按指令完成以前所能完成的有目的的动作，其病变部位在大脑前运动区。临床上较常见的有：

1．结构性失用　患者表现为不能描绘或拼接简单的图形。可采用以下评估方法：①画空心十字：要求患者在纸上画一个空心十字图形，若不能完成时为阳性。②火柴棒拼图试验：要求患者用火柴棒看图拼接各种几何图形，若不能完成时为阳性。③积木拼图试验：看图将4块或6

块积木拼成指定的图案，若不能完成时为阳性。

2. 运动性失用　是最简单的失用，常见于上肢或舌。表现为不能洗脸、刷牙、梳头、划火柴等。检查方法是让患者做刷牙、洗脸、系鞋带等动作，若不能完成者为阳性。

3. 意念性失用　意念性失用是意念或概念形成障碍，患者对做成一件事需要做什么、如何做、用什么做都缺乏正确的认识和理解。患者不能自动或按指令完成有目的的一系列动作。如让患者用火柴点烟，再把香烟放在嘴上，患者可能会用香烟去擦火柴盒，再把火柴放到嘴里当作香烟。可采用的检查方法是把牙膏、牙刷放在桌上，让患者打开牙膏盖，将牙膏挤在牙刷上，然后去刷牙。若患者动作的顺序错乱为阳性。

4. 意念运动性失用　由于意念中枢与运动中枢之间的联系受损，运动的意念不能传到运动中枢，因此，患者不能执行运动的口头指令，也不能模仿他人的动作，但由于运动中枢对过去学过的运动仍有记忆，有时能下意识地、自觉地进行常规的运动。如给患者牙刷时，他能自动地去刷牙，但告诉患者自己去刷牙时他却不能完成，即表现为有意识的运动不能，无意识运动却能进行。常可采用以下检查方法：①动作模仿：检查者做出举手、伸示指和中指、刷牙等动作，让患者模仿，若不能完成者为阳性。②执行口令：检查者发出口头命令，让患者执行，若不能完成者为阳性。

5. 穿衣失用　由于体像失认和空间关系障碍所致，患者不能认识衣服的各个部位及相互关系，穿衣时将衣服上下倒置或内外反穿，前后反穿，或将双腿穿进一只裤筒内，将纽扣扣错位等。评估时可让患者给布娃娃穿衣或给自己穿衣，若不能完成为阳性。

第三节　心肺功能评定

心肺功能是人体新陈代谢和运动耐力的基础。心血管和呼吸系统虽然分属于两个生理系统，但功能上密切相关，其功能障碍的临床表现接近，康复治疗互相关联，因此，在功能评估时可以归纳为心肺运动试验（cardiopulmonary stress testing）。

一、心电运动试验

心电运动试验（ECG exercise testing）是指通过逐步增加运动负荷，以心电图为主要测试手段，并通过试验前、中、后心电的症状以及体征的反应来判断心肺功能的试验方式。

（一）适应证和禁忌证

1. 适应证　病情稳定，无明显步态和骨关节异常，无感染及活动性疾病，精神正常及主观上愿意接受检查并能主动配合者。

2. 禁忌证

（1）绝对禁忌证：未控制的心力衰竭或急性心力衰竭、严重的左心功能障碍、血流动力学不稳的严重心律失常、不稳定型心绞痛、增剧型心绞痛、近期心肌梗死后非稳定期、急性心包炎、心内膜炎、严重的未控制的高血压、急性肺动脉栓塞或梗死、全身急性炎症、传染病和下肢功能障碍、确认或怀疑主动脉瘤、严重主动脉瓣狭窄、血栓性脉管炎或心脏血栓、精神疾病发作期间或严重神经症等。

（2）相对禁忌证：严重高血压（高于200mmHg/120mmHg）和肺动脉高压、中度瓣膜病变和心肌病、明显心动过速或过缓、重度主动脉瓣狭窄或严重阻塞型心肌病、心脏明显扩大、高度房室传导阻滞及高度窦房阻滞、严重冠状动脉左主干狭窄或类似病变、严重肝肾疾病、严重贫血及未能控制的疾病（如糖尿病、甲亢、骨关节病等）、血电解质紊乱、慢性感染性疾病、各种原因所致恶化的神经肌肉疾病、骨骼疾病或风湿性疾病、晚期妊娠或有妊娠合并症者、病情稳定的心力衰竭患者、重症贫血、明显骨关节功能障碍、运动受限或可能由于运动而使病情恶化等。

3. 安全性　心电运动试验的死亡率平均为 1/10 000，运动诱发心肌梗死率为 4/10 000，住院治疗者的发生率为 5/10 000，一般心血管异常者为 1/1 000。心血管意外与病例选择不当有关，故须严格掌握运动试验的禁忌证和适应证。

（二）检查方法

1. 运动方式

（1）活动平板试验：最常见的运动试验方式，优点为接近日常活动生理，可以逐步增加负荷量。各种坡度、速度时的心血管反应可以直接用于指导患者的步行锻炼。

（2）踏车运动：采用固定式功率自行车，优点是价格便宜，占地面积小，噪声低，运动中心电图记录较好，血压测量比较容易，受检者心理负担较轻，还可以选择卧位进行。但一些老年人或不会骑车者难以适应。

（3）手摇车运动：试验原理与踏车运动相似，只是将下肢踏车改为上肢摇车。常用于下肢功能障碍的患者。

（4）等长收缩运动：常用的方法有握力运动和自由重量运动。诊断敏感性和特异性不够理想，只用于不能进行动力性运动者。

2. 运动试验分类

（1）极量运动试验：指运动到极致或主观最大运动强度的试验。一般用于正常人和运动员最大运动能力的研究。

（2）症状限制性运动试验：即以运动诱发呼吸或循环的症状和体征、心电图异常及心血管运动反应异常，作为运动终点的试验方法。用于诊断冠心病、评估心功能和体力活动能力。

（3）低水平运动试验：以预定较低水平的运动负荷、心率、血压和症状为终止指标的试验方法。用于诊断冠心病、评估心功能和体力活动能力、制订运动处方等依据。

3. 注意事项

（1）试验开始前：①测定患者安静时的心率，并按公式 [HRmax ＝（220 － 年龄）± 10 ～ 12 次 / 分] 计算出预测最大心率。②测量血压。③在试验体位下做心电图，一般采用检测导联。

（2）试验中：按运动试验方案逐级增加运动负荷，观察和记录心率、血压、心电图和患者的主观感觉。

（3）试验终止后：达到运动终点或出现终止试验指征时应立即终止试验，并在卧位或坐位描记即刻、2min、4min、6min 的心电图，同时测量血压。之后每 5 min 测量 1 次。直到患者各项指标接近试验前水平或患者的症状消失为止。

（4）终止试验的标准：①出现胸痛、疲乏、呼吸困难、心悸、头晕等症状。②有冷汗、苍白、步态不稳、低血压等体征。③有室性心律失常，有意义的 ST 段偏移，房室或室内传导阻滞等心电图改变。④收缩压达 30.00 kPa（225 mmHg）或以上，舒张压较休息时升高 2.67 kPa（20mmHg）以上。⑤血压不升或下降 1.33 kPa（10 mmHg）以上。⑥受检者不愿继续进行试验。

二、肺功能评定

肺功能和心脏功能一起组成人体的呼吸功能，其主要包括通气和换气两个基本部分。通常临床上肺功能的评估主要是指通气功能评估，而换气功能评估则主要指有氧代谢能力评估。本节主要介绍肺通气功能的评估。

1. 主观呼吸功能障碍程度评估　通常采用 6 级制（表 3-4）。

表 3-4　主观呼吸功能障碍程度评估

分级	内　容
0 级	有不同程度肺气肿，但日常生活无影响，无气短
1 级	较剧烈劳动或运动时出现气短
2 级	速度较快或登楼、上坡时出现气短
3 级	慢走即有气短
4 级	讲话或穿衣等轻微动作时出现气短
5 级	静息时气短，无法平卧

2．肺容量测定　肺容量包括潮气量、补吸气量、深吸气量、肺活量、残气量、功能残气量和肺总量等，其中以肺活量最常用。

3．通气量测定　常用指标有最大通气量（MVV）和用力呼气量（FVC 或 FEV）。

三、有氧运动能力测定

有氧运动能力指机体进行以有氧代谢为主要能量来源的运动能力。国际上普遍采用最大吸氧量（maximal oxygen uptake，$\dot{V}O_2max$）和代谢当量（metabolic equivalent，METs）作为判定的指标。METs 是以静息、坐位时的能量消耗为基础，表达各种活动时相对能量代谢水平的常用指标，是评估心肺功能的重要尺度，在康复医学中应用极为广泛。1MET 相当于耗氧量 3.5 ml/(kg·min)。

MET 与热量有对应关系，换算公式是：热量 = METs ×3.5× 体重（kg）÷200。

（一）适应证和禁忌证

有氧运动能力测定的适应证和禁忌证与心电运动试验相似。

（二）检查方法

评定方法多采用平板运动测定结果为基准，也有采用功率车、手臂摇轮运动、台阶试验等。由于活动肌数量和机械效率的差异，不同的运动方式所测得的 $\dot{V}O_2max$ 有所不同。参与运动的肌群越多，所测得的 $\dot{V}O_2max$ 越高。

第四节　日常生活活动能力和生活质量评定

在进行康复护理之前，康复护士应对患者的日常生活活动能力和生活质量评定有一个基本的了解，用科学的方法尽可能准确地了解并概括患者日常生活的各项基本功能状况，即明确患者是怎样进行日常生活活动的，能做多少日常生活活动，哪些项目是难以完成的，功能障碍的程度如何，生活质量如何。

一、日常生活活动能力评定

日常生活活动（activities of daily living，ADL）是指人们为了独立生活及适应环境而每天必须反复进行的、最基本的、最具有共性的活动。

（一）日常生活活动的分类

1．基础性日常生活活动（basic activity of daily living，BADL）指人们维持最基本的生存、生活需要所必须进行的活动，反映的是较粗大的运动功能，常在医疗环境中应用。包括自理活动（穿衣、进食、个人卫生、如厕等）和功能性移动（床上坐位、体位转移、站立、行走、上下楼梯、使用轮椅等）。

2．工具性日常生活活动（instrumental activity of daily living，IADL）指人们维持独立生活所进行的一些高级的技能活动，反映较精细的功能，常在社区老年人和残疾人中应用。如采购、做饭、家务处理、洗衣、理财、使用交通工具、处理个人事件以及在社区内的休闲活动等，这些活动常需要借助一些或大或小的工具才能完成。

（二）日常生活活动的评定方法

常用的 ADL 评定方法有巴氏（Barthel）指数、Katz 指数（又称 ADL 指数）、修订的 Kenny 自理评价、PULSES 总体功能评价法等。常用的 IADL 评定有功能活动问卷、快速残疾评定量表等。本节重点介绍 Barthel 指数和功能独立性测量。

1．Barthel 指数评定　Barthel 指数分级是通过进食、洗澡、修饰、穿衣、控制大小便、如厕、床椅转移、平地行走及上楼梯等 10 项日常活动的独立程度用打分的方法来区分等级。最高分是 100 分，60 分以上者为良，生活基本自理；60～40 分者为中度残疾，有功能障碍，生活需要帮助；40～20 分者为重度残疾，生活依赖明显；20 分以下者为完全残疾，生活完全依赖。Barthel 指数 40 分以上者康复治疗效益最大。Barthel 指数评定内容及记分法（表 3-5）。

表 3-5　Barthel 指数评定内容及记分法

ADL 项目	自理	稍依赖	较大依赖	完全依赖
进食	10	5	0	0
洗澡	5	0	0	
修饰（洗脸、梳头、刷牙、刮脸）	5	0	0	0
穿衣	10	5	0	
控制大便	10	5	0	0
控制小便	10	5	0	0
上厕所	10	5	0	0
床椅转移	15	10	5	0
行走（平地45m）	15	10	5	0
上下楼梯	10	5	0	0

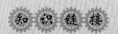

Barthel 指数评定法

Barthel 指数评定法是 1965 年由美国 Florerce Mahoney 和 Dorothy barthel 设计并应用于临床，Barthel 指数评定方法简单、灵敏度高、使用广泛，而且可用于预测治疗效果、住院时间和预后，是目前临床应用最广的一种 ADL 评定方法。

2．功能独立性评定　功能独立性评定（functional independence measure，FIM）能全面、客观地反映残疾者日常生活活动能力。是近年来提出的一种全面评定患者日常生活活动能力及社交能力的评定方法，现已在全世界广泛应用。

（1）评定内容：FIM 评定包括六个方面共 18 项功能，即自理活动 6 项、括约肌控制 2 项、转移 3 项、行走 2 项、交流 2 项和社会认知 3 项。每项分七级，最高得 7 分，最低得 1 分，总积分最高 126 分，最低 18 分，得分越高，独立水平越好，反之越差。得分的高低以患者是否独立和是否需要他人帮助或使用辅助设备的程度来决定（表 3-6）。

表 3-6　FIM 评定内容

分级	内　容
Ⅰ	自理活动：①进食；②梳洗修饰；③洗澡；④穿上身衣；⑤穿下身衣；⑥如厕
Ⅱ	括约肌控制：⑦排尿管理；⑧排便管理
Ⅲ	转移：⑨床椅间转移；⑩转移至厕所；⑪转移至浴盆或淋浴室
Ⅳ	行进：⑫步行、轮椅；⑬上、下楼梯
Ⅴ	交流：⑭理解；⑮表达
Ⅵ	社会认知：⑯社会交往；⑰解决问题；⑱记忆

（2）评分标准：FIM 评定的得分标准为：

7 分（完全独立）：能独立完成所有活动，活动完成规范，无需修改活动，无需辅助设备和帮助，并在合理的时间内完成。

6 分（有条件的独立）：能独立完成所有活动，但活动中需要辅助设备，或者需要比正常长的时间，或存在安全方面的顾虑。

5 分（监护或从旁协助）：患者在没有身体接触性帮助的前提下，能完成活动，但需要他人监护、提示或规劝；或者帮助准备必要的用品。

4 分（少量帮助）：需要他人给予接触身体的帮助，但自己能完成 75%。

3 分（中等帮助）：需稍多的辅助，患者自己完成 50% ~ 75%。

2 分（大量帮助）：患者仅能完成 25% ~ 50%。

1 分（完全依赖）：患者只能完成 25% 以下。

二、生存质量评定

世界卫生组织将生存质量（quality of life，QOL）定义为不同文化和价值体系中的个体对于其生活目标、期望、标准以及所关注事情的有关生活状态的体验，包括个体的生理、心理、社会功能及物质状态四个方面。生存质量是一个综合性测量指标，从多角度综合客观、主观评估个体或群体的情况，是着重于个体参与社会行为的体验、感受和适应。

（一）常见评定方法

1. 访谈法　通过当面访谈或电话访谈，了解被评定对象的心理特点、行为方式、健康状况、生活水平等，进而对其生存质量进行评定。

2. 自我报告　自己报告对生存质量的评价，自行在评定量表上评定。

3. 观察法　由评定者在一定时间内对特定个体的心理行为或活动、疾病的症状进行观察，从而判断其综合的生存质量。

4. 量表评定法　是目前广为采用的方法。即采用具有较好效度、信度、敏感度的标准化评定量表对被评定对象的生存质量进行多维的综合评定。

（二）常用评定量表

1. 世界卫生组织生存质量评定量表（WHOQOL-100 量表）　此量表是世界卫生组织在近 15 个不同文化背景下经多年协作研制而成，内容涉及生存质量 6 大方面（身体机能、心理状态、独立能力、社会关系、生活环境、宗教信仰与精神寄托）的 24 个小方面，每个方面由 4 个条目构成，分别从强度、频度、能力和评价 4 个方面反映了同一特征，共计 100 个问题。得分越高，生存质量越好。

2．健康状况 SF-36（36-item short-form，SF-36） 是美国医学结局研究组开发的一个普适性测定量表。有 36 个条目组，内容包括躯体功能、躯体角色、躯体疼痛、总的健康状况、活力、社会功能、情绪角色和心理卫生 8 个领域。

3．健康生存质量表（quality of well-being scale，QWB） 由 Kaplan 于 1967 年提出，项目覆盖日常生活活动、走动或行动、躯体性功能活动、社会功能活动等方面。其指标定义清晰明确、权重较合理。

4．疾病影响程度量表（sickness impact profile，SIP） 有 12 个方面 136 个问题，覆盖活动能力、独立能力、情绪行为、警觉行为、饮食、睡眠、休息、家务、文娱活动等，用以判断伤病对躯体、心理、社会健康造成的影响。

5．生活满意度量表（satisfaction with life scale，SWLS） 有 5 个项目的回答，从 7 个判断中选取 1 个。对生活满意程度分为 7 级，从对表述的完全不同意到完全同意，中间有各个程度轻重不一的判断。SWLS 被认为简单易行，且能较敏感地反映生存情况的改变。

（三）生存质量评定在医学中的应用

生存质量的评定目前已经广泛应用于社会的各个领域，在医学领域中主要应用于以下几个方面：人群健康状况的评估，资源利用的效益评价，临床疗法及干预措施的比较，治疗方法的选择与抉择。在康复医学领域，生存质量评定已广泛应用于脊髓损伤、脑卒中、糖尿病、高血压、肿瘤、截肢等。

（陈　雨）

自　测　题

一、名词解释

肌力　　徒手肌力检查　　肌张力　　关节活动度　　平衡　　日常生活活动

二、选择题

1．康复医学的主要内容包括（　　）

　　A．康复基础学

　　B．康复功能评定

　　C．康复治疗学

　　D．康复临床和社区康复

　　E．以上都是

2．康复医学的服务对象不包括（　　）

　　A．残疾者

　　B．老年人

　　C．慢性病患者

　　D．恢复期患者

　　E．亚健康者

3．ADL 正确的评定方法是（　　）

　　A．直接或间接评定

　　B．评定患者的潜在能力

　　C．评定时间长短不限

　　D．只需询问患者家属

　　E．检查者无需示范

4．能抗肢体重力运动至标准姿势或能维持此姿势，肌力可评为（　　）

　　A．1 级

　　B．2 级

　　C．3 级

　　D．4 级

　　E．5 级

5．日常生活能力的评定内容有（　　）

　　A．运动方面

B．自理方面

C．交流方面

D．家务方面

E．以上都是

6．关节活动度训练的常用方法除外（　　）

A．关节持续被动活动

B．器械牵引

C．手法治疗

D．等速运动

E．助力运动

7．帮助患者省力省时地完成一些原来无法完成的日常生活活动，增加生活独立性的辅助装置称为（　　）

A．假肢

B．矫形器

C．助行器具

D．自助具

E．轮椅

8．有氧训练主要采用（　　）

A．中等强度

B．大肌群周期性运动

C．每次运动时间不少于 15 ～ 30min

D．运动频率可每天或隔天一次

E．以上均正确

9．改良 Barthel 指数评定生活基本自理评分为（　　）

A．100

B．60 以上

C．60 ～ 40

D．40 ～ 20

E．20 以下

10．下列哪种步态不是由于中枢神经系统受损造成的（　　）

A．慌张步态

B．共济失调步态

C．剪刀步态

D．短腿步态

E．画圈步态

11．ADL 家务劳动方面不包括（　　）

A．购物

B．备餐

C．洗衣

D．环境改造

E．使用家具

三、简答题

1．简述肌力检查的注意事项。

2．简述心电运动试验的适应证和禁忌证。

3．简述日常生活活动的分类。

四、案例分析题

1．患者，男性，48 岁，因脑出血导致全身运动功能丧失，经治疗，现已下地行走约 30min，对此患者应该如何评定其平衡协调功能？

2．患者，女性，56 岁，于 2003 年 4 月 7 日突然感左侧肢体无力，伴头晕、头痛，经头部核磁检查为"脑出血"，经住院治疗后病情稳定，现遗留左侧肢体偏瘫，肩关节活动明显受限。请对此患者关节活动范围、肌力进行评定。

第四章 康复治疗技术

第一节　物理治疗

物理疗法（physical therapy，PT）是利用电、光、声、磁、冷、热、水、力等因子治疗疾病、恢复与重建功能的一种方法。物理疗法是康复治疗的重要组成部分，对伤病残者所致的功能障碍有较好的疗效，其通过力与运动，改善血液循环，增强肌力、耐力和关节活动度，提高平衡与协调能力，增强心肺功能，缓解肌肉痉挛，减轻疼痛，恢复体能，从而达到改善患者受损功能，提高生活质量的目的。

临床实践中，人们通常将运动疗法称为 PT 疗法，而物理疗法中利用电、光、声、磁、冷、热、水等各种因素治疗疾病，促进患者康复的疗法则称为物理因子疗法。

一、运动疗法

运动疗法（kinesiotherapy）是运动在医学中的应用，是以运动学、生物力学和神经发育学为基础，根据疾病的特点和患者的功能状况，借助治疗器械、手法操作、自身参与，以改善局部或全身功能为目的一种治疗方法。运动疗法具有改善运动组织的血液循环、代谢和神经控制，促进神经肌肉功能，提高肌力、耐力、心肺功能和平衡功能，改善关节活动度，放松肌肉，纠正躯体畸形和功能障碍，具有止痛的作用。

常用的运动疗法有肌力训练、关节活动度训练、协调性训练、平衡训练、神经发育疗法等。

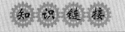

运动对机体的影响

运动可以提高中枢神经系统和自主神经的调节功能，可保持中枢神经系统的紧张度和兴奋性，从而发挥其对全身脏器的调节作用；运动可改善人的情绪，扭转抑郁、悲观和失望等精神心理负面情绪；运动时人体肌肉收缩作功，大量消耗体内能源，使人体新陈代谢水平相应升高，循环和呼吸系统功能活动也相应变化；运动促进代偿机制的形成和发展；运动对肢体起到血液泵的作用，可预防术后血栓性静脉炎的形成；运动可增强损伤后组织周围胶原纤维的排列和构成，促进机体损伤恢复。

（一）肌力训练

肌力训练（strength exercise）是指针对维持和发展肌肉功能的训练。肌力训练使各部位肌肉发展到最佳状态或利用其来改善体质状态，以达到肌力增强，促进肌肉功能恢复的目的。肌力训练可防止失用性萎缩，促进神经系统损伤后的肌力恢复，调整腹肌和背肌肌力的平衡，增强脊柱的稳定性以及改善呼吸和消化功能等作用。

1. 肌力训练的基本原则　包括抗阻训练原则、渐进抗阻训练原则、超负荷原则、超量恢复原则。

（1）抗阻训练原则：训练中施加阻力是增强肌力的重要因素。当肌力达到 3 级以上时，可考虑采用负重或抗阻训练，以增加收缩肌肉的张力，只有这样才能达到增强肌力的目的。

（2）渐进抗阻训练原则：肌肉收缩时抗阻有利于增加肌力。阻力的大小应根据患者现有状态、疼痛程度、体力水平而定，一般按渐进抗阻原则主要应用于等张性训练。训练前先测某一肌群对抗最大完成 10 次动作的重量（只能完成 10 次，无力完成第 11 次），这个量称为 10RM (repeated maximum)，以该极限量为基准，分成 3 组进行训练，分别为：10RM 的 1/2 量、3/4 量、全量，每组重复训练 10 次，各组之间少许休息。每天进行 1 次或每周进行 4 ~ 5 次，每周训练结束时，重新测定 1 次 10RM 量，进行调整，至少坚持 6 周。

（3）超负荷原则：根据所训练肌肉的现有肌力水平，所给的负荷阻力应略高于现有的能力，但是应避免出现过度疲劳。过度疲劳的表现为：运动速度减慢、运动幅度下降、肢体出现明显的不协调动作、肌力反而下降或主诉疲乏劳累，一旦出现上述症状，应立即停止训练，及时调整训练方案。

（4）超量恢复原则：是指肌肉或肌群经过适当的训练后，产生适度的疲劳。肌肉或肌群先经过疲劳恢复阶段，然后达到超量恢复阶段。在疲劳恢复阶段，训练过程中消耗的能源物质、收缩蛋白、酶蛋白恢复到运动前水平；在超量恢复阶段，这些物质继续上升并超过运动前水平，然后又逐渐降到运动前水平。因此，肌力增强训练应在前一次超量恢复阶段进行，以前一次超量恢复阶段的生理生化水平为起点，起到巩固和叠加超量恢复的作用，逐步实现肌肉形态的发展及功能的增强。

2．根据肌肉收缩的形式分类　肌肉收缩是机体运动的基础，依据肌肉在收缩时作功的形式，可将运动分为静态收缩与动态收缩。其具体形式分类参见第二章第一节。

3．根据运动时用力方式和程度分类　按照机体用力方式可将机体运动分为被动运动和主动运动，其中主动运动又分为助力主动运动、主动运动和抗阻力主动运动。其具体方式分类参见第二章第一节。

（二）关节活动度训练

关节活动度（range of motion，ROM）是指关节活动范围，是关节运动时所通过的运动弧。关节活动根据是否借助外力分为主动运动、助力运动和被动运动三种形式。关节活动度训练主要用于预防和治疗关节活动受限，恢复和改善关节活动功能。保持关节活动度是恢复肌力、耐力、协调性、平衡等运动要素的基础，也是恢复和改善运动功能的前提。

1．关节主动运动　可以促进血液循环，具有温和的牵拉作用，松解疏松的粘连组织，牵拉挛缩韧带的作用。最常用的是各种徒手体操，一般根据患者关节活动受限的程度，设计运动方案。训练时动作幅度宜从小到大，每次训练尽可能达到最大范围后再稍加用力，以引起轻度疼痛感为宜，每日训练 2 ~ 3 次，每个动作重复 10 ~ 20 次。

关节主动运动适应面广，不受场地限制；缺点是运动强度一般不大，对重度粘连和挛缩的患者治疗效果不明显。

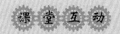

课 堂 互 动

关节的运动链是什么？关节运动的杠杆原理是什么？

2．关节助力运动　对患肢的主动运动施加辅助力量，常用的有器械训练、悬吊训练、水中运动等方法。

（1）器械训练：利用杠杆原理以器械为助力，带动活动受限的关节进行活动。根据患者的情况及治疗目的，选择相应的器械进行训练，如体操棒、肋木以及针对四肢关节活动障碍而设计的训练器械，如肩关节训练器、肘关节训练器、踝关节训练器等。

（2）悬吊训练：利用挂钩、绳索和吊带组合将活动的肢体悬吊起来，使其在去除肢体重力的前提下主动活动，类似于钟摆样运动。

（3）水中运动：通过水的浮力作用使患者在减重的情况下主动活动。

3．关节被动运动　是在患者不能主动活动时采用的，完全由外力进行的训练方法。根据力量来源分为两种，一种是经过专门培训的治疗人员完成的被动运动如关节松动术；另一种是借助外力由患者自己完成的被动运动如关节牵引、持续性被动活动等。

（1）关节松动术（joint mobilization）：是指治疗者在关节活动允许范围内完成的一种针对性较强的手法操作技术，具体应用时常选择关节的生理运动和附属运动作为治疗手段。关节松动术类似于我国传统医学中的手法治疗（推拿术或按摩术），但二者在理论体系、手法操作和临床应用中有较大区别。关节松动术具有缓解疼痛、改善关节活动范围和增加本体反馈的治疗作用。

（2）关节功能牵引（joint function stretching）：是利用持续一定时间一定重量的牵引，以牵伸挛缩或粘连的纤维组织，从而更有效地恢复关节活动度。基本方法是利用支架专用的牵引器，将挛缩的关节近端肢体固定在适当位置，在肢体远端根据需要方向进行一定重量的牵引，牵引重量以引起一定的紧张或轻度疼痛感觉为宜。牵引时间在 10 ～ 20min。加热牵引效果更佳，但注意温度不宜过高，一般以 37 ～ 45℃为宜。

（3）持续被动运动（continuous passive motion，CPM）：是利用机械或电动活动装置，使手术肢体在术后能进行早期、持续性、无疼痛范围内的被动活动。持续被动运动可以缓解疼痛，改善关节活动范围，防止粘连和关节僵硬，消除手术和制动带来的并发症。

（三）协调性训练

协调性训练是以发展神经肌肉协调能力为目的的训练，是为了改善对主动运动的控制能力，恢复动作的协调性和精确性，以提高动作质量。常用于神经系统和运动系统疾病的患者。它是利用残存部分的感觉系统以视觉、听觉和触觉来管理随意运动，其本质在于集中注意力，进行反复正确的训练。协调性障碍包括深感觉性、小脑性、前庭迷路性及大脑性的运动失调，帕金森病及由于随意运动所致的协调性障碍。

协调性训练要有序进行，先易后难；先卧位、坐位再立位；先单个肢体、一侧肢体，再双侧肢体运动；先做双侧对称性运动，再做不对称性运动；先睁眼做动作，再闭眼做动作。协调性训练上肢着重训练动作的准确性、节奏性与反应的速度，下肢着重训练正确的步态。

（四）平衡训练

平衡训练指改善人体平衡功能的训练，以训练本体感受器、刺激姿势反射，适用于治疗神经系统或前庭器官病变所致的平衡功能障碍。

训练内容主要包括静态平衡训练和动态平衡训练。①静态平衡训练：主要依靠训练肌肉相互协调的等长收缩，用以维持身体平衡。如从静态坐位、跪位、站立位到平衡板上平衡训练。②动态平衡训练：可先从自我改变姿势或体位以保持平衡，达到自动平衡。再逐步过渡到可以在各种体位下施加外力，造成失衡后，引导患者重新维持平衡，支撑面由大到小，重心由低到高，逐渐施加外力，以提高和维持平衡的能力。

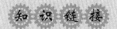

神经系统的可塑性

神经系统结构和功能的可塑性是神经系统的重要特性。各种可塑性变化既可在神经发育期出现，也可在成年期和老年期出现。具体而言，神经系统的可塑性突出地表现为以下几方面：胚胎发育阶段神经网络形成的诸多变化、后天发育过程中功能依赖性神经回路的突触形成、神经损伤与再生（包括脑移植），以及脑老化过程中神经元和突触的各种代偿性改变等。

（五）神经发育疗法

神经发育疗法（neurodevelopment treatment，NDT）是根据神经生理神经发育的规律，应用促进或抑制方法改善脑病损者功能障碍的系列康复技术，又称易化技术。主要适用于偏瘫、脑瘫及神经精神发育迟缓者等。常用的方法有 Bobath 技术、Brunnstrom 技术、Rood 技术及本体感觉神经肌肉促进技术（PNF）等。

1．Bobath 技术　Bobath 技术运用运动发育控制理论，强调运动感觉的学习，重视技巧动作的掌握和整体治疗。主要用于治疗中枢神经系统病损所引起的运动功能障碍，如小儿脑瘫、成人脑卒中偏瘫等。Bobath 技术主要使肌张力正常化和抑制异常的原始反射，通过对关键点的控制、利用反射性抑制模式和肢体的恰当摆放来抑制肢体痉挛，通过反射、体位平衡诱发其平衡反应，继而使患者进行主动的、小范围的、不引起联合反应和异常运动模式的关节运动，然后再进行各种运动控制训练，逐步过渡到日常生活动作的训练。

2．Brunnstrom 技术　Brunnstrom 技术是利用某些病理性运动模式来诱发出肢体的运动反应，然后通过训练再脱离病理性运动模式（共同运动、联合反应、原始姿势反射），向正常运动模式过渡。在脑损伤后恢复过程中的任何时期均可利用运动模式来诱发运动的反应，使患者能观察到瘫痪肢体仍然可以运动，以激发患者主动参与康复治疗的欲望。

3．Rood 技术　Rood 技术又称"多种感觉刺激疗法"，是利用多种感觉刺激方法作用于皮肤、关节等感受器，通过感觉反馈环路调节神经纤维的兴奋性，从而达到改变肌张力，诱发或协调肌肉运动的方法。主要方法是在皮肤的某些特殊区域施加温和的机械刺激或表面热刺激，并按照个体的发育顺序，有目的地进行刺激。常用方法有触觉刺激、温度刺激、牵拉肌肉、轻叩、挤压等。

4．本体感觉神经肌肉促进技术（PNF）　简称本体促进法，是以正常的运动模式和运动发展为基础的技术，即通过刺激本体感受器，促进神经肌肉系统反应，其强调整体运动而非单一肌肉的运动，采取躯干和肢体的螺旋和对角线的运动，类似日常生活的功能运动，并主张通过手的接触、语言命令和视觉引导来影响运动模式。本法主要针对脑瘫、骨科损伤性疾病、运动创伤、周围神经损伤和关节炎所致的功能障碍。

（六）运动处方

对准备接受或参加运动疗法的患者，根据其实际情况，由专科医生通过必要的临床检查和功能评定后，为患者选择一定的运动治疗项目，规定适宜的运动量，并注明在运动疗法中的注意事项，称为运动治疗处方，简称运动处方。

1．运动治疗项目

（1）耐力性项目：以强身健体，改善心肺功能，防治冠心病、糖尿病、肥胖病等为目的。如步行、慢跑、游泳、骑自行车、跳绳、上下楼梯等。

（2）力量性项目：以训练肌肉力量和消除局部脂肪为目的。如各种持器械医疗体操，利用沙袋、哑铃、拉力器等进行训练，一般适合于骨骼肌和周围神经损伤引起的肌肉力量减弱者。

（3）放松性项目：以放松肌肉和调节神经为主要目的。如太极拳、气功保健按摩等，适合于心血管和呼吸系统疾病的患者、老年人及体弱者。

（4）矫正性项目：以纠正躯体解剖或生理功能异常为目的。如增强肺功能的呼吸体操，治疗内脏下垂的腹肌锻炼体操，骨折后的功能锻炼，脊柱畸形、扁平足的矫正体操等。

2．运动治疗量

（1）运动强度：因心率和运动强度之间呈线性关系，故运动强度常以心率来表示。为达到预期运动效果，应选择安全、适宜的运动心率称为目标心率或靶心率。靶心率公式：靶心率＝（年龄预计最高心率－安静心率）×（60%～80%）+安静心率，或采用简易公式：靶心率=170－年龄。

（2）运动频度：是指运动强度、每次运动持续的时间以及接受运动治疗的次数。一般小运动治疗量时可每日 1 次；大运动治疗量时可隔日 1 次。如间隔的时间超过 3 天，运动治疗效果的蓄积作用就会消失。

（3）运动时间：一般取决于运动治疗的强度。对耐力性或力量性运动治疗项目，一次运动治疗时间可分为准备、训练和结束三个部分。准备部分通常采用小强度的活动项目，使心肺功能、肌肉韧带以及血压逐渐适应训练的运动治疗；训练部分是一次治疗的主要部分，至少维持 20 ～ 30min；结束部分做一些放松性活动。

3．注意事项

（1）掌握好适应证：运动治疗的效果与适应证是否适当有关，针对不同的疾病选择不同的运动治疗方法。如偏瘫、截瘫、脑瘫患者等，在主动运动的基础上，还需采取神经发育疗法等系列康复技术，对患者进行"一对一"治疗；心脏病、高血压患者，可采用有氧训练、医疗体操等主动运动训练；慢性颈肩腰腿痛的患者，可手法治疗与医疗体操相结合。

（2）循序渐进：在实施运动处方时，内容应该由少到多，程度由易到难，运动量由小到大，使患者逐步适应。

（3）持之以恒：运动疗法项目需要经过一定的时间才能显示出疗效，因此，在确定了运动治疗方案后，要长期坚持才能积累治疗效果，不要操之过急或中途停止。

（4）个别对待：运动治疗要因人而异、因病而异。根据患者的实际情况，制订出具体的治疗方案，才能取得理想的治疗效果。

（5）及时调整：一个良好的治疗方案应将评定贯穿于治疗方案始终，既以评定开始，又以评定结束。在整个治疗中，定时评定，及时调整，使运动处方的实施适合患者不同阶段的治疗。

二、其他物理因子疗法

（一）电疗法

电疗法（electrotherapy）指利用电能作用于人体，以预防和治疗疾病的方法。常用的医用电疗法有直流电疗法、低频电疗法、中频电疗法和高频电疗法等。

1．直流电疗法与直流电离子导入疗法

（1）概述：直流电是电流方向不随时间而变化的电流。以直流电治疗疾病的方法称为直流电疗法。利用直流电将药物离子导入人体以治疗疾病的方法称为直流电离子导入疗法。其优点是兼有药物与直流电的双重作用，可导入药物的有效成分，病灶局部浓度较高，且药物离子在体内蓄积时间较长。缺点是导入的药量较少，透入表浅。

（2）治疗作用：有缓解痉挛、镇痛、消炎、消肿、松解粘连、软化瘢痕、促进骨生长和静脉血栓退缩的作用。

知识链接

痉挛肌电刺激疗法

以低频脉冲电流刺激痉挛肌的拮抗肌，引起拮抗肌收缩；或对痉挛肌进行强刺激引起痉挛肌强直收缩，诱发抑制，使痉挛肌张力下降；或先后对一对痉挛肌和拮抗肌进行刺激，通过肌梭和腱器官反射，发生交互抑制，使痉挛肌抑制、松弛，拮抗肌兴奋、张力增高，而达到伸肌、屈肌的张力平衡。这种技术称为痉挛肌电刺激疗法。

（3）临床应用：直流电疗法与直流电离子导入疗法适应范围较广，如深浅静脉血栓、营养不良性溃疡、神经炎、慢性关节炎、瘢痕粘连、溃疡病、慢性盆腔炎、角膜炎、骨折延迟愈合等。

禁用于急性化脓性感染、急性湿疹、脏器衰竭、出血倾向等。

2. 低频电疗法　应用频率1000Hz以下的脉冲电流治疗疾病的方法称为低频脉冲电疗法（low frequency electrotherapy）。低频率脉冲电流在机体内引起离子和带电胶料呈冲击式移动，由于离子浓度的急剧改变，出现感觉、运动和自主神经的反应。其主要作用为促进血液循环和代谢，对神经肌肉产生较强的刺激。常用的治疗方法有神经肌肉电刺激、经皮神经电刺激、功能性电刺激和感应电疗法。

（1）神经肌肉电刺激疗法（neuromuscular electrical stimulation，NMES）：以低频脉冲电流刺激神经或肌肉以促进功能恢复的方法称为神经肌肉电刺激，又称电体操疗法。本疗法适用于下运动神经元损伤后肌肉失神经支配、失用性肌萎缩、习惯性便秘等。禁用于痉挛性瘫痪及直流电疗法禁忌证。

（2）经皮神经电刺激疗法（transcutaneous electrical nerve stimulation，TENS）：是指利用特定的低频脉冲电流作用于体表刺激感觉神经而达到镇痛作用的一种治疗方法。具有镇痛的作用，适用于各种疼痛。禁用于带有心脏起搏器以及颈动脉窦、孕妇下腹腰骶、头颈、体腔等部位。

（3）功能性电刺激疗法（functional electrical stimulation，FES）：是指应用低频脉冲电流作用于丧失功能的器官或肢体来代替或矫正其功能的一种治疗方法。适用于脑卒中、脊髓损伤与脑瘫所致的足下垂、站立步行障碍、手抓握障碍，马尾或脊髓损伤后的排尿功能障碍，中枢性呼吸肌麻痹，脊柱侧弯等。禁用于带有心脏起搏器、意识不清、肢体挛缩畸形、下运动神经元受损、骨折未愈合者等。

（4）感应电疗法（faradotherapy）：是指应用电磁感应原理产生的低频脉冲电流进行治疗疾病的一种方法。本疗法具有兴奋神经肌肉的作用，并可改善局部血液循环。适用于失用性肌萎缩、肌张力低下、迟缓性便秘、癔症性瘫痪等。禁用于肌肉痉挛、严重心力衰竭等。

（5）注意事项：在治疗前应说明治疗时可能出现的感受和反应，解除患者对治疗的恐惧等不良心理反应。协助患者做好治疗前的准备，治疗部位局部如有创伤或遇其他有创检查（如穿刺、注射）后24h内不宜进行此疗法。

3. 中频电疗法　应用1～100kHz的电流治疗疾病的方法称中频电疗法（medium frequency electrotherapy）。交流电无电解，对皮肤无刺激，使用安全，比低频电更容易作用于深部组织，具有兴奋神经肌肉组织、镇痛和改善血液循环等作用。

（1）等幅中频电疗法：适用于术后粘连、瘢痕增长、关节炎、关节痛等。禁用于恶性肿瘤、出血倾向、急性炎症、植入心脏起搏器、局部带有金属异物者等。

（2）调制中频电疗法：适用于关节周围组织劳损、神经肌肉电刺激、神经痛等。禁忌证与等幅中频电疗法相似。

（3）干扰电疗法：适用于颈椎病、周围神经麻痹、关节和软组织损伤、内脏平滑肌张力低下、关节炎等。禁忌证与等幅中频电疗法相似。

（4）注意事项：与低频电疗法相同。

4. 高频电疗法　应用频率高于100kHz的电磁振荡电流治疗疾病的方法称为高频电疗法（high frequency electrotherapy）。按波长可分长波、中波、短波、超短波、微波5个波段。本疗法通过温热效应改善组织血液循环，达到镇痛、缓解肌肉痉挛等作用。非热效应具有提高免疫力、消炎镇痛、促进组织生长修复的作用。适用于急慢性炎症、感染、损伤、慢性疼痛、软组织劳损等。禁用于妊娠、出血倾向、心肺功能衰竭、恶性肿瘤、带有心脏起搏器者及带有金属异物者。

注意事项：①患者体温超过38℃应停止治疗。②在女性经期内不宜在下腹部进行。③治疗部位如局部有创伤或遇其他有创检查（如穿刺、注射）后24h内不宜进行。④如治疗部位有伤口渗出时，应先处理伤口再行治疗。

（二）光疗法

用各种光源的辐射能作用于人体治疗疾病的方法称光疗法，可分为红外线疗法、紫外线疗法、激光疗法等。

1. 红外线疗法

（1）概述：应用波长范围为 400nm ~ 760μm 的红外线治疗疾病的方法，称为红外线疗法（infrared therapy）。红外线是不可见光，在光谱中是波长最长的部分。本疗法的主要生物学基础理论热效应，一般红外线波长越短，对组织穿透力就越强。但红外线可引起眼部的损害，如畏光、视物模糊等，严重导致白内障和眼底灼伤的危险，因此要注意对患者眼睛的保护。

（2）治疗作用：改善组织血液循环，增强组织营养，促进水肿吸收和炎症消散，加速组织再生与修复，具有镇痛、解痉的作用。

（3）临床应用：急性软组织扭挫伤 24h 后、肌纤维组织炎、关节炎、术后浸润、伤口愈合迟缓、压疮、烧伤、冻伤、肌痉挛、关节纤维性挛缩等。

（4）注意事项：①防止过敏，照射前应了解患者近期是否服过光过敏剂如碘剂、磺胺药。②防止烫伤，尤其对植皮术后、新鲜瘢痕处、感觉障碍者。③保护眼睛，急性创伤 24 ~ 48h 内局部不宜用红外线照射。

2. 紫外线疗法

（1）概述：应用波长范围为 180 ~ 400nm 的人工紫外线治疗疾病的方法，称为紫外线疗法（ultraviolet therapy）。紫外线是不可见光，在光谱中是波长最短的部分，位于紫光之外，故称紫外线。

（2）治疗作用：有消炎（尤其是对化脓性炎症有显著效果）、止痛、杀菌（以金黄葡萄球菌、溶血性链球菌最敏感）、脱敏、促进伤口愈合、提高机体免疫力等作用。

（3）临床应用：①局部照射适用于急性化脓性感染如疖、痈、蜂窝织炎、伤口感染等。②体腔照射适用于外耳道、口腔、阴道、直肠等腔道感染。③全身照射适用于佝偻病、骨软化症、骨质疏松症、免疫功能低下等。④禁用于全身皮炎、红斑狼疮、光敏性皮炎、肝肾功能不全等。

（4）注意事项：保护眼睛。患者避免直视光源，对患者进行头、面、肩、胸部治疗时，应戴黑镜，或以毛巾、纸巾等覆盖眼部，以免发生电光性眼炎。注意个人防护，紫外线照射时灯管中心与治疗部位皮肤垂直，严密遮盖非照射部位，以免超面积超量照射。

3. 激光疗法

（1）概述：应用激光治疗疾病的方法称为激光疗法（laser therapy）。其主要产生热效应、机械效应、电磁效应和光化效应。医用激光器一般有氦氖激光器、二氧化碳激光器、氩离子激光器等，激光治疗仪分为低、中、高 3 种不同能量。

（2）治疗作用：①低能量激光有消炎、镇痛、加速组织再生、缓解疼痛、促进毛发生长及断离神经再生，调节神经与免疫功能的作用。②中能量激光具有止痒、镇痛、消炎、消肿、促进伤口愈合的作用。③高能量激光具有烧灼和切割作用，如"激光刀"。

（3）临床应用：①低能量激光适用于治疗身体各部位浅表炎症与溃疡、过敏性鼻炎、婴儿腹泻等。②中能量激光适用于治疗扭伤、关节炎、支气管炎、压疮、神经性皮炎等。③高能量激光适用于手术切割或止血，治疗皮肤赘生物、色素痣、宫颈糜烂等。④激光疗法禁用于恶性肿瘤、皮肤结核、高热、出血倾向、脏器功能衰竭者。

（4）注意事项：注意保护患者及操作者的眼睛，戴镀铬或黑绿防护眼镜，或使用相应的专用防护眼镜。注意保护正常组织，防止烫伤。保持治疗局部干燥，结痂处尽量使其自然脱痂。

（三）超声波疗法

1. 概述 应用超声波治疗疾病的方法称超声波疗法（ultrasound therapy），常用频率为 800 ~ 1000kHz。超声波是一种机械振动波，在媒质中传播时，可在不同介质的分界面上发生反射与折射。超声波作用于人体可产生细微按摩效应、温热效应和理化效应。

2．治疗作用　降低神经兴奋性，有较好的镇痛、解痉作用；改善组织的血液循环和组织营养，促进水肿吸收；提高结缔组织的弹性，使胶原纤维分解，起到松解粘连、软化瘢痕的作用；促进组织的生物合成和再生修复，加速骨痂的生长愈合。

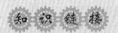

超声波雾化吸入疗法

　　超声波作用于液体时，液体在正负相声压作用下发生空化效应，使液体及溶解于其中的固态物被粉碎成直径为 $1 \sim 8\mu m$ 的颗粒即雾化，因而可通过吸入进入呼吸道深处，直到细支气管、肺泡，直接作用于病灶。治疗采用超声波雾化器，根据病情选用湿润剂、化痰剂、平喘剂、抗感染药、激素、中药等。适用于急性呼吸道感染、慢性阻塞性肺疾病等。

3．临床应用　适用于神经炎、神经痛、瘢痕增生、体表组织粘连、软组织扭挫伤、支气管炎等。禁用于高热、恶性肿瘤、出血倾向、活动性肺结核、重度心肺功能障碍、孕妇腹部或儿童骨骺部位等。

4．注意事项　体温在38℃以上者应暂时停止治疗，治疗部位进行有创检查（如穿刺、注射）之后24h内不宜进行治疗。使用超声波雾化治疗时饭后或体力劳动后1.5h内一般不宜进行，超声波雾化用的药液要新鲜配制。

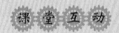

　　物理因子疗法在现代生活中的应用有哪些？请举例说明。

（四）磁疗法

1．概述　利用磁场作用于人体治疗疾病的方法称为磁疗法（magnetotherapy）。磁场分恒定磁场、交变磁场、脉动磁场和脉冲磁场。

2．治疗作用　具有镇痛作用；消炎、消肿作用；调整自主神经功能，改善睡眠，有镇静作用；调节血管舒缩功能，降低血管平滑肌的紧张度，具有降压作用；软化瘢痕与松解粘连作用；促进骨痂生长的作用。

3．临床应用　适用于软组织挫伤、注射后硬结、乳腺增生、关节炎、胃肠功能紊乱、高血压病、神经衰弱等。禁用于高热、出血倾向、重度心肺功能障碍、孕妇、极度虚弱、恶性肿瘤、带有心脏起搏器者。

4．注意事项　治疗前应去除治疗区的金属品，以免发生磁化作用。注意不要使手表、收音机、各种电信磁卡、信用卡、移动电话等靠近磁疗区。眼部、头面部、胸腹部治疗或体弱、幼儿治疗均宜用弱磁场，治疗时间不宜过长。少数患者进行磁疗后出现头昏、恶心、失眠、心悸、血压波动等反应，停止治疗后即可消失。

（五）水疗法

1．概述　应用水治疗疾病并促进康复的方法称为水疗法（hydrotherapy）。水具有较好的比热性，其热容量大，传导性强，同时水又是良好的水溶剂，若在水中加入某种药物、化学成分或气体，对机体可产生相应的化学刺激作用。水疗法的种类很多，如冲浴、擦浴、淋浴、蒸气浴、漩涡浴、蝶形槽浴、步行浴等。

2．治疗作用　①温热作用：促进血液循环和新陈代谢，降低神经兴奋性，降低肌张力，从而有减轻疼痛及镇静的作用。②机械作用：水的浮力可减轻负重关节的负荷，便于进行运动功能的训练。较弱的水流对皮肤有温和的按摩作用；较强水流对人体有较强的机械冲击作用，引起血管扩张，肌张力增高，神经兴奋性增高。③化学作用：水中加入某种药物时，对皮肤、呼吸道具有化学刺激作用，可使机体产生相应的反应。

3．临床应用　①浸浴适用于神经症、痉挛性瘫痪、多发性关节炎、肌炎等。②漩涡浴适用于肢体瘫痪、血液循环障碍、雷诺病、关节炎、肌炎、神经痛等。③水中运动适用于脑卒中偏瘫、颅脑损伤、脊髓损伤、脑瘫等神经系统疾病所致的肢体功能障碍。类风湿关节炎、强直性脊柱炎等骨关节病。④禁用于发热、炎症感染、皮肤溃疡、心肺肝肾功能不全、恶性肿瘤、出血性疾病等。

4．注意事项　①水疗室内应光线充足，室温在 22～25℃，相对湿度在 75% 以下。②浴器使用后要及时刷洗干净、消毒。定期对浴水、浴器及各种用品消毒并做细菌学检查。③治疗过程中密切观察患者，出现异常情况应暂停治疗。④水疗不宜在饥饿或饱餐后 1h 内进行，水疗前患者应排空二便。⑤水疗后测试患者脉搏和呼吸，注意保温休息，鼓励患者多喝热水，以防感冒。

（六）石蜡疗法

1．概述　以加温后的石蜡作为导热介质进行治疗疾病的方法称为石蜡疗法。石蜡是石油的蒸馏产物，其热容量大，导热性小，为良好的带热体。由于其不含水分及其他液体物质，而且气体与水分不能透过，几乎无对流现象，因而有很大的蓄热性能。石蜡具有很大的可塑性、黏稠性和延伸性。随着热能的放散和冷却，石蜡逐渐变硬，其体积可缩小，凝固后的石蜡 70～90min 内能保持在 40～48℃，使皮肤在整个治疗期间都保持较高的温度。

2．治疗作用

(1) 温热作用：石蜡加热后吸收大量热，冷却凝固时缓慢放出大量热，能维持较长时间的温热作用。可以减轻疼痛，缓解痉挛，增加血液循环，促进炎症吸收，加速组织修复，降低纤维组织的张力，使其弹性增加。

(2) 润滑作用：由于石蜡含有油脂，对皮肤有滋润作用，能使皮肤柔软而富有弹性，故适合于由皮肤挛缩引起的关节功能障碍。蜡疗能改善皮肤营养，加速上皮生长，促进骨的再生及骨痂形成，有利于皮肤创面溃疡和骨折的愈合。此外，蜡疗还有解痉、止痛作用。

(3) 机械作用：石蜡的固有特性是有良好的可塑性和柔韧性。在冷却过程中，石蜡的体积逐渐缩小，治疗时与皮肤又紧密接触，产生对组织的压缩和轻微的挤压。因而促进温度向深部组织传递，呈现一种机械压迫作用，既可防止组织内淋巴液和血液渗出，又能促进渗出物的吸收，有利于水肿的消散。

3．临床应用　适用于软组织扭伤恢复期、肌纤维组织炎、坐骨神经炎、慢性关节炎、腱鞘炎、肩关节周围炎、骨折后肿胀与功能障碍、术后粘连、瘢痕增生。禁用于恶性肿瘤、结核、高热、出血倾向、急性炎症、皮肤感染、皮肤破溃等。

4．注意事项　蜡疗过程中，患者不得任意活动治疗部位，防止蜡液流动而致烫伤。感觉障碍或血液循环障碍部位蜡疗时，蜡疗的温度宜稍低，并注意防止烫伤。个别患者蜡疗后治疗部位出现皮疹、瘙痒等皮肤反应，应立即停止治疗，给予对症处理。

（七）生物反馈疗法

1．概述　应用现代电子技术，将正常情况下人体感觉不到的肌电、脑电、心电、心率和血管运动等信息转化为可感知的视听信号，让患者凭借反馈信号主动训练控制上述生物电活动，通过有意识的学习来调节和改变身体反应功能，这种方法称为生物反馈疗法（biofeedback therapy）。

2．治疗作用　生物反馈技术是采用电子仪器将人体内肌电、血管紧张度、汗腺分泌、心率、脑电等不随意活动的信息转变为直接感知的视听信号，再通过患者的学习和训练对上述活动进行自我控制，以改变异常活动，使之正常化。

3．临床作用　生物反馈疗法的常用方法有肌电生物反馈疗法、手指皮肤温度生物反馈法、血压生物反馈疗法等，不同的生物反馈疗法有其相应的适应证，如肌电生物反馈疗法具有松弛痉挛肌肉、加强肌肉功能的作用。其适用于脑血管意外后偏瘫、脊髓损伤后截瘫等，但禁用于意识认知障碍者。

4．注意事项　治疗前应详细告知患者如何体会肌肉放松与紧张的感觉，注意视听信号。按照感受和自我控制技术来强化认识和记忆，巩固和提高疗效。

第二节　作业治疗

一、概述及分类

（一）概述

作业疗法（occupational therapy，OT）是指在对患者伤残情况进行全面评估以后，有目的、有针对性地从日常生活活动、职业劳动、认知活动中选择部分作业，指导患者进行训练，以达到最大限度的恢复患者躯体、心理和社会方面能力的一种治疗技术。

作业治疗的基本成分是"教"与"学"，"教"是治疗师的任务，为患者的学习提供环境、内容、方法、指导；"学"是来自患者自身内部的过程，通过学习，使患者掌握某种工作或生活技能，帮助患者恢复或取得正常的生活方式和工作能力。

作业疗法的最终目标是提高生存质量，训练患者成为生活中的主动角色，积极进行必需的生活活动和工作，进一步消除残疾，增进健康，重返家庭与社会。

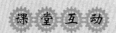

课　堂　互　动

如何理解生存质量？

（二）分类

1．按作业名称分类　①木工、金工、皮工等。②文书类作业。③粘土作业。④编制作业。⑤制陶作业。⑥手工艺作业。⑦电器装配与维修。⑧日常生活活动。⑨认知作业。⑩书法、绘画。⑪治疗性游戏。⑫计算机操作。⑬园艺。

2．按作业治疗方法分类

（1）感觉运动功能训练：①治疗性练习。②神经生理学方法。③计算机辅助训练。④认知综合功能训练。⑤日常生活活动能力训练。

（2）娱乐活动。

（3）工作训练。

（4）矫形器、自助具的制作与使用。

3．按作业疗法的性质与内容分类 ①功能性作业疗法。②心理性作业疗法。③日常生活活动能力训练。④矫形器、自助具的制作与应用。

二、作业疗法的作用

1．增强躯体感觉和运动功能 通过神经生理学方法（如 Brunnstrom 法、Rood 法），实用性活动（如锯木、书法、编织），非实用性活动（如推滚筒、插木钉）等训练活动，改善患者躯体的活动能力，如增加关节活动度，增强肌肉力量、耐力，改善身体协调性和平衡能力等。

2．改善和提高认知能力 通过设计一些认知方面的作业活动（如读写、拼图、积木等），提高患者定向力、注意力、认识力、记忆力和对顺序、定义、概念、归类等方面的认知，获得解决问题、安全保护等能力。

3．提高日常生活活动能力 通过日常生活活动自理能力的训练及自助器具的使用，提高患者自行活动能力、自我照料能力、适应环境及工具使用能力。

4．促进残余功能最大限度的发挥 通过训练并安装假肢等，使残余功能最大限度地发挥。还可预防肌肉萎缩、减轻或预防畸形的发生，提高对疼痛的忍受力，从而起到缓解疼痛的作用等。

5．促进工作能力的恢复 患者要恢复正常生活和工作能力，必须经过一段时间的调整和适应过程，作业疗法则是恢复这方面独立性的最好形式。

6．改善社会适应和心理功能 通过作业活动可以改善社会适应能力，包括自我概念、价值、兴趣、介入社会、人际关系、自我表达、应对能力等，并且可以帮助其调整心态，增强战胜疾病的自信心。

7．就业前功能评测 可帮助确定较合适的工种，增加就业机会。

三、临床应用

（一）适应证

1．伤残所致功能障碍 包括骨折、关节损伤、颅脑及脊髓损伤、截肢、断肢再植等。

2．神经肌肉系统疾病 如脑卒中、进行性肌营养不良、脑瘫、截瘫、四肢瘫、老年性痴呆、周围神经损伤、脊髓灰质炎后遗症等。

3．骨关节系统疾病 如风湿、类风湿关节炎、强直性脊柱炎、退行性骨关节炎、肩周炎等。

4．常见慢性疾病 如肺心病、冠心病、糖尿病、肿瘤（相对稳定期）等。

5．其他疾病 如抑郁症、精神分裂症恢复期、焦虑症、儿童学习困难等。

（二）禁忌证

意识不清、病情危重、活动性出血、心肺肝肾严重功能不全等。

四、作业疗法的治疗形式

（一）作业疗法活动治疗

作业治疗采用活动治疗为基本治疗手段是因为活动治疗有其优越性。活动是人对于外部世界的一种特殊的对待方式，是人的本质特征，是人类个体存在和社会生活、人类历史发展的基础。活动区别于运动，它不是自发的，活动是能动性的，是由以人为主体的心理成分参与的积极主动的运动形式。

作业治疗活动要求在治疗师指导下，患者主动参与的治疗性活动。其涉及领域包括患者生活、工作和娱乐等领域。其治疗包括患者生理、心理、情绪、智力和社会能力等各方面。其治疗特点强调社会水平、患者的参与性、患者的趣味性和治疗的整体性等。作业治疗活动训练按照实施功能的差异，临床上可以分为作业治疗功能活动训练、作业治疗日常生活活动训练、作业治疗文娱活动训练和作业治疗职业活动训练。在实施过程中，包括个体活动和小组活动形式。

1．**作业疗法功能活动治疗**　又称活动性作业治疗，是由作业治疗师设计的模仿现实生活中具体生活、工作、娱乐的活动，通过反复练习，来提高患者由于病损导致的运动、认知、知觉等功能。在治疗性活动中可以运用某些特定的作业治疗器具，如采用斜面砂板磨可以训练肩、肘部关节和肌肉；采用桌面训练板可以训练认知、记忆、解决问题的能力等。

2．**作业疗法日常生活活动训练**　日常生活活动是指人们为了维持生存及适应生存环境而进行的一系列最基本的、最具有共性的活动。因此，日常生活活动训练是作业治疗中非常重要的环节，其内容一般可分为以下几类：进食、穿衣、转移、个人清洁卫生、如厕、洗澡、家务劳动等。

其种类由于国家、地区、民族、文化程度、生活方式、个人习惯等不同而有所差异，临床上有广义和狭义之分。狭义日常生活活动是指在家庭生活中进行自身照顾的活动。而广义日常生活活动则是指与日常生活相关联的一切应用活动；也可以按照是否使用器具分为生理性和器具性日常生活活动。生理性日常生活活动是指每日生活中与穿衣、进食、保持个人卫生等自理活动和坐、站、行走等身体活动有关的基本活动。

器具性日常生活活动是指人们在生活的社区中进行独立生活所必要的、较高级的技能，如家务杂事、炊事、采购、骑车或驾车、处理个人事务等，这些活动大部分需借助器具进行。生活自理是患者回归家庭、回归社会、提高生活质量的重要前提，通过治疗师对患者日常生活活动进行训练，可以使患者尽可能完成基本的生活自理。

3．**作业疗法文娱活动训练**　也称文娱活动治疗。文娱活动在人类生命活动中与工作行为同样重要，在人体的感觉过程、生理功能、认知和语言能力、社会关系等方面的形成及恢复方面发挥着不可替代的作用。作业治疗通过文娱活动训练可以提高患者在认知、运动、语言等方面的功能。按照参加人数的不同，可以分为个体文娱活动训练和小组文娱活动训练。如临床上可以采用书法、绘画、编织、铁艺等活动训练患者的肢体灵活性、肌耐力，同时可以陶冶患者情操、转移患者对病、伤、痛的注意力。参加下棋、园艺、乒乓球、篮球、讨论会等小组文娱活动训练，不但可以达到以上作用，还可以改善患者的社会交流能力，故在临床作业治疗时多采用小组文娱治疗活动的形式。

4．**作业疗法职业活动训练**　包括职业前和职业中训练。在身体障碍者（残疾人）回归社会，重返工作岗位之前，必须进行身体和精神方面的能力评定。职业前训练不仅是训练患者的运动功能，还要对患者的认知功能、社会交流能力进行全面训练。

（二）作业疗法感觉和运动模式治疗

根据不同的治疗目的，临床上物理治疗师和作业治疗师均可采用作业疗法感觉和运动模式治疗技术。其机制主要是运用神经生理学和神经发育学理论，重组感觉中枢皮质定位以及使肌张力正常化，引出正常的运动模式。其目的是提高神经系统损伤患者的运动综合功能，注重患者的主动性、注意力、环境因素等，要求患者在治疗过程中与治疗师充分配合。此种治疗后运动、感觉的改善可用来为患者进行其他作业活动提供准备。作业治疗感觉和运动模式训练技术主要适用于中枢神经系统损伤的患者，如脑外伤、卒中、脑瘫及神经精神发育迟缓者。

（三）作业宣教和咨询

作业宣教和咨询主要提供患者正常的日常生活行为模式和对疾病的基本认识。疾病康复过程中对患者及其家庭提供各种学习机会，帮助患者改变不良的健康行为并坚持这种变化，以实现预期的、适合每个患者自身健康水平的目标。而教和学应该贯穿于患者整个康复过程中。作业宣教中指导患者的家属同指导患者一样重要。他们都需要学习疾病的发生、发展、恢复过程，以及康复治疗的意义。

（四）环境干预

环境干预同样是作业治疗的一个重要方面。环境是影响患者继续生存、回归社会和提高生活质量的最重要因素之一。环境的因素在康复治疗中无处不在，并促进或减少临床治疗的疗效。环境干预包含了环境改造和环境适应两个部分。环境改造包括家庭环境的改造、工作环境的改造和社区环境的改造。环境改造的目标是使得居家、工作、学习场所和社区环境更能利于患者独立的生活，可以让患者在没有或存在极少环境障碍的场所中能够完全行使其自身的活动角色。环境适应也包括3个部分。首先，必须通过患者生理功能的增加以适应居家环境、工作环境和社区环境的需要。其次，利用自助器或矫形器等协助患者适应环境，增强患者在上述环境中独立生活活动的能力。最后，对患者进行保护性宣教可以帮助患者安全和方便地生活在家庭、工作、学习和社区的环境中。

（五）作业治疗器具制作及使用训练

在作业治疗器具制作及使用训练内容中，强调不需要特殊大型设备，要求作业治疗师训练患者如何使用器具及根据患者病情变化能够对器具进行修改以适应其使用。

1. 辅助器具 辅助器具是为由于各种障碍造成功能丧失，以致不能独立进行各种日常生活活动而设计或购买配置的一些简单工具。其中，能够帮助患者省时、省力地完成日常生活活动的辅助装置，称为自助具。患者用辅助器具可以由作业治疗师根据病、伤、残者的功能自行设计、改造，也可以由作业治疗师指导患者选购相应器具稍加修改。但在临床患者使用前，都需要作业治疗师加以指导，以产生积极的康复辅助作用。当然，在辅助器具的使用过程中，如何正确地维护辅助器具，或辅助器具使用一段时间后，由于患者功能的改变，需要调整辅助器具时，同样需要作业治疗师的参与。

2. 矫形器 矫形器是用于患者的躯干和四肢等部位，通过力学作用达到预防及矫正畸形、辅助及提高患者运动功能，以预防残疾或补偿患者功能的器械。在临床上，根据矫形器的基本功能，可分为具备稳定和支撑功能、固定和保护功能、助动功能及矫正功能四类矫形器。既往矫形器支架制作使用的材料有木、铁片、铝片、塑料及橡胶等。目前，由于材料学的发展，作业治疗师多使用美观、耐用、易于成型及再次修改的低温热塑板材。作业治疗师在治疗室制作的矫形器多以改善上肢功能、较为简单的矫形器为主，而涉及下肢功能、较为复杂的矫形器多交由工厂制作。矫形器初检满意后，将由作业治疗师对患者进行适应性使用训练，并且在使用过程中进行不断地调整，最终使矫形器达到预期的治疗目的。因此，在设计配置矫形器时，作业治疗师指导患者正确使用矫形器的训练，是矫形器治疗整体的一个重要组成部分。

3. 假肢使用训练 假肢是为弥补肢体功能缺损，为截肢患者配置的代偿已丧失肢体部分功能的人工肢体。作业治疗师作为国际截肢康复协作组的成员之一，有着其他治疗师或医务工作者不可替代的作用。假肢制作虽然由工厂完成，但指导患者正确使用假肢，特别是顺利完成日常生活活动，则必须有作业治疗师的参与。同时，作业治疗师可以指导患者在社交环境中如何伪装假肢，工作环境中如何正确使用假肢，户外活动中如何维护假肢，家庭环境中如何收藏假肢等。

（六）认知治疗

认知治疗又称为认知干预，在临床上包括通过多种感觉刺激提高复杂认知技能的感觉运动技术等多种临床技术，其治疗策略有修复重建和功能代偿两种。临床治疗方法主要包括调整环境、外部辅助器具使用、内部辅助器具使用3个方面。①调整环境可以帮助患者避免使用受损的认知功能，采用残存的功能完成活动，其目标是以代偿的方式完成正常的活动。如使用物品分类放置，使用方向标志和路标。②外部辅助器具使用是教会患者使用外部辅助器，如记事本、地图、电话本甚至是笔记本电脑、电脑语音提示设备等，从而代偿性提高认知功能，建立完成活动的新模式。③内部辅助器具是重建策略的实际运用，鼓励患者通过系统性训练重建已经丧失的认知功能，如记忆训练包括预习、提问、阅读、陈述和测验等。

（七）中医传统作业疗法

在20世纪80年代初期，中国引进西方现代康复医学知识后，试图将中医理论和实践方法与现代康复医学知识相结合，发展成为具有中国特色的作业治疗技术。根据作业疗法理论，中医传统作业疗法的治疗方法多是中国传统活动，如书法疗法、绘画疗法、音乐疗法、风筝疗法、弄球疗法、朗诵疗法、太极拳等养身疗法、园艺疗法和赏花疗法等。其临床应用容易被国内患者接受，简便易行。

第三节 言语治疗

一、概述

言语治疗（speech therapy，ST）是针对言语行为的听、说、读、写四个方面的功能障碍，采取相应的训练方法。言语治疗的主要目的是提高患者应用语言进行交流的能力，其中以提高口语交流能力为主。言语治疗的主要手段是言语训练，或借助交流替代设备，如交流板、交流手册、手势语等。不包括对造成言语障碍的原发病治疗。言语治疗的目标是增强患者的理解、表达及社交能力及技巧，从而提高日常与人沟通的能力。

（一）适应范围

凡有言语障碍的患者均可接受言语治疗，但由于言语治疗的双向交流性，对有严重意识障碍、情感障碍、行为障碍、智力障碍或有精神疾病的患者，以及拒绝接受治疗者，言语治疗效果不佳。

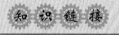
知识链接

言语与语言

言语（speech）与语言 (language) 是两个既不同又有关联的概念。语言是人类区别于其他动物的重要特征之一，是人类特有的能力，其表现形式包括口语、书面语和姿势语（如手势、表情及手语）。言语是语言的主要内容，是人类运用语言的过程，是用声音来进行的口语交流，即人类说话的能力。

（二）治疗原则

1．早期治疗 言语治疗开始得越早，效果越好。

2．全面评估 评估要有针对性，在治疗前全面评估，根据评估结果制订个体化的治疗方案。

3．循序渐进 言语训练要遵循循序渐进的原则，由简单到复杂。如果听—说—读—写等功能均有障碍，治疗应从提供听理解力开始，在口语训练上有所侧重。

4．及时反馈 治疗中应及时反馈信息，以强化正确反应，纠正错误反应。

5．患者主动参与 言语治疗的本身是一种交流的过程，需要患者的主动参与。双向交流是治疗的重要内容。

二、失语症的治疗

（一）概述

失语症是指由于神经中枢病损导致抽象信号思维障碍，而丧失口语、文字表达和领悟能力的临床症候群，失语症不包括由于意识障碍和普通智力减退造成的语言症状，也不包括听觉、视觉、书写、发音等感觉和运动器官损害引起的语言、阅读和书写障碍。因先天或幼年疾病引致学习困难，造成的语言功能缺陷也不属失语症范畴。

（二）临床表现

1．运动性失语症　也称表达性失语症、口语性失语症、皮质运动性失语等。为 Broca 区，即第三额回后部的言语运动中枢受损时引起，症状特点为患者能理解他人语言，构音器官的活动并无障碍，有的虽能发音但不能构成语言。

完全性失语时，患者完全不能用评议表达思维活动，甚至个别的字、词、音节都不能发出。多数患者为不完全性运动性失语，患者能发出个别的语音，但不能由语音构成词句，也不能将语言排列成必要的次序，以致这些评议杂乱无章，不能令人理解。有的患者可能保存下来最熟悉的一个单字、词或句子的片断，通常的感叹词，如"不""好""吃""坐""就是""再见"等。无论患者如何努力，也只能说出保留下来的简单词句，由于语言共济运动无障碍，患者说出的词句仍有相当抑扬，密切接触者根据其语调可能理解患者表达的意思。有的患者往往仍有相当丰富的词汇保持不变，但由于丧失对虚词和冠词的应用，说话只能用几个主要词汇来表达，构成电报式语言。语言重复症也很多见，一个词或音节说出后，强制地、自动地重复，不自主地进入下次语言产生的过程。较轻的运动性失语症患者，可保留写字和默诵的能力。

2．感觉性失语症　又称感受性失语、Wenicken 失语症等。病灶位于 Wenicken 区和听觉联络区，它与言语中枢联系中断后，阻碍了听觉性词"图像"的激活而致。特点为患者听觉正常，但不能听懂他人评议的意义，虽有说话能力，但词汇、语法错误紊乱，常答非所问，讲话内容无法使人真正了解，但常能正确模仿他人语言。"口语领悟困难"是最突出的症状，严重时甚至不能理解要求其伸舌、张嘴、闭眼等简单语句，患者模仿能力亦减退。患者自己的言语功能也有重大障碍，用词错误百出，紊乱无序，且语不成句，语法关系混乱，并对自己的言语错误无所觉察，自发性语言常增多。轻症患者能理解日常生活常用词语短句，但不能理解较复杂的句子。患者可保存模仿言语、诵读、写字和口述默写能力。

> **课 堂 互 动**
>
> 命名性失语症有几种？请举例说明。

3．命名性失语症　又称记忆缺失性失语症，特点是患者言语、书写能力存在，但词汇遗忘很多，物体名称遗忘尤为显著。如让患者说出指定物品名称则更显困难，如经人提示可立即将该物名称说出，但不久又迅速遗忘。

（三）治疗

失语症的治疗过程是言语训练或言语再学习的过程。首先应改善对言语的输入过程，包括听觉输入和视觉输入，然后才是语言表达训练，一般采取一对一的个别直接训练，集体治疗是个别治疗的补充。

1．训练内容

（1）听力理解训练：包括词语听觉辨别，执行指令，记忆力训练，注意力训练。

（2）阅读理解训练：包括视知觉训练，语句理解训练，短文理解训练。

（3）言语表达训练：包括词语表达训练，语句表达训练，旋律吟诵疗法，视觉动作训练，阅读训练。

（4）书写训练：是使患者逐渐将语义与书写的词联系起来，达到有意义的书写和自发书写的水平。分为三个阶段：抄写书写阶段，随意书写及默写阶段，自发书写阶段。

（5）计算机训练。

（6）辅助疗法：针灸或药物，如镇静药。

（7）集体治疗和家庭治疗。

2．各种失语症患者的治疗重点　失语症患者发病后在病情稳定1周内，就应开始进行发音训练。功能康复训练包括发音训练、短语训练、会话训练、朗读训练、复诵句子训练、文字辨识、指出物品名称、执行命令以及图片、实物配对练习等。

（1）运动性失语和经皮质运动性失语：重点是构音训练，其他还有听觉语言记忆广度和句子练习、呼名及书写、看图说话、记日记等。

（2）感觉性失语和经皮质感觉性失语：感觉性失语症患者的训练要比运动性失语困难些，可运用视觉逻辑法、手势方法进行训练。如给患者端上脸盆，放好毛巾，并对患者说"洗脸"，患者虽不理解"洗脸"二字之意，但从逻辑上他会理解你是让他洗脸。如此反复进行多日就会使患者将语言与视觉结合起来，语言功能得以恢复。手势方法即家属或陪护人员用手势与语言结合的方法来训练患者。

（3）完全性失语：对完全性失语症患者的康复训练要像教幼儿学说话一样从学发音开始，如让患者发"啊"音或用嘴吹口哨诱导发音。然后再说常用单字，如吃、喝、好、行等，或出示卡片，让患者读出上面的字。再依次教双音词、短语、短句、长句等。训练时说话与视觉刺激结合起来，如说"吃"时与饭菜结合起来，或以看图识字方法，说与看图结合起来。

（4）不完全性失语：不完全性运动性失语患者，能说出一些单字、词组、句子，或说话不流利，患者常有词汇贫乏、讲话缓慢、重复语言等。对这类患者要耐心地教，反复复述阅读的故事，练习灵活性，锻炼语言的运用技巧。

（5）混合性失语：混合性失语症的患者功能训练更困难，必须采取说、看、听三结合的方法反复多次进行。如让患者穿毛衣，必须一边说"穿毛衣"让患者听，一边指着准备好的毛衣，并做出手势示意给患者看。

（6）传导性失语：视觉训练为看图说话及书写朗读训练等，还包括视觉语言记忆广度、复述训练、听写训练。

（7）命名性失语：以呼名训练为重点，从简单到复杂。

3．各种失语症患者治疗的注意事项

（1）时间安排：每日的训练时间应根据患者的具体情况而定，情况较差时应提前结束，较好时可以适当延长。最初的训练时间应限制在30min以内，超过30min可安排为上、下午。

（2）避免疲劳：要密切观察患者的行为变化，一旦有疲劳迹象应及时调整时间和变换训练项目或缩短训练。

（3）训练环境：要求室内照明、温度、通风等适宜，尽可能保持安静，避免噪声。

（4）训练目标要适当：每次训练开始时从对患者容易的课题入手，并于每天训练结束前让患者完成若干估计能正确反应的内容，令其获得成功感而激励其坚持进一步训练。

三、构音障碍的治疗

（一）构音发声过程

1．呼吸运动　呼气是产生声音的能源。呼吸器官包括肺、支气管、气管、胸廓、横膈膜和辅助横膈膜运动的腹肌群组成。说话时的呼吸：

（1）呼气时要有一定的压力。

（2）呼气时压力能维持一定的时间。

（3）能适当控制呼气压的水平。

以上条件，不需要特别的努力呼吸，都是在无意识中实现。说话时，吸气在0.5s左右，呼气在5s以上。最大发声持续时间：成年男子30s，成年女子20s。

2．喉头运动　将呼气气流变成声音（发声，喉头调节）。

3．调音运动 将音源进行各种变调，给予语言的音色。语言产生时，声门以上各个器官的作用称调音。调音器官包括唇、齿、腭（软腭、硬腭）、咽、舌、下颌、鼻腔等。受舌下神经、面神经、三叉神经、舌咽神经等支配。

（二）构音障碍的概念及临床表现

构音障碍（articulation disorders）是指由于发音器官神经肌肉的病变或构造的异常使发声、发音、共鸣、韵律异常。表现为发声困难、发音不准、咬字不清、声响、音调及速率、节律等异常和鼻音过重等言语听觉特征的改变。分三大类：

1．运动性构音障碍 指由于参与构音的诸器官（肺、声带、软腭、舌、下颌、口唇）的肌肉系统及神经系统的疾病所致运动功能障碍，即言语肌肉麻痹，收缩力减弱和运动不协调所致的言语障碍。一般分为六种类型：

（1）弛缓型：下运动神经元损伤。鼻音过重、音量低、字音不清伴吞咽困难。病因主要有外伤、炎症、循环障碍、代谢障碍等。

（2）痉挛型：上运动神经元损伤。说话缓慢费力、字音不清，鼻音重，如为双侧大脑损伤，伴强哭强笑，吞咽困难。病因主要有外伤、卒中、脑肿瘤、脑瘫等。

（3）运动失调型：小脑或脑干传导束病变。发音不清、含糊，语音语调差，声调高低不一，间隔停顿不当，言语速度减慢。发音低平、单调，可有颤音，音量控制差。

（4）运动过少型：锥体外系病变，构音肌群不自主运动和肌张力改变，主要为构音肌群强直造成发音低平、单调。多见于帕金森病。

（5）运动过多型：锥体外系病变，如舞蹈病，肝豆状核变性，不随意运动型脑瘫等，发音高低、长短、快慢不一。嗓音发哑紧张，言语缓慢，为构音肌不自主运动造成。

（6）混合型：上、下运动神经元损伤，如肌萎缩侧索硬化症、脑干病变等。

2．器质性构音障碍 由于构音器官的形态异常导致功能异常而出现构音障碍。其病因包括先天性唇腭裂、先天性面裂、巨舌症、齿列咬合异常、外伤致构音器官形态及功能损伤、先天性腭咽闭合不全等。

主要的言语症状有：

（1）鼻咽腔闭锁不全所致的构音问题：①共鸣异常、鼻音化：由于爆破时磨擦音所需的口腔内压不足所致辅音歪曲、省略。②声门爆破音：声门闭锁后又急剧开放而出现干咳的声音。③咽喉头爆破音：舌根后缩而发出的声音。④咽喉头磨擦音：由咽到喉头所发出的声音。

（2）与鼻咽腔闭锁无关的构音问题：①上腭化构音：舌尖音的构音点向后移所致；②鼻咽腔构音：舌后部与软腭接触时，呼气从鼻中放出而发出的声音。③侧音化构音：舌向侧方移动，呼气不是从舌中央部呼出。

3．功能性构音障碍 指错误构音呈固定状态，但找不到作为构音障碍的原因，即构音器官无形态异常和运动功能异常，听力在正常水平，语言发育已达 4 岁以上水平，即构音已固定化。

功能性构音障碍的病因目前尚不十分清楚，可能与语音的听觉接受、辨别、认知因素、获得构音动作技能的运动因素、语言发育的某些因素有关，大多数病例通过构音训练可以完全治愈。

主要的言语症状有：

（1）在正常语言发育中见到的构音错误：如 k-t、g-d 等位置替代。

（2）构音点后移：齿音的构音后移，成为腭化构音，不使用舌尖或舌前部，如：t/d、k/g、z/c。

（3）侧音化构音：呼出气流不是从口腔中部而是由侧方漏出，如：z、c、s、zh、ch、sh 部分或全部。

（4）声母、韵母的歪曲、省略。

（5）鼻咽腔构音：用舌背闭锁口腔，从鼻腔发出气流和声音，如：i、u 等。

（三）构音障碍的语言训练

1. 治疗原则　针对言语表现进行治疗。按评定结果选择治疗顺序，呼吸→喉→腭→腭咽区→舌体→舌尖→唇→下颌，根据构音器官评定所发现的异常部位，便是构音运动训练的出发点，多个部位运动障碍应从有利于言语产生选择几个部位同时开始，由易到难。

2. 治疗方法

（1）松弛训练：通过放松肢体的肌紧张，可以使咽喉部肌群也相应地放松。①足、腿、臀的放松。②腹、胸和背部的放松。③手和上肢的放松。④肩、颈、头的放松。

（2）呼吸训练：身体坐直，双手掌上下对掌，轻放大腿之间，双唇轻闭，用鼻子缓慢深吸气，吸气的同时双手掌慢慢往上抬至胸前，吸气完，憋气 3s，缓慢从嘴呼气，呼气同时双手掌慢慢放下，尽量将整个过程时间延长。

（3）发音器官功能训练：①感觉刺激：冰刺激面部、软腭、腭弓；软毛刷快速刷拂。②压力：对舌肌、舌骨施加压力。③牵拉：牵拉舌肌，诱发更大的收缩；轻轻拍打笑肌。④抵抗：舌肌、咬肌等抗阻运动。⑤下颌运动：张口、闭口、下颌前伸、左右侧移。⑥唇运动：噘唇、咧齿、轧唇、闭唇、鼓腮。⑦舌运动：前伸、左右摆动、后卷、环形"清扫"、抗阻运动。⑧软腭运动：用力叹气、发"a"音、发"pa、da、ma、ni、si、shu"音，用冰、毛刷刺激软腭。⑨交替运动：颌（张闭口运动）、唇（前噘后缩）、舌（伸出缩回左右摆）。

（4）发音训练：①发音启动训练：深呼气，用嘴哈气，然后发"a"或做发摩擦音口形，然后做发元音口形如"s…u"。②持续发音训练：一口气尽可能长时间地发元音，用秒表记录持续发音时间，以达到 15～20s 为最佳。由一口气发单元音逐步过渡到发两个或三个元音。③音量控制训练：指导患者由小到大，再由大到小交替改变音量。④音高控制训练：帮助患者找到最适音高，在该水平稳固发音。⑤鼻音控制训练：控制鼻音过重。

（5）语言节奏训练：①重音节奏训练：呼吸控制，诗歌朗读，利用生物反馈技术加强患者对自己语言节奏的调节。②语调训练：练习不同的语句，使用不同的语调，如练习陈述句、命令句的语调时，在语句句尾用降调；练习疑问句时，在句尾用升调。

四、吞咽障碍的治疗

吞咽障碍的治疗目的是恢复或提高患者的吞咽功能，改善身体的营养状况；改善因不能经口进食所产生的心理恐惧与抑郁；增加进食的安全，减少食物误咽误吸入肺的机会，减少吸入性肺炎等并发症发生的机会。

1. 心理护理　做好心理护理是训练成功的基础和保证。由于吞咽障碍者语言不清，表达力差，容易出现烦躁，易怒和情绪抑郁，有的甚至拒食。因此，在进行饮食训练的同时，根据患者的性格特点、文化程度和社会阅历等进行有效的心理护理，使患者理解吞咽机制，掌握训练方法，恢复自信心，积极主动地配合训练。

2. 基础训练　包括感官刺激和面部肌肉训练。

（1）感官刺激：①触觉刺激：如用手指、棉签、压舌板等刺激面颊部内外、口唇周围、舌部等。②咽部冷刺激与空吞咽：用棉签蘸冰水刺激软腭、舌根及咽部。让患者做吞咽空气的动作，也可让患者吞咽冰块。③味觉刺激：用棉签蘸不同味道的液体刺激舌头的味觉。

（2）口、颜面功能训练：包括唇、舌、颌肌肉训练，屏气 - 发声运动训练等。

3. 摄食训练　经过基础训练后，逐渐进入摄食训练。首先选择适合进食的体位，一般选择半坐位或坐位，配合头部运动进食，严禁在水平仰卧位下进食。食物的形状应根据吞咽障碍的程度而定，本着先易后难的原则来选择，容易吞咽的食物其特征为密度均匀，有适当的黏性，不易松散且爽滑，不易残留在黏膜上。要培养良好的进食习惯，最好定时、定量，能坐起来就不要躺着，能在餐桌上就不要在床边进食。

第四节　心理治疗

一、概述

心理治疗（psychotherapy）又称精神治疗，是指治疗者和患者之间的特殊关系过程。在心理学理论指导下，以良好合适的医患关系为基础，应用心理学的原则和方法，通过治疗者与被治疗者的相互作用关系，医治患者的心理、情绪、认知行为等问题。以增强患者适应环境的心理整合能力，从而起到恢复心身健康的作用。

我国二千多年前的医学著作《黄帝内经》就有关于患者心理状态的论述："精神不进，志意不治，病乃不愈"。《素问·宝命气胜形篇》也记载了治病"必先治神"的观点。

心理治疗作用是通过语言、表情动作、行为对患者施加心理上的影响，解决心理上的问题，达到治疗疾病的目的。所以，心理治疗是合作努力的行为，不同于医学治疗。从广义的角度看，心理治疗师通过使用各种方法、语言的和非语言的交流方式，通过解释、说服、支持、同情、相互之间的理解来改变对方的认知、信念、情感、态度、行为等，达到排忧解难、降低痛苦。从这个意义上来说，人类的亲密关系就构成了"治疗作用"，理解、同情、支持就是"治疗药物"，所以非正式的心理治疗可以表现在父母与子女之间、牧师与信徒之间、夫妻之间、邻里之间、同事之间相互的心理影响，但正规的心理治疗与非正式的心理帮助不同，医生接受过专门训练并且得到社会认可，另外，医生的活动有相应的理论系统作为指导。

二、残疾的心理适应理论

（一）残疾适应理论

残疾的适应理论是按照从内在到外在的连续过程进行划分，强调内在认知事件的理论，称为心理理论（mentalistic theories）；强调个体外在事件的理论，称为社会理论（social theories）或行为理论（behavioral theories）；二者合一的整合理论（integrative theories）是把内在的（即心理）方面与外在的（即社会和环境）方面的决定因素融合到一起。

（二）残疾适应模式

1. 分阶段模式（stage model）　分阶段模式认为，人们经历生活剧变后按照可预言的、有顺序的情感反应过程发展。大多数分阶段理论有 3 ~ 5 个步骤：始于震惊，终于某种形式的接受，通常指心理休克期、冲突期及重新适应三个被普遍接受的假设，残疾后的心理反应及适应过程具有下述特点：①存在个体差异：如初期反应除了震惊和麻木外，也有的表现出表面上的冷静而镇定自若，或恐惧焦虑及歇斯底里的哭喊。②情感反应多边形：残疾发生后情感反应并不一定遵循相同的或一种方式，不一定通过固定的阶段而最终接受。解决危机的处理机制也有多边形。③并不是所有残疾人都能进入最后的接受和重新适应阶段，因此，分阶段理论尚有不足，但该理论已广为人们所接受。

2. 行为模式　残疾适应的行为模式强调外在因素的重要作用。这种模式对患者认知功能强调不多，主要注意行为、残疾者需面临四项任务：必须留在康复环境中，消除残疾不适应行为，获得残疾适应行为，取得残疾适应行为的结果。

（1）由于发生残疾和进入康复环境对大多数人意味着惩罚，常出现逃避或躲避及攻击行为，因此，要尽可能减少康复环境中的不利方面，如在一定限度内忍受及毫无敌意对待这些反应，多显示康复进步的指标，建立治疗上的亲切关系，会增加患者继续留在康复环境中的可能性。

（2）减少残疾不适应行为和获得适应行为，在残疾适应上是同义的。大多数残疾适应行为最初是低频、低强度、低价值，改变这种状况的措施包括：加强同治疗人员的联系，增加残疾人适应行为的强化因子和引进偶然性干预，以获得残疾适应行为。

（3）取得残疾适应行为的结果，是残疾适应的最后的最重要的一步，如果在康复机构学到的行为不能应用到患者家庭环境中，就应采用两种方法取得残疾适应行为。第一种方法是重新建立从事有意义的职业或业余的活动。因此，职业咨询和有治疗意义的娱乐活动作为住院患者康复的内容是很重要的，在返回家庭环境中逐渐地和系统地联系新学会的技能。第二种方法是通过家庭来发挥作用，确定一名家庭监督和强化家庭计划。

3．心理应对技术模式（coping skill model） 心理应对技术模式既强调认知因素，也强调行为因素，它是建立在危机理论（crisis theory）的基础之上的，危机理论认为人们需要社会和心理相平衡的感觉，在外伤期间后悔产生危机和无组织状态，在危机过程中，一个人的特征性行为模式对建立平衡无效，这种平衡状态通常是短暂的，新的平衡在几天或几周内即可建立。

心理应对技术模式包括七个主要的适应任务和七种主要的处理技巧：①否定或最小化危机的严重性，把负面情感减少到可控制水平。②寻找相关知识调节情感痛苦。③需要再保证和情感支持，社会支持通过减少影响效果的感情状态而增加处理能力、建立自信，提高对新知识的接受能力。④学会特殊的疾病相关的过程。⑤设定具体的有限目标，可减少被击倒的感觉以及增加获得某种有意义的东西的可能性。⑥联系有可能的结果，患者从事一些能减轻焦虑、紧张、恐惧和正确的感觉活动。⑦在整个事件过程中寻找到有意义的总目标或方法。

三、心理治疗的主要方法

（一）支持性心理治疗

支持性心理治疗（supportive psychotherapy）是心理治疗中最基本的方法之一，适用于各种疾病。通过治疗者对患者的指导、劝解、鼓励、安慰和疏导的方法支持和协助患者处理问题，适应所面对的现实环境，度过心理危机。支持性心理治疗并非帮助患者了解自己的潜在心理因素或动机，而在于帮助患者去适应目前所面对的现实。其特点是应用患者对治疗者的信赖帮助患者。主要的支持性心理治疗有以下几种。

1．倾听 治疗者应倾听患者陈述，使患者感到治疗者的关心，从而坚定信心，协助分析患者发病及症状迁延的主客观因素，把患者康复的结局实事求是地告诉患者，并告诉患者从哪些方面努力才能实现其愿望。调动患者的主观能动性，鼓励其通过自己的努力改善功能。有时患者会对治疗者产生依赖，这将影响其康复。

2．解释 就是向患者说明道理，帮助其解除顾虑、树立信心。当残疾发生后，患者处于焦虑、易怒、恐惧、郁闷和悲观之中，缺乏对残疾的认识，治疗者及时给予解释可释去心理负担。

3．保证 患者对残疾表现出多疑和焦虑不安，治疗者根据患者的实际及时地以事实为依据，用坚定的语调和充满信心的态度，对预后进行肯定和保证，治疗者给予保证对改善患者情绪和康复是十分有益的。

（二）行为疗法和操作条件技术

行为疗法（behavior therapy）又称行为矫正，是以学习理论为基础的一类心理治疗方法，应用学习原则来克服精神和心理障碍。人们通过后天学习，可以获得正常的适应社会的良好行为，反之，通过后天学习获得不适应社会的行为，也可以被矫正。

行为疗法的理论基础是行为主义理论中的学习学说、巴甫洛夫的经典条件反射学说及斯金纳的操作条件反射学说。基于实验心理学的研究成果，帮助患者消除或建立某种行为，从而达到治疗目的。

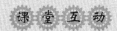

举例说明系统脱敏法、冲击疗法、厌恶疗法、代币法。

1. 行为主义理论　认为人的心理病态和各种躯体症状都是一种适应不良或异常的行为，是在以往的生活经历中，通过"学习"过程而固定下来，同样可以通过"学习"来消除或纠正。常用的治疗技术有系统脱敏法、冲击疗法、厌恶疗法、阳性强化疗法（代币法）、消极疗法、预防法、自我控制法、模仿法、认知行为疗法等。

2. 操作性条件技术　是根据斯金纳的操作条件反射原理，强调从个体操作活动中自己获得奖惩，即用奖励 - 强化法和处罚 - 消除法。斯金纳将行为分为两大类，一类为应答性行为，由特殊的可观察到的刺激引起，如瞳孔的对光反射；另一类为操作行为，是一种自发的行为，它的出现与环境发生的某些后果有关，如婴儿啼哭可引来母亲的抚爱。

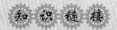

系统脱敏疗法

系统脱敏疗法又称交互抑制法，利用这种方法主要是诱导求治者缓慢地暴露出导致焦虑或恐怖的情境，并通过心理的放松状态来对抗焦虑或恐怖情绪，达到治疗目的。应用该方法进行治疗应包括三个步骤：①放松训练；②建立恐怖或焦虑的等级层次；③在放松的情况下，按某一恐怖或焦虑的等级层次进行脱敏治疗。

3. 行为问题的治疗方法　行为问题，尤其是脑创伤或其他脑部疾病后的行为问题是相当常见的，它可分为不适当的行为过多与适当的行为过少。①不适当的行为过多：包括冲动性、自我中心主义、进攻行为、脾气暴躁、不适当的性行为等。②适当的行为过少：表现为淡漠，缺乏动力，在督促和哄骗下才能完成日常生活活动，这些患者常轻易地、错误地被认为是懒惰、无动力。行为问题的治疗方法有：

（1）强化良好行为：最常用的是阳性强化（positive reinforcement），就是给患者一定的奖赏来强化其适应行为。阳性强化刺激在某行为发生后给予，它会增加这种行为被重复的可能性，这种刺激可以是直接的、实际的物质，如患者喜爱的食物或饮料，也可以精神鼓励，如表扬；患者认为有价值的纪念品、钱币，并且应该在良性行为后立即以明确而肯定的方式给予，这十分关键。

（2）抑制不良行为：惩罚可以作为阴性强化刺激达到目的。当不良行为一出现，马上取消阳性强化。如果表扬作为一阳性刺激给予，那么在出现不良行为后的一定时期内就不再给予。也可采用厌恶刺激，当患者出现或正在出现不良行为时，立即给予不愉快的刺激，使患者产生厌恶其不良行为的主观体验。

（三）认知疗法

认知疗法（cognitive therapy）是根据认知过程影响情感和行为的理论假设，通过认知和行为技术来改变患者的不良认知，从而使患者的情感和行为得到相应改变的一类心理治疗方法。所谓不良认知，是指歪曲的、不合理的、消极的信念和思想。心理障碍的产生是由于错误的认知，而错误的认知导致异常的情绪反应（如抑郁、焦虑等）。通过挖掘，发现错误的认知，加以分析、批判，代之以合理的、现实的认知，就可以解除患者的痛苦，使之更好地适应现实环境。

对慢性病患者，要让他接受疾病存在的事实，既不要自怨自责，更不要怨天尤人，要看到适应能力可通过锻炼而改善，且能使器官功能处于一种新的动态平衡，从而更好地执行各种康复措施。激发其奋发向上的斗志，积极主动地克服困难，争取各项功能的最佳康复。

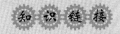

强化疗法

强化疗法又称操作条件疗法。治疗技术有行为塑造、正强化、负强化、代币强化、内隐强化等技术。如正强化是为了建立一种适应性的行为模式，给予患者认为有价值的纪念品、钱币、小红旗、购物券等，奖励良好的行为，使这种行为不断强化并逐渐巩固。该疗法常用于对残疾者训练的过程中，以鼓励患者积极主动地投入康复训练，获得更好的疗效。

（四）社会技能训练

个体处于社会环境中，其行为正常与否是从周围特定的环境中得来的，有些行为在社会环境中得到强化，有些则在社会环境中消除。社会技能一般是指一个人有效地应付日常生活中的需求和挑战的能力，它使一个人保持良好的精神状态，在他所处的社会文化环境中，在与他人的交往中表现出适当的和健康的行为。它包括：①处理问题技能；②思维技能；③人际交往技能；④自我定向技能；⑤控制情感及行为技能。

社会技能训练用于矫正各种行为问题和增进社会适应能力，以训练对象的需求和问题为中心，强调主动性、积极性、参与性和操作性相结合，强调各种心理功能的实用性，强调训练对象对社会技能的掌握程度。

（五）集体心理治疗

集体心理治疗（group psychotherapy）又称团体心理治疗，是一种特殊的治疗方式，它相对于个别心理治疗而言，由 1～2 位治疗者主持，以集体为对象的心理治疗。

1．集体心理疗法为残疾人互相帮助提供场所和交流机会　残疾人由于身患残疾，得到社会和家庭的照顾多，却很少有机会给别人帮助，这样形成的心理是不平衡的。

2．集体心理疗法改善患者的社会适应能力　由于残疾的存在，社会地位的变化，心理上的打击，使残疾人的性格和行为发生变化。易冲动，易攻击，或被动消极、自我为中心，加之与社会隔离，人际关系困难，思维缓慢，对社会也变得生疏，使他们渐渐地不适应社会。集体心理疗法的突出优点是使残疾人通过集体活动，改变他们的行为，重新认识社会和适应社会。

3．集体心理疗法促进残疾人之间及家人之间的相互支持　残疾人尽管个人背景和残疾程度不同，但他们在与残疾造成的命运进行搏斗的经历却是相同的。他们同健全人相比是弱者，因而难免感到自卑。集体心理疗法让残疾人聚集在一起，使他们觉得平等、温暖、和谐，可以深情地倾诉，从治疗者及其他残疾人的言谈中得到激励和支持。

（六）生物反馈疗法

生物反馈治疗（biofeedback therapy）利用现代电子仪器，将人体内的心理生理活动的生物信息（如肌电、皮温、皮电、心率、脑电、脉搏及血压等）转化为声、光或屏幕图像等反馈信号呈现给患者，患者根据不断反馈的信号学习，调节自身的心理、生理活动，使其生理功能恢复或保持在一个合适的水平，从而使疾病得到治疗和康复，达到治疗的目的。

人体的内脏活动和某些躯体活动是受自主神经系统支配的，不受意识的随意控制（如心血管活动、血糖、皮肤温度等）。生物反馈训练就是运用操作条件反射的原理，在仪器的帮助下，训练个体用意识来控制这些不随意活动，这种能将个体的生物信息转换为物理信号并反馈给本人的电子仪器称为生物反馈仪。常见的生物反馈仪有肌电反馈仪、皮温反馈仪、皮电反馈仪、脑电反馈仪及血压脉搏反馈仪等。

常用的生物反馈治疗方法有肌电反馈疗法、皮温反馈疗法、皮电反馈疗法、脑电反馈疗法等，适用于焦虑症、恐怖症、高血压、支气管哮喘、紧张性头痛、书写痉挛、瘫痪（周围神经及中枢神经损伤）、癫痫和慢性精神分裂症等。

（张伟滨）

第五节 康复工程

康复工程是医学与工程技术结合的一门科学。通过代偿或补偿的方法来矫治畸形，弥补生理功能缺陷，预防功能退化，最大限度地使患者实现生活自理。

一、矫形器

（一）概述

1. 矫形器（orthosis） 是在生物力学的基础上，作用于人体四肢或躯干，以保护、稳定肢体；预防矫正肢体畸形；治疗骨、关节、神经、肌肉疾病及功能代偿的体外装置。

2. 基本作用

（1）稳定与支持：通过限制肢体或躯干的异常运动，来保持关节的稳定性，恢复承重或运动能力。

（2）固定与矫正：通过对病变肢体或关节的固定和保护，矫正畸形或防止畸形加重，促进病变的痊愈。

（3）保护作用：通过对病变肢体或关节的固定和保护，限制其异常活动，保持肢体、关节的正常对线关系，从而促进病变的愈合。

（4）代偿与助动：通过某些装置如橡皮筋、弹簧等来提供动力或储能，代偿已经失去的肌肉功能，或对肌力较弱部分给予一定的助力来辅助肢体活动或使瘫痪的肢体产生运动。

（5）免负荷：通过矫形器的压力传导和支撑，对下肢承重关节可以减轻或免除长轴承重，促进组织修复。

（二）矫形器的分类

按治疗部位可分为上肢矫形器、下肢矫形器和脊柱矫形器三大类。

1. 上肢矫形器 上肢矫形器的主要作用是固定保护、预防或矫正畸形和代偿丧失的功能。根据功能分为固定性（静态性）和功能性（可动性）两大类。固定的矫形器将上肢固定于功能位，没有运动装置，用于固定、支持、制动（图4-1）。功能性上肢矫形器，可用橡皮筋、弹簧等助力装置辅助关节运动，允许肢体活动或控制活动度，帮助肢体运动（图4-2）。

上肢矫形器的使用目的是保持肢体于功能位，提供牵引力以防止关节挛缩，预防或矫正上肢畸形，补偿上肢肌肉失去的力量以及辅助无力肢体运动或替代手的功能等。

2. 下肢矫形器 由于下肢具有站立和步行的两大功能，任何障碍都会影响到身体的活动姿势和行走步态。维护关节的正常对线和活动范围，促进骨组织愈合，预防和矫正肢体畸形，支撑体重减轻或免除患肢的承重负荷，代偿无力能力等是下肢矫形器的目的。选用下肢矫形器必须注意穿戴后对肢体没有明显的压迫，对下肢有水肿的患者，矫形器不宜紧贴皮肤（图4-3）。

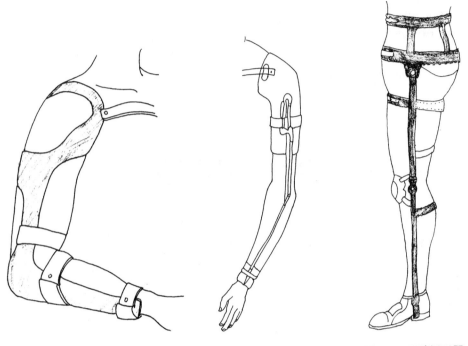

图 4-1　固定肘矫形器　　　图 4-2　功能性上肢矫形器　　　图 4-3　下肢矫形器

3．脊柱矫形器　脊柱矫形器是根据脊柱不同病损部位分别作用于颈部、颈胸部、胸腰部、腰骶部、胸腰骶部甚至整个脊柱的矫形器。主要用于固定和保护脊柱，矫正脊柱的异常力学关系，减轻躯干的局部疼痛，保护病变部位免受进一步的损伤，支持麻痹的肌肉，预防、矫正畸形，通过对躯干的支持、运动限制和对脊柱对线的再调整达到矫治脊柱疾病的目的（图4-4～图4-7）。

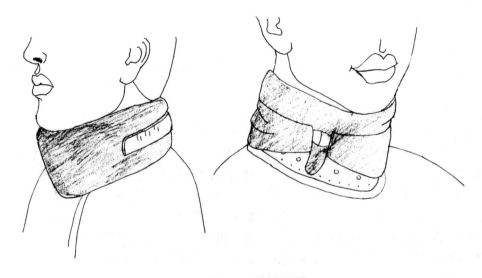

图 4-4　颈矫形器

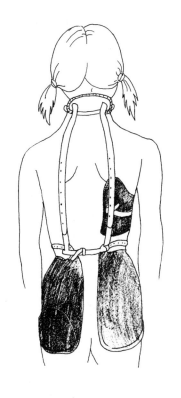
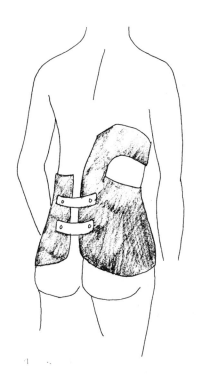
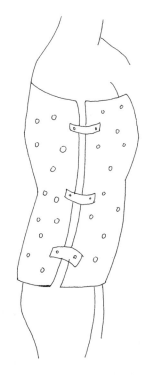

图 4-5　颈胸腰骶矫形器　　　　图 4-6　骶腰矫形器　　　　图 4-7　胸腰骶椎矫形器

（三）临床应用程序

1. 检查及诊断　包括患者的一般情况、病史、体格检查，拟制作或穿戴矫形器部位的关节活动范围和肌力情况，是否使用过矫形器及其使用情况。

2. 矫形器处方　注明目的、要求、品种、材料、固定范围、体位、作用力的分布、使用时间等。

3. 装配前治疗　主要是增强肌力，改善关节活动范围，提高协调能力，为使用矫形器创造条件。

4. 矫形器制作　包括设计、测量、绘图、取模、制造、装配程序。

5. 训练与使用　矫形器正式使用前要进行试穿（初检），了解矫形器是否达到处方要求，舒适性及对线是否正确，动力装置是否可靠，并进行相应的调整。然后，教会患者如何穿脱矫形器，如何穿上矫形器进行一些功能活动。训练后，再检查矫形器的装配是否符合生物力学原理，是否达到预期的目的和效果，了解患者使用矫形器后的感觉和反应，这一过程称为终检。终检合格后方可交付患者正式使用，对需长期使用矫形器的患者，应每 3 个月或半年随访 1 次，以了解矫形器的使用效果及病理变化，必要时进行修改和调整。

二、助行器

辅助人体支撑体重、保持平衡和行走的工具称为助行器。根据其结构和功能不同，可分为无动力式助行器、功能性电刺激助行器和动力式助行器。无动力式助行器结构简单，价格低廉，使用方便。

（一）杖

1. 种类　根据杖（crutch）的结构和使用方法，可将其分为手杖、前臂杖、腋杖和平台杖四大类，每一类又包括若干类。

（1）手杖：规格品种繁多，为一只手扶持以助行走的工具。①单足手杖：多为木制，支撑点较小不能承受较大负荷，适用于握力好、上肢支撑力强的患者（图4-8）。②多足手杖：有三脚式或四脚式，其高度可以调节，支撑面广且稳定，用于平稳能力欠佳、用单足手杖不够安全的患者（图4-9）。

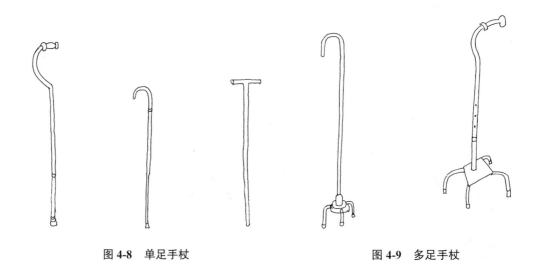

图4-8　单足手杖　　　　　　　　　　　　　　　　图4-9　多足手杖

（2）前臂杖：优点为轻便、美观，使用时，该侧手仍可自由活动。适用于握力差、前臂力较弱但不必用腋杖者。缺点是稳定性不如腋杖（图4-10）。

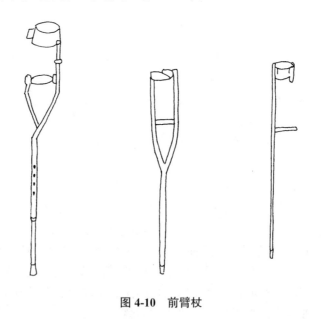

图4-10　前臂杖

（3）腋杖：可靠稳定，用于截瘫而上肢功能正常或外伤较严重的患者，杖的长度一般可以调节（图4-11）。

（4）平台杖：又称类风湿拐，有固定带，可将前臂固定在平台式前臂托上，前臂托前方有一把手。用于手关节损伤严重的类风湿患者或手部有严重外伤、病变不宜负重者，改由前臂负重，把手起掌握方向的作用（图4-12）。

2．长度选择　选择适合长度的杖是保证患者安全，最大限度发挥杖的功能的关键。

（1）腋杖长度：身长减去41cm，站立时大转子的高度即为把手的位置，也是手杖的长度及把手的位置。测定时患者应着常穿的鞋站立。若患者下肢或上肢有短缩畸形，可让患者穿上鞋或下肢支具仰卧，将腋杖轻轻贴近腋窝，在小趾前外侧 15cm 处与足底平齐处即为腋杖最适当的长度，肘关节屈曲 25°～30°，腕关节背伸时的掌面即为把手部位（图 4-13）。

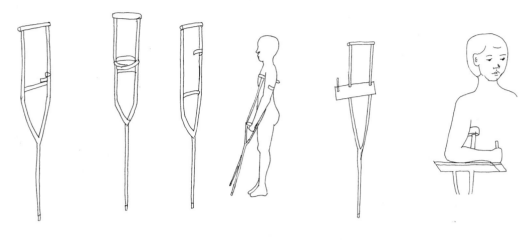

图 4-11 腋杖　　　　　　　　　　　　　　　　图 4-12 平台杖

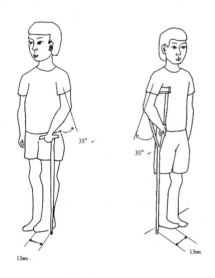

图 4-13 腋杖高度的测量及起始位置

（2）手杖长度：让患者穿上鞋或下肢支具站立。肘关节屈曲 25°～30°，腕关节背伸，小趾前外侧 15cm 处至背伸手杖面的距离即为手杖的长度。

（二）步行器

步行器可支持体重，便于站立或步行，其支撑面积较杖大，故稳定性好，有以下几种类型：

1. 助行器　用铝合金材料制成，自身很轻，可以调节高度，是一种三边形（前面和左右两侧）的金属框架，可将患者保护在其中。

（1）步行式助行器：双手提起两侧扶手同时向前放于一步地面代替一足，然后健腿迈上。适用于上肢功能较好、下肢功能障碍较轻的患者（图 4-14）。

（2）轮式助行器：在步行式助行器的基础上安装 2 只或 4 只小轮，减少阻力，便于移动。适用于上、下肢肌力差，提起步行器有困难者（图 4-15）。

（3）交互型助行器：体积较小，无脚轮，可调节高度。使用时先向前移动一侧，然后再移动余下的一侧向前，如此来回交替移动前进。适用于立位平衡差，下肢肌力差的患者或老年人，其优点是如厕也很方便（图 4-16）。

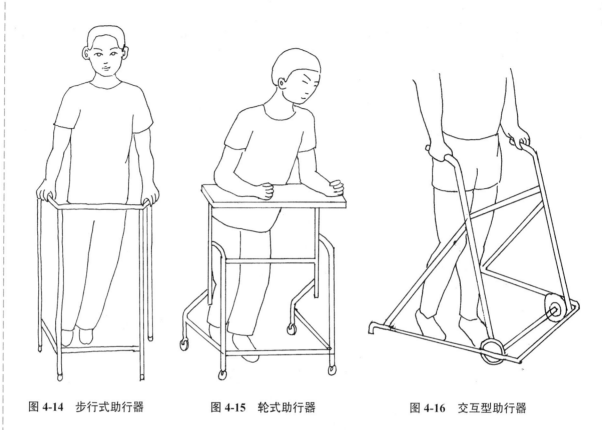

图 4-14　步行式助行器　　　图 4-15　轮式助行器　　　图 4-16　交互型助行器

2. 行走器　是根据钟摆工作原理而设计的一种行走器，适用于胸椎以下损伤的截瘫患者，需要根据患者的情况定做。根据损伤阶段又分为以下两种：

(1) 铰链式行走器：适用于各种原因所致截瘫患者（T_{10} 或 T_{10} 以下完全性截瘫或部分高位不完全性截瘫），辅助截瘫患者达到实用性独立行走的目的。使用时，患者通过转移重心，在位于大腿内侧的矫形器互动铰链装置的作用下，实现下肢的被动前后移动。

(2) 交替式行走器：适用于各种原因所致的 T_4 以下完全性或更高节段的不完全性脊髓损伤患者，达到实用性独立行走目的。使用时，患者通过躯干肌作用，使中心侧向转移及向前移动或通过主动使骨盆后伸，带动矫形器固定的下肢，在一定活动区域内实现主动向前移动。

三、假肢

（一）概述

1. 假肢　是用于弥补截肢者肢体缺损和代偿其失去的肢体功能而专门制造、装配的人工肢体。

2. 分类　①按结构分为内骨骼式和外骨骼式假肢。②按用途分为装饰性、功能性、作业性和运动假肢。③按安装时间分为临时性和正式假肢。④按解剖部位分为上肢、下肢假肢。

3. 选用原则　截肢者都想恢复被截去的肢体功能，所以在选用时，尽可能保持正常的肢体外观，但在装配假肢时，要充分考虑穿戴假肢后对基本功能的影响，以功能代偿为主。

（二）上肢假肢

人类的动作灵巧，感觉敏锐，功能十分复杂，一旦截肢，功能难以代偿。

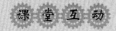

课 堂 互 动

"肌电手"的应用给断手患者带来的便利有哪些？

1．基本要求 能基本达到上肢的功能，外观逼真，轻便、耐用，穿脱比较方便，容易操纵。

2．常用类型 包括骨骼式上肢假肢和肌电控制上肢假肢。

（1）骨骼式上肢假肢：由各种上肢标准零部件组装而成，具有重量轻、美观大方的特点，根据不同患者的需要提供装饰性、自主功能型两种假肢。根据部位分为骨骼式铅笔假肢，骨骼式上臂假肢和骨骼式肩部假肢。

（2）肌电控制上肢假肢：能为上肢截肢患者提供具有良好工作、生活的自理能力，可以根据患者的意志实现手指的自动张开、闭合和旋腕功能。

（三）下肢假肢

1．基本要求 外观逼真，轻便和耐用，穿脱方便，操纵容易，此外下肢假肢要与健侧肢体长度相等，具有良好的承重功能，残肢与假肢紧密接触，行走时残肢在假肢内移动小，步态接近于正常。

2．常用类型 按患者截肢部位分为部分足假肢、踝部假肢、小腿假肢、膝关节离断假肢、大腿假肢、髋大腿假肢（图 4-17 ～图 4-19）。

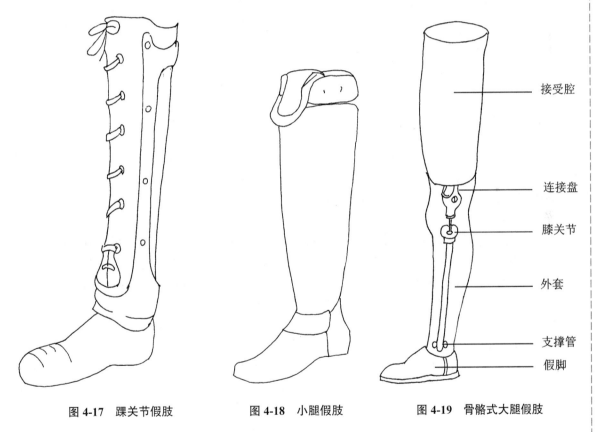

图 4-17 踝关节假肢　　图 4-18 小腿假肢　　图 4-19 骨骼式大腿假肢

四、轮椅

疾病、外伤可致下肢功能障碍、行走困难，严重影响病、伤、残者的生活、工作及社会交往活动。轮椅不仅是一种运载工具，而且是行动不便者的义肢，患者身体的一部分。使用得当，能避免虚耗体力，同时又可以提高使用者的独立性，胜任日常生活。

（一）种类与结构

1．种类 分为普通轮椅、电动轮椅和特形轮椅。特形轮椅是根据乘坐轮椅患者残存的肢体功能及使用目的从普通轮椅中派生而来，常用的有站立式轮椅、躺式轮椅、单侧驱动式轮椅、电动式轮椅、竞技用轮椅等。

2．普通轮椅结构 由轮椅架、轮（大车轮、小脚轮）、刹车装置、椅坐、靠背五部分组成。

（二）轮椅的选择

选择合适的轮椅应当考虑各种主观因素，首先要看使用者的残疾和功能障碍的程度、年龄、健康状况、体形；其次是患者的生活方式、生活习惯、居住及工作环境。乘坐轮椅者承受压力的主要部位是坐骨结节、大腿及腘窝部、肩胛区，因此，在选择轮椅时要注意这些部位的尺寸是否合适，避免皮肤磨损、擦伤及压疮。

1．座位宽度　测量坐下时两臀间或两股之间的距离，再加 5cm，即坐下后两边各有 2.5cm 的空隙。

（1）座位太窄：臀部及大腿皮肤容易磨损，易产生压疮，上下轮椅比较困难。

（2）座位太宽：使用者需张开双臂来操纵轮椅，双肢极易疲劳；不能舒适地用两边扶手支持身体，不易坐稳。

2．座位长度　测量坐下时臀部至小腿腓肠肌之间的水平距离，将测量结果减 6.5cm。

（1）座位太短：体重主要落在坐骨结节上，局部易受压过多，软组织容易受损，产生压疮。

（2）座位太长：会使腘窝部受座位前缘压迫，影响局部血液循环，导致该部位皮肤磨损。

3．座位高度（座高）　测量坐下时足跟（或鞋跟）至腘窝的距离，再加 4cm，在放置脚踏板时，板面至少离地 5cm。

（1）座位太高：双脚失去承托，四处摆动，容易受伤。

（2）座位太低：坐骨承受重量过大，容易产生压疮。

4．座垫　为了舒适和防止压疮，座位上应放座垫，要求座垫软硬适中、承受压力均匀而分散、透气、吸湿性能好。

座垫的种类有泡沫橡胶座垫、凝胶座垫、充气座垫。

5．靠背高度　靠背高低要视患者躯干受控的程度和活动能力而定，靠背越高，越稳定，靠背越低，上身及下肢的活动就越大。

（1）低靠背：适用于经常参加体育运动的患者，它活动限制较少，方便进行弯腰、伸展和转腰动作。

（2）高靠背：适用于控制躯体能力欠佳的患者。测量座面至肩部或后枕部的实际高度。

6．扶手高度　坐下时，上臂垂直，前臂平放于扶手上，测量椅面至前臂下缘的高度，加 2.5cm。适当的扶手高度有助于保持正确的身体姿势和平衡，并可使上肢放置在舒适的位置上。扶手太高，上臂被迫上抬，易感疲劳。扶手太低，则需要上身前倾才能维持平衡，不仅容易疲劳，也可能影响呼吸。

（三）临床应用

普通轮椅适合下列疾病：步行功能严重减退、脊髓损伤、下肢伤残、颅脑疾患、骨折、机体障碍、年老、体弱、多病者。在选择轮椅时要考虑到患者的认知功能以及至少有一侧上肢功能正常，如此能比较熟练地操纵轮椅。

（陈　雨）

第六节　传统康复疗法

中国传统康复疗法是指在中医学理论指导下对患者进行康复治疗的方法，其主要手段有针灸、中药、推拿、拔罐、食疗、运动、调摄调适情志等。中医药学有着数千年的悠久历史，是中华民族在长期的生产与生活实践中认识生命、维护健康、战胜疾病的宝贵经验总结。早在两千多年前，我国就开始采用按摩、气功、针灸、食疗、中药等方法进行功能的康复，形成了独具中国特色的康复治疗理论体系。在现代康复中，常配合其他康复治疗方法共同促进疾病的恢复，为我国人民的健康事业和世界医学的发展作出了巨大的贡献。

一、针灸疗法

针灸是针法和灸法的合称，是指在中医基本理论指导下，运用针刺和艾灸的方法，对人体腧穴进行刺激，激发经络之气，调整脏腑功能，以疏通经络、行气活血、调和阴阳、扶正祛邪，从而达到防病治病的目的。针法是指采用不同针具刺激人体的一定部位（腧穴），并运用各种手法以调整阴阳、防治疾病的方法。灸法是指采用艾绒或其他药物制成的灸柱或灸条，点燃后熏烤或温熨体表的一定部位，或采用光、电等刺激体表的一定部位，以起到防治疾病作用的方法。临床常用的方法有毫针刺法、皮肤针法、电针法、艾炷灸、艾卷灸、温针灸等。针灸疗法具有历史悠久、安全可靠、简便易行、不良反应少的特点，几千年来深受广大人民群众的欢迎。

1．治疗作用和应用范围　古代医家在长期医疗实践中，总结出针灸具有疏通经络、行气活血、调和阴阳、扶正祛邪的功用，从而达到治病疗伤、防病保健的作用。针灸在康复方面的应用范围很广，涉及内、外、妇、儿多科疾病，尤其适用于神经系统和运动损伤方面的疾患。

2．应用原则　根据中医脏腑经络学说，运用"四诊八纲"的辨证方法，收集患者的证候体征，进行分析、综合、判断证型，然后确定相应的配穴处方，遵循邻近取穴、局部取穴、循经取穴等原则进行选穴，或针或灸，或针灸并用，或补或泻，或补泻兼施，以调理气血、温通经脉，从而达到防病治病的目的。

3．应用禁忌　患者精神过度紧张、过劳、过饱、醉酒、大怒时，不宜立即针刺；皮肤有感染、溃疡、瘢痕、肿瘤、出血倾向及高度水肿者，局部不宜针刺；小儿囟门未闭时，头顶部不宜针刺；孕妇腹部、腰骶部不宜针灸，三阴交、合谷、至阴、昆仑禁止针灸；身体虚弱者，针刺时应采用卧位，手法不宜过重；胸、腹、背部针刺时注意把握进针角度和深度，以免伤及内脏器官；黏膜附近、颜面、五官和大血管等部位，不宜采用瘢痕灸；实证、热证、阴虚发热也不宜施灸。

二、穴位按摩法

穴位按摩法又称推拿法，是指用手、肘、膝、足或器械等在人体体表的特定部位或穴位上施以各种手法操作来防治疾病的一种治疗方法。它是一种非药物的物理疗法。常用的推拿手法可归纳为推揉、摩擦、拿按、叩击、振动和摇动六大类。因其简单易学、便于操作、疗效显著、费用低廉、无毒副作用等特点而备受人们的喜爱。

1．治疗作用和应用范围　穴位按摩主要借助手法和力的作用，通过经络的感传，起到疏通经络、行气活血、散寒止痛、健脾和胃、消积导滞、扶正祛邪等作用，使局部的疼痛和肿胀得到改善，全身脏腑得以气血温煦和濡养，从而达到预防保健、促进疾病康复的目的。此外，推拿还能解除肌肉疲劳与痉挛，滑利关节，强筋壮骨，增加关节活动度，纠正解剖位置异常，防止肌肉失用性萎缩，促进瘢痕变软和损伤修复等。主要适用于脑卒中后偏瘫、神经衰弱、四肢关节伤筋、软组织损伤、腰椎间盘突出、颈椎病、肩周炎、肌性斜颈等疾患。

2．应用原则　①按摩手法要求达到"深透"，即要做到准确、持久、有力、均匀、柔和。②推拿方法的选择要遵循个体化原则。按患者体质、疾病部位、疾病性质、病情及合并症等情况，选择不同的推拿方法，制订出系统的康复护理计划。

3．应用禁忌证　开放性软组织损伤，骨结核、肺结核，化脓性骨髓炎，血友病、血小板减少症等有严重出血倾向者，妊娠妇女的腹部、腰骶部，某些久病过度虚弱的、高龄体弱的或素有严重心血管疾病的患者，禁用推拿疗法。饥饿、酒后、过度疲劳或按摩局部有皮肤病者均不宜用推拿疗法。

三、拔罐疗法

拔罐法古称角法、吸筒法，俗称拔火罐，亦称"拔罐子"，是以罐为工具，利用燃烧、抽吸、挤压等方法排除罐内空气，造成负压，使罐吸附于体表腧穴或患处产生刺激，形成局部充血或瘀血现象，从而达到以防病治病，强壮身体为目的的一种治疗方法。拔火罐常与针灸、放血疗法配合使用。根据罐具的制作材料不同，临床常用的有玻璃罐、竹罐、陶瓷罐等。根据罐具种类不同，罐具的吸拔方法分为：火罐法、水罐法和抽气罐法。

1．治疗作用和应用范围 拔罐疗法具有开泄腠理、扶正祛邪、温经通络、行气活血、祛风散寒、拔毒排脓、消肿止痛、祛瘀生新、调整阴阳等作用。拔罐法适用范围广泛，常用于腹痛、腰背痛、软组织损伤等局部病症，也可用于消化不良、头痛、高血压、感冒、咳嗽、月经不调、痛经等内科病症，也同样适用于目赤肿痛、麦粒肿、丹毒、红丝疔、疮疡初起未溃等外科病症。

2．应用原则 根据患者病变部位与疾病性质的不同，临床可应用多种不同的拔罐方法。单罐法主要用于病变部位明确、范围局限或有固定压痛点的病症；多罐法适用于病变范围广泛或需选穴较多的病症。留罐法常用于较深的组织损伤以及临床各科多种疾病；闪罐法适用于治疗风湿痹痛、中风后遗症、肌肤顽麻、肌肉痿弱等病症；走罐法主要针对急性热病、瘫痪麻木、风湿痹证等病症。针罐法，包括留针拔罐法和刺络拔罐法两种，适用于治疗风湿痹证、急慢性软组织损伤、坐骨神经痛、哮喘，以及神经性皮炎、皮肤瘙痒症等病症。

3．应用禁忌 ①患者禁忌。凡急性传染病、癌症及有出血倾向的患者或孕妇，均不宜拔罐。②部位禁忌。皮肤过敏、溃疡、水肿及靠近心脏、大血管部位，孕妇的腰骶、下腹部，均不宜拔罐。③操作禁忌。拔火罐时切忌火烧罐口，否则会出现烫伤、水疱；留罐时间不宜超过 20min。

四、腧穴敷贴法

腧穴敷贴法是指在某些穴位上敷贴药物，通过药物和腧穴的共同作用以治疗疾病的一种方法。若将某些刺激性大的药物（如毛茛、斑蝥、白芥子、甘遂、蓖麻子等）敷于腧穴，可引起局部发疱化脓形成灸疮，又称为"天灸""自灸"，现代也称发疱疗法。若将药物敷贴于神阙穴，通过脐部吸收或刺激脐部以治疗疾病，又称敷脐疗法，简称脐疗。若将药物敷贴于涌泉穴，通过足部吸收或刺激足部以治疗疾病，又称足心疗法、脚心疗法或涌泉疗法等。现今盛行的"三伏贴""三九贴""足疗贴"等均是采用此方法以达到治病防病、养生保健的目的。

1．治疗作用和应用范围 腧穴敷贴法具有通调腠理、清热解毒、消肿散结的作用。在中医理论指导下给予辨证施治，此法可适用于内外妇儿诸科疾病。临床上常用于：①内科。感冒、急慢性支气管炎、支气管哮喘、三叉神经痛、面神经麻痹、神经衰弱、冠心病、心绞痛、糖尿病、胃下垂、胃肠神经症、腹泻、遗精、阳痿等。②外科。乳腺增生、颈淋巴结核、前列腺炎、风湿性关节炎、颈椎病、腰椎间盘突出症等。③妇科。月经不调、痛经、子宫脱垂、慢性盆腔炎等。④儿科。小儿泄泻、小儿疳积、小儿厌食症、小儿支气管炎、小儿遗尿等。⑤五官科。口腔溃疡、过敏性鼻炎、近视、鼻窦炎、慢性咽炎、急性扁桃体炎等。此外，还可用于防病保健。

2．应用原则 腧穴敷贴法是以脏腑经络学说为基础进行辨证选穴。选穴力求少而精。临床常用的腧穴有：百会、神阙、涌泉、中脘、关元、气海、足三里、背俞穴、病变局部的腧穴、阿是穴等。临床上常选用芳香开窍、发散走窜类的中药，如冰片、麝香、丁香、花椒、白芥子、姜、葱、蒜、肉桂、白芷、皂角、穿山甲等；有时也选用峻猛有毒之品，如生半夏、蓖麻子、斑蝥、生南星、川乌、草乌、巴豆、附子、大戟等。将有效的汤剂、丸剂熬膏或研末，配以辅料如酒、醋、姜汁、蜂蜜、鸡蛋清、面粉等来赋予药物适当的形态，制成相应的剂型，如丸剂、散剂、糊剂、膏剂、饼剂、熨贴剂、鲜药剂等，以备使用。

3．应用禁忌 ①久病、体弱、消瘦以及有严重心、肝、肾功能障碍者使用药量不宜过大，敷贴时间不宜过久。②孕妇、幼儿使用时应避免敷贴刺激性强、毒性大的药物。③糖尿病患者慎用。④颜面部慎用。⑤敷贴部位有创伤、溃疡者禁用。⑥对药物或敷料成分过敏者禁用。

五、中医运动康复

生、长、壮、老、已是人类生命的自然规律，健康与长寿是人类普遍的愿望。在中国古代社会，没有"中医"和"运动"的概念，对疾病防治和保健康复的知识与方法，皆属于"养生"或"修养"的范畴。几千年来，以汉华佗《五禽戏》、春秋战国时代《管子》《荀子》、秦朝吕不韦《吕氏春秋》、刘安《淮南子》、晋代葛洪《八段》、明朝张伯瑞《易筋经》、清朝颜元《习斋之学》等为代表的运动养生主张，积累了丰富的传统运动养生保健的理论与方法，创造出了各种各样的健身运动，逐步形成了自己独特的理论体系，成为中国传统养生学的重要组成部分。

中国传统运动养生通过自身的姿势调整、呼吸锻炼、意念控制，使身心融为一体，增强人体各部分功能，诱导和启发人体内在潜力，起到防病、治病、益智、延年的作用。传统运动养生的方法种类繁多，内容丰富。既有自成套路的系统健身法，也有民间自成风格的健身术，常见的运动养生方法有太极拳、易筋经、五禽戏、八段锦等。

1. 太极拳　太极拳是中华民族宝贵的民族遗产，是我国传统的健身拳术之一，是中国传统的辩证思想与武术、气功、引导术的完美结合。其拳理来源于《易经》《黄帝内经》《黄庭经》等中国传统哲学、医学、武术等经典著作，并在其长期的发展过程中又吸收了道、儒、释等文化的精髓，故被称为"国粹"。由于其动作舒展轻柔，动中有静，圆活连贯，形气和随，外可活动筋骨，内可流通气血，协调脏腑，因此被广泛地用于健身防病，是一种行之有效的传统养生康复方法。

太极拳有很多流派，目前较为流行的有杨式太极拳、二十四式太极拳。练习太极拳时，要求人的思想始终集中在动作上，大脑专注于指挥全身各器官系统功能的变化和协调，使神经系统自我控制能力得到提高，从而改善神经系统的功能，有利于大脑充分休息，消除机体疲劳。常练太极拳还可增强血管弹性，增强呼吸功能，有利于降低血压，扩大肺活量，对提高肺的通气和换能均有良好作用。

此外，中医学认为，太极拳运动有畅通经络、培补正气的功效。只要坚持练习，可补益肾精、强壮筋骨、抵御疾病，打通任、督、带、冲诸脉，同时增加丹田之气，使人精气充足、神旺体健。每天练习 1～2 次，一般在傍晚进行。多年来研究表明，太极拳对预防高血压、动脉粥样硬化、心脏病，提高人体免疫力和调整人体内分泌功能，有确切的作用。

2. 易筋经　相传易筋经是中国佛教禅宗的创始者菩提达摩传授的。后来逐渐流传开来，自唐代以后，历代养生书中多有记载，成为民间广为流传的健身术之一。易筋经是内练气功、外练筋骨的一种锻炼方法。活动中要求排除杂念，通过意识的专注，力求达到"动随意行，意随气行"，以意念调节肌肉、筋骨的紧张力。其独特的"伸筋拔骨"运动形式，可使肌肉、筋骨在动势柔、缓、轻、慢的活动中，得到有意识的形、拉、收、伸。

古代相传的易筋经姿式及锻炼法有 12 势，即韦驮献杵势、横担降魔杵势、掌托天门势、摘星换斗势、倒拽九牛尾势、出爪亮翅势、九鬼拔马刀势、三盘落地势、青龙探爪势、卧虎扑食势、打躬势、工尾势。适用于各年龄层的健康人及慢性病患者，通过上肢运动而运气壮力、活血舒筋，影响全身。主要适用于失眠、健忘、头痛、胸痹、胃肠痛和风湿痹证。

3. 五禽戏　五禽戏又称"五禽操""五禽气功"等，是由五种模仿动物的动作组成，是传统健身术之一，相传为东汉名医华佗所创。据宋·范晔《后汉书·华佗传》中引华佗的话："吾有一术，名五禽之戏。一曰虎，二曰鹿，三曰熊，四曰猿，五曰鸟。亦以除疾，兼利蹄足"。五禽戏是中国民间广为流传的、也是流传时间最长的健身方法之一，其健身效果被历代养生家称赞，据传华佗的徒弟吴普因长年习练此法而达到百岁高龄。

五禽戏是通过模仿虎、熊、鹿、猿、鸟（鹤）五种动物的动作，意守、调息和动形协调配合，从而培育真气，通调经脉，强筋骨，利关节，达到保健强身的目的。适合大多数人锻炼，包括某些慢性疾病患者。如肺气肿、高血压、冠心病、脑血管病后遗症、骨质增生症、慢性胃炎、胃溃疡、便秘、慢性支气管炎、骨关节病及前列腺肥大等疾病，还可用于抗衰老及保健。主要适用于眩晕、头痛、不寐、脾胃不和、半身不遂的治疗和病后康复（图 4-20 ～图 4-24）

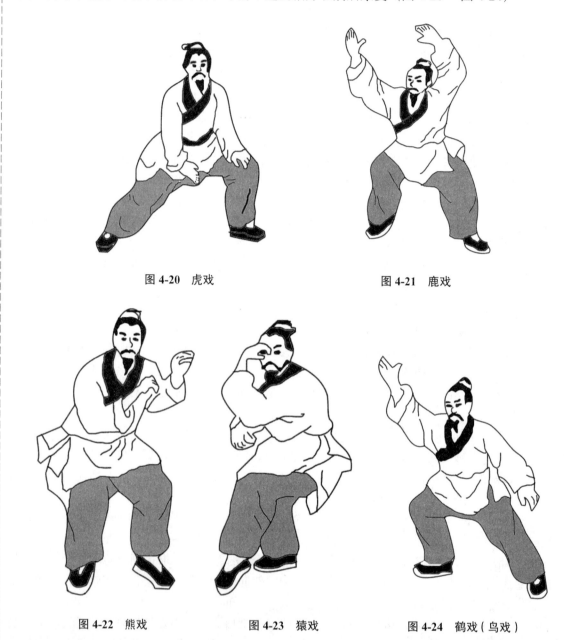

图 4-20　虎戏　　　　　　　　　　　　　图 4-21　鹿戏

图 4-22　熊戏　　　　　图 4-23　猿戏　　　　　图 4-24　鹤戏（鸟戏）

4．八段锦　八段锦属于古代导引法的一种，是形体活动与呼吸运动相结合的健身法。它是中国民间流传较广，作用较好的一套健身操，距今已有 800 多年的历史。八段锦无需场地，动作简单，易学易练，尤其适合于各脏腑组织或全身功能的衰减者，特别受到老年人、慢性病患者喜爱。

八段锦是由八种不同动作组成的健身术，故名"八段"，因其体势动作古朴高雅，有如展示给人们一幅绚丽多彩的锦缎，故称为"锦"。八种动作，即两手托天理三焦，左右开弓似射雕，调理脾胃需单举，五劳七伤向后瞧，摇头摆尾去心火，两手攀足固肾腰，攒拳怒目增气力，背后七颠百病消。

八段锦对人体的养生康复作用，从其歌诀中即可看出，如"两手托天理三焦"，即说明双手托天的动作，对调理三焦功能是有益的。两手托天，全身伸展，伴随呼吸，一则有助于三焦气机运化，二则对内脏亦有良好作用。其他诸如"调理脾胃需单举""摇头摆尾去心火"等，均是通过宣畅气血、展舒筋骸而达到养生的目的。

八段锦的每一段都有锻炼的重点，而综合起来，则是对五官、头颈、躯干、四肢、腰、腹等全身各部位进行锻炼，对相应的脏腑以及气血、经络起到了保健、调理作用，是机体全面调养的健身功法。其适用于各种慢性病患者，凡体质不很虚弱，活动无明显障碍者，都可采用。通常郁闷、胸闷不适或焦虑不安选1、2段，消化不良和腹胀选3段，腰背酸痛、头晕目眩选4、7段，头痛、耳鸣、失眠、健忘或早泄者选5～7段，保健防病选全段（图4-25～图4-32）。

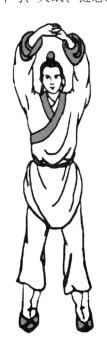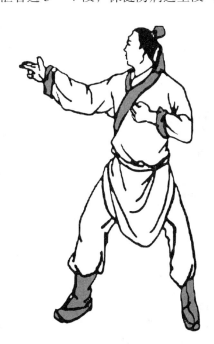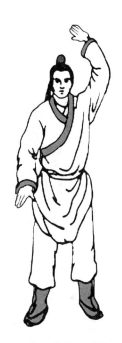

图 4-25　第一式 两手托天理三焦　　图 4-26　第二式 左右开弓似射雕　　图 4-27　第三式 调理脾胃需单举

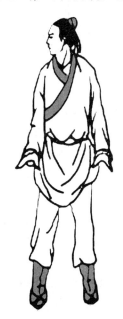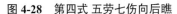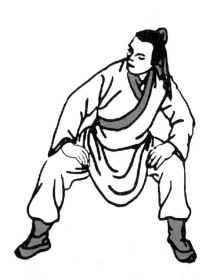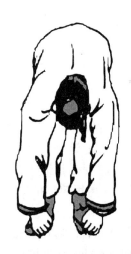

图 4-28　第四式 五劳七伤向后瞧　　图 4-29　第五式 摇头摆尾去心火　　图 4-30　第六式 两手攀足固肾腰

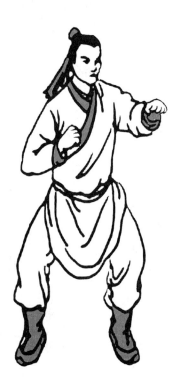
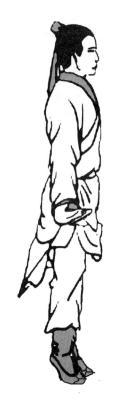

图 4-31　第七式　攒拳怒目增气力　　　　图 4-32　第八式　背后七颠百病消

六、中医康复护理

（一）中医康复护理的基本特点

1. **整体观念**　整体观念是对事物和现象的完整性、统一性和联系性的认识。中医学认为人体是一个有机的整体，构成人体的各个组成部分之间相互协调、相互作用、相互影响；人与外界环境有着物质同一性，外界环境提供了人类赖以生存的必要条件，即所谓的"天人合一"；人生活在社会环境中，人能影响社会变化，社会环境的变化也会影响人体身心功能，人在适应社会环境的过程中，维持着生命的稳定、协调、平衡、有序，体现了人与社会环境的统一性。这种机体自身的整体性和内外环境的统一性，被称为整体观念。整体观念要求在康复护理过程中，要顺应四时气候变化、注重身心全面整体的护理、适应社会需求，早日回归家庭和社会。

2. **辨证施护**　辨证施护是中医护理工作的基本法则，是中医护理的基本特点之一。所谓辨证就是在中医基本理论指导下，将四诊（望、闻、问、切）所收集的病情资料通过分析、综合而辨清疾病的原因、性质、部位和邪正关系，从而概括判断为某种性质的证；施护则是根据辨证的结果，确定相应的护理原则和方法。同一疾病由于证候不同，治疗也就不同，而不同的疾病只要出现相同的证候，就可以采用相同的治疗和护理方法，这就是中医"同病异护"和"异病同护"的意义所在。这种针对疾病发展过程中不同的本质矛盾、不同的状态，用不同的方法进行治疗和护理的思想，是辨证施护的精髓所在。

（二）中医康复护理的基本原则

1. **治未病**　中医学在总结劳动人民与疾病作斗争的经验中，已经认识到预防疾病的重要性，强调防护结合。《黄帝内经》诸多篇章都在不断地强调"治未病"理念，多次论及"治未病"原则。如《素问·四气调神大论》中指出"圣人不治已病治未病，不治已乱治未乱，此之谓也。夫病已成而后药之，乱已成而后治之，譬犹渴而穿井，斗而铸锥，不亦晚乎！"《灵枢·逆顺》也明确提出"上工治未病，不治已病。"治未病立足于强身健体的观念，其核心在"防"，即未病先防、既病防变、瘥后防复三个层面的含义。

"治未病"与疾病的三级预防措施相吻合：第一级预防亦称为病因预防：针对机体、环境和社会因素的预防；第二级预防亦称"三早"预防：在疾病初期采取的预防措施，指早期发现、早期诊断、早期治疗；第三级预防亦称康复治疗，从单纯重视疾病后期诊治到重视疾病的全过程，以及疾病进入后期阶段的预防措施，强调人们逐步形成维护健康的意识和观念。

2. 形神合一　"形神合一"体现了中医的整体观念。中医学认为神是生命活动的主宰，形神合一构成了人的生命。《淮南子·原道训》曰："夫形者生之舍也，气者生之充也，神者生之制也"。中医康复治疗护理要注重"形神兼养"，训练"神"对"形"的支配作用。如偏瘫运动功能的丧失，就是神对肢体主宰作用的丧失，康复时强调主动运动训练的重要性，即是突出"神"对"形"的支配作用。这与现代康复学运动再学习的指导思想相吻合。

3. 三因制宜　《黄帝内经》作为中医学思想的宝库，其中蕴含着丰富的三因制宜思想，即因时、因地、因人制宜，是中医学的理论特色和精华。体现在中医康复护理中即为：根据地域的不同，顺应四时、昼夜变化的规律以及疾病的不同阶段，根据康复对象的病证、身体素质、行为习惯、文化水平、经济条件等的不同，采取不同的康复治疗方法和护理措施。

4. 杂合以护　康复护理的对象多为残疾人、老年病证、慢性病证、精神病证及急性热病瘥后诸症等，病证多疑难复杂，常需要多种康复疗法同时使用。《素问·异法方宜论》中提到："圣人杂合以治，各得其所宜"。在辨证的前提下，杂合以护应遵循标本缓急、动静结合和医学康复与自我康复相结合的原则，根据不同病情，选择不同的综合护理手段。

（三）中医康复治疗及护理方法

中医康复治疗护理通常强调要在生活起居护理、饮食护理、情志护理、康复治疗与护理、中医健康教育等方面注重给予康复护理和指导。

1. 生活起居护理　生活起居护理主要是指患者在恢复期的生活环境和日常生活护理。其目的是保养人体的正气，调整机体内外阴阳的平衡，增强机体抗御外邪的能力，促进疾病的治疗和康复。我国历代医家十分重视生活起居护理，把它作为调养神气，延年益寿的重要法则。

（1）顺应四时、平衡阴阳：中医学认为，人与自然界是一个有机的整体。《黄帝内经》指出："人以天地之气生，四时之法成"。应根据四时阴阳变化和自然界的规律，指导患者生活起居。在生活起居护理中，人体要顺应四时的变化，春保肝、夏保心、秋保肺、冬保肾，遵循"春夏养阳，秋冬养阴""虚邪贼风，避之有时"的原则。

随着春、夏、秋、冬四时更迭，自然界生物出现生、长、收、藏的相应变迁。人类依天地而生，应和万物一样，顺应阴阳之性而生活于生长收藏的规律之中。如果违反了适应四时阴阳变化的根本规律，生命的根本就要受其伤害，真气亦随之败损，疾病难以康复。春季阳气生发，但气候变化较大，应"夜卧早起，广步于庭"，适度运动，使春气之升发有序，阳气之增长有路，符合"春夏养阳"的要求。夏季气候炎热，人体阳气易于向外发泄，应"夜卧早起，无厌于日"，适当午休，以避炎热，消除疲劳。秋季为"阳消阴长"的过渡阶段，气候冷热多变，稍不留意便易感受外邪，旧病也易复发，应"早卧早起，与鸡俱兴"。冬季气候寒冷，阴气盛极，阳气潜伏，宜"早卧晚起，必待日光"。早睡以养人体阳气，晚起以护人体阴精。

（2）环境适宜、避感外邪：中医学认为风、寒、暑、湿、燥、火六淫致病多与季节气候、居住环境有关。故应掌握四时气候变化的规律，做到春防风、夏防暑、长夏防湿、秋防燥、冬防寒，为患者创造良好舒适的治疗与护理环境。病室安静整洁，经常通风换气，保持空气新鲜，病室温度适宜，一般在 18 ～ 20℃，湿度在 50% ～ 60%，病室光线充足而柔和。

（3）起居有常、劳逸结合：生活起居有规律，劳逸有节有度，则正气得以充养，有利脏腑功能的恢复，达到早日康复的目的。古人认为劳和逸必须"中和"，有常有节，不偏不过。劳逸结合应遵循"动静结合""形劳而不倦"的原则。只有动静结合，劳逸适度，才能活动筋骨，畅通气血，强健体魄，增强毅力，保持生命活力的旺盛。

中医学认为，过度劳累常是疾病发生的重要原因之一。实验证明，无论体力劳动还是脑力劳动，若过度劳倦均能导致机体抵抗力下降，影响内在脏腑器官的功能。即使是看上去并不过分用力的日常坐、卧、立、行，若是持续过久，也会损害机体功能。而"逸则气滞"。一旦形体过度安逸，肌肉筋骨活动过少，容易使人气血迟滞而不得流畅，脾胃消化功能减退，引起食欲减退、身体软弱无力，抵抗力下降。同时筋骨肌肉日久不用，必然会"用进废退"，肢体痿弱无力或肥胖臃肿，动则气喘、心悸。

2. 情志护理　中医学认为人有七情之变化，即喜、怒、忧、思、悲、恐、惊。七情是人体对外界客观事物和现象所作出的不同情志反应。正常的情志活动是体内脏腑、气血、阴阳调和的反映，能够调畅脏气，助正抗邪，增强人体抗病能力，预防疾病的发生，对维护人体的健康起着积极的促进作用。但如果情志过极超出常度，就会直接损伤相应的内脏，如：怒伤肝、喜伤心、思伤脾、忧伤肺、恐伤肾。七情致病伤及内脏，主要是导致脏腑气机紊乱，升降出入运动失常，脏腑功能活动失调。

在疾病过程中，情志的异常变化往往影响病情的发展与变化。患者因自身脏腑气血功能失调，容易产生不良心境，引起情志的异常波动；而较大的情志波动，反过来又能加剧脏腑气血功能失调，促使疾病加重，甚至导致病情迅速恶化。情志护理是以中医基础理论为指导，以良好的护患关系为桥梁，应用科学的方法，改善和消除患者不良情绪状态，从而达到预防、治疗和促进疾病康复的一种方法。因此，作为护士应给予患者诚挚体贴的全面照顾，因人制宜，有的放矢，设法消除患者的紧张、恐惧、忧虑、愤怒等情志因素刺激，帮助患者树立战胜疾病的信心，促进疾病康复。具体方法如下：

（1）行为护理法：主要是针对因身体条件或周围环境的改变而心理不适应，出现行为反常的老弱病残患者的护理方法。具体方法包括惩罚护理法、奖励护理法、语言教育法、移情护理法、满足护理法、环境变换法等。

（2）情志护理法：主要是通过调节患者的性情和欲望，改变其病态情绪活动，以促进身心功能的恢复，提高社会适应能力的一种康复护理教育和训练方法。具体方法包括说理开导、顺情从欲、移情解惑、以情胜情、发泄解郁、暗示疗法等。

3. 饮食护理　饮食是维持人体生命活动的重要因素，是人体五脏六腑、四肢百骸得以濡养的源泉。饮食不当可使人体正气虚弱，抵抗力下降，导致多种疾病的发生。中医饮食护理是在中医理论指导下，在日常生活和治疗护理疾病的过程中，根据辨证施护的原则，对患者进行营养和膳食方面的护理和指导，运用食物配方来预防和治疗疾病的一种方法。

《备急千金要方·食治》明确指出："食能排邪而安脏腑，悦神爽志，以资血气。若能用食平疴，释情遣疾者，可谓良工。"对未病之人进行饮食护理可以补益身体，预防疾病；对已病患者进行饮食护理则能治治疾病，缩短疗程。尤其是慢性疾病和重病恢复期的饮食护理，对疾病的康复更是具有举足轻重的作用，所谓"治病当论药功，养病方可食补"。许多疾病后期，只要饮食护理适宜，不必投药，其病便能自愈。

中医学认为，饮食要适时、定量，不可过饥过饱，更不能暴饮暴食。强调"按时进食""按需进食"。给予患者的饮食应清淡，多样化，粗细相宜，寒热相适，质量兼顾，荤素搭配，比例适当，营养全面。三餐安排要合理，做到饭、菜的色、香、味、形俱全，美味可口，忌肥甘厚味、嗜食偏好。还要保证食物的新鲜，忌生冷、不洁的食物，养成良好的饮食卫生习惯，防止病从口入。

病有虚实寒热，食物亦有四气五味，各有归经，若饮食偏嗜则可导致人体脏腑阴阳失调而发生多种疾病。在饮食护理中应根据病证、病位、病性及人的年龄、体质，天时地理诸因素，结合食物的性味归经选择食物，遵循"寒者热之""热者寒之""虚则补之""实则泻之"的调护原则，注意不同疾病的饮食宜忌，做到因证施食、因时施食、因地施食和因人施食。中医饮食康复护理的原则是以食代药，食药并重，强调以合理的饮食调养，配合疾病的治疗，促进患者早日康复。

（孙德娟 黄卫东）

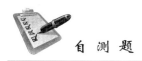 **自 测 题**

一、名词解释

运动疗法 作业疗法 言语治疗 心理治疗 矫形器 假肢 运动处方
传统康复疗法 辨证施护 针灸疗法

二、选择题

1. 物理疗法的作用是（ ）
   A. 增强肌力、耐力和关节活动度
   B. 提高平衡与协调能力
   C. 缓解肌肉痉挛，减轻疼痛
   D. 增强心肺功能，恢复体能
   E. 以上都是

2. 下列哪项是关节主动运动（ ）
   A. 器械训练
   B. 徒手体操训练
   C. 水中运动
   D. 悬吊训练
   E. 滑轮训练

3. 以下哪项不是神经发育疗法的典型代表技术（ ）
   A. Brunnstrom 技术
   B. Bobath 技术
   C. Rood 技术
   D. 运动再学习技术
   E. 本体神经肌肉促进技术

4. 以下哪项为直流电疗法的禁忌证（ ）
   A. 慢性关节炎
   B. 急性化脓性感染
   C. 瘢痕粘连
   D. 慢性盆腔炎
   E. 骨折延迟愈合

5. 运动处方项目包括（ ）

A. 耐力性项目
B. 力量性项目
C. 放松性项目
D. 矫正性项目
E. 以上都是

6. 下列哪项不是石蜡疗法的适应证（ ）
   A. 软组织扭伤恢复期
   B. 坐骨神经炎
   C. 腱鞘炎
   D. 术后粘连
   E. 皮肤感染

7. 作业疗法的作用是（ ）
   A. 增强躯体感觉和运动功能
   B. 改善和提高认知能力
   C. 提高日常生活活动能力
   D. 改善社会适应和心理功能
   E. 以上都是

8. 运动性失语症的听力理解特征是（ ）
   A. 正常
   B. 相对正常
   C. 轻度障碍
   D. 严重障碍
   E. 以上都不是

9. 吞咽障碍的基础训练包括（ ）
   A. 触觉刺激
   B. 咽部冷刺激与空吞咽
   C. 味觉刺激
   D. 口、颜面功能训练

E．以上都是

10．失语症治疗中听力理解训练包括（ ）

A．词语听觉辨别

B．执行指令

C．记忆力训练

D．注意力训练

E．以上都是

11．心理治疗中下列哪项不是常用的行为治疗技术（ ）

A．系统脱敏法

B．冲击疗法

C．厌恶疗法

D．支持性心理疗法

E．自我控制法

12．中医学的基本特点，主要是（ ）

A．阴阳五行与藏象经络

B．整体观念与辨证论治

C．以五脏为主的整体观

D．望闻问切与辨证论治

E．辨证求因与审因论治

13．因人制宜的原则应考虑患者的以下情况，但应除外（ ）

A．年龄

B．居处

C．生活习惯

D．性别

E．体质

14．拔罐时若需留罐，其留罐时间一般为（ ）

A．5～10min

B．10～15min

C．15～20min

D．20～25min

E．25～30min

15．六淫中属于阴邪的有（ ）

A．风邪

B．寒邪

C．暑邪

D．湿邪

E．火邪

16．中医饮食调护的基本原则是（ ）

A．饮食有节

B．饮食有方

C．调和五味

D．荤素搭配

E．以上都是

17．食物的性能包括哪些内容（ ）

A．气

B．味

C．归经

D．升浮沉降

E．补泻

三、简答题

1．常用的神经发育疗法有哪些？

2．水疗法的治疗作用是什么？在临床中如何应用？

3．应用光疗法、超声波疗法、磁疗法治疗时，有哪些注意事项？

4．作业疗法有哪些作用？在临床中如何应用？

5．各种失语症患者的治疗要点有哪些？

6．吞咽障碍患者如何进行摄食训练？

7．简述心理治疗的主要方法。

8．如何确定患者的腋杖、手杖的长度？

9．怎样正确选择轮椅？

10．简述拔罐法的禁忌证。

第五章　常用的康复护理技术

学习目标

通过本章内容的学习，学生应能：

掌握：

体位摆放、排痰技术、吞咽训练、膀胱护理、肠道护理、皮肤护理、心理护理等康复护理技术的操作要点和方法。

熟悉：

体位摆放、排痰技术、吞咽训练、膀胱护理、肠道护理、皮肤护理、心理护理等各种康复护理技术的定义、目的及注意事项。

了解：

体位摆放、排痰技术、吞咽训练、膀胱护理、肠道护理、皮肤护理、心理护理等康复护理技术的概述部分。

重点难点

重点：

体位摆放、排痰技术、吞咽护理、膀胱护理、肠道护理、皮肤护理、心理护理等康复护理技术的操作要点和方法，以及相应的适应证和禁忌证。

难点：

体位摆放、排痰技术、吞咽护理、膀胱护理、肠道护理、皮肤护理、心理护理等康复护理技术的操作注意事项。

第一节　体位摆放

一、概述

1. 定义　体位是指人的身体所保持的姿势或某种位置。临床上通常是指患者根据治疗、护理以及康复的需要所采取并能保持的身体姿势和位置。在康复护理中，护士应根据疾病的特点、协助并指导患者摆放正确、舒适的体位。康复护理中常用的体位摆放技术有良肢位、功能位、烧伤患者抗挛缩体位的摆放等。

（1）良肢位：指躯体、四肢的良好体位，具有防畸形，减轻症状，使躯干和肢体保持在功能状态的作用。在脑损伤患者的康复护理中，良肢位摆放的目的是为了防止或对抗痉挛姿势的出现，保护关节及早期诱发分离运动而设计的一种治疗体位，能抑制上肢屈肌、下肢伸肌的典型痉挛模式，有利于患者恢复正常的运动模式。

（2）功能位：指当肌肉、关节功能不能或尚未恢复时，必须使肢体处于发挥最佳功能活动的体位。

（3）烧伤患者的抗挛缩体位：指烧伤患者应保持的正确体位，即应与烧伤部位软组织收缩方向相反的体位，这种体位有助于预防挛缩。

2. 目的　正确的体位摆放具有预防或减轻痉挛或畸形的出现，使躯干和肢体保持在功能状态的作用，定时更换体位有助于预防并发症。体位的摆放是康复护理工作中的重要部分，护士应根据疾病的种类以及疾病的发展阶段，协助并指导患者采取正确的体位。

二、常用体位

1. 脑损伤患者的良肢位摆放　在急性期，大部分脑损伤患者的患侧肢体呈迟缓状态。急性期过后，患者逐渐进入痉挛阶段。大部分患者的患侧上肢以屈肌痉挛占优势，患侧下肢以伸肌痉挛占优势。长时间的痉挛会造成关节挛缩、关节半脱位和关节周围软组织损伤等并发症。早期实施良肢位的摆放可有效预防各种并发症的发生，为后期的康复打下良好的基础。脑损伤患者的良肢位摆放包括患侧卧位、健侧卧位、仰卧位、床上坐位等。

（1）患侧卧位：即患侧肢体在下方，健侧肢体在上方的侧卧位。患侧卧位对偏瘫患者的康复来说是最重要的体位，又称第一体位或首选体位。该体位可以伸展患侧肢体、减轻或缓解痉挛，使瘫痪关节韧带受到一定压力，促进本体感觉的输入，同时利于自由活动健侧肢体。

取患侧卧位时，患者的患侧在下，健侧在上，头部垫一软枕（枕高一般为 10 ~ 12cm），躯干稍向后旋转，后背用枕头支撑。患臂前伸，前臂外旋，将患肩拉出以避免受压和后缩；手指伸展，掌心向上，手中不应放置任何东西，以免诱发抓握反射而强化患侧手的屈曲痉挛。患侧髋关节略后伸，膝关节略屈曲，放于舒适位置，患侧踝关节应置于屈曲 90° 位，防止足下垂的发生。健侧上肢放在舒适的位置，可放在躯干上或身后的枕头上，避免放在身前，以免因带动整个躯干向前而引起患侧肩胛骨后缩。健侧下肢充分屈髋屈膝，腿下放一软枕支撑（图 5-1）。

（2）健侧卧位：即健侧肢体在下方，患侧肢体在上方的侧卧位。此体位避免了患侧肩关节的直接受压，减少了患侧肩关节的损伤，但是限制了健侧肢体的主动活动。

取健侧卧位时，患者的头下放合适的软枕，胸前放一软枕。患肩充分前伸（肩关节前屈不超过 90°），患侧肘关节伸展，腕、指关节伸展放在枕上，掌心向下。患侧下肢取轻度屈曲位放在长枕上（患侧髋关节和膝关节尽量前屈 90°），呈迈步状，注意患侧踝关节不能内翻悬在软枕边缘，以防造成足内翻下垂。健侧肢体自然放置（图 5-2）。

（3）仰卧位：即面朝上的卧位。这种体位容易受紧张性颈反射的影响，极易激发异常反射活动，从而强化了患者上肢的屈肌痉挛和下肢的伸肌痉挛。因此，应尽量缩短仰卧位的时间或与其他体位交替使用。

仰卧位时，患者使用的软枕不宜太高，以防因曲颈而强化了患者的痉挛模式。患侧肩下垫一厚软垫，患侧肩关节稍外展、外旋，以防肩胛骨向后痉挛，患侧上臂外旋稍外展，肘、腕关节伸直，掌心朝上，手指伸直并分开，整个患侧上肢放置于枕头上。患侧髋下、臀下、大腿外侧放垫枕，防止下肢外旋、外展。膝下稍垫起微屈，保持足中立位，足底不放任何东西，以防增加不必要的伸肌模式的反射活动（图 5-3）。

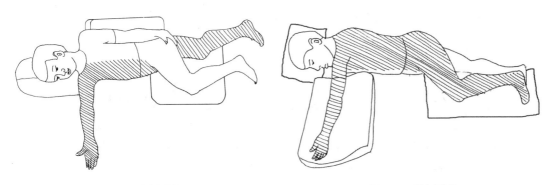

图 5-1　患侧卧位　　　　　　　　　　　图 5-2　健侧卧位

（4）床上坐位：病情允许时，应鼓励患者尽早在床上坐起。但是床上坐位难以使患者的躯干保持端正，容易出现半卧位姿势，助长躯干的屈曲，激化下肢的伸肌痉挛。因此，在无支持的情况下应尽量避免这种体位。

取床上坐位时，应在患者背后用多个软枕垫实，使脊柱伸展，达到直立坐位的姿势，头部无须支持固定，以利于患者主动控制头的活动。患侧上肢抬高，放置于软枕上，有条件的可给予一个横过床的可调节桌子，桌子放一软枕，让患者的上肢放在上面。髋关节屈曲近90°；患侧肘及前臂下垫软枕，将患侧上肢放在软枕上（图 5-4）。

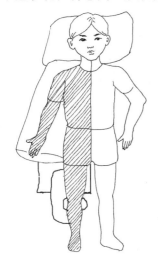

图 5-3　仰卧位

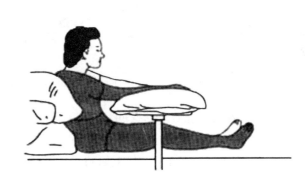

图 5-4　床上坐位

2．脊髓损伤患者良肢位摆放

（1）截瘫患者

1）仰卧位：上肢可自然放置，主要是保持下肢位置正确。具体为伸髋并稍外展，伸膝但避免过伸，踝背屈至中立位。在双侧臀部下方各垫一个枕头，防止髋关节外展、外旋；膝关节稍垫起呈轻度屈曲位；双足底抵住足板或枕头，使踝关节背屈保持中立位，脚趾伸展。必要时在两腿之间放一枕头，以防髋内收，并可预防压疮（图 5-5）。

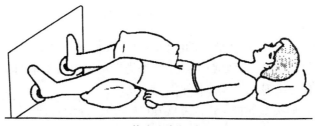

图 5-5　截瘫患者仰卧位

2）侧卧位：上肢可自然放置，主要是保持下肢位置正确。具体为双下肢稍屈髋、屈膝。在双下肢前面放一个枕头，使上面的腿轻轻压在枕头上，踝背屈，脚趾伸展（图5-6）。

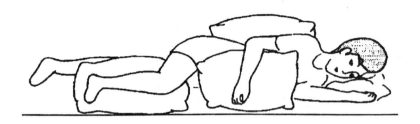

图5-6　截瘫患者的侧卧位

（2）四肢瘫

1）仰卧位：肩下垫枕，使肩处于内收位、中立位或前伸的位置，确保两肩不后缩，伸肘，腕背伸30°～40°，手指稍屈曲，拇指对掌。在双侧臀部下方各垫一个枕头，防止髋关节外展、外旋；膝关节稍垫起呈轻度屈曲位；双足底抵住足板或枕头，使踝关节背屈保持中立位，脚趾伸展。必要时在两腿之间放一枕头，以防髋内收，并可预防压疮（图5-7）。

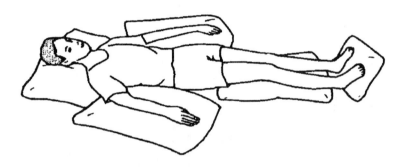

图5-7　四肢瘫的仰卧位

2）侧卧位：在胸壁和双上肢之间放一个枕头，下方上肢的肩前屈，伸肘，前臂旋后；上方上肢的肩前屈，稍屈肘，前臂旋前；腕背伸30°～40°，手指稍屈曲，拇指对掌。双下肢稍屈髋、屈膝，在双下肢前面放一个枕头，使上面的腿轻轻压在枕头上，踝背屈，脚趾伸展（图5-8）。

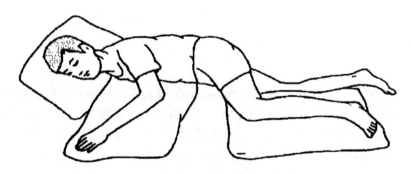

图5-8　四肢瘫的侧卧位

3．骨关节疾病患者的功能位摆放　功能位有利于肢体恢复日常生活活动，例如梳洗、进食、行走等，即使发生挛缩或僵直，只要做出最小的努力即可获得最基本的功能。在临床上，常采用绷带、石膏、矫形支具、系列夹板等将肢体固定于功能位。

（1）上肢功能位：肩关节屈曲45°，外展60°（无内、外旋）；肘关节屈曲90°；前臂中间位

（无旋前或旋后）；腕关节背伸 30°～45° 并稍内收（即稍尺侧屈）；各掌指关节和指间关节稍屈曲，由示指至小指屈曲度有规律地递增；拇指在对掌中间位（即在掌平面前方，其掌指关节半屈曲，指间关节轻微屈曲）。

（2）下肢功能位：下肢髋伸直，无内、外旋、膝稍屈曲20°～30°，踝处于90°中间位。

4．烧伤患者抗痉挛体位　在烧伤的急性期，正确的体位摆放可减轻水肿，维持关节活动度，防止痉挛和畸形，以及使受损的功能获得代偿。烧伤患者经常感觉非常不适，多采取长期屈曲和内收的舒适体位，极易导致肢体挛缩畸形。抗挛缩体位原则上取伸展和外展位，但不同的烧伤部位体位摆放也有差异，也可使用矫形器协助。烧伤患者身体各部位抗痉挛体位见表5-1。

表 5-1　烧伤患者的抗挛缩体位

烧伤部位	可能出现的畸形	抗挛缩体位
头面部	眼睑外翻，小口畸形	戴面具，使用开口器
颈前部	屈曲挛缩	去枕，头部充分后仰
肩	上提、后撤、内收、内旋	肩关节外展90°～100°并外旋
肘	屈曲并前臂旋前	肘关节外于伸展位
手背部	MP过伸，PIP和DIP屈曲，拇指IP屈曲并内收，掌弓变平（鹰爪）	腕关节背伸20°～30°，MP屈曲90°，PIP和DIP均为0°，拇指外展及对掌位
手掌部	PIP和DIP屈曲，拇指IP屈曲并内收	MP、PIP和DIP均为0°，拇指外展，腕背伸20°～30°
脊柱	脊柱侧凸，脊柱后凸	保持脊柱成一条直线，以预防脊柱侧弯，尤其是身体一侧烧伤者
髋	屈曲、内收	髋关节中立伸展位；如大腿内侧烧伤，则髋关节外展15°～30°
膝	屈曲	膝关节伸直位
踝	足跖屈并内翻	踝关节背屈90°位，防止跟腱挛缩

DIP：远端指间关节；PIP：近端指间关节；MP：掌指关节；IP：指间关节

第二节　排痰技术

一、概述

排痰技术又称为气道分泌物去除技术（secretion removal techniques），具有促进呼吸道分泌物的排出、维持呼吸道通畅、减少反复感染的作用。排痰技术主要包括有效咳嗽训练、辅助咳嗽技术、体位引流、叩击、振动等方法。

二、排痰技术

（一）有效咳嗽训练（effective cough training）

咳嗽是一种防御性反射，当呼吸道黏膜上的感受器受到刺激时，可引起咳嗽反射。无效的咳嗽只会增加患者的痛苦和消耗体力，加重呼吸困难和支气管痉挛。因此，控制无效咳嗽，掌握有效咳嗽的方法和时机，是非常有必要的。

有效咳嗽的训练方法：将患者安置于舒适和放松的位置，指导患者在咳嗽前先缓慢深吸气，吸气后稍屏气片刻，快速打开声门，用力收腹将气体迅速排出，引起咳嗽。一次吸气，可连续咳嗽3声，停止咳嗽，并缩唇将余气尽量呼尽。之后平静呼吸片刻，准备再次咳嗽。如深吸气可能诱发咳嗽，可试断续分次吸气，争取肺泡充分膨胀，增加咳嗽频率。咳嗽训练一般不宜长时间进行，可在早晨起床后、晚上睡觉前或餐前半小时进行。

（二）辅助咳嗽技术（assisted cough techniques）

辅助咳嗽技术主要适用于腹部肌肉无力，不能引起有效咳嗽的患者。让患者仰卧于硬板床上或坐在有靠背的椅子上，面对着护士，护士的手置于患者的肋骨下角处，嘱患者深吸气，并尽量屏住呼吸，当其准备咳嗽时，护士的手向上向里用力推帮助患者快速呼气，引起咳嗽。如痰液过多可配合吸痰器吸引。

（三）体位引流（postural drainage）

体位引流是依靠重力作用促使各肺叶或肺段气道分泌物的引流至大气管，通过改变患者的体位，再配合正确的呼吸和咳痰，将痰液排出的方法。有利于改善肺通气，提高通气血流比值，防止或减少肺部感染，维护呼吸道通畅，减少反复感染，改善患者的肺功能。体位引流的原则是将病变位置于高处，使引流支气管的开口方向向下。

1. 适应证　①年老体弱、久病体虚、胸部手术后、疼痛等原因，不能有效咳出肺内分泌物者；②慢性支气管炎、肺气肿等患者发生急性呼吸道感染及急性肺脓肿痰量多（痰量在300～400ml/d）且黏稠并位于气管末端者；③潴留分泌物长期不能排清者，如支气管扩张等；④某些特殊检查前的准备，如支气管镜、纤维支气管镜、支气管造影等患者。

2. 禁忌证　①疼痛明显、认知障碍或不合作者；②内、外科急、重症患者，如心肌梗死、心功能不全、肺水肿、肺栓塞、急性胸部外伤、出血性疾病等患者。

3. 方法　具体方法和步骤如下：

（1）排痰前准备：向患者解释体位引流的目的、方法以及如何配合，消除患者的紧张情绪；准备好体位引流用物。

（2）确定痰液潴留的部位：可借助X线直接判定痰液潴留的部位，或者采用听诊、触诊、叩诊等方式判断。

（3）摆放引流体位：根据检查发现的痰液潴留部位，将患者置于正确的引流姿势，即痰液的潴留部位位于高处，使次肺段向主支气管垂直引流，同时观察患者的反应（图5-9）。

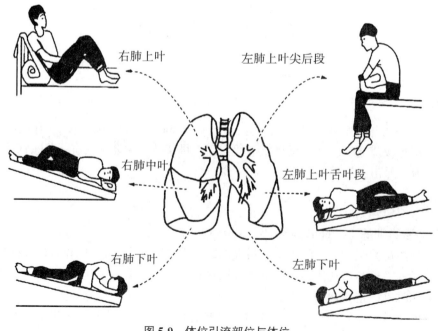

图5-9　体位引流部位与体位

（4）体位引流方法：①每次引流一个部位，一般 5 ～ 10min，如有多个部位，则总时间不要超过 30 ～ 45min，以防止造成患者疲劳；②在体位引流时，联合不同的徒手操作技术如叩击、振动等，同时指导患者做深呼吸或者有效地咳嗽促进痰液排出；③治疗频率应根据患者的病情而制订，一般情况下每天上、下午各引流一次，痰量较多时，可增至每天 3 ～ 4 次。

（5）停止体位引流的标准：胸部 X 线显示相对清晰，患者 24 ～ 48h 内不再发热，听诊时呼吸音正常或者接近正常。

4．注意事项　体位引流期间应配合饮水、支气管湿化化痰、雾化吸入，胸部的扩张练习、呼吸控制等措施增加疗效；因为夜间支气管纤毛运动减弱，分泌物易在睡眠时潴留，宜在早晨清醒后做体位引流；不允许安排在饭后立即进行体位引流，应在饭后 1 ～ 2h 或饭前 1h 进行头低位引流，防止胃食管反流、恶心和呕吐；引流过程中需注意生命体征的变化。

（四）叩击（percussion）

护士五指并拢，掌心空虚，呈杯状（图 5-10），与患者呼气时在与肺段相应的特定胸壁部位进行有节律的快速叩击（80 ～ 100 次 / 分），每一部位叩击 2 ～ 5min，叩击与体位引流相结合可使排痰效果更佳。这种操作不应该引起疼痛或者不适。对敏感的皮肤应防止直接刺激，可以让患者穿一件薄的柔软舒适的衣服，或者在裸露的身体上放一条舒适轻薄的毛巾，避免在骨突部位或者是女性的乳房区做敲打。由于叩击是力量直接作用于胸壁的，因此，存在凝血障碍、肋骨骨折的患者禁用此方法。

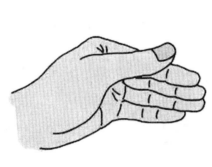

图 5-10　叩击

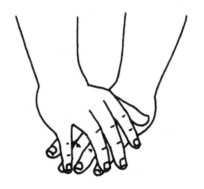

图 5-11　振动

（五）振动（vibration）

两只手直接放在患者胸壁的皮肤上并压紧（图 5-11），当患者在呼气的时候给予快速、细小的压力振动，每次 0.5 ～ 1min，每一部位振动 5 ～ 7 次。振动法有助于纤毛系统清除分泌物，常用于叩击之后，禁忌证同叩击法。

第三节　吞咽训练

一、概述

1．吞咽训练的目的　①改善摄食吞咽功能；②改变或恢复经口进食的营养方式；③预防和减少并发症，如误吸性肺炎、营养不良和脱水；④促进患者整体病情康复，提高生活质量。

2．吞咽训练的原则　①综合评估原则：明确患者的吞咽障碍程度和吞咽障碍的类型；②安全性原则：评估患者进食安全性，选择合适的进食方法和途径；③个体化原则：针对不同患者制订不同的治疗方案；④循序渐进原则：从不能经口进食到部分经口进食，逐渐过渡到完全经口进食。

二、吞咽训练方法

在康复护理中，吞咽训练主要应用于脑卒中、颅脑损伤等神经系统疾病导致的神经性吞咽障碍的患者。吞咽训练可分为间接训练和摄食直接训练。

（一）间接训练

间接训练从预防失用性功能低下、改善吞咽相关器官的运动及协调动作入手，为经口腔摄取营养做必要的功能性准备。

1. 吞咽器官运动训练   吞咽器官运动训练的目的是加强唇、下颌、舌、软腭及声带闭合运动控制，强化肌群的力量及协调性，从而改善吞咽功能。

（1）唇部运动训练：让患者面对镜子独立进行紧闭口唇的练习。令患者做口唇突出与旁拉、嘴角上翘（作微笑状）、抗阻鼓腮等动作。对无法主动闭锁口唇的患者，可予以辅助。

（2）下颌运动训练：可促进咀嚼功能，做尽量张口，然后松弛下颌向两侧运动的练习。

（3）舌的运动训练：①舌部被动运动。护士用舌肌训练器吸住舌前部向各个方向运动，扩大舌的运动范围。②舌部主动运动。嘱患者做舌前伸、后缩、水平侧方运动、唇外转舔、咂舌等主动运动，增加舌的灵活性。③舌部抗阻运动。指导患者舌在口腔内抵上颚、左、右颊部，同时护士用手在颊部给舌以推阻力，力量随舌肌力量增加而增加，用压舌板抵抗舌根部，练习舌根抬高等。

2. 冷刺激   用冰冻棉棒轻触患者软腭、腭弓、咽后壁及舌后部，慢慢移动棉棒前端左右交替；并让患者做一次空吞咽动作，促进吞咽反射启动。

3. 呼吸训练   指导患者做缩唇呼吸、腹式呼吸训练，强化腹肌力量，学会迅速随意的咳嗽，有助于除去残留在咽部的食物，排除呼吸道分泌物。

（二）摄食直接训练

当患者意识状态清醒、全身状态稳定、能产生吞咽反射、少量吸入或误咽能通过随意咳嗽咳出时才可进行摄食直接训练。

1. 进食体位   由于口腔期及咽期同时存在功能障碍的患者较多，因此，进食的体位应因人因病情而异。开始训练时，应选择既有代偿作用且又安全的体位。对于不能坐位的患者开始可先尝试30°仰卧、颈部前倾的体位。应将偏瘫患者患侧肩背部垫高，偏瘫侧颈下用小软枕或手巾垫起，喂食者于健侧喂食。如病情允许，应鼓励患者坐起进食。进食时让患者全身放松，头部略向前倾，颈部稍弯曲，躯干直立，患侧手放在桌子上。

2. 食物的选择   食物的性状应根据吞咽障碍的程度及阶段，本着先易后难的原则来选择。容易吞咽的食物特点是密度均匀、黏性适当、不易松散、通过咽和食管时易变形且很少在黏膜上残留，以偏凉的食物为宜（因为冷刺激能有效强化吞咽反射）。进食时，可将食物调成糊状，使食物易于形成食团，便于吞咽。同时应根据患者的具体情况及饮食习惯进行选择，并要兼顾食物的色、香、味等。

3. 一口量及进食速度   一口量，即最适于吞咽的每次摄食入口量，正常人约20ml，患者一般先以少量试之（流质1～4ml），然后酌情增加。为减少误吸的危险，应调整合适的进食速度，前一口吞咽完成后再进食下一口，避免2次食物重叠入口的现象。

4. 吞咽代偿姿势   对于许多不同类型吞咽障碍的患者，改变进食的姿势可改善或消除吞咽误吸症状。①头颈部旋转。适用于单侧咽部麻痹患者，头颈部向患侧旋转可以关闭该侧梨状窝，使食物移向健侧。②低头吞咽。适用于咽期吞咽启动迟缓患者，颈部尽量前屈姿势吞咽，使食团后移避免入喉，有利于保护气道。③空吞咽与交替吞咽。适用于咽收缩无力患者，每次进食，吞咽后，应反复做几次空吞咽，使食团全部咽下，然后再进食。也可每次进食后饮极少量的水（1～2ml），这样既有利于诱发吞咽反射，又能达到除去咽部残留食物的目的。

5. 进食环境　吞咽困难患者在安静环境下进食，避免分心是非常重要的。在进餐时讲话会使患者忘记吞咽动作，从而影响吞咽。

第四节　膀胱护理

一、概述

调节和控制排尿生理活动的中枢和周围神经系统受到损害而引起的膀胱及尿道功能障碍，称为神经源性膀胱及尿道功能障碍。神经源性膀胱常可造成肾盂扩张积水、泌尿系统感染，最终造成肾功能受损或丧失，肾衰竭是此类患者死亡的主要原因。膀胱护理是对因神经性原因所致的膀胱尿道功能失调而实施的重要护理，其主要目的是保护肾和膀胱的功能，预防泌尿系统并发症的发生。

二、正常排尿机制

正常排尿有赖于逼尿肌的收缩和尿道外括约肌（包括盆腔底部、会阴部肌肉）的松弛，两者相互协调。当膀胱充盈到400ml以上时，膀胱内压急骤增高，产生膨胀感，经传入纤维（盆神经）及传出纤维（腹下神经），使高级中枢解除抑制，逼尿肌持续收缩，膀胱颈部及后尿道呈漏斗状自然缩短开放，骨盆底横纹肌及尿道外括约肌松弛，产生排尿动作，整个排尿活动在各级中枢神经协调下完成，并受到意识的控制。

三、神经源性膀胱的病因及临床表现

在排尿反射通路中，任何部位出现损害都可形成神经源性膀胱功能障碍，常见的病因有：大脑疾病、脊髓疾病及周围神经病变。

（一）大脑疾病

包括脑血管疾病、帕金森病、脑肿瘤、痴呆、多发性硬化、脑炎或头部外伤后遗症等。患者除有意识、运动及感觉功能障碍等临床表现外，也常出现排尿功能紊乱，急性期尿潴留十分常见；恢复期可出现尿频、尿急及急迫性尿失禁，也可表现为逼尿肌收缩无力、充盈性尿失禁。

（二）脊髓疾病

包括脊髓血管疾病、脊髓肿瘤、脊髓损伤、脊髓蛛网膜炎、脊髓痨、多发性硬化、椎管狭窄、椎管闭合不全等。

1. 脊髓休克期的排尿障碍表现　严重脊髓损伤后，立即产生损伤平面以下所有的神经活动的抑制。膀胱逼尿肌完全性麻痹，失去收缩功能。尿道括约肌张力也降低，但不完全丧失，致使尿道阻力仍高于膀胱压力。因而患者出现尿潴留，可持续数周到数月。

2. 脊髓休克期后的排尿障碍　分骶髓以上损伤和圆锥或骶神经根完全性损伤。

（1）骶髓以上损伤表现：位于骶髓部的排尿中枢完整，随着脊髓休克逐渐恢复，逼尿肌出现反射性收缩，开始时收缩持续时间短，张力低，以后收缩时间逐渐延长，张力增高，甚至出现逼尿肌反射亢进达到一定程度，便可产生不自主性排尿，这种排尿很不充分，膀胱并不能将尿液排空，存留有大量的残余尿。

（2）圆锥或骶神经根完全性损伤表现：逼尿肌无收缩和无反射，膀胱成为无收缩能力的贮尿囊，只能通过增加腹压（用力屏气或压迫下腹部）或用导尿管来排出尿液，患者出现排尿困难或充盈性尿失禁。

（三）周围神经病变

包括带状疱疹、骶椎发育不全、马尾神经损伤、糖尿病、盆腔广泛性手术后、自主神经病变、脊髓栓系综合征等。患者表现为排尿困难、尿潴留、充盈性尿失禁，并能影响上尿路，造成肾及输尿管积水，极易并发泌尿系感染。盆腔广泛性手术后，经常可因盆腔内支配膀胱及尿道的神经受损而发生排尿功能障碍，临床表现为排尿困难、尿潴留、尿意丧失、充盈性尿失禁。

四、膀胱护理技术

在康复护理中，应根据神经源性膀胱的类型制订患者的康复护理计划。迟缓性（自主性）膀胱患者应尽早实施导尿，减少膀胱内残余尿量，促进膀胱功能的恢复和预防并发症的出现；痉挛性（反射性）膀胱患者应尽量减少逼尿肌的不自主收缩，减少膀胱内压力，预防上尿路的损害。膀胱护理技术包括各种膀胱管理方法、膀胱功能训练及电刺激等。

（一）膀胱管理方法

膀胱管理方法包括间歇导尿术、经尿道留置导尿术、耻骨上膀胱造瘘等。

1. 间歇导尿术（intermittent catheterization） 指导尿管不需留置于膀胱内，仅在需要时插入膀胱，排空后即拔出的技术。间歇导尿可使膀胱间歇性地扩张，有利于保持膀胱容量和恢复膀胱的收缩功能。间歇导尿被国际尿控协会推荐为治疗神经源性膀胱功能障碍的首选方法。

（1）分类：间歇导尿术分为无菌性间歇导尿（sterile intermittent catheterization，SCI）和清洁间歇导尿（clean intermittent catheterization，CIC）。无菌性间歇导尿是用无菌技术实施的间歇导尿，建议在医院内由护士实施。清洁间歇导尿是在清洁条件下，定时将尿管经尿道插入膀胱，规律排空尿液的方法，可由患者及家属实施。清洁的定义是所用的导尿物品清洁干净，会阴部及尿道口用清水清洗干净，无需消毒，插管前使用肥皂或洗手液洗净双手即可，不需无菌操作。

（2）目的：①间歇导尿可使膀胱规律性充盈与排空接近生理状态，防止膀胱过度充盈；②规律排出残余尿，减少泌尿系统和生殖系统的感染；③使膀胱间歇性扩张，有利于保持膀胱容量和恢复膀胱的收缩功能；④减少排尿障碍对患者活动和心理的影响，提高患者生活质量。

（3）方法：清洁间歇导尿的操作步骤。①准备好导尿管、润滑液、尿壶、毛巾等用物，保持环境隐蔽及安静；②用清水清洗患者的会阴部，并用清洁干毛巾擦干；(3) 操作者使用肥皂或洗手液搓洗双手，用清水冲洗干净，再用清洁毛巾擦干；(4) 充分润滑导尿管，建议使用亲水涂层的润滑剂；⑤缓慢将导尿管插入尿道，女性患者可准备一面镜子用来确定尿道口的位置；⑥引流尿液并记录；⑦拔出尿管，操作都可在患者耻骨上区缓慢向内向下按压协助剩余尿液的排出。

无菌间歇导尿技术是采用无菌技术进行间歇导尿，实施过程与清洁导尿一致，但用物、操作者的手卫生、患者的会阴部准备、导尿的实施等都要依据无菌导尿技术来进行。

（4）间歇导尿时机和频率：间歇导尿宜在病情基本稳定、无需大量输液、饮水规律、无尿路感染的情况下开始，一般于受伤后早期（8～35天）开始。导尿间隔时间取决于残余尿量，一般为4～6h，根据简易膀胱容量及压力测定评估，每次导尿量以不超过患者的最大安全容量为宜，一般每日导尿次数不超过6次。随着残余尿量的减少可逐步延长导尿间隔时间，当每次残余尿量少于100ml时，可停止间歇导尿。膀胱容量大于200ml，泌尿系统功能完整。

（5）饮水计划：饮水计划是患者进行间歇性导尿前的准备工作及进行间歇性导尿期间要遵从的重要原则，以避免膀胱因不能排尿而过度膨胀，有损其功能。饮水计划的具体内容：①每日饮水量应限制在1500～2000ml，并于6—20时平均分配饮水量，每次不超过400ml；②睡前3h避免大量饮水；③指导患者不要饮利尿饮品，如茶、汽水、含乙醇饮品、糖水、薏米水、西瓜等，避免食用引起口干的食物，如含味精的食物等；④患者口服抑制膀胱痉挛的药物时会有口干等不良反应，护士应指导患者不要因此而大量进水，只需间断少量饮水、湿润口腔即可；⑤进食或进饮后，及时准确地记录进水量，每天的进出量须保持平衡，并按照需要和实际情况做出适当的调整。

（6）注意事项：①切忌待患者尿急时才排放尿液。②如在导尿过程中遇到障碍，应先暂停5～10s并把导尿管拔出3cm，然后再缓慢插入。③在拔出导尿管时若遇到阻力，可能是尿道痉挛所致，应等待5～10min再拔管。④阴道填塞会影响导尿管的插入，因此，女性在导尿前应将阴道填塞物除去。⑤插尿管时宜动作轻柔，特别是对男性患者，注意当尿管通过尿道外口的狭窄部、耻骨联合前下方的弯曲部和尿道内口时，嘱患者缓慢深吸气，慢慢插入尿管，切忌用力过快过猛致尿道黏膜损伤。⑥如遇下列情况应及时报告处理：出现血尿；尿管插入或拔出失败；插入导尿管时出现痛苦加重并难以忍受；泌尿道感染、尿痛；尿液混浊、有沉淀物、有异味；下腹或背部疼痛，有烧灼感等。⑦每次导尿情况需记录在专用的排尿记录表上。⑧膀胱容量足够、膀胱内低压力及尿道有足够的阻力是间歇导尿的前提。膀胱内压应低40cm H_2O。无论是无菌性间歇导尿还是清洁间歇导尿，在进行导尿前1～2天，教会患者按计划饮水，24h内均衡地摄入水分，每日饮水量控制在1500～2000ml。

2．经尿道留置导尿　是用无菌技术经尿道将大小合适的尿管插入膀胱并长时间留置以引流尿液，临床上通常使用双腔气囊导尿管进行留置导尿。导尿管末端与密闭式集尿袋相接。

（1）目的：神经源性膀胱患者经尿道留置导尿的目的主要是为了引流尿液，预防因膀胱过度膨胀或膀胱内压力过高引起的上尿路损害。另外，对于尿失禁或会阴部有伤口的患者，留置导尿可保持会阴部清洁干燥。

（2）适应证：①处于急救或早期需要大量输液的脊髓损伤患者；②不适合或拒绝实施间歇导尿的患者；③继发于尿失禁的尿漏导致的会阴部皮肤损伤的患者；④顽固性尿失禁患者。

（3）方法：经尿道留置导尿操作标准详见《基础护理学》内容。

注意事项：①每日两次消毒患者尿道口和导尿管近尿道口部分，排便后清洗肛门及会阴部皮肤；②留置尿管期间应鼓励患者每日摄入水分在2000ml以上，包括口服和静脉输液等，以达到生理性膀胱冲洗的目的；③人工膀胱冲洗应根据膀胱感染情况来决定是否冲洗，而不是作为常规冲洗来进行；④每周更换集尿袋1～2次，若有尿液性状、颜色改变，需及时更换；⑤定时更换尿管，频率根据导尿管产品说明书指导，一般1～4周更换1次。

3．耻骨上膀胱造瘘（suprapubic catheterization）　指由下腹部耻骨联合上缘穿刺进入膀胱，放置导尿管将尿液引流到体外的一种方法，分为暂时性和永久性两种。

（1）目的：引流尿液，保持上尿路通畅，保护肾功能；减少尿道并发症；保持会阴部清洁。

（2）适应证：①尿道异常，如尿道狭窄、尿路梗阻或尿道瘘；②复发性尿路梗阻；③导尿管插入困难；④继发于尿失禁的尿漏导致会阴部皮肤损伤；⑤心理因素，如身体形象或个人意愿；⑥希望改善性功能；⑦存在前列腺炎、尿道炎或睾丸炎。

（3）禁忌证：有下腹部手术史，腹膜返折与耻骨粘连固定者。

（4）注意事项：①保持导管清洁通畅；②每日消毒造瘘口皮肤，清除分泌物，覆盖无菌敷料，如造瘘口周围皮肤红肿，应及时保护和处理；③集尿袋须低于耻骨联合或膀胱水平，防止尿液反流至膀胱造成感染；④每周更换集尿袋1～2次，每月更换引流管1次；⑤每日摄入水分2500ml左右，避免膀胱内感染和结石形成；⑥造瘘管不宜持续放尿，否则会导致逼尿肌失用性萎缩，最终引起膀胱挛缩，一般2～3h放尿1次，以维持膀胱容量。

临床意义：①使患者不用经尿道留置导尿管，对于希望保留性功能的患者相当重要；②避免经尿道留置尿管引起的尿道损伤、生殖器感染等并发症；③女性脊髓损伤患者使用耻骨上造瘘可保持会阴部清洁；④可留置更粗的尿管，方便引流和更换尿管。

（二）膀胱功能训练

膀胱功能训练包括盆底肌训练、尿意习惯训练、代偿性排尿训练、反射性排尿训练等。

1．盆底肌训练　嘱患者在不收缩下肢、腹部及臀部肌肉的情况下自主收缩提高肛门，维持10s，连续10次，3次/日。这种训练方法可以减少漏尿的发生。

2．尿意习惯训练　训练在特定时间内进行，如晨起、睡前或餐前30min，鼓励患者如厕排尿。白天每3h排尿1次，夜间排尿2次，可结合患者具体情况进行调整。这种训练同样可以减少尿失禁的发生，并能逐渐帮助患者建立良好的排尿习惯。

3．代偿性排尿训练　①Crede按压法：用拳头放置于患者脐下3cm处深按压，并向耻骨方向滚动，动作缓慢柔和，同时嘱患者增加腹压帮助排尿；②Valsalva屏气法：患者取坐位，身体前倾，屏气呼吸，增加腹压，向下用力做排便动作帮助排出尿液。

代偿性排尿训练会增加膀胱内压，不适合用于膀胱逼尿肌反射亢进、逼尿肌括约肌失协调、膀胱出口梗阻、膀胱—输尿管反流、尿道异常的患者；颅内高压、心律失常或心功能不全等患者也不适合进行代偿性排尿训练。

4．反射性排尿训练　在导尿前半小时，通过寻找刺激点，如轻轻叩击耻骨上区或大腿上1/3内侧，牵拉阴毛、挤压阴蒂（茎）或用手刺激肛门诱发膀胱反射性收缩，产生排尿。反射性排尿应用范围有限，仅适用于一些特殊病例。

（三）电刺激

电刺激已经是膀胱护理技术中重要的手段。护士可在治疗师协助下为患者进行电刺激。目前常用的电刺激有盆底肌电刺激、骶神经根电刺激等。

（四）膀胱护理的注意事项

1．膀胱护理前　要接受尿流动力学检查，以确定膀胱类型并制订安全的康复护理计划。

2．预防自主神经反射异常　自主神经反射异常（autonomic dysreflexia，AD）是伴有高血压的一种综合征，是由于不受控制的交感神经系统反射亢进而引起的，大部分发生在T_6水平以上的脊髓损伤患者，经常是在损伤后2个月起发病，表现为突发性血压升高、心动过缓、搏动性头痛、面色潮红、视物模糊、鼻塞等，有可能威胁生命。尿潴留是导致自主神经反射异常的主要原因之一，因此，当患者出现以上临床表现和体征时，应及时检查膀胱情况，及时排出尿液，缓解症状。

3．患者配合　实施清洁间歇导尿的患者应遵守饮水计划，并指导患者做好自我监控和并发症的监测、预防。

4．因人而异　应根据患者的病情、日常生活活动能力、家庭支持情况等综合评估，选择合适的膀胱管理方法。

5．皮肤护理　在进行神经源膀胱的康复护理中，应加强患者的皮肤护理，保持皮肤清洁干燥，防止感染和压疮的发生。

第五节　肠道护理

一、概述

脊髓损伤后，骨盆内脏神经与脑的联系中断，使参与肠道排便控制的系统及排便机制破坏，影响正常的肠道排便条件，导致排便失禁或排便困难，从而引起肠道排便功能的异常，造成排便障碍。

（一）排便控制机制

1. 神经控制系统

运动神经纤维：运动神经纤维起源于脊髓前角的运动神经细胞，分布于骨骼肌上，其中由骶椎第二至第四前角灰质神经细胞所发出的运动神经纤维，主要支配会阴部的骨骼肌，包括肛门外括约肌，故又称为会阴部神经，其受大脑的随意控制。

感觉神经纤维：感觉神经纤维起源于脊髓神经节的单极神经细胞，此神经的周边分支散布至全身各个器官、软组织、皮肤，其中央分支则进入脊髓神经后跟至脊髓的后角，经上行束传达至大脑皮质感觉区。

自主神经纤维：自主神经纤维又分为交感、副交感神经纤维。

2. 肛门括约肌　分为肛门内括约肌（平滑肌）和肛门外括约肌（骨骼肌）两种。肛门内括约肌由下腹神经进行控制，肛门外括约肌由会阴部神经控制。在正常情况下，肛门括约肌是收缩、紧闭的，排便时才迫使肛门括约肌打开，将粪便由肛门排出。

3. 会阴肌肉　会阴肌肉的强弱与肛门括约肌的收缩力有关。因此，与控制排便密切相关。

（二）排便机制

1. 胃结肠与十二指肠结肠反射　当食物进入十二指肠，大约在饭后 1h 内，大肠会出现块状的蠕动，称为胃结肠反射，可持续 15s，这是排便的最佳时间。

2. 排便反射　当粪便抵达直肠，直肠壁受到扩张的刺激后，诱惑骨盆神经兴奋，传导至 S_2 ~ S_4 引起直肠蠕动，肛门放松出现排便反射。

3. 意识控制　排便反射会受到大脑的意识控制。如外界环境不适宜，则会抑制排便反射，通常在 1min 内，便意就消失。若蓄意排便，则由意识控制，而使肛门外括约肌松弛。

（三）正常排便条件

1. 骨盆底肌肉要放松　正常情况下，直肠是呈排空或仅含少量粪便的状态。肛门内括约肌强直性收缩以防粪便排出，肛门外括约肌是持续性收缩，此由中枢神经系统控制。排便时则需放松骨盆底肌肉，肛门内、外括约肌才会松弛，粪便方能顺利排出。

2. 脊髓第 2 ~ 4 骶节（S_2 ~ S_4）功能正常　只有此功能正常才能保证排便的顺利进行。

3. 腹肌能正常收缩及有力量　大肠蠕动将粪便挤进直肠，直肠壁扩张及刺激压力感受器引发排便反射将直肠排空。如要使直肠排空，直肠纵肌需收缩使直肠缩短，从而增加其内部的压力。另外，也需横膈膜与腹肌的随意收缩，使直肠内压继续上升，最后使括约肌松弛、打开，而使粪便由肛门排出。

4. 能感觉到直肠的充盈，并传至大脑，使肛门外括约肌松弛而排便。

5. 生理性的姿势　最适宜的生理性排便姿势为蹲姿，因其可利用重力关系及腹肌容易用力收缩，而使粪便容易排出。

（四）排便功能异常的分类

1. 反射性大肠　S_2 ~ S_4 的脊髓损伤，即排便反射弧及中枢未受损伤的患者，因其排便反射存在，可通过反射自动排便，但缺乏主动控制能力，这种大肠功能状态称为反射性大肠。

2. 弛缓性大肠　S_2 ~ S_4 以下的脊髓损伤（含 S_2 ~ S_4）以及马尾损伤，破坏了排便反射弧，无排便反射，这种大肠功能状态称为弛缓性大肠。

（五）肠道护理评估

1. 病史资料

（1）通过询问病史了解是否有影响直肠功能的神经系统和消化系统疾病。

（2）了解发病前后患者肠道功能及排便方式（完成排便的时间、排便的频率及粪便的性状等）。

（3）了解有无使用直肠刺激、计划外排便、食用诱发排便的食物及影响肠道功能的药物服用史等。

（4）评估肠道症状对患者日常生活能力及社会参与能力的影响。

2．体格检查

（1）患者的神志及精神状态。

（2）认知能力及语言表达能力等。

（3）肌力、肌张力及感受，确定脊髓损伤的运动肌感觉平面及损伤程度。

（4）评估肛门周围皮肤的触觉，以及针刺觉及外括约肌的张力等。

3．辅助检查

（1）腹部平片、结肠镜及肛镜检查：有无肠道结构性改变。

（2）直肠动力学检查：肛管直肠测压了解肛管直肠内的压力以及结肠的运动。

（3）肛门外括约肌肌电检查：了解支配该肌肉的神经有无失神经现象。

（4）排粪造影检查：测定肛门括约肌及肛管、直肠的形态功能和动力学功能等。

二、肠道护理的目的

1．降低便秘或者排便失禁的发生率，帮助患者建立排便规律，能在预期的固定时间内将粪便排净。

2．降低对药物的依赖性，促使患者掌握适合于自己的排便动作，使排便过程简单易行。

3．帮助患者建立胃结肠反射、直结肠反射、直肠 - 肛门反射，让患者能控制自身的生理状况，增强独立性，消除或减轻由于失禁、便秘而给患者造成的痛苦。

4．使大部分患者在厕所、便器上利用重力和自然排便的机制独立完成排便，维持患者的最佳卫生状况，增进患者的自尊和健康感，提高其生活质量。

三、肠道护理技术

肠道护理技术主要应用于各种原因导致的神经源性大肠。肠道护理技术的目的是帮助患者建立排便规律，消除或减少由于失禁造成的难堪，预防因便秘、腹泻与排便失禁导致的并发症，从而提高患者的生活质量。

（一）反射性大肠的护理

反射性大肠患者主要表现为便秘，护理目标是养成规律的排便习惯，减少由于便秘导致的并发症，如肛裂、痔疮等。反射性大肠的护理技术包括指力刺激、腹部按摩、肠道功能训练等。

1．指力刺激（digital stimulation） 可协助患者左侧卧位，护士的示指或中指戴指套，涂润滑油，缓缓插入肛门，用指腹一侧沿着直肠壁顺时针转动。每次指力刺激可持续 15 ～ 20s，直到肠壁放松、排气、有粪便流出。如果发现患者肛门处有粪块阻塞，可先用手指挖便方法将直肠的粪块挖清，然后再进行指力刺激。指力刺激可诱发肠道反射，促进粪团的排出。

2．腹部按摩 在指力刺激前或同时，可进行腹部顺时针按摩。让患者屈膝，放松腹部，护士用手掌自右向左沿着患者的结肠解剖位置（升结肠、横结肠、降结肠、乙状结肠）方向，即自右下腹、右上腹、左上腹、左下腹做顺时针环状按摩，促进肠道蠕动，从而加速粪团的排出。

3．肠道功能训练 包括盆底肌训练、腹肌训练、模拟排便训练等。

（1）盆底肌训练：患者取仰卧位或坐位，双膝屈曲稍分开，轻抬臀部，缩肛提肛，维持10s，连续 10 次，每天练习 3 次，促进盆底肌功能恢复。

（2）腹肌训练：通过腹肌的训练，可增强腹肌的收缩能力，提高排便时的腹内压，从而有助于粪便的排出。腹肌训练的常用方法有仰卧直腿抬高训练、仰卧起坐等。

（3）模拟排便训练：选择适当的排便环境，根据患者以往的排便习惯安排排便时间，指导患者选择适宜的排便姿势，最好采取蹲位或者坐位，嘱患者深吸气，往下腹部用力，模拟排便。每日定时进行模拟排便训练，有助于养成定时排便的良好习惯。

4．药物使用 药物可使用通便剂，如开塞露、甘油等，软化粪便，润滑肠壁，刺激肠蠕动而促进排便。在通便药效不佳时，可用小量不保留灌肠促进排便。

5．饮食与运动 多进食水果、蔬菜及粗粮等高纤维、富含营养的食物，多饮水。指导患者适当运动，增强身体耐力，进行增强腹肌和盆底肌的训练。

（二）弛缓性大肠的护理

弛缓性大肠与反射性大肠不同，患者的排便中枢被破坏，因此，患者无法依靠肠蠕动实现主动排便，通常表现为排便失禁。康复护理的目标是保持成形粪便，减少排便失禁的次数，养成规律排便习惯。弛缓性大肠的康复护理技术包括手指挖便、肠道功能训练等。

1．手指协助排便 在进行腹部顺时针按摩后，可行手指协助排便。护士的示指或中指戴指套，涂润滑油，缓慢插入肛门，由外向内挖出粪团，将直肠内的粪便挖净。

2．肠道功能训练 弛缓性大肠的患者可通过盆底肌功能训练、腹肌训练等增强对排便的控制能力，同时养成定时排便的良好习惯。

3．皮肤护理 保持床单、被服干净，保证肛周、臀部皮肤清洁干燥，防破损。如出现肛周发红，可涂氧化锌软膏。

4．饮食指导 清淡、规律饮食，禁烟、酒，避免导致粪便松散的食物，如辛辣食品等。

（三）肠道护理注意事项

无论是何种类型的神经源性大肠病变，在进行规律的肠道护理之前，应先将肠道中积存的粪便排清。肠道训练的时间要符合患者的生活规律，并根据患者的情况进行调整和评价。当患者出现严重腹泻时，注意肛周皮肤的保护，防止肠液刺激皮肤发生破溃。室内应及时开窗通风，保持空气清新，去除不良气味。便秘也是导致脊髓损伤患者自主神经反射异常的主要原因之一，因此，应监测脊髓损伤患者的自主神经反射异常的临床表现，并及时排除肠道原因。

排便训练要有耐心和毅力，需坚持几周甚至数月，指导患者不要因暂时效果不佳而停止。在训练过程中，注意心理疏导，尊重患者人格，鼓励患者树立信心，减轻患者由于排便障碍带来的精神紧张和心理压力。

第六节　皮肤护理

一、概述

皮肤是身体最大的器官，是机体重要的防御屏障，具有感觉、调节温度、触觉、合成维生素D 等功能。皮肤损害将直接影响疾病康复过程，并引起复杂的愈合反应。临床上最常见的皮肤问题是压力性溃疡（Pressure ulcer），美国国家压疮咨询委员会（National Pressure Ulcer Advisory Panel，NPUAP）2016 年 4 月 13 日公布了一项术语更改声明：将"压力性溃疡"（pressure ulcer）更改为"压力性损伤"（pressure injury），并且更新了分期系统。

1．压力性损伤的定义 压力性损伤（pressure injury）是位于骨隆突处、医疗或其他器械下的皮肤和 / 或软组织的局部损伤。可表现为完整皮肤或开放性溃疡，可能会伴疼痛感。损伤是由于强烈和 / 或长期存在的压力或压力联合剪切力导致。软组织对压力和剪切力的耐受性可能会受到微环境、营养、灌注、合并症以及软组织情况的影响。

2．压力性损伤的危险因素

（1）内在因素：营养不良、运动障碍、感觉障碍、年龄、体重、血管病变、脱水等。

（2）外在因素：压力、剪切力、摩擦力、潮湿等。

（3）诱发因素：坐卧的姿势、移动患者的技术，大、小便失禁等。

（4）垂直压力作用于皮肤是导致压力性损伤的重要因素。如果 9.3kPa 的压力持续 2h 就可能引起不可逆的细胞变化。

3．压力性损伤分期

1 期：指压不变白的红斑，皮肤完整

局部皮肤完好，出现压之不变白的红斑，深色皮肤表现可能不同；指压变白红斑或者感觉、皮温、硬度的改变可能比观察到皮肤改变更先出现。此期的颜色改变不包括紫色或栗色变化，因为这些颜色变化提示可能存在深部组织损伤。

2 期：部分皮层缺失伴真皮层暴露

部分皮层缺失伴随真皮层暴露。伤口床有活性、呈粉色或红色、湿润，也可表现为完整的或破损的浆液性水疱。脂肪及深部组织未暴露。无肉芽组织、腐肉、焦痂。该期损伤往往是由于骨盆皮肤微环境破坏和受到剪切力，以及足跟受到的剪切力导致。该分期不能用于描述潮湿相关性皮肤损伤，如失禁性皮炎，皱褶处皮炎，以及医疗黏胶相关性皮肤损伤或者创伤伤口（皮肤撕脱伤、烧伤、擦伤）。

3 期：全层皮肤缺失

全层皮肤缺失，常可见脂肪、肉芽组织和边缘内卷。可见腐肉和 / 或焦痂。不同解剖位置的组织损伤的深度存在差异，脂肪丰富的区域会发展成深部伤口。可能会出现潜行或窦道。无筋膜、肌肉、肌腱、韧带、软骨和 / 或骨暴露。如果腐肉或焦痂掩盖组织缺损的深度，则为不可分期压力性损伤。

4 期：全层皮肤和组织缺失

全层皮肤和组织缺失，可见或可直接触及到筋膜、肌肉、肌腱、韧带、软骨或骨头。可见腐肉和 / 或焦痂。常会出现边缘内卷，窦道和 / 或潜行。不同解剖位置的组织损伤的深度存在差异。如果腐肉或焦痂掩盖组织缺损的深度，则为不可分期压力性损伤。

不可分期：全层皮肤和组织缺失，损伤程度被掩盖

全层皮肤和组织缺失，由于被腐肉和 / 焦痂掩盖，不能确认组织缺失的程度。只有去除足够的腐肉和 / 或焦痂，才能判断损伤是 3 期还是 4 期。缺血肢端或足跟的稳定型焦痂（表现为干燥，紧密黏附，完整无红斑和波动感）不应去除。

深部组织损伤：持续的指压不变白，颜色为深红色，栗色或紫色

完整或破损的局部皮肤出现持续的指压不变白深红色，栗色或紫色，或表皮分离呈现黑色的伤口床或充血水疱。疼痛和温度变化通常先于颜色改变出现。深色皮肤的颜色表现可能不同。这种损伤是由于强烈和 / 或长期的压力和剪切力作用于骨骼和肌肉交界面导致。该期伤口可迅速发展暴露组织缺失的实际程度，也可能溶解而不出现组织缺失。如果可见坏死组织、皮下组织、肉芽组织、筋膜、肌肉或其他深层结构，说明这是全皮层的压力性损伤（不可分期、3 期或 4 期）。该分期不可用于描述血管、创伤、神经性伤口或皮肤病。

4．附加的压力性损伤概念　医疗器械相关性压力性损伤：医疗器械相关性压力性损伤，是指由于使用用于诊断或治疗的医疗器械而导致的压力性损伤，损伤部位形状通常与医疗器械形状一致。这一类损伤可根据上述分期系统进行分期。

二、压力性损伤治疗

1．1 期：指压不变白红斑，皮肤完整　身体局部长期受压后，局部血液循环不良，受压部位组织缺血、缺氧，小动脉反应性扩张，使局部呈充血状，局部皮肤表现为红斑以及轻度水肿。水胶体敷料（溃疡贴 / 透明贴）——促进血运，改善压红和淤血。

2．2期：部分皮层缺失伴真皮层暴露 进入此期时，毛细血管通透性增加，局部出现大小不一的水疱。真皮及皮下组织也进一步胀，除继续加强上述措施外，对未破的小水疱应减少摩擦，防感染，可任其自行吸收，也可用无菌注射器抽出水疱内液体后覆盖水胶体敷料（如透明贴）；大水疱可使用无菌刀片或注射器针头划开切口，充分引流后，外面覆盖水胶体敷料（溃疡贴／透明贴），肿胀，皮肤发红，充血，组织硬结更加明显。

3．3、4期：全层皮肤缺失

（1）黑痂的处理方法：用0.9%生理盐水清洗创面，机械清创清除黑痂后用清创胶＋渗液吸收贴，根据渗液的量，每天或隔日更换，至伤口由黑色变为红色时停用清创胶。

（2）黄色腐肉或暗红色伤口

1）用生理盐水清洗创面，机械性清创清除黑痂后用清创胶＋渗液吸收贴或银离子敷料。

2）用生理盐水清洗创面，机械性清创黄色腐肉后用藻酸盐敷料＋吸收性敷料，根据渗液的量，每天或隔日更换。

3）新鲜肉芽处理方法：用生理盐水清洗创面，用溃疡糊／溃疡粉＋渗液吸收贴或美皮康。3～5天更换一次敷料，当出现创面水肿时，停用溃疡糊改用溃疡粉。真皮爬行期可用透明贴或溃疡贴保护皮肤。

4）窦道（潜行）处理方法：用生理盐水清洗创面，渗液多者用藻酸盐＋渗液吸收贴；渗出液少者用溃疡糊＋渗液吸收贴。每天或隔日更换一次。

当采取以上方法后，出现创面加深或变大、创面上渗液变多、伤口出现感染迹象、伤口在2～4周内没有明显改善迹象时应采取手术治疗。

（3）抗生素治疗：如果出现全身感染情况，或压疮局部有蜂窝织炎，给予抗生素治疗。

4．局部治疗

（1）创面换药：换药或更换敷料是治疗压力性损伤最基本的措施。创面的愈合要求适当的温度、湿度、氧分压及pH等。局部不用或少用外用药，重要的是保持创面清洁。可用生理盐水在一定压力下冲洗清洁创面，促进健康组织生长且不会引起创面损害。每次清洗创面时要更换敷料，并清除掉创口表面物质如异物、局部残留的药物、残留的敷料、创面渗出物和代谢物。如有坏死组织，则易发生感染且阻碍创面愈合，可用剪除、化学腐蚀或纤溶解酶溶解的方法来清除坏死组织，但应避免损伤正常肉芽组织，影响上皮组织生长或引起感染扩散。换药次数可根据创面渗出物的多少改变，保持创面清洁。理想的敷料应能保护创面与机体相适应，并能提供理想的水合作用，尽管在潮湿环境中创口愈合更快，但过多渗出物能浸泡周围组织，因而应该从创面上管理渗出物。

（2）控制感染：引起感染的细菌种类较多，其中铜绿假单胞菌（绿脓杆菌）常见且难控制，多数细菌对常用抗生素耐药。控制感染的主要方法就是加强局部换药，疮口引流好；可用带抗感染性质的敷料加强换药。同时，根据全身症状和细菌培养结果考虑使用敏感抗生素控制感染。

5．手术治疗 3期以上压力性损伤通过非手术治疗虽能治愈，但耗时较长。对长期非手术治疗不愈合、创面肉芽老化、边缘有瘢痕组织形成、合并有骨关节感染或深部窦道形成者，应采取手术治疗。创口的早期闭合可减少液体和营养物质的流失，改善患者的全身健康状况，并使其早日活动及重返社会。

6．心理康复护理 压力性损伤发生后给患者带来不必要的痛苦，长时间的压力性损伤治疗也会浪费许多医疗资源，因此，给患者一定的心理安慰和鼓励，让他们能有效地参与或独立的采取预防压疮的措施，避免压力性损伤发生。

第七节　心理护理

一、概述

心理学是研究人的心理现象和行为的一门科学，是医疗护理中的一个重要内容。护理心理学是护理人员应用心理学的基本理论和方法，去帮助解决因伤病而导致的心理功能障碍患者。护理心理学是一门年轻的学科，是医学心理学的组成部分。随着医学护理事业的发展，护理心理学的研究与实践也不断拓展与完善。过去的"生物医学模式"在医疗实践中，逐渐显露出种种缺陷，最主要的是它从根本上偏离了作为医学对象"人"的完整性，因此，往往出现了见"病"不见"人"的工作模式和服务态度。当人患了疾病，心理上必然发生反应，人的积极或消极的心理状态，对躯体的生理状态会带来影响。因此，情绪对健康与疾病的相互影响十分明显，而过去的医疗观念只针对病，不注重患者的心理反应，从而大大地阻碍了医学事业的发展。

研究表明，致病因素不是单一的。社会、心理、遗传、生理等多重因素如同其他各种物质因素一样，可成为致病的重要原因。许多疾病的发生与心理因素有着密切的联系，如心理长期处于紧张、焦虑状态与高血压的发病有着直接关联。随着医学模式从生物医学模式向生物 - 心理 - 社会模式的转变，即医学不仅要研究疾病，还要研究人的生理、心理以及所生活着的社会环境，研究这些因素对不同患者、不同疾病、不同阶段的作用。这种模式的转变使医学事业发展有了一个飞跃。大量事实证明，心理治疗和心理护理改变了患者对疾病的消极情绪，使患者产生了良好的抗病能力，其治疗效果明显提高。

护理学也由过去"以疾病为中心"的功能制转变为"以患者为中心"的整体护理，是护理模式转变的一个重要标志。为了促进人类健康，我们医务工作者应将患者生理、心理有机结合，根据患者不同的心理特点，做好康复心理护理，使患者得到全身心的康复。

二、心理护理的含义与目的

（一）含义

护理心理学是研究护理领域中有关心理活动的科学。心理护理是指护理人员在心理学理论指导下，在护理过程中为患者创造良好的心理环境，排除或避免一切消极的干扰因素，帮助患者纠正与改变在疾病过程中出现的不良心理反应与行为，促使其身心康复所采取的护理方法与技术。

（二）目的

患者因病其生理、病理变化所致的病痛折磨以及精神状态、社会适应能力的改变，会出现特殊的心理需求与反应。住院治疗又面临着环境的改变及新的人际关系，其心理压力加重，甚至会加重病情。护理人员应提供心理援助，这有利于患者对新环境的适应并改善不良情绪，有利于患者的身心康复，其目的有：

（1）帮助患者适应新的生活环境。

（2）帮助患者建立新的人际关系。

（3）帮助患者接受患者角色，认识疾病，正确对待疾病。

（4）帮助患者解除或减轻在疾病过程中由各种因素引起的紧张、焦虑、悲观、抑郁等负面情绪，调动患者的主观能动性，树立战胜疾病的信心，以积极的态度与疾病作斗争。

三、患者常见的心理问题

患者由于机体的生理变化不仅给其躯体带来病痛，同样会导致一系列的心理反应，如情绪不稳定、行为控制能力差，易表现为消极的情绪反应，这些反应严重影响了患者的康复，常见的心理问题有以下表现：

1．情感脆弱、易激动、发怒　患者常易心烦意乱，稍有不顺便大发雷霆、情绪易波动、易哭泣、莫名的愤怒、易与人争吵，也可将怒火发泄于自身，怨恨命运、自责等。

2．敏感性较强、猜疑心重、主观异常感觉增强　患者对自然环境的变化及对别人的话易敏感、猜疑、反感，躯体不适耐受力下降、主观体验增强、害怕病情加重。

3．焦虑　患者对自身健康或客观事物做出比较严重的判断和体验，其心境处于一种极坏的状态中。

4．抑郁　悲观抑郁的情绪往往发生在有严重疾病的患者身上，如外伤导致的残疾、癌症、预后不良之疾患或生命垂危患者。它是一种心理应激能力失控，自信心下降的一种消极情绪。患者出于绝望，有时会无缘无故发脾气；但有的则表现为麻木不仁；有的沉浸在往事回首中，留恋人生但又无法重新体验人生幸福的极度痛苦中。

5．紧张、恐惧　病情垂危或病重疗效差，如癌症、危重病抢救患者。患者缺乏心理准备所产生的生命垂危的恐惧心理。

6．否认　否认是一种消极的心理防御，一向健康的人对自己所患的重病感到突然。

7．孤独、寂寞　是患病后情绪低落、紧张、又与周围的人难以融洽，沉默寡言而产生的一种孤独、绝望。

8．消极、绝望、无助　当患者感到生命受着威胁，对疾病完全失去信心，对前途无望所产生的一些情绪。患者严重犹豫、焦虑、夜不能寐，对外界事物反应冷淡、迟钝，有的甚至产生自杀念头。

9．依赖　患者在患病后受到家人朋友的照料，自己日常生活活动行为表现出信心不足，变得被动、顺从、感情脆弱、依赖性强。

10．同情　患者之间共同的遭遇与朝夕相处，其相同的命运使他们相互间极易产生同情的心理、关怀与友谊，这是一种积极的心理情趣。

11．期待心理　指患者对未来存在着美好的向往、期待疾病发生转机，这是一种渴求生存的精神，也是一种积极健康的心态。

四、外伤后患者的心理问题

身体残疾若不是先天性的，而是在记事以后事故突然发生的情况下，大多数人会有显著的情绪反应。情绪的变化是因为有危机的产生，以至于感到无望，无法以平常的心态来对待，并伴有严重的失落感、悲伤、抑郁及焦虑等错综复杂的心情。

一般残疾患者心理调适会经历如下 5 个时期：①休克期；②认知期；③防伪性退却期或否认期；④承受期；⑤适应期。每一期皆有其不同情绪表现的特性，由一期进入到另一期的情绪转变亦有明显的变化。历程长短因人而异，因病情之轻重不等，反应也有差异。但是，医护人员必须了解身体残疾所导致患者心理调适的过程，重点在时间长短、心理障碍程度和结果如何，以协助其度过整个康复过程。

1．休克期　突然的外伤、事故给患者造成巨大的打击。事情的发生如此突然，患者在心理上、感情上尚未来得及反映出来，还没完全明白是怎么回事，因此，基本上处于一种麻木状态。此状态持续数分钟或几天。

在休克期，医护人员仅能提供关怀，其他对患者来说都不重要。但此时是医患关系介入的良好时期。因为此时患者情绪较稳定，容易建立良好的医患关系，尤其是大多数患者即将进入到下一期，此阶段与患者关系的建立是为后续几期的心理康复指导奠定基础。

2．否定期　由于残疾这一打击来得如此凶猛和突然，大大超出了患者的承受能力，于是自然地采取心理防卫机制，即对由于创伤而带来的终生残疾这一巨大痛苦加以否认，就像没发生什么事一样，并不感到十分痛苦，也不认为自己已经残疾了。此状态持续数天、数周、数月不等。

3. 抑郁反应阶段　当患者认识到自己所受的创伤将造成长期或终生残疾时，抑郁反应出现了。表现为心情沉重、忧伤、无助和无望、悲观、自卑、对生活失去兴趣等。这一期间也穿插着悲哀、痛苦、悲怒和焦虑。有些患者由于对前途完全失望及其他原因，而出现自杀想法和自杀行为。这一阶段可持续数月或更长时间。

4. 对抗独立阶段　残疾人住进医院，经过治疗和参加各种康复训练，达到生活自理，各种身体功能尽可能得到恢复，最后出院，回到家里、社区或参加工作，这是一个正常的流程。但实际上不尽然。相当一部分残疾人不积极参加康复训练。在生活方面，自身不积极努力锻炼，不是尽自己的所能去穿衣、洗澡、吃饭等达到生活上的自立，而是尽量让家属或护士替代自己做，产生一种依赖心理，想方设法推迟出院日期或根本不愿出院。这是因为残疾对他们心理上打击太大，出现心理和行为上的倒退。所以他们没有勇气带着残疾去面对社会，缺乏积极独立谋取生活的心理准备。

5. 承认和适应阶段　患者经过上述几个阶段后，逐渐认识到残疾和残疾所带来的一系列问题，经过抑郁和痛苦，开始渐渐适应。表现为承认残疾的现实，并开始接受各种康复疗程。心情由抑郁痛苦等阶段开始往如何面对现实，如何尽可能康复，如何解决以后生活的问题过渡。有的患者已积极筹划如何在生活上和经济上独立，如何谋生等。

这个阶段对患者非常重要，只有承认和适应了残疾所带来的一系列问题，才能面对生活，重新开始新的生活。根据不同患者情况，这个阶段持续的时间长短不一。对于一个康复心理工作者或从事康复工作的人员，要充分了解这个心理调整过程，才不被患者反复变化的情绪和行为表现所迷惑，才能变被动为主动。特别是心理工作者，要明确患者目前所处的心理阶段，并善于循循诱导，使患者尽快地达到承认和适应康复阶段。

五、情绪对人体的影响

情绪与患者的健康及疾病均有着密切的关系，情绪是人心理活动的一个重要组成部分，它是对客观事物的心理反映。人是具有主观世界的，当外界事物对人体产生影响时，就会产生一定的心理反应即情绪。苦闷、兴奋、仇恨、羞耻、焦虑、紧张、忧郁、烦躁等均为消极表现。

情绪在人的心理活动中占有重要位置，它对人的行为、意志、思维等均有很大影响。人的情绪稳定时，食欲增加，睡眠充分，精神爽朗，躯体得到充分调节与休息，防御机制与抗病能力得到恢复，能促进身体健康。当情绪低落时，人会出现沮丧、失落、焦虑、抑郁等表现，这种负面情绪可以对人体的新陈代谢过程和全身各器官系统功能状态带来不同程度的影响，强烈持久的精神紧张刺激，会导致正常生理活动功能紊乱，并继发功能的障碍，在躯体的易感器官上出现器质性病变，如原发性高血压、冠心病等。消极情绪可以加速疾病的恶化，甚至导致患者死亡。因此，促进患者保持稳定的情绪对疾病的恢复会产生良好作用。

六、心理护理方法

（一）环境与患者之间的关系

创造良好的治疗休养环境对人的心理活动有着直接影响。阴天会给人以压抑和沉重的感觉，晴空万里使人精神振奋，雷鸣闪电使人惊恐不安。同理，病房的色调、光线、空气、声响等无不影响着患者的情绪。因此，病房环境要整洁美观、色调和谐、阳光充足、空气流通、无各种气味和噪声、空气宽敞、床褥舒适、生活设施安全方便。

（二）建立良好的医患关系（即治疗性关系）

医患关系是指患者与医护人员之间的关系。心理护理是在医护人员与患者的相互交往中进行的。因此，医护人员与患者之间建立良好的医患关系是心理护理取得成效的关键。在临床实践中，医护人员的一言一行时刻影响着治疗工作的进行，但仍很少有人自觉地把它作为一种有效的治疗手段。应该认识到，医护人员与患者之间不是管理与被管理，教育与被教育的关系，更不是雇用或施恩关系，而是建立在相互尊重、信任、合作的基础上，共同以患者的疾病和心理康复为目的的治疗性关系。这种治疗性关系，主要通过医护人员的言、行、神、态去影响患者而建立的。医护人员在日常工作中的良好言行及患者积极的心理状态，在治疗中所起的作用是不容忽视的。

1．言语　言语不仅是人的交际工具，而且是治疗疾病的一种手段。护士真诚的交谈、安慰、疏导、鼓励均可帮助患者正确认识和对待自己的疾病，减轻和消除消极情绪，如对心情不好的患者给予劝导、抚慰，使其心情愉悦；对疑虑的患者给予解释，消除疑虑；对悲观消极的患者给予鼓励，使其得到精神上的支持，增强战胜疾病的信心。所谓"良言一语三冬暖，恶语伤人三冬寒"，就说明言语在与人沟通中的重要意义。

2．行为　一个人的行为可以反映出一个人的情绪，而护理人员的行为对患者有着直接的影响。懒散、懈怠令人厌恶，轻佻、潦草使人产生不安全感和不信任感，慌乱、冒失令人恐惧、疑虑。因此，护理人员在操作过程中应认真、熟练、轻柔、严谨，从行为举止上给患者以信心和精神上的安慰。

3．神情　神情在心理学上称为非词语性交流，神情可以在举止及目光中流露出来。护理人员要学会控制情绪，切忌惊慌失措，时刻保持乐观开朗、精神饱满的情绪，以此去感染患者。

4．态度　包括待人接物的态度和自身的仪表、风度、姿态等。护士应和蔼可亲、热情周到、端庄大方，这是良好的护患关系建立的重要因素。护理人员要深入细致地了解、观察患者的各种情况，并通过自己的言语、表情、态度和行为去影响患者，以减轻或消除患者的痛苦。只有如此，患者才会对护理人员产生信任感、依赖感和安全感，从而树立战胜疾病的信心。如果医患关系不协调，患者就不能很好配合治疗和护理，那么即使护理技术水平再高，也不能取得最佳效果。实践证明，良好的护患关系本身就具有治疗价值。

5．促进病友之间良好情绪的交流　病房是个小集体，在病友间建立良好的人际关系，可以互相照料、互相关心、互相消除不安的情绪，并可在交往中增进友情、消除孤独，减轻疾病带来的痛苦。

6．合理安排患者的生活　从患者的实际出发，合理安排丰富多彩的文娱生活，可以加速患者对医院环境的适应。

7．争取家属及亲友的密切配合　家属的良好情绪能给患者以安慰和支持，家属的不良情绪也会感染患者。因此，护士要做好家属的思想工作，与家属保持良好关系，稳定家属的情绪，并向家属亲友进行保护性的医疗指导，使家属明白自己的情绪将会影响患者治疗及康复效果。

8．视患者为社会的一员　患者的躯体症状、情绪或行为障碍与人际关系不协调有着重要的关系。因此，心理治疗还要通过调整患者与其周围人的人际关系，以利患者的康复。

七、个别心理护理交谈技巧

个别心理护理主要是护士与患者进行治疗性的沟通交谈，以达到调动患者良好情绪、接受治疗、安心养病，使患者处于有利康复的最佳心理状态。因此，护士要学会心理护理的交谈技巧。

（一）交谈的基本态度

礼貌是交谈的基本态度，是尊重患者的表示，也是护士自身文明修养的展露。患者感到护士尊重他，就很愿意与护士接触，这就有了交谈的基础。

（二）交谈内容要求

1．针对性　针对不同对象应采取不同方法，选择有目的、有中心话题的内容进行交谈，不能无目的、漫无边际地交谈。

2. 指导性　内容具有教育、帮助作用，如安心住院、遵守医院规章制度、配合治疗、卫生宣教、预防保健指导等。对有消极情绪的患者劝慰、帮助改变认识，给予纠正不当行为等指导性意见。

3. 科学性　在介绍疾病知识、治疗及预后时，要严谨，要有科学依据。

4. 通俗性　讲话时要通俗易懂，深入浅出，不要故弄玄虚，使患者似懂非懂。

5. 艺术性　言语要风趣、幽默、生动、有感染力，这样能提高情趣，使患者转悲为喜、转怒为欢。

6. 交谈的起始语　与患者初次接触如何交谈呢？首先要做到未开口先微笑，视不同年龄、不同对象称呼患者，切忌呼床号。然后可从关心患者的生活起居作起始话题，如"昨晚睡得好吗？""今天的饭菜合口吗？"，也可以从询问患者感受、服药治疗效果与反应开始交谈，如"这两天感觉如何？"，也可以从患者最关心、最感兴趣的事物谈起，如"为你高兴，检验结果是良好的"。

（庞　灵　刘玉锦）

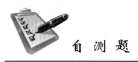

自 测 题

一、名词解释

良肢位　　功能位　　体位引流　　神经源性膀胱　　间歇导尿术　　压力性损伤

二、选择题

1. 下列哪项不能达到良肢位摆放的目的（　　）
   - A. 防止或对抗痉挛姿势
   - B. 早期诱发分离运动
   - C. 保护关节
   - D. 促进上肢屈肌、下肢伸肌的典型痉挛模式的出现
   - E. 有利于患者恢复正常的运动模式

2. 下列哪项不适合脑损伤患者的良肢位摆放（　　）
   - A. 患侧卧位
   - B. 健侧卧位
   - C. 仰卧位
   - D. 俯卧位
   - E. 床上坐位

3. 下列哪项称为脑损伤患者的首选体位（　　）
   - A. 患侧卧位
   - B. 健侧卧位
   - C. 仰卧位
   - D. 俯卧位
   - E. 床上坐位

4. 下列哪种疾病患者可进行体位引流（　　）
   - A. 肺水肿
   - B. 肺栓塞
   - C. 急性肺脓肿痰量多
   - D. 急性胸部外伤
   - E. 心肌梗死

5. 患者不能有效咳出肺内分泌物，需进行体位引流，下列哪项不适合（　　）
   - A. 年老体弱
   - B. 久病体虚
   - C. 心功能不全
   - D. 胸部术后
   - E. 慢性支气管炎

6. 不适合吞咽训练时选择的食物是
　（　　）
　　A．密度均匀的食物
　　B．黏性低易松散的食物
　　C．以偏凉食物为宜
　　D．食物呈糊状
　　E．食物的色、香、味俱全

7. 偏瘫患者进食时不合适的是（　　）
　　A．患者患侧肩背部垫高
　　B．偏瘫侧颈下用小软枕或手巾垫起
　　C．喂食者于健侧喂食
　　D．坐起进食时患侧手放于桌子下
　　E．进食时全身放松，躯干直立，颈稍
　　　弯曲

8. 停止间歇导尿，每次残余尿量少于
　（　　）
　　A．500ml
　　B．400ml
　　C．300ml
　　D．200ml
　　E．100ml

9. 间歇导尿实施饮水计划，每次饮水不
　超过（　　）
　　A．800ml
　　B．700ml
　　C．600ml
　　D．500ml
　　E．400ml

10. 弛缓性大肠患者主要表现为（　　）
　　A．便秘

　　B．排便失禁
　　C．稀便
　　D．脓血便
　　E．不成形便

11. 反射性大肠患者主要表现为（　　）
　　A．便秘
　　B．大便失禁
　　C．稀便
　　D．脓血便
　　E．不成形便

12. 压力性损伤的危险因素见于（　　）
　　A．内在因素
　　B．外在因素
　　C．诱发因素
　　D．垂直压力
　　E．以上均可

13. 下列哪项不是4期压力性损伤的表现
　（　　）
　　A．全层皮肤和组织缺失
　　B．可见筋膜、肌肉、肌腱
　　C．或可接触到韧带、软骨或骨头
　　D．无肉芽组织、腐肉、焦痂
　　E．出现窦道和/或潜行

14. 患者常见的心理问题有（　　）
　　A．焦虑
　　B．抑郁
　　C．恐惧
　　D．否认
　　E．以上均可出现

三、简答题

1. 正确体位摆放的目的是什么？
2. 简述体位引流的适应证和禁忌证。
3. 简述体位引流的操作方法和注意事项。
4. 吞咽训练的原则是什么？
5. 简述吞咽代偿姿势的内容。
6. 清洁间歇导尿的目的及操作步骤是什么？
7. 肠道护理的目的是什么？
8. 如何对反射性大肠患者的肠道功能进行训练？
9. 如何处理2期压力性损伤？
10. 残疾患者心理调适经历哪几个时期？

第六章　神经系统疾病的康复护理

学习目标

通过本章内容的学习，学生应能：

掌握：

脑卒中软瘫期床上体位摆放、翻身训练、桥式运动，痉挛期抗痉挛训练、坐位及坐位平衡训练，恢复期平衡训练、步行训练、上下楼梯训练、上肢控制能力训练，摄食和吞咽功能障碍康复护理、ADL 训练。颅脑损伤的概念及康复护理措施。脊髓损伤的概念、急性期及恢复期康复护理措施。周围神经病损的康复护理措施。帕金森病的概念及康复护理措施。

熟悉：

脑卒中的临床表现、康复护理教育及并发症的预防和护理。颅脑损伤的康复护理教育。脊髓损伤的康复护理教育、并发症护理。周围神经病损的康复护理教育。帕金森病的康复护理教育。

了解：

造成脑卒中的危险因素及主要功能障碍。颅脑损伤的病因、分类及主要功能障碍。脊髓损伤的病因、临床表现及主要功能障碍。周围神经病损的病因、分类及主要功能障碍。帕金森病的病因及主要功能障碍。

重点难点

重点：

脑卒中的康复护理，软瘫期床上体位摆放、翻身训练、桥式运动，痉挛期抗痉挛训练、坐位及坐位平衡训练、恢复期平衡训练、步行训练、上下楼梯训练等，颅脑损伤的康复护理措施，脊髓损伤急性期及恢复期康复护理措施，周围神经病损的康复护理措施，帕金森病的康复护理措施。

难点：

脑卒中软瘫期、痉挛期的康复护理，颅脑损伤主要功能障碍，脊髓损伤并发症护理，帕金森病的主要功能障碍。

第一节　脑卒中

一、概述

脑卒中又称脑血管意外（cerebral vascular accident，CVA），是由于各种原因使脑血管发生病变而导致脑功能缺损的一组疾病的总称。根据病因和临床表现，脑卒中被分为出血性（脑出血、蛛网膜下腔出血）和缺血性（脑血栓形成、脑栓塞）两大类。

根据 WHO 流行病学调查结果，公认的脑卒中危险因素主要有高血压、糖尿病、脑动脉硬化、高脂血症、心脏病、肥胖症、颈椎病以及吸烟、饮酒等不良习惯，除此之外，脑血管先天畸形、低血压、口服避孕药、红细胞增多症以及血小板异常、白血病等血液系统疾病，亦对脑卒中的发生具有危险性。

脑卒中患者起病较急，有头痛、呕吐、血压变化、体温变化等一般症状及意识障碍、运动障碍、感觉障碍、言语障碍等临床表现。由于脑实质神经细胞的损伤，使患者运动、感觉、言语和认知等功能有不同程度的损害，最终导致患者不同程度地丧失独立生活及工作能力。

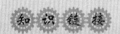

知识链接

主要功能障碍评估的八项内容

康复护理评估，感觉功能评估，认知功能评估，言语功能评估，摄食和吞咽功能评估，ADL 能力评估，心理评估和社会活动参与能力评估。

脑卒中以其高发病率和高致残率成为当前严重威胁人类健康的一类重要疾病。目前，脑卒中已成为世界人口的第二大死因，随着我国人口老龄化的增加，脑卒中的发病率呈现上升趋势，并且正趋向年轻化。我国现有脑血管病患者 1300 余万人，每年有 150 万～200 万新发脑卒中患者。脑卒中的年发病率平均为（116～219）/10 万人口，年死亡率为 120/10 万人口。近年来，脑卒中发病率在我国持续走高，每年新发病例超过 200 万，平均每 12s 就有一人死于脑卒中，我国现存活的脑卒中患者有 600 万～700 万，3/4 留有不同程度的残疾，由此造成的经济损失高达 400 亿元。

康复医学的早期介入，使脑卒中造成的各种后遗症的恢复率和 10 年存活率均有明显的提高。作为一位康复护士，对患者已存在或潜在的危险因素应有足够的认识和做出正确的指导，从而预防或减少脑卒中的发生。

二、主要功能障碍

（一）运动功能障碍

1. 偏瘫　脑卒中引起的运动瘫痪，偏瘫占多数。根据肌肉紧张异常状态，可分为松弛性瘫痪和痉挛性瘫痪。松弛性瘫痪是肌紧张程度呈降低状态的运动瘫痪。痉挛性瘫痪是肌紧张程度呈增强状态的运动瘫痪。

2. 联合反应　联合反应是指脑卒中偏瘫患者健侧上下肢紧张性随意收缩时，患侧上下肢也产生肌肉张力而引起关节活动。多数表现为上肢屈曲时下肢屈曲，或下肢伸展时上肢伸展；少数表现为上肢屈曲时下肢伸展，或下肢伸展时上肢屈曲。

3. 共同运动　共同运动是指偏瘫患者肢体在做随意运动时不能做单关节的分离活动，只能做多个关节的同时活动。偏瘫患者的共同运动可分为屈曲型和伸展型，这两种类型上、下肢均可发生。

4. 紧张性反射　紧张性反射是指延髓脑桥正常的迷路反射、颈反射、阳性支撑反射、抓握反射和延髓正常的对侧伸肌反射，在中枢性偏瘫时，因下运动神经元失去运动神经元的控制，患者以夸张的形式出现，表现出躯体平衡和局部平衡失调。

5. 异常的肌张力　偏瘫患者肌张力增高的特点是上、下肢表现不同：通常上肢表现在屈肌群、旋前肌肌张力增高；下肢表现在伸肌群、足内旋肌和大腿内收肌群张力增高；足部主要表现在足下垂合并足内翻。

6. 病理反射　脑卒中偏瘫患者常见的阳性病理反射有：①巴宾斯基（Babinski）征；②查多克（Chaddock）征；③霍夫曼（Hoffmann）征；④罗索利莫（Rossolimo）征。

（二）言语功能障碍

1. 构音障碍　表现为发音不准、吐字不清、语调及速率、节奏等异常，鼻音过重等言语听觉特性的改变。

2. 失语症　在语言上的四种形式，即听、说、读、写都或多或少发生障碍，并由于这些障碍性质和程度的差别及其病变部位的不同，使失语症的表现多种多样。

3. 失写症　指由于大脑损伤引起的书写能力的丧失，即语言性书写不能。失写症患者的主要临床表现有：①完全书写不能。②字词层级失写，包括构字障碍和字词错写。③语句和篇章失写症。④象形书写，以图画代替写不出的字。⑤镜像书写，写出的汉字字体出现左右逆转。⑥失用性失写。⑦惰性失写，是一种真正的失语性失写。⑧视空间性书写障碍。

4. 失读症　是指由于大脑损伤引起的对文字理解能力的丧失或受损，因不认识字，不知文字符号的意义，导致不能阅读。

（三）摄食和吞咽功能障碍

摄食和吞咽功能障碍是脑卒中最常见的并发症之一。吞咽动作一般分为口腔准备期、口腔期、咽期和食管期，脑卒中患者吞咽功能障碍为前三期单独或同时发生的障碍。摄食和吞咽功能障碍的患者易发生吸入性肺炎或因进食不足出现营养不良、水电解质紊乱。

（四）感觉障碍

1. 半身感觉迟钝麻木　障碍包括脸部、躯体、肢体的各种感觉减退。肢体的远端部位有加重障碍的倾向。

2. 假性神经根型感觉障碍　多见于上肢，在上肢的桡侧呈长条带状分布。这些部位的感觉障碍要比其他部位更明显。

3. 掌口综合征　围绕口周围的半侧部分和同侧手掌同时存在感觉障碍称为掌口综合征。出现这种综合征提示在顶叶后中央回下部以及丘脑后腹侧核有局限性病变。

4. 交叉性半身感觉障碍　常见的脸部感觉迟钝和对侧上下肢的感觉迟钝称为交叉性半身感觉障碍。

（五）认知障碍

认知障碍是指人的认识功能和知觉功能比正常情况低下。临床上，比较常见的认知障碍有：意识障碍、智力障碍、记忆障碍、失用症（观念性失用，结构性失用，运动性失用，步行失用）、失认症（视觉失认，听觉失认，触觉失认，躯体忽略，体像障碍）等。

（六）心理障碍

心理障碍是指人的内心、思想、精神和感情等心理活动发生障碍。脑卒中患者一般要经历震惊、否定、抑郁反应、对抗独立、适应等几个心理反应阶段。常见的心理障碍有抑郁心理（发生率为32%～46%）、焦躁心理、情感障碍。

（七）日常生活活动能力障碍

日常生活活动是指一个人为独立生活每天反复进行的、最基本的身体动作或活动，即衣、食、住、行、个人卫生等基本动作和技巧。脑卒中患者由于运动功能、言语功能、摄食和吞咽功能、感觉功能、认知功能等多种功能障碍并存，导致日常生活活动能力严重障碍。

（八）其他障碍

其他功能障碍包括：①面神经功能障碍。主要表现为额纹消失，口角歪斜及鼻唇沟变浅等表情肌运动障碍。核上性面瘫表现为睑裂以下表情肌运动障碍，可影响发音和饮食。②误用综合征。病后治疗方法不当可引起关节肌肉损伤、骨折、肩髋疼痛、痉挛加重、异常痉挛模式和异常步态、尖足内翻等。③失用综合征。长期卧底，可引起压疮、肺感染、肌萎缩、骨质疏松、直立性低血压、肩手综合征、心肺功能下降、异位骨化等失用综合征。④延髓麻痹。分真性和假性延髓麻痹，以后者多见。

三、康复护理措施

（一）软瘫期的康复护理

发病1～3周内（脑出血2～3周，脑梗死1周左右），患者生命体征平稳，意识清楚或有轻度意识障碍，但患肢肌力、肌张力均很低，腱反射也低，这一时期临床称之为软瘫期。康复护理措施应早期介入，目的是预防并发症以及继发性损害，同时为下一步功能训练做准备。一般每天2h更换一次体位，以防产生压疮、肺部感染及痉挛模式。

1. 良肢位摆放　是指为防止或对抗痉挛姿势的出现，保护肩关节、防止半脱位，防止骨盆后倾和髋关节外展、外旋，早期诱发分离运动而设计的一种治疗体位，它是早期抗痉挛治疗的重要措施之一。偏瘫患者典型的痉挛姿势表现为：肩下沉后缩，肩内收内旋，肘屈曲，前臂旋前，腕关节掌屈，手指屈曲内收；骨盆旋后并上提，髋关节伸直、内收、内旋，膝关节伸直，足下垂内翻。早期注意保持床上的正确体位，有助于预防或减轻上述痉挛姿势的出现和加重。具体选用以下体位交替使用：患侧卧位、健侧卧位和仰卧位。三种体位的描述详见第五章第一节。

2. 软瘫期的被动活动　其目的是为了预防关节活动受限，另外有促进肢体血液循环和增强感觉输入的作用。病情较稳定后第3～4日起，应对患肢所有的关节做全范围的关节被动运动。每日2～3次，活动顺序从大关节到小关节循序渐进，切忌粗暴，直到主动运动恢复。

对患肢进行按摩可促进血液、淋巴回流，防止和减轻水肿，同时又是一种运动感觉刺激，有利于运动功能恢复。按摩要轻柔、缓慢、有节律地进行，不使用强刺激性手法。对肌张力高的肌群用安抚性质的按摩，对肌张力低的肌群可以摩擦和揉捏。

3. 软瘫期的主动活动　为保证患者安全，软瘫期的所有主动训练都是围绕床上开展的。

（1）翻身训练：鼓励患者学会向两侧翻身，不仅有利于增强患者的康复信心，又可避免压疮等并发症的发生。

1）向健侧翻身：患者仰卧位，双手交叉，患侧拇指置于健侧拇指之上（Bobath式握手），伸直举向上方，屈膝，健腿插入患腿下方。交叉的双手做左右侧方摆动，借助摆动的惯性使躯干翻向健侧（图6-1）。

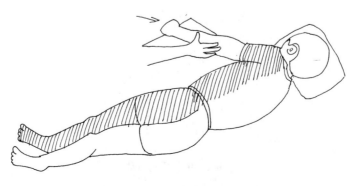

图 6-1　向健侧翻身

2）向患侧翻身：患者仰卧位，双手于 Bobath 式握手，向上伸展上肢，健侧下肢屈曲。交叉的双手做左右侧方摆动，当摆向患侧时，顺势将躯干翻向患侧（图 6-2）。

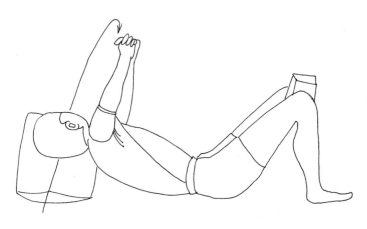

图 6-2　向患侧翻身

（2）桥式运动：在做翻身训练的同时，还必须加强患侧伸髋屈膝肌的练习。桥式运动能有效完成这方面的训练，且能避免患者今后行走时出现偏瘫步态。

1）双侧桥式运动：帮助患者将两腿屈曲，双上肢自然放于身体两侧，掌心向下，双足平踏床面，嘱患者伸髋将臀抬离床面（图 6-3）。

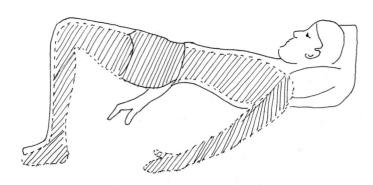

图 6-3　双侧桥式运动

2）单侧桥式运动：当患者能完成双侧桥式动作后，可让患者伸展健腿，患腿屈曲，足踏床抬臀，完成单侧的桥式运动（图 6-4）。

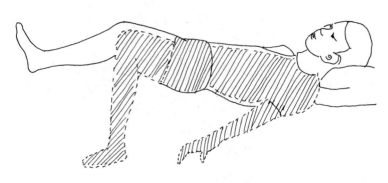

图 6-4　单侧桥式运动

3）动态桥式运动：患者仰卧屈膝，双上肢自然放松，双足平踏床面，双膝并拢，健腿保持不动，患腿做交替的幅度较小的内收和外展动作，护士协助控制动作的幅度和速度。之后交替为患腿不动，健腿做动作。

（二）痉挛期的康复护理

软瘫期持续 2 ～ 3 周以后，患者一般会出现肢体痉挛并逐渐加重，约持续 3 个月。此期的康复护理目标是通过抗痉挛的姿势体位来预防痉挛模式和控制异常的运动模式，促进分离运动的出现。

1. 抗痉挛训练　大部分患者上肢以屈肌痉挛占优势，下肢以伸肌痉挛占优势。

（1）卧位抗痉挛训练：采用 Bobath 式握手上举上肢，尽力使患侧肩胛骨向前，患肘伸直。仰卧位时双腿屈曲，Bobath 式握手抱住双膝，将头抬起，前后摆动使下肢更加屈曲。此外，还可以进行桥式运动，避免下肢伸肌痉挛。

（2）被动活动肩关节和肩胛带：患者仰卧，嘱患者以 Bobath 式握手，用健手带动患手上举，伸直和加压患臂（图 6-5）。

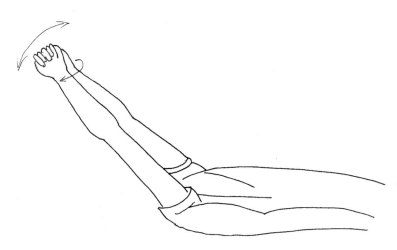

图 6-5　被动活动肩关节和肩胛带

（3）下肢控制能力训练：卧床期间要加强下肢训练，为以后行走训练做准备。

1）髋、膝屈曲训练：患者呈仰卧位，护士用手握住患足，使之背屈旋外，腿屈曲，并保持髋关节不外展、外旋。待对此动作阻力消失后再指导患者缓慢地伸展下肢，伸腿时应防止内收、内旋。在下肢完全伸展的过程中，患足始终不离开床面，保持屈膝而髋关节适度微屈。以后可将患肢摆放成屈髋、屈膝、足支撑在床上，并让患者保持这一体位。

2）踝背屈训练：患者呈仰卧位，双腿屈曲，双足踏于床面。护士握住患者患侧踝部，自足跟向后、向下逐渐加压，另一只手抬起脚趾使之背屈且保持足外翻位，当被动踝背屈抵抗逐渐消失后，嘱患者保持该姿势。随后指导患者进行主动踝背屈练习。

3）下肢内收、外展控制训练：方法见动态桥式运动。

2. 坐位及坐位平衡训练　只要病情允许，让患者尽早坐起，能有效防止并发症，对患者情绪调节也有很大帮助。

（1）坐位耐力训练：长期卧床患者突然坐起易引起直立性低血压，进行坐位耐力训练应先从半坐位（约 30°）开始，如患者能坚持半小时且无明显直立性低血压情况出现，则可逐渐增大角度（45°、60°、90°），延长时间和增加训练次数。如患者能在 90° 坐位坐半小时，则可进行从床边坐起训练。

（2）卧位到从床边坐起训练：患者先侧移至床边，将健腿插入患腿下，用健腿将患腿移于床边外，患膝自然屈曲。然后头向上抬，躯干向患侧旋转，健手横过身体，在患侧用手推床，把自己推至坐位，同时摆动健腿下床。必要时，护士一手扶患者健侧肩部，另一手扶臀部帮助坐起。要注意保护患肩，避免牵拉（图6-6）。

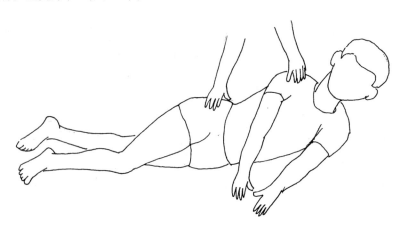

图6-6　卧位到从床边坐起训练

（三）恢复期康复护理

恢复期早期，患侧肢体和躯干肌还没有足够的平衡能力，因此，需要帮助患者进行坐位平衡训练。

1. 平衡训练　平衡分为三级：静态平衡为一级平衡，自动动态平衡为二级平衡，他动动态平衡为三级平衡。一般静态平衡完成后，进行自动动态平衡训练，即嘱患者的躯干做前后、左右、挺直、弯曲等各方向不同摆幅的摆动运动。最后进行他动动态平衡训练，即在他人一定的外力推动下仍能保持平衡。

（1）坐位左右平衡训练：让患者取坐位，护士坐于其患侧，一手放在患者腋下，一手放在其健侧腰部，嘱其头部及躯干保持正直，将重心移向患侧，再逐渐将重心移向健侧，反复进行（图6-7）。

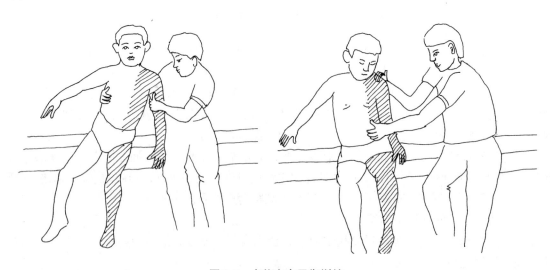

图6-7　坐位左右平衡训练

（2）坐位前后平衡训练：患者在护士的协助下身体向前或后倾斜，然后慢慢恢复中立位，反复训练。

（3）坐到站起平衡训练：指导患者双手交叉，让患者屈髋、身体前倾，重心移至双腿，然后做抬臀站起动作。患者负重能力加强后，可让患者独立做双手交叉、屈髋、身体前倾，然后自行站立（图6-8）。

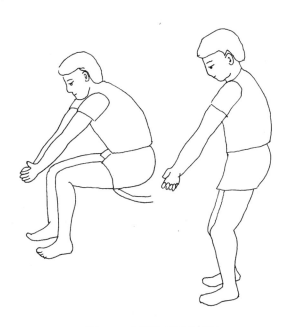

图6-8 坐到站起平衡训练

（4）站立平衡训练：完成坐到站起动作后，可对患者依次进行扶站、平行杠内站立、独自站立以及单足交替站立的三级平衡训练。尤其做好迈步向前、向后和向左、向右的重心转移平衡训练。

2．步行训练 首先在平衡杠内进行，要求患者躯干伸直，用健手扶栏杆；重心移至健腿，膝关节轻度屈曲。护士扶住其骨盆，帮助患侧骨盆向前下方运动，防止患腿在迈步时外旋。当健腿向前迈步时，患者躯干伸直，健手扶栏杆，重心前移，护士站在患者侧后方，一手放置于患腿膝部，防止患者健腿迈步时膝关节突然屈曲以及发生膝反张；另一手放置于患侧骨盆部，以防其后缩（图6-9）。健腿开始只迈至与患腿平齐位，随着患腿负重能力的提高，健腿可适当超过患腿。指导患者利用助行器和手杖等帮助练习。

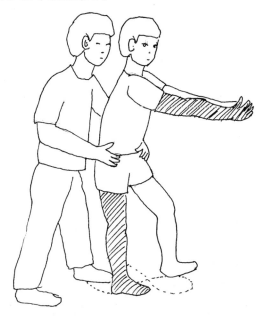

图6-9 步行训练

3．上下楼梯训练 原则为上楼时健足先上，患足后上且将患腿提到同一台阶；下楼时患足先下，健足后下，然后健足迈下到同一级台阶。在进行训练前应给予充分的说明和示范，以消除患者的恐惧感。步态逐渐稳定后，指导患者用双手扶楼梯栏杆独自上下楼梯（图6-10）。

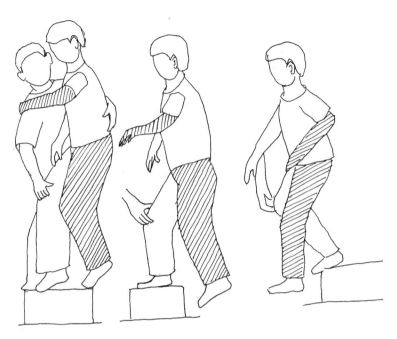

图 6-10　下楼梯训练

4．上肢控制能力训练　包括臂、肘、腕、手的训练。

（1）前臂的旋前、旋后训练：指导患者坐于桌前，用患手去拿桌上的小物品或翻动桌上的扑克牌。

（2）肘的控制训练：患者仰卧，上举患臂，尽力使肘关节伸直，然后缓慢屈肘，用手触摸自己对侧器官。

（3）腕指伸展训练：双手交叉，手掌朝前，手背朝胸，然后伸肘，举手过头，掌面向上，返回胸前，再将上举的上肢左右摆动。

5．改善手功能训练　主要采用作业治疗的方式进行。

（1）作业性手功能训练：通过书写、绘画、泥塑等训练两手协同操作能力。

（2）手的精细动作训练：通过开锁、拧螺丝等以及进行与日常生活动作有关的训练，加强和提高手的综合能力。

（四）后遗症期的康复护理

患者经过治疗或未经积极康复，在一年后可留有不同程度的后遗症，主要表现为肢体痉挛、关节挛缩畸形、运动姿势异常等。此期康复护理目的是指导患者继续训练和利用残余功能，以便最大程度地恢复生活自理能力。

1．需要家属配合，坚持进行维持功能的各项训练。加强站立平衡、屈膝和踝背屈训练，同时进一步完善下肢的负重能力，提高步行效率。

2．加强健侧的训练，以增强其代偿能力。

3．指导患者正确使用辅助器，如手杖，以补偿患肢的功能。

4．改造家庭环境，如门槛和台阶改成斜坡，蹲式便器改成坐式便器，厕所、浴室、走廊加扶手等。

（五）摄食和吞咽功能障碍的康复护理

吞咽障碍可致患者引起误吸、误咽和窒息，甚至危及生命；也可因进食困难而引起营养物质摄入不足，从而影响患者整体康复。

1．摄食训练

（1）体位：因人因病情而异。①仰卧位30°～60°，偏瘫侧肩部以枕垫起，护士位于患者健侧。②侧卧位采用健侧卧位，利用重力的作用使食物主要集中在健侧口腔，减少了食物在偏瘫侧的残留。③坐位头稍前屈，或颈部向患侧旋转，躯干直立，患侧手放于桌上。

（2）食物的选择：应优先选择密度均匀、有适当黏性的半流食，如果冻、蛋羹及糊状食物等。以偏凉食物为宜，以有效强化吞咽反射。

（3）喂食方法：每次喂食前先用冰盐水对咽部进行冷刺激、按摩，诱发吞咽反射。了解患者一口量，先从3～4ml开始，酌情增加至1汤匙。成人每次进食量不宜超过300ml，进食30min内不做运动、吸痰等操作（特殊情况例外），并采取半卧位或30°仰卧位。对昏睡及嗜睡患者，应边进食边进行语言沟通，保持其在清醒状态下进食。

（4）喂食工具的选择：宜用薄而小的勺子从健侧喂食，尽量把食物送至舌根部。对不能张口的患者，可选择50ml注射器作为喂食工具。

2．呼吸肌训练

（1）呼吸训练：对患者进行深吸气 - 憋气 - 咳嗽训练，能提高咳出能力和防止误咽。

（2）咳嗽训练：嘱患者努力咳嗽，以增强排出异物的能力。

3．颈部旋转训练　在下咽时，嘱患者头部向患侧旋转，进而使咽腔的患侧变小，健侧的食管口扩大，从而使食物顺利下咽。

4．防止误咽训练

（1）颈部的活动度训练：使患者颈部做前后左右以及环转训练，增强颈部肌力、增强呼吸辅助肌的肌力。

（2）代偿方法

1）口唇闭合训练：模仿吸吮动作，或小口呼吸，吸管吸气运动。

2）颊肌功能训练：闭口做上下牙齿互叩及咀嚼运动。把食物放入健侧颊部，推患侧的口唇及颊部。

3）舌肌运动训练：①舌做不同方向的牵拉运动和主动运动。②抗阻运动：指导患者将舌抵向颊后部，治疗人员用手指指其面颊某一部位，患者用舌顶推，以增强舌肌的力量。

4）吞咽反射的强化：①对咽部用冰盐水进行冷刺激。②发声训练：重音放在"K"上。

（六）日常生活活动（activities of daily living，ADL）能力训练

1．清洁　患者坐在洗手池边的椅子上，患手放入洗手池。清洗健侧手臂时，将浸过肥皂水的洗脸巾固定在洗水池边缘，患者健侧手臂和手在上面擦洗。擦干健臂时，可将毛巾放在腿上，手臂在上面擦干。患者可将毛巾挂在水龙头上，用健手拧干。为擦干后背，患者将毛巾抛过一侧肩，披于身后，抓住毛巾的另一端向下横擦后背，然后再换到另一侧肩上。

2．刷牙　把患侧手臂放在洗手池边上。坚持用患手握住牙刷，健手挤牙膏，而后患侧手臂上抬，尽可能地站立刷牙。

3．洗澡　脑卒中偏瘫患者洗澡时常存在困难，往往需要治疗师训练才能学习该活动程序。康复护士的悉心指导和帮助是患者真正解决问题的关键：①出入浴盆：患者的健侧靠向浴盆站立，抬起健腿进入浴盆，向前上方抬起患腿进入浴盆；用健手使双膝充分靠向健侧，达到躯干旋转。护理人员扶着患者骨盆两侧促进其抬起臀部和转身，健手把住浴盆边缘，一条腿向前（最好是健腿）形成单腿跪位，重心向前移至前足上，躯体向上站起，然后抬起健足跨出浴盆，通过屈曲而抬起偏瘫腿跨出浴盆。②使用矮凳浴盆：帮助患者拿掉木板并引导患者坐在矮凳上，使患者手臂前伸并把住浴盆边缘以便支持自己，洗浴后帮助患者转移到轮椅上。③淋浴：患者坐位，用穿线固定于胸前的肥皂块洗浴。

4．穿衣　穿开衫或夹克衫时，患者将衣服袖筒悬垂于双膝之间，使得患手容易穿入其中；然后患者将袖筒拉到肩，健手穿入另一袖筒。穿套衫时，患者整理领子标签在上方，偏瘫手臂伸进袖子里，健手将袖子拉到肩，然后健臂穿入另一袖子。

5．穿袜　穿袜子时，患者首先要将偏瘫腿交叉在健腿上，用健手拇、示指张开袜口，向前倾斜身体把袜子套在脚上。

6．穿裤　穿裤子时，患者首先将患腿交叉放在健腿上，尽可能向上套上裤腿，然后将臀部抬离椅子，双脚负重站立，并将裤腰向上拉到腰部。

7．穿鞋　患者可以像穿袜子那样穿上鞋。

8．脱衣服　患者必须先脱健侧，这样才能从偏瘫侧脱下衣服。

9．进食　加强作业治疗，嘱家属帮助患者尽快使用汤匙等进食工具，并根据恢复情况估计进食量。

（七）并发症的预防和护理

脑卒中患者由于持久卧床易引起肩痛、肩 - 手综合征、关节挛缩畸形、压疮、便秘、失用性肌肉萎缩、骨折、直立性低血压等并发症，易导致康复训练的停滞。因此，护士在并发症的预防和护理中起着重要的作用。

1．肩痛　偏瘫性肩痛是指肩关节被动活动结束时的锐痛，整个活动范围内出现的剧痛，接触后出现的难以忍受的疼痛。可以发生在脑卒中的早期，也可发生在后期，甚至发生在数月之后。偏瘫性肩痛是成年偏瘫患者最常见的并发症之一。康复护士应做到以下几点：

（1）及早消除疼痛：主诉肩痛时，特别注意使患者达到无痛全范围关节活动度，注意患者的转移，检查床上的体位摆放是否正确。

（2）严重肩痛的处理：应停止肩部和患侧上肢的运动治疗，适当选用一些理疗，如高频电疗、光疗等。

（3）体位疗法：①仰卧位，患侧肩胛骨下、上臂用薄枕高垫，使患侧肩胛骨处于前伸位，上肢轻微外展，肘关节伸直或屈曲90°交替，前臂伸直，腕关节微背伸，掌心向上，指关节伸直，拇指外展。②侧卧位，健侧卧位和患侧卧位时保持抗痉挛体位。③坐位，患侧上肢应放在面前的桌子或扶手椅的扶手上，在没有上述支撑物时，则应在患者双腿上放一枕头，将患肢置于枕头上。④立位，对肩关节有半脱位的患者，应使用肩部吊带或 Bobath 腋托将患肢托起。

（4）被动运动：关节的早期活动，可以防止因制动引起的关节粘连性病变，但不适当的活动又可引起肩关节周围软组织损伤和肩痛。在软瘫期，一般康复护士对患者做无痛范围内的肩关节被动运动。

（5）自然性主动运动：患者仰卧，双腿屈曲并拢向两侧摇动，旋转躯干。然后将双腿倒向健侧，一手放在患膝上，一手放在患肩上，用力下压，通过牵拉患侧，以降低整个患侧的肌痉挛。患者坐位，注意必须使手指伸展开，腕背屈，让屈曲痉挛的上肢伸直（肘伸直），向肩前屈方牵拉上臂。

（6）自助性手臂活动：在康复护士的帮助下，患者必须学习自己正确运动肩关节，用健臂带动偏瘫臂上举。

（7）正确搬运患者：护理活动中要注意保护肩关节，如穿衣、翻身、体位转换等。

（8）对肩 - 手综合征的患者，避免腕屈曲，改善静脉回流。注意床上和椅上的体位摆放，保证患侧的手不要受压和悬垂。

（9）对患侧手掌水肿者，康复护士应采用压迫性向心缠绕，并教会患者及家属。

（10）采用冰敷：冰敷用于降低痉挛，可用湿润的毛巾包绕整个肩、肩胛和手指的掌面，每次 10 ~ 15min，每日 2 次。同时配合治疗师做一些特殊活动如关节松动术等。

2．压疮　压疮是局部组织长期受压，血液循环障碍，持续缺血、缺氧，营养不良而致软组织溃烂和坏死。预防压疮是一项重要的护理，一旦发生压疮，不仅增加患者躯体的痛苦，加重病情，而且对心理产生极坏的影响，严重时可因继发感染引起败血症而危及生命。护理人员对压疮应及早预防，其关键环节是：①变换体位；②保持寝具，床单的卫生，及时扫床以去除颗粒性物质，以免擦破皮肤；③促进局部血液循环；④压疮发生的早期可采用红外线、紫外线、激光等理疗治疗；⑤对Ⅱ度压疮可采用中成药治疗：京万红、紫草油、双料喉风散等；⑥压疮较深者：用庆大霉素 PMMA 链珠填塞、高分子右旋聚合物清洁剂（debrisen），异体猪皮覆盖，外科手术治疗（除单纯缝合外，还有游离植皮、局部皮瓣、肌肉皮瓣等）。

3．便秘　长期卧床的脑卒中患者由于胃肠道蠕动减弱等原因多数伴有便秘，患者可因此而感腹部胀满、厌食，甚至情绪郁闷。便秘的护理措施有：

（1）饮食疗法：服蜂蜜及核桃仁、芝麻等滑肠之品。

（2）建立良好的排便习惯：引导患者按时排便，并注意排便时间，避免长时间排便。

（3）肛门保健操：戴上手套，在示指上涂上润滑剂，先在肛门口按摩 10 ～ 20 次，轻轻伸入肛门 1 ～ 2cm，将伸入肛门内的示指向前、后、左、右四个方向撑大肛管，尽可能撑大，操作 2 ～ 3min。最后擦干肛门后，患者自己把肛门用力向上提缩 20 ～ 30 次。

4．尿失禁　尿失禁的预防及护理措施有：

（1）养成良好的排尿习惯：①摄取足够的水，每日应 1500 ～ 2000ml；②给予足够的时间排尿；③在膀胱充盈后才去卫生间。

（2）骨盆肌肉的训练：①耻骨尾骨肌（以下简称 PC 肌）训练，患者坐在马桶上，中途有意识使尿流中断；坐在椅子上，由后向前缓慢地把 PC 肌收缩起来；患者仰卧位，以头部和脚为支点，抬高臀部，同时收缩 PC 肌，放下臀部时再放松 PC 肌。②"提肛功"训练 PC 肌，吸气时用力使肛门收缩，呼气时放松，每日做 3 次，每次做 10 遍，以后每周增加 1 次，每次增加 5 遍，直到尿失禁状况有所改善。

（3）膀胱训练：留置导尿管法（定期开放导尿管，尿意预兆或信号，拔管试验），间歇性清洁导尿法。

（4）采用集尿器（外用尿套法，保险带，便器）。

（5）正确选用尿失禁护理用品（有吸水剂的床垫、失禁尿垫、成人一次性纸尿裤）。

（6）调整患者方便的活动环境（床旁呼叫器、轮椅、行走器、无障碍设施）。

（7）帮助穿衣困难者，穿着简便、易穿脱的衣服。

（8）做好心理护理，增强沟通能力，对患者进行尿失禁的宣教，让患者及家属对尿失禁有正确的认识并掌握自我护理的技巧。

四、康复护理教育

（一）入院健康教育

责任护士要根据患者的身份、年龄、职业等准确恰当、有礼貌地称呼患者，同时耐心地介绍主管医生的姓名、病区环境、作息时间，尤其是患者所关心的进餐、用水等情况。多安慰患者并指导其控制自己的不良情绪，避免精神刺激因素，维护正常的心理平衡。对于偏瘫患者可能产生的幻想和依赖心理，治疗急于求成等问题，护理人员应耐心做好解释工作，用科学的态度指导患者就医和进行功能训练。制订出符合患者实际的、切实可行的健康教育计划。

（二）护理操作过程中的健康教育

要充分利用护理操作过程对患者进行健康教育。实践是进行健康教育的良好时机，其教育效果远高于专门对患者进行教育，因为患者不需要也不可能系统地学习脑卒中疾病的护理知识，其学习往往来自于自身疾病的需要。因此，护士对患者进行护理操作时，讲解疾病的预防、治疗、护理措施，会使患者感到放心，并愿意配合护士的操作。

（三）住院期间的健康教育

利用一切可利用的时间，向患者及家属讲解脑血管意外相关知识，使患者清楚本病的康复是一个漫长的过程，要树立长期与疾病作斗争的信心，避免精神紧张，情绪激动。并遵医嘱坚持服药，介绍服药方法、不良反应和注意事项。应注意观察，同时教会患者家属掌握正确测量血压的方法及注意事项。如使用可引起直立性低血压药物时，应向患者说明，改变体位时动作尽量缓慢，尤其在夜间起床时更要小心，以免血压突然降低引起昏厥而发生意外。通过医生、护士和家属的密切配合，使患者早日生活自理。

（四）出院前健康教育

1．在血压控制满意的情况下进行适当运动，以轻体力活动为宜。
2．忌烟酒，多食蔬菜、水果，进低盐、低脂、低胆固醇清淡饮食。
3．保持心情愉快，避免情绪激动和愤怒。
4．保持大便通畅，避免大便时过度用力，以免脑血管意外的复发。

第二节　颅脑损伤的康复护理

一、概述

颅脑损伤又称为脑外伤（craniocerebral trauma head injury，CTHI），指头颅和脑受到外来暴力撞击所遭受的外伤，除颅骨和脑组织直接受到损伤外，还经常并发颅内血肿、脑水肿、颅内压增高。其发病率仅次于四肢的外伤，在全身各部位损伤中占第2位，但伤残率和病死率居首位。

颅脑损伤原因为直接暴力或间接暴力作用于头部，如交通事故、工伤、失足坠落、火器及利器伤等。颅脑损伤分开放性和闭合性两种。开放性颅脑损伤是指头皮、颅骨、硬脑膜均有破裂，脑组织与外界相通；闭合性颅脑损伤是指头皮可有破裂，颅骨可有骨折，但脑组织不与外界相通。颅脑损伤后，患者可出现意识障碍、神经系统阳性体征及颅内压增高的症状及体征，也有部分患者表现较轻，意识障碍历时较短，神经系统无阳性体征。

颅脑损伤很少是孤立的，常与身体其他部位的损伤复合存在。大部分幸存者常遗留不同程度的神经功能障碍，如意识、运动、语言、认知等方面的障碍。这些都可以给患者及家庭、社会带来痛苦和负担，因此，颅脑损伤的康复是必要的。但因颅脑损伤部位的多发性、复杂性，其康复不仅涉及肢体运动功能的康复，同时更多地涉及对记忆、注意、思维等中枢高级功能的康复，其康复的复杂性及难度是神经康复学中难度最大的。

二、主要功能障碍

（一）意识障碍

意识是指大脑的觉醒程度，是机体对自身及周围环境刺激作出应答反应的能力。意识内容包括定向、感知、注意、记忆、思维、情感和行为等，是人类的高级神经活动，可通过语言、躯体运动和行为等表达。意识障碍是指机体对自身及周围环境缺乏反应的一种精神状态。通过对患者的言语、疼痛、瞳孔、光反射、吞咽反射、角膜反射等来判断患者意识障碍的程度。颅脑损伤后，意识障碍的患者经急性期治疗后，部分患者可完全恢复，但重度损伤者可持续昏迷或成为植物状态，或恢复部分意识。

颅脑损伤的严重程度采用国际上公认的格拉斯哥昏迷量表（Glasgow coma scale，GCS）区分昏迷严重程度（表6-1）。

表6-1 格拉斯哥昏迷量表（GCS）

项目	检查用刺激	患者反应	评分
睁眼	无	患者自发睁眼	E 4
	说话或呼唤	大声向患者提问时患者睁眼	3
	疼痛：胸部或肢体	被掐疼痛时睁眼	2
	疼痛：胸部或肢体	患者无反应	1
运动	运动口令	按命令作出简单运动	M 6
	疼痛：施加于一个以上部位	患者出现企图逃脱刺激运动	5
	疼痛：施加于一个以上部位	患者外展肩逃避刺激	4
	疼痛：施加于一个以上部位	患者呈去皮质强直：上肢屈曲、内收内旋；下肢伸直、内收内旋、踝跖屈	3
	疼痛：施加于一个以上部位	患者呈去大脑强直：上肢伸直、内收内旋；下肢同去皮质强直	2
	疼痛：施加于一个以上部位	患者无反应	1
语言	语言：与患者交谈	患者能说明地点，他是谁和年、月	V 5
	语言：与患者交谈	患者失定向，语言错乱	4
	语言：与患者交谈	说出语言无意义但能被理解	3
	语言：与患者交谈	说出不可理解的语言	2
	语言：与患者交谈	患者无反应	1

判断急性损伤期意识情况：GCS=E分+M分+V分，8分以下为昏迷；3～5分为特重型损伤；6～8分为严重损伤；9～12分为中度损伤；13～15分为轻度损伤。

（二）精神、心理和情感障碍

颅脑损伤患者常见抑郁、情绪不稳定、攻击性、神经过敏、呆傻等精神障碍，亦可有冲动、幼稚、丧失自知力、类妄想狂、强迫观念等。

患者由于各种原因可出现不同程度的心理障碍，如对受伤情景的回忆、头痛、头昏引起的不适感觉，担心生命危险及治疗后是否有并发症和后遗症等，这些常表现为恐惧、焦虑、忧愁、痛苦等。

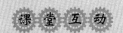

课 堂 互 动

颅脑损伤患者运动功能评估的方法有哪些？

颅脑损伤后情感障碍以易激惹、冲动为主要特征，还多伴有头疼、头晕、睡眠障碍、注意力不集中、激惹性增高、记忆减退、思维迟缓、情绪不稳等症状。

（三）认知功能障碍

认知属于大脑皮质的高级活动范畴，它包括感觉、知觉、注意、记忆、理解和思维等心理活动。颅脑损伤后常见的认知障碍是多方面的，有注意力分散、思想不能集中、记忆力减退、学习困难、归纳演绎推理能力减退、交流及执行等功能发生不同程度的障碍。

1．记忆障碍　是颅脑损伤后的常见症状，表现为近期记忆障碍，不能记忆伤后发生的事情，但对以前的记忆影响不大。有些患者的记忆障碍可在 2 年后出现，严重影响了患者的工作及生活质量。

2．注意力障碍　是指做一项工作时不能持续注意，是颅脑损伤的常见后遗症。较严重的注意问题是不能把注意力从一件事转移到另外一件事，或分别注意同时发生的两件事。注意力代表了基本的思维水平，这个过程的破坏对其他认知领域有负面影响。

3．推理 / 判断障碍　广泛性颅脑损伤可出现高水平的思维障碍，表现为分析和综合能力的水平下降，抽象、推理能力降低，判断和解决问题能力差。

4．执行功能障碍　指进行有目标的活动时，有多个认知成分，但不能正常选择和执行。如完成如厕，首先要来到卫生间，解开腰带及裤扣后，坐在马桶上的这一过程，而在完成时，不能解开腰带或裤扣便坐在马桶上。

5．交流障碍　颅脑损伤的常见表现主要为语言表达和理解障碍。早期可出现找词困难，难以构成复杂的句子，语言表达与认知活动密切相关。较高级的语言障碍持续时间长，同时伴有思维障碍，如要表达情感时，逻辑顺序差，一个主题不能产生多种思维，交流行为差。

（四）运动功能障碍

颅脑损伤患者由于受损原因、部位、病情严重程度等不同，遗留的运动功能障碍也复杂多样，可因锥体束损害表现为偏瘫、单瘫、双侧瘫，也可出现帕金森综合征、共济失调、舞蹈样动作等锥体外系表现。患者还常合并复合伤，如周围神经损伤、脊髓损伤、骨折、关节损伤等，对患者的运动功能也常造成影响。部分患者同时存在以上多种运动功能障碍。

（五）言语及吞咽功能障碍

颅脑损伤可导致失语、构音障碍或言语失用等语言功能障碍，其中失语症最为常见。失语症患者在语言的理解、形成及表达等方面的能力受限或丧失，而不是由于精神障碍、感觉异常或肌肉软弱无力所造成。失语症的分类比较复杂，临床上常见的是运动性（表达性）失语和感觉性（感受性）失语，但实际上多数失语症患者在语言功能的各个方面都存在不同程度的损害。

颅脑损伤患者常见吞咽障碍，临床表现为液体或固体食物进入口腔，吞咽过程发生障碍或吞下时发生呛咳、哽噎，可引起营养不良、脱水、心理障碍、吸入性肺炎、窒息等并发症，是导致患者生存质量下降，病死率升高的重要因素。

三、康复护理措施

（一）一般护理

1．体位　意识清醒者采取斜坡卧位，有利于颅内静脉回流，昏迷患者或吞咽功能障碍者宜取侧卧位或侧俯卧位，以免呕吐物、分泌物误吸。

2．饮食护理　一般患者可给予高热量、高维生素、高蛋白质饮食，呕吐频繁宜暂禁食，昏迷患者鼻饲流食，所提供的热量宜根据功能状况和消化能力逐步增加，以维持正氮平衡。重型颅脑损伤患者由于交感神经麻痹使胃肠血管扩张、淤血，迷走神经兴奋使胃酸分泌增加，损害胃黏膜屏障，导致黏膜缺血、局部糜烂出血，消化道出血也是重型颅脑损伤死亡原因之一。因此，应防止胃肠道出血或腹泻，密切观察。并采用胃肠外营养，可从静脉输注 20% 脂肪乳剂、7% 氨基酸以及电解质、维生素等以维护机体的营养需要。

3．降低体温　由于伤口感染或中枢性体温调节失常可导致患者发热，高热使机体代谢增高，加重脑组织缺氧，应采取物理降温，如冰袋降温、温水擦浴、冰帽降温，禁忌擦浴后颈、前胸、腹部。必要时采用冬眠低温疗法。

4．躁动的护理　躁动不安是脑挫裂伤急性期的常见表现，护士在排除颅外因素（缺氧、尿潴留、肢体受压）后，首先应考虑是脑水肿或颅内血肿所致的颅内高压。床旁加床栏或约束带以防患者坠床，当患者突然由安静转为躁动或自躁动转为安静，应及时通知医生，观察病情是否加重，不可掉以轻心。

5．改善脑组织代谢 促进神经细胞功能恢复可静脉输注三磷酸腺苷、辅酶 A、谷氨酸、核苷酸、吡拉西坦（脑复康）等。另外，还可选用促苏醒药物及高压氧舱治疗。

（二）加强呼吸道管理

1．呼吸功能障碍是颅脑外伤最常见死亡原因，因此应保持呼吸道通畅，及时清除口、鼻腔分泌物或血液，观察呼吸频率、节率并准确记录。

2．昏迷或术后患者应常规持续吸氧 3 ～ 7 天，采用鼻导管中等浓度吸氧，氧流量 2 ～ 4L/min。

3．加强人工气道管理，对气管切开的患者应设置气管切开护理盘，每日更换，每小时常规冲洗气道，痰液随时吸引。痰液黏稠不易吸出时可用生理盐水 50ml 加糜蛋白酶 5mg，配成溶液滴入套管内稀释痰液，吸痰时严格无菌操作，动作要轻柔，每次吸痰时间不超过 15s。

（三）严密病情观察

1．意识状态 意识是反映颅内压增高程度的重要指标，通过格拉斯哥昏迷计分法，对患者反应做出评分，以判断意识状态的变化，并制订出相应的护理方案。

2．生命体征 密切观察血压有无上升，呼吸节律、深浅度，是否有呼吸困难和呼吸暂停，以及脉搏的强弱变化，如几项指标同时变化，应识别是否发生颅内压增高所致的代偿性生命体征。

3．瞳孔 颅脑损伤的患者因损伤部位不同常引起瞳孔变化。如伤后立即出现一侧瞳孔散大，是原发性动眼神经损伤所致。如双侧瞳孔时大时小，变化不定，对光反射消失伴眼球运动障碍，常为脑干损伤的表现。因此应严密观察，发现异常及时报告医生。

（四）颅内压增高的护理

剧烈头痛、频繁呕吐是颅内压增高的表现，由于颅内压增高可以导致脑疝发生，因此，嘱患者避免剧烈咳嗽及用力排便。因剧烈咳嗽及用力排便都可引起胸腔压力增高，导致颅内压增高。患者保持大便通畅，要多吃绿色蔬菜、香蕉，软化大便，如有便秘，切勿用力排便，要用开塞露通便。颅内压增高时给予脱水药及利尿药，治疗时要注意用药后的病情变化，这是医生调整药物间隔时间的依据。

（五）运动功能训练

1．痉挛 是中枢神经损伤的表现之一，在颅脑损伤时很常见。康复中可采取以下措施：

（1）采取某些姿势抑制痉挛：如仰卧屈髋、坐位等。

（2）肌松弛药物：丹曲林最有效，用法是每日 25 mg，每 2 周增加 25 mg，最大剂量为每天 100 mg，分 4 次服用，6 周无效后停用。

（3）按摩：可以调节运动中枢兴奋状态，缓解肌紧张。按摩时手法从轻逐渐加强，每次约半小时。

（4）其他：针刺、穴位注射、温泉浴等均可起到良好的效果。

2．基底核综合征 舞蹈性手足徐动可试用氟哌啶醇、吩噻嗪等；舞蹈症可用氟哌啶醇和吩噻嗪；肌紧张障碍可以用抗组胺药、抗胆碱药或地西泮。

3．瘫痪 下肢瘫痪的康复同脑血管病的运动康复。对上肢瘫痪者，早期应鼓励患者先从屈曲性联合运动开始，到后期当这种联合运动干扰正常活动时，则应发展伸肌联合运动来抑制屈肌联合运动。训练时应同时运用多种刺激来引发随意运动，如利用听觉、视觉、触觉对本体感受器的刺激。随意运动出现后则应加强肌力练习，尤其应注意发展伸肌肌力。必要时应教会患者使用各种助行工具、轮椅等。

（六）认知功能障碍训练

1．记忆力训练 记忆是大脑对信息的接收、贮存及提取的过程，记忆恢复主要依赖于脑功能的恢复。训练原则为患者每次需要记住的内容要少，信息呈现的时间要长，两种信息出现的间隔时间亦要长些。可采用记忆训练课（姓名和面容记忆、单词记忆、地址和电话号码记忆、日常生活活动记忆等）和记忆代偿训练（日记本、时间表、地图、清单、标签等）。

2．注意力训练　注意力是指将精神集中于某种特殊刺激的能力。可采用猜测游戏、删除游戏、时间感训练等方式进行训练。

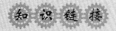

删除游戏

在纸上写一行大写的英文字母如A、C、G、H、G、U、I，让患者指出指定的字母如C，成功删除之后改变字母的顺序再删除规定的字母，患者顺利完成后，将字母写得小些或增加字母的行数及字数，再进行删除。

3．感知力训练　感知力障碍主要表现为失认症（半侧空间失认、疾病失认、视失认、身体失认等）和失用症（结构失用、运动失用、穿衣失用、意念和意念运动性失用等）。可采用对患者进行各种物体的反复认识和使用训练，加强对患者的感觉输入等方式进行训练。

4．解决问题能力的训练　解决问题的能力涉及推理、分析、综合、比较、抽象、概括等多种认知过程的能力。简易的训练方法包括指出报纸中的信息、排列数字、物品分类等。

（七）心理护理

颅脑损伤常由突然发生的意外原因所致，患者从过去健康的身体，正常的工作、生活情况下，突然转变为肢体功能障碍，需要他人照顾，心理上面临巨大的打击和压力，常表现出消沉、抑郁、悲观和焦虑，甚至会产生轻生的念头及其他异常的行为举止。因此，对患者进行心理疏导，增强患者自信心，要从患者细微情绪变化中，发现积极和消极的因素，采取说服、解释启发、鼓励、对比等方法，调动患者积极因素，提高战胜伤残的信心。尤其是有情绪、行为障碍的患者，应多与其交谈，在情感上给予支持和同情，行动上设法为其改变困难处境。对患者进行行为矫正疗法，通过不断的再学习，消除病态行为，建立健康行为，使患者能面对现实，学会放松，逐步消除恐惧、焦虑与抑郁。应鼓励患者尽可能做力所能及的事情，逐步学会生活自理。

四、康复护理教育

（一）全面康复护理

指导患者进行全面康复，既要选择适当的运动疗法进行反复训练，又必须进行认知、心理等其他康复训练，并持之以恒。

（二）社区家庭康复护理

提高家庭参与训练的意识与能力，指导家属或陪护人员掌握基本的训练方法和原则，使其了解训练的长期性、艰巨性及家庭康复的优点和意义，保证患者在家庭中得到长期、系统、合理的训练。

第三节　脊髓损伤的康复护理

一、概述

脊髓损伤（spinal cord injury，SCI）是一种较常见的严重致残的损伤，是由各种原因引起的脊髓结构、功能的损害，造成损害部位以下的神经功能障碍或丧失。国外有资料显示，脊髓损伤导致残疾者占残疾患者的33%，年发病率在美国为30～32/100万，北京的调查结果显示，年患病率为6.0/100万。

脊髓损伤多由外伤引起，如交通事故、高处坠落、打击伤或砸伤、高坡跌下或滑倒、运动损伤。脊髓损伤也可因炎症、变性、肿瘤、血管病变及先天性因素等引起，而造成损伤平面以下的脊髓神经功能障碍。

脊髓损伤的部位分节因受伤机制而不同，以胸腰段最多，据资料统计占50.6%，其次为颈椎占28.6%，T_1～T_{10}占18.2%，腰骶部占2.6%。

脊髓损伤的一般表现可因损伤部位、程度不同，其临床表现也不同，但往往有以下共同点：①感觉障碍，神经损伤平面以下感觉消失或减退，完全性损伤会阴区感觉消失。②运动障碍，脊髓损伤平面以下神经所支配的肌肉肌力降低，甚至随意运动完全消失。伤后早期发生的是弛缓性瘫痪，部分患者可出现痉挛性瘫痪。③反射障碍，脊髓休克损伤部位以下反射消失，圆锥以上平面可以出现反射亢进及病理反射。④大小便功能失常，可以出现尿潴留、尿便失禁或排便困难。⑤其他，如高位截瘫者出现呼吸困难、排痰困难、血压控制异常，有的可出现疼痛、幻痛、勃起功能障碍、月经失调等。

脊髓损伤患者也因损伤部位、并发症的发生、治疗及康复措施的选择等而达到不同程度的康复。康复护理的主要目的是防止并发症、提高生存率、促进功能恢复及尽量利用残存功能以恢复自理、行动及工作能力。

二、主要功能障碍

（一）运动障碍

根据损伤部位，脊髓损伤可表现出下运动神经元损伤或上运动神经元（主要是皮质脊髓束）损伤。

1．下运动神经元损害　导致肌张力减退和肌无力，常使患者不能完成某些动作，表现为上肢无力而不能牢固握物及举臂乏力等。下肢无力表现为足趾拖地，上下楼梯及起坐困难等。

2．上运动神经元损害　导致肢体肌张力增高和肌无力，所致的痉挛性无力常使患者易疲劳，行走时双下肢僵硬或行走笨拙。

3．严重的脊髓损伤　可导致某节段横贯性损害，表现为截瘫或四肢瘫。高颈髓（C4）以上损伤后，引起双上肢和双下肢同时瘫痪称四肢瘫痪。胸、腰髓损伤引起双下肢瘫痪称截瘫。截瘫不影响上肢功能。早期常见脊髓休克，表现为肌张力低，腱反射消失，无病理征，此期一般持续2～4周；恢复期肌张力逐渐增高，腱反射亢进，出现病理征，肢体肌力由远端逐渐恢复。

（二）感觉障碍

1．疼痛　常为脊髓损害的早期症状，可分为根性、传导束性及脊柱性疼痛。①根性疼痛：最常见也最重要，是由后根受刺激所致，可放射至肢体远端，疼痛多很剧烈，常在夜间加重而致患者疼醒或不能入睡。②传导束性疼痛：比较少见，由脊髓丘脑束受刺激所致，呈弥漫性烧灼样痛或钻痛。③脊柱性疼痛：当病变累及脊柱时，可发生脊柱性疼痛，疼痛多位于脊背深部肌肉，往往与躯干的姿势有关，可伴有局部肌紧张、棘突压痛等。

2．感觉异常　可呈麻木、蚁走感、凉感等。可出现于病变部位的神经根支配的皮节，也可出现于病变水平以下的部位。胸髓病变可出现束带感。

3．感觉丧失　感觉丧失不易被患者察觉，甚至皮肤出现损伤而不感觉疼痛时才引起患者的注意。触觉丧失发现较早，患者常感觉麻木。

4．感觉分离　在临床以浅感觉分离为常见，大部分表现为痛觉、温度觉障碍，其他深感觉正常。

（三）膀胱和直肠功能障碍

主要表现为尿潴留、尿失禁和排便障碍。

1. 膀胱功能障碍　正常情况下膀胱可以贮尿和排尿，当膀胱内尿液达一定程度（300~400ml）即有尿意，尿液再增加时膀胱内压随之增加，当压力足以刺激膀胱的感受器，经骶髓和排尿中枢等神经传导即产生排尿。但脊髓损伤早期，膀胱无充盈感，呈无张力性神经源性膀胱，膀胱充盈过度时出现尿失禁；若膀胱逼尿肌无收缩或不能放松尿道外括约肌，从而产生排尿困难，造成膀胱内压增加和残余尿量增多，出现尿潴留。

2. 直肠功能障碍　主要表现为顽固性便秘、大便失禁及腹胀。因结肠反射缺乏，肠蠕动减慢，导致排便困难，称神经源性大肠功能障碍；当排便反射破坏，发生大便失禁称迟缓性大肠功能障碍。

（四）脊髓休克

脊髓受横贯性损害后，脊髓与大脑高级中枢的联系中断，损伤平面以下所有反射消失，肢体呈完全性弛缓性瘫痪、尿潴留、便失禁，该表现为脊髓休克。

（五）其他

颈脊髓损伤后，除脑神经尚保留交感神经纤维外，全身交感神经均被切断。表现为排汗功能和血管运动功能障碍，此时患者已失去调节体温的功能，体温随环境而升降。其他还可出现Guttmann 征（张口呼吸，鼻黏膜血管扩张，水肿而发生鼻塞）、心动过缓、直立性低血压、皮肤脱屑、水肿、指甲松脆和角化过度等。

（六）并发症

常可发生下肢深静脉血栓、肌肉挛缩、关节变形、压疮、异位骨化、肺部感染等并发症。

三、康复护理措施

脊髓损伤患者的康复护理措施是康复流程中极为重要的一个环节，应始终围绕全面康复目标，与康复医师、PT 师、OT 师等密切配合，最大限度地提高脊髓损伤患者的残疾功能。

（一）康复病区的条件及设施

1. 病区应宽敞，病床之间不应小于 1.5m。

2. 地面应防滑、有弹性，病区门应安装滑道并侧拉。

3. 卫生间应无台阶、门宽大、坐便器两侧有扶手。

4. 病区走廊应安装扶手，利于行走训练。

5. 淋浴间应有软管喷头。

6. 病房床头、走廊、卫生间、淋浴间均应安装呼叫器。

7. 病床应选择带有床档的多功能床。

8. 病房应备有大小不同的软垫。

（二）急性期康复护理措施

1. 正确体位的摆放　四肢瘫的患者，肩关节应处于外展位，肘关节伸直，前臂外旋，腕背伸、拇指外展背伸、手指微屈。如病情允许应定期俯卧位，伸展髋关节。踝关节保持垂直。

2. 关节被动活动　在康复医师的指导下，对瘫痪肢体的关节每天应进行 1~2 次的被动运动，每次每个关节应至少活动 20 次，防止关节挛缩、畸形。

3. 体位变换　脊髓损伤患者应根据病情变换体位，一般每 2h 变换一次，变换前向患者或家属说明目的和要求，取得患者的理解和配合。体位变换时，仔细检查全身皮肤状态：有无局部压红、破溃、皮肤温度情况、肢体血液循环情况，并按摩受压部位。对高颈髓损伤患者应注意轴向翻身以维持脊柱的稳定性。

4. 呼吸及排痰　颈脊髓损伤波及呼吸肌的患者，应协助并指导训练腹式呼吸运动及咳嗽、咳痰能力，预防肺部感染，促进呼吸功能。当患者因腹肌麻痹而不能完成咳嗽动作时，常使用体位排痰。患者取痰潴留部位的支气管末梢在上方的体位，使分泌物靠重力作用，流向粗大的气管，然后排出。具体方法有叩击法和振动法。①叩击排痰法：双手五指并拢并稍屈曲呈杯状，叩击胸部、背部，使痰液松动并排出体外。②振动排痰法：双手置于患者的肋缘，在患者进行深呼气时双手振动，使黏在气管壁上的痰液松动并排出体外。③实施体位排痰法应注意的问题：第一，体位排痰之前要了解疼痛和关节活动受限的部位；第二，排痰前要针对肺内感染的位置确定相应的引流体位；第三，饭后 30 ～ 60 min 内不能进行体位排痰；第四，防止粗暴手法引起肋骨骨折；第五，四肢瘫患者每天至少做一次预防性体位引流。

5．大、小便的护理　脊髓损伤后 1 ～ 2 周内多采用留置导尿的方法，指导并教会患者及其家属定期开放尿管，一般每 3 ～ 4h 开放一次，嘱患者做排尿动作，主动增加腹压或用手按压下腹部使尿液排出。应保证每天水摄入量在 2500 ～ 3000ml，预防泌尿系统感染，以后可根据病情采用间歇导尿法。便秘可用润滑剂、缓泻剂、灌肠等方法。

（三）恢复期康复护理措施

1．增强肌力促进运动功能恢复　脊髓损伤患者为了应用轮椅、拐杖或自助器，在卧床或坐位时均要重视并协助患者进行肩带肌的训练、上肢支撑力训练、肱二头肌和肱三头肌训练及握力训练。肌力Ⅰ级时，给予辅助运动；肌力Ⅱ～Ⅲ级时，可进行较大范围的辅助运动、主动运动及器械性运动，肌力逐渐恢复，可逐步减小辅助力量；肌力达Ⅲ～Ⅳ级时，可进行抗阻力运动。

2．坐位训练的护理　病情重的患者可分为长坐位和端坐位训练，可在床上进行。应在康复医师的指导下协助患者完成坐位训练，包括坐位静态平衡训练，躯干向前、后、左、右及旋转活动时的动态平衡训练。在坐位平衡训练中，应逐步从睁眼状态过渡到闭眼状态下的平衡训练。

3．转移训练的护理　包括帮助转移和独立转移训练，是脊髓损伤患者必须掌握的技能。在协助患者进行转移训练前，康复护士应先演示、讲解，并协助患者完成训练。方法有前方转移，将轮椅与床成直角，上床时轮椅距床 30cm，锁住轮椅，将双侧下肢移到床上，然后将轮椅向前驱动，靠床再锁住，双手利用支撑动作将身体挪到床上。下床时动作相反。

4．站立训练的护理　病情较轻的患者经过早期坐位训练后，无直立性低血压等不良反应即可在康复医师指导下进行站立训练。训练时应注意协助患者保持脊柱的稳定性，协助佩戴腰围训练站立活动。患者站起立床，从倾斜 20°开始，逐渐增加角度，约 8 周后达 90°。

5．步行训练的护理　伤后 3 ～ 5 个月，已完成上述训练，或佩戴矫形器后进行。先在平行杠内站立，要注意保护并协助患者，后在平行杠内行走训练。可采用迈至步、迈越步、四点步、二点步方法训练，平稳后移至杠外训练，用双拐来代替平行杠，方法相同。训练结束，可获得独立的站立和行走功能。

6.日常生活活动能力训练的护理　指导和协助患者床上活动、就餐、洗漱、更衣、排泄、移动、使用家庭用具等，训练前应协助患者排空大小便，如患者携带尿管、便器等，应在训练前协助患者妥善固定好，训练后，对患者整体情况进行观察，如有不适感及时与康复医师联系，调整训练内容。①对于手不能抓握的患者，需要配合必要的助具，或进行食具改良来协助进食，如在餐饮具下面安装吸盘，以防止滑动，佩戴橡皮食具持物器等。②对于手功能受限的患者，在刷牙、梳头时可用环套套在手上，将牙刷或梳子套在套内使用。③拧毛巾时，可指导患者将毛巾中部套在水龙头上，然后将毛巾双端合拢，再将毛巾向一个方向转动，将水挤出。④沐浴时应辅助患者借助长柄的海绵刷擦洗背部和远端肢体。

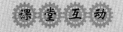

课　堂　互　动

脊髓损伤患者家庭沐浴时的注意事项有哪些？

7. 假肢、矫形器、辅助器具使用的护理康复护士应在 PT 师、OT 师指导下，熟悉并掌握其性能、使用方法和注意事项，监督保护患者完成特定动作，发现问题及时纠正。

8. 心理护理 几乎所有的脊髓损伤的患者因伤残所造成的生活、工作和活动能力的障碍和丧失，产生悲观、焦虑、急躁或绝望情绪，疾病康复受到严重影响。康复护士要了解患者对疾病康复的认知程度，了解患者的家庭环境、家庭条件、经济状况，有足够的耐心和自信，鼓励患者要正视疾病与残疾，耐心疏导讲解康复训练的重要性，帮助患者树立生活的勇气和信心，使患者处于良好的身心状态，配合康复治疗和护理。

（四）并发症的护理

1. 下肢深静脉血栓 常发生在脊髓损伤后一个月内，要注意观察患者双侧下肢是否有水肿出现，指导患者每天进行下肢被动运动，如以踝关节为中心，做足的上下运动，上下不能超过 30°，发挥腓肠肌泵的作用；开始起床活动时需用弹力绑绷带或穿弹力袜，适度压迫浅静脉，增加静脉回流，减轻水肿；患肢避免静脉输液；密切观察病情并详细记录。

2. 肌肉挛缩，关节变形 合理的功能体位，适当的早期被动运动，不仅能促进血液循环，还能防止因长期卧床导致的肌肉挛缩和变形。对于使患者发生痛苦或影响生活能力，影响康复训练的痉挛性肌肉疼痛给予松弛剂治疗。

3. 疼痛 密切观察疼痛的部位及性质，保持脊柱局部的稳定，注意轴向翻身，勿扭转躯干。

4. 异位骨化 多发生在损伤后 1 ~ 4 个月，通常指在软组织中形成骨组织。好发部位是髋关节、膝关节、肩关节、肘关节及脊柱。患者可出现不明原因的低热，躯干及四肢皮下组织质地较硬的团块，局部炎症反应。一般发病后 2 周 X 线片才可见阳性结果。应注意关节做被动运动时不宜过度用力、过度屈伸、按压。

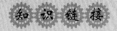

压疮（pressure ulcer）

压疮是身体局部组织长期受压，血液循环障碍，局部组织持续缺血、缺氧，营养缺乏，致使皮肤失去正常功能而引起的组织破损和坏死。

5. 压疮 压疮应以预防为主，首先应注意患者的全身营养状况，保证足够的营养及水分，改善全身及皮肤的血液循环，防止压疮。按时翻身，每 2h 一次并按摩，培训患者及家属掌握预防压疮的知识及技能，练习双手支撑床面、椅子扶手等将臀部抬高的动作。如双手无力，可先向一侧倾斜上身，使对侧臀部离开椅面，再向另一侧倾斜。在卧床期，除按皮肤护理常规进行护理外，还要注意足趾也可因被子的压力造成压疮的可能。对恢复期患者，护理人员要教会患者检查受压皮肤的方法，双手撑起减压的方法及预防压疮的措施。

6. 肺部感染 脊髓损伤患者长期卧床或呼吸肌运动障碍，使呼吸量减少，咳嗽动作减弱或消失，大量呼吸道分泌物排出不畅，引起肺部感染。为预防这一并发症，护理人员要指导患者进行呼吸功能训练，帮助其及时排痰。

7. 尿路感染 脊髓损伤或脊髓横断时引起脊髓休克，运动反射受到抑制膀胱松弛，出现充盈性尿失禁。此期患者因排尿力不足，导致大量残留尿。而长期留置导尿也是造成膀胱上行感染的因素。为了使患者排尿功能得到恢复，护理人员要对患者进行排尿训练，外力压迫逼尿时要正确应用腹压，以免因膀胱过度充盈下加压引起肾盂积水及逆行感染。采用每隔 4h 导尿一次的间歇导尿法可降低泌尿系感染。

四、康复护理教育

脊髓损伤可造成终生残疾。脊髓损伤患者的康复教育是其掌握康复基本知识、方法、技能的重要途径，是患者学会自我管理，回归家庭和社会的根本保障。

（一）饮食调节

注意饮食调节，制订合理的膳食计划，保证维生素、纤维素、钙及各种营养物质的合理摄入。

（二）自我护理

1. 教会患者和家属在住院期间完成"替代护理"到"自我护理"的过渡。重点是教育患者学会如何自我护理，避免发生并发症。

2. 住院期间，要培养患者养成良好的卫生习惯，预防肺部、泌尿系统感染，教会家属搞好大、小便环境卫生，患者出院后要定期复查，防止主要脏器发生并发症。

3. 掌握二便管理方法，学会自己处理二便，高位颈髓损伤患者的家属要学会协助他们处理二便问题。

4. 制订一个长远的康复训练计划，教育家属掌握基本康复知识和训练技能，防止二次残疾。

（三）心理调适

指导患者培养良好的心理素质，正确对待自身疾病，经过系统康复治疗，以良好的心态去面对困难和挑战，充分利用残存功能去代偿致残部分功能，尽最大努力去独立完成各种生活活动，成为一个身残志不残、对社会有用的人。

（四）回归社会

配合社会康复和职业康复部门，协助患者做回归社会的准备，帮助家庭和工作单位改造环境设施，使其适合患者生活和工作。

第四节　帕金森病的康复护理

一、概述

帕金森病（Parkinson's disease, PD）又称震颤麻痹，是一种老年人常见的神经系统变性疾病，以黑质多巴胺（DA）能神经元变性缺失和路易小体形成为病理特征，以静止性震颤、运动迟缓、肌强直和姿势步态异常等临床表现为特征。65 岁以上的老年人群患病率约为 2%，男性多于女性，目前我国的帕金森病患者人数已超过 200 万。鉴别诊断时需明确区分帕金森病、帕金森综合征、帕金森叠加综合征等疾病，因高血压、脑动脉硬化、脑炎、外伤、中毒、基底核附近肿瘤以及吩噻嗪类药物等所产生的震颤、强直等症状，称为帕金森综合征。

帕金森病的发病和发病机制至今未明，与患者年龄老化、环境因素和遗传因素有关。本病随年龄增高发病呈上升趋势，年龄老化可能与发病有关；流行病学调查显示，长期接触杀虫剂、除草剂或某些工业化学品可能是 PD 发病的危险因素；本病在一些家族中呈聚集现象，有报道 10% 左右的 PD 患者有家族史，包括常染色体显性遗传或常染色体隐性遗传。

PD 会引起震颤、强直、姿势不稳定、冻结现象、精神、语言、吞咽困难、膀胱功能障碍及其他障碍，这些严重影响患者的身心健康，从而使其生活质量明显下降。PD 是一种缓慢进展的神经系统变性疾病，生存期 5 ~ 20 年，目前尚无根本性治疗方法，常用药物治疗、外科手术治疗、细胞移植与基因治疗和康复训练等进行治疗。药物治疗以抗胆碱药、金刚烷胺和左旋多巴等药物多用，需长期维持；常用的手术方法有苍白球、丘脑毁损术和深部脑刺激术等。患者若能及时诊断、治疗及完善护理，多数患者发病数年仍能继续工作或生活质量较好。

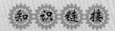

帕金森病的诊断和鉴别诊断

　　PD 的国内临床诊断标准为：至少具备 4 个典型症状和体征（静止性震颤、运动迟缓、肌强直和姿势步态异常）中的 2 个；是否存在不支持诊断原发性 PD 的不典型症状和体征，例如锥体束征、失用性步态障碍、小脑症状、意向性震颤、凝视麻痹、严重的自主神经功能障碍、明显的痴呆伴有轻度锥体外系症状；脑脊液中高香草酸减少，对诊断早期 PD 和特发性震颤、药物性帕金森综合征与 PD 的鉴别是有帮助的。一般而言，特发性震颤有时与早期原发性 PD 很难鉴别，特发性震颤多表现为手和头部位置性和动作性震颤，而无少动和肌张力增高。

二、主要功能障碍

（一）运动功能障碍

1. **震颤**　多数 PD 患者的首发症状以震颤多见。患者在静止和活动时均可发生震颤，多从一侧上肢远端开始，呈现有规律的拇指对掌和手指屈曲的不自主震颤，类似"搓丸"样动作。具有静止时明显震颤，动作时减轻，入睡后消失等特征，随病程进展，震颤可逐步涉及下颌、唇、面部和四肢。震颤在早期常影响患者的书写、持物、精细动作等，严重的患者丧失劳动力和生活自理能力。

2. **强直**　强直引起患者主观上的全身僵硬和紧张，多从一侧的上肢或下肢近端开始，逐渐蔓延至远端、对侧和全身的肌肉。这也是 PD 患者的常见主诉，但往往患者的主诉与患者自身的强直程度并不一定对等。强直限制了 PD 患者的活动程度，患者早期即出现明显的笨拙，心理上有残疾感，随着病情发展，患者全身肌肉僵硬，发展最终呈现木僵，甚至植物状态。

3. **运动迟缓**　患者随意动作减少、减慢。多表现为开始的动作困难和缓慢，如行走时启动和终止均有困难。面部表情呆板，双眼凝视和瞬目动作减少，笑容出现和消失减慢，造成"面具脸"。手指精细动作很难完成，系裤带、鞋带等动作很难进行，有书写时字越写越小的倾向，称为"写字过小征"。

4. **步态异常**　早期走路拖步，迈步时身体前倾，行走时步距缩短，上肢协同摆动的联合动作减少或消失；晚期由坐位、卧位起立困难。迈步后碎步、往前冲、越走越快，不能立刻停步，称为"慌张步态"。

5. **姿势不稳定**　PD 患者的肌张力逐渐增高，引起颈、躯干和肢体的屈曲性姿势，上臂保持在躯干的两侧，肘和腕轻度弯曲，与前冲或后冲相关的平衡缺失，患者缺乏正常的姿势反射，姿势障碍是 PD 患者的一个特征性表现，这是引起患者行走中容易跌倒的主要原因。由于在起步时患者的躯干、髋部不能协调地向前或左右摇摆而引起的"僵步现象"。

6. **冻结现象**　其特征是动作的起始或连续有节奏的重复性动作（如语言、书写、行走等）困难，这是引起 PD 患者运动功能障碍的一个重要问题。"冻结现象"是一个独立的表现，它不依赖于运动迟缓和强直。

（二）认知功能障碍

　　随着疾病的进展，患者逐渐出现认知功能损害。具体表现为抽象思维能力下降，洞察力及判断力差，理解能力和概括能力障碍，对事物的异同缺乏比较，言语表达及接受事物的能力下降，以及学习综合能力下降。视觉空间能力障碍是 PD 患者最常见的认知功能障碍，早期即可出现，发生率高达 93%，表现为观察问题能力及视觉记忆下降、图像记忆下降、缺乏远见、预见和计划性，结构综合能力下降，视觉分析综合能力、视觉运动协调能力和抽象空间结合技能减退；记忆减退；智力障碍等。

（三）语言功能障碍

由于 PD 患者肌肉强直和协调功能异常，多数患者逐渐出现语言障碍而影响正常的生活交流。患者被语言问题所困惑，常出现语言混浊、缺乏语调、节奏单调等。还会出现下列症状：①音量降低。通常是患者较早的症状，随着时间的推移，音量严重降低至难以听见。②语调衰减。在开始讲话时音量较强，而后逐渐衰减。③单音调。声音维持在同一水平上，缺乏表情和重音变化。④音质变化。声音像气丝，发颤或高音调或嘶哑等。⑤语速快。从句子的开始到句尾吐字逐渐加速，无任何停顿。⑥难以控制的重复。无意识和难以控制的单字、词组和句子的重复。⑦模糊发音。吐字含混不清。

（四）精神和心理障碍

震颤和渐进的运动迟缓造成患者在社会活动中的窘迫心理，与此同时，患者的异常步态、易跌倒、语言和发音困难等也会增加其精神压力，患者担心日后的生活自理能力受到影响。在 PD 长达数年的病程中，患者表现出一种较典型的人格类型。患者脑内黑质细胞进行性变性，脑内 DA 减少，势必造成患者的智能和行为改变。患者常出现抑郁、幻觉、认知功能障碍、痴呆等表现。

（五）吞咽困难

PD 患者喉部肌肉运动功能障碍，导致吞咽困难，表现为不能很快吞咽，进食速度减慢，食物在口腔和喉部堆积，当进食过快时会引起噎塞和呛咳。

（六）膀胱功能障碍

膀胱功能障碍问题较常见，尿动力学研究发现主要原因是（75% 的患者）逼尿肌的过度反射性收缩和（17% 的患者）外括约肌功能丧失，当逼尿肌不能克服膀胱的排出阻力时，患者有类似前列腺肥大的表现，常见尿频、尿急、尿流不畅等症状，5% ～ 10% 男性患者有尿失禁。尽管患者出现类似前列腺肥大的表现，但进行前列腺切除后效果不明显，而且术后有 20% 患者会出现尿失禁。

三、康复护理措施

（一）运动功能障碍

运动训练旨在防止和延缓患者的关节强直与肢体挛缩。尽量鼓励患者自行进食穿衣，做力所能及的事情，减少对他人的依赖性，增加主动运动。患者可选择自己喜欢的运动方式，如步行、跳舞、太极拳等适合自身情况的有氧运动。

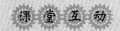

课　堂　互　动

运动功能训练的注意事项有哪些？

1. 上肢训练　患者可伸直手臂，高举过头向后，双手向后在背部扣住，往回拉，将手放在肩上，试用面部去接触肘部，双肘分开、挺胸，以上动作均各 10s。手臂置于头上，肘关节弯曲，左手抓住右肘，右手抓住左肘，身体向两侧弯曲，以上每项练习 3 ～ 5 次。也可训练头部旋转，头向右转向右看和向左转向左看，右肩向下，右耳向右肩上靠，左侧重复，缓慢地大范围旋转头部。

2．下肢训练　患者可原地反复起立，原地站立高抬腿踏步，下蹲练习；患者可右手抓住右脚向后拉，然后左腿重复；患者可双腿盘坐，双脚掌相对，试将膝部靠向地板，保持重复，以上每项练习 3 ～ 5 次。

3．躯干训练　躯干训练包括双脚分开，双膝微曲，右臂前伸，向对侧交叉；平躺在地板上，一侧膝关节屈向胸部，另一侧重复；再双侧膝关节同时屈向胸部；平躺于地板上，双臂抱住双膝，缓慢地将头伸向膝关节；患者俯卧，手臂和双腿同时高举。以上动作维持 10s，每项练习重复 3 ～ 5 次。

4．重心训练　先进行从坐位到立位的重心移动训练和平衡训练，在关节活动范围内让患者移动重心引起体位反射和防御反应。

5．行走训练　步行时让患者思想放松，尽量迈大步。向前走时让患者抬高脚，脚跟着地，尽可能两脚分开，背部挺直，让患者摆动双臂，目视前方，并让其抬高膝部跨过想象中的障碍物。

（二）认知功能障碍

认知功能障碍给患者带来诸多不便，所以认知训练对患者的全面康复起到重要作用。详见第六章第二节。

（三）语言障碍

1．音量的训练　目的是增加吸气的频率，限制呼气时所讲出的单词数量。正常的讲话是在中间适当的时候有停顿呼吸，而帕金森病患者对呼吸肌肉活动控制的能力降低，使得在单词之间就停顿，做频繁的呼吸，训练时要求患者在停顿呼吸前，必须以常规的组词方式讲完一定数量的单词。

（1）感知呼吸的动作：双手放在腹部，缓慢吸气，感觉腹部的运动，重复几次。

（2）呼气练习：吸气然后呼气，呼气时持续发元音的声音（啊、喔、鹅、欧等）并计算每次发音的持续时间，要求能平衡发音 10 ～ 15s。

（3）发音感受：把手放在离嘴 12cm 远的地方感受讲话时的气流。用力从 1 数到 10，在每一个数字之间呼吸。

（4）朗读字词：首先深吸气，再分别讲出下列词语的每一个字：读 / 一本 / 书、刷 / 牙、刀 / 和 / 叉、高兴 / 得 / 跳、幸 / 运、一帮 / 男孩，朗读词组，注意每次读说词组，注意每次读说词组前先吸气并做短暂的停顿。如，幸运 一碗汤 上床 写字等。

（5）练习呼吸控制：分节读出下列短语，到吃午饭 / 的时间了，在院子里 / 读书，我们需要 / 更多帮助。

2．音词的练习　①每次发音前先吸气，然后发"啊"或"de, po"音，从轻柔逐渐调高声音至最大，重复数次"o"。②在不同声级水平上重复一些简单的词语。③连续讲下列词语两遍，每次第一遍声音稍低，第二遍声音大而有力：安静 / 安静、别看 / 别看、走近点 / 走近点。④练习读句子。

3．清晰发音训练　①舌运动练习：舌头重复地伸出和缩回；舌头在两嘴角间尽快左右移动；舌头伸出尽量用舌尖触及下颌，然后松弛，重复数次；尽快准确在说出"拉 - 拉 - 拉""卡 - 卡 - 卡""卡 - 拉 - 卡"，重复数次。②唇和上下颌的练习：缓慢地反复做张嘴闭嘴动作；上下唇用力紧闭数秒，再松弛；尽快地张嘴和随之用力闭嘴，重复数次；尽快地说"吗 - 吗 - 吗 - 吗……"，休息后再重复。

（四）精神和心理障碍

PD 患者常有忧郁心理，回避人际交往，拒绝社交活动，整日沉默寡言，闷闷不乐；随着病程延长，病情进行性加重，患者丧失劳动能力。生活自理能力也逐渐下降，会产生焦虑、恐惧甚至绝望心理。护士应细心观察患者的心理反应，鼓励患者表达并注意倾听其心理感受，与患者讨论身体健康状况改变所造成的影响，不利于应对的因素，及时给予正确的信息和引导，使其能够接受和适应自己目前的状态并能设法改善。鼓励患者尽量维持过去的兴趣与爱好，多与他人交往；指导家属关心体贴患者，为其营造良好的亲情氛围，减轻患者的心理压力。告知患者本病病程长、进展缓慢、治疗周期长，而疗效的好坏常与患者精神情绪有关，鼓励其保持良好心态。督促患者进食后及时清洁口腔，随身携带纸巾擦净口角溢出的分泌物，注意保持个人卫生和着装整洁等，以尽量维护自我形象。

（五）吞咽困难

指导患者进行改善面肌功能的训练如鼓腮、伸舌、撅嘴、龇牙等，以改善患者面部及吞咽困难，协调发音；进食或饮水时保持坐位或半卧位，注意力集中，并给予患者充足的时间和安静的进食环境，不催促、打扰患者进食；对于流涎过多的患者可使用吸管吸食流质饮食；对于咀嚼力和消化功能减退的患者应给予易消化、易咀嚼的细软、无刺激性软食或半流食，少量多餐；对于咀嚼和吞咽功能障碍者应选用稀粥、面片、蒸蛋等精细制作的小块食物或黏稠不易反流的食物，并指导患者少量分次吞咽；对于进食困难、饮水呛咳的患者要及时给予鼻饲，并做好相应护理，防止经口进食引起误吸、窒息或吸入性肺炎，护士协助和指导患者进行吞咽困难相关康复护理训练，具体方法详见第五章第三节。

（六）膀胱功能障碍

对于尿潴留患者，可指导其精神放松，腹部按摩、热敷以刺激排尿；膀胱充盈无法排尿时，在无菌操作下给予导尿和留置导尿。尿失禁患者应注意皮肤护理，必要时留置导尿，并应注意正常排尿功能重建的训练。

四、康复护理教育

PD 为慢性进行性加重疾病，后期常死于并发症，如感染、外伤、压疮等，应帮助患者及家属掌握疾病相关知识和自我护理方法，帮助分析和消除不利于个人及家庭应对的各种因素，制订切实可行的护理计划并督促落实。

1．用药指导　告知患者及家属本病需要长期或终生服药治疗，让患者了解常用的药物种类、用法、用药注意事项、疗效及不良反应的观察与处理。告诉患者长期服药过程中可能会突然出现某些症状加重或疗效减退，让患者及家属了解其应对方法。

2．康复训练　鼓励患者维持和培养兴趣爱好，坚持适当的运动和体育锻炼，做力所能及的家务劳动等，可以延缓身体功能障碍的发生和发展，从而延长寿命，提高生活质量。患者应树立信心，坚持主动运动，如散步、打太极拳等，保持关节活动的最大范围；加强日常生活动作训练，尽可能让其生活自理如进食、洗漱、穿脱衣服等自行完成；协助卧床患者进行被动活动关节和按摩肢体，预防关节僵硬和肢体挛缩的发生。

3．照顾者的指导　本病为一种无法根治的疾病，病程长达数年或数十年，家庭成员身心疲惫，经济负担加重，容易产生无助感。医护人员应关心患者家属，倾听他们的感受，理解他们的处境，尽力帮他们解决困难、走出困境，以便给患者更好的家庭支持。照顾者应关心体贴患者，协助进食、服药和日常生活照顾；督促患者遵医嘱正确服药，防止错服、漏服；细心观察，积极预防并发症和及时识别病情变化。

4．皮肤护理　患者因震颤和不自主运动，出汗多，易造成皮肤刺激和不舒适感，皮肤抵抗力降低，还可导致皮肤破损和继发皮肤感染，应勤洗勤换，保持皮肤卫生；中晚期患者因运动障碍，卧床时间增多，应勤翻身勤擦洗，防止局部皮肤受压和改善全身血液循环，预防压疮。

5．安全护理　指导患者避免登高和操作高速运转的机器，不要单独使用煤气、热水器及锐利器械，防止受伤等意外发生；避免让患者进食带骨刺的食物和使用易碎的器皿；外出时需要有人陪伴，尤其是精神障碍者，其衣服口袋内要放置写有患者姓名、住址和联系电话的"联系卡片"，或佩带腕识别牌，以防丢失。

6. 就诊指导 定期门诊复查，动态了解血压变化和肝肾功能、血常规等指标，当患者出现发热、外伤、骨折或运动障碍、精神智能障碍加重时要及时就诊。

第五节 周围神经病损的康复护理

一、概述

周围神经病损是指周围神经干或其分支因损伤或疾病而导致靶组织的运动、感觉或自主神经的结构和功能障碍，常因神经挤压、神经牵拉、神经断裂、感染、中毒和营养代谢障碍等所致。周围神经分为脑神经、脊神经和自主神经，遍及全身皮肤、黏膜、肌肉、骨关节、血管及内脏，由神经节、神经丛、神经干及神经末梢组成。

周围神经病损可分为周围神经损伤（peripheral nerve injury）和神经病（neuropathy）两大类。周围神经损伤是由于周围神经丛、神经干或其分支受理化因素和外力作用而发生的损伤，如挤压伤、牵拉伤、切割伤、火器伤、化学烧伤、医源性损伤、撕裂伤等，按损伤程度可分为：神经传导功能障碍、神经轴索中断和神经断裂。神经病又称神经炎，是指周围神经的某些部位由于炎症、中毒、缺血、营养不良、代谢障碍及某些免疫障碍等引起的病变。

二、主要功能障碍

（一）运动功能障碍

该神经支配的肌肉或肌群呈弛缓型瘫痪，主动运动、肌张力、反射均低下，随病程延长肌肉逐渐发生萎缩，由于关节活动的肌力平衡失调，可出现某些身体部位的畸形，如尺神经损害时，各指内收、外展困难，小指、环指掌指关节过伸、指间关节屈曲而呈"爪"型手；腓深神经损害出现胫前肌、趾长伸肌、拇长伸肌及趾短伸肌麻痹，呈"内翻垂足"，出现"跨阈步态"；臂丛神经损害，小鱼际肌及腕屈肌麻痹，呈"鹰爪手"畸形；桡神经肘上伤可出现"垂腕"畸形等。

（二）感觉功能障碍

由于传入纤维受损，温度觉、痛觉及本体感觉减退或丧失，可发生疼痛及感觉异常。表现为相应神经支配区域的感觉减退或消失、感觉过敏，主观有蚁走感、自发疼痛、麻木针刺感等，如尺神经损伤可出现小指感觉丧失，正中神经损伤可出现示指、中指远节感觉丧失，胫神经损伤可引起小腿后侧、足背外侧、跟外侧和足底感觉障碍。

知 识 链 接

感觉功能检查

皮肤感觉包括触觉、痛觉、温度觉，检查触觉用棉花，检查痛觉用针刺，检查温度觉分别用冷或用热刺激，感觉功能检查对神经功能恢复的判断亦有重要意义，特别是两点辨别觉，即闭目状态下，区别两点同时刺激的能力，其标准是两点间的距离，距离越小越敏感，如手指近节为 4~7mm，末节为 3~5mm。可用分规的双脚同时刺激或特制的两点实验器来检查。

（三）自主神经功能障碍

神经损伤后可立即引起血管扩张、汗腺停止分泌，出现皮温升高、皮肤潮红，干燥无汗等表现，损伤晚期因血管收缩，而表现为皮温降低，皮肤苍白，皮纹变浅触之光滑，还可出现指甲增厚、粗糙脆裂、生长缓慢等。

（四）反射改变

周围神经病损可出现深、浅反射减弱或消失，早期偶有深反射亢进。

三、康复护理措施

康复护理的目的是祛除病因，及早消除炎症、水肿，减少神经损害，促进受损神经再生，促进感觉、运动功能恢复及心理健康，预防并发症，延缓或减轻肌肉萎缩，改善患者的日常生活和工作能力，提高生活质量。康复护士应根据患者的各种功能障碍，制订整体康复护理计划，积极采取各项护理措施。

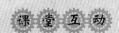

课 堂 互 动

周围神经损伤患者的一般护理诊断有哪些？

（一）早期康复护理

1．祛除病因　应用适当药物治疗，对外伤感染及时控制，以减少对神经的损害；维生素 B_1、维生素 B_{12}、ATP、辅酶 A 对神经有营养作用，早期应用可促进神经再生。同时还可应用神经生长因子，刺激神经细胞再生。康复护士需做好用药的相关知识宣教，并严格按照各种给药法进行用药护理。

2．保持正确体位　周围神经病损后肢体运动发生障碍，早期由于局部水肿而有纤维素渗出到组织间隙，导致肌肉挛缩、肢体变形，手指、足趾发生挛缩不易恢复。将肢体保持于良好体位是防止挛缩变形的有效护理措施，可以用夹板、矫形器、石膏托等，将受损肢体的关节保持在功能位。如桡神经损害后由于伸腕、伸指肌群麻痹，出现垂腕及指关节屈曲畸形。康复护理需戴托手夹板（Thomas 夹板），使掌指关节保持伸展位，将腕关节固定于背伸 20°～30°，拇指外展夹板以弹簧支架使拇指外展；正中神经损害后前臂内旋及屈肌肌群麻痹致前臂内旋、腕部屈曲及外旋困难，大鱼际肌麻痹，呈"猿手"畸形，为预防拇伸肌挛缩，矫正"猿手"畸形，康复护理应进行拮抗肌被动运动，并戴对指长夹板，以支撑腕关节；臂丛神经损害后小鱼际肌及腕屈肌麻痹，呈"鹰爪手"畸形，为预防伸腕挛缩，可使用伸腕夹板，并用手关节掌屈训练器训练。对使用各种支具、矫形器、夹板的患者，应注意皮肤护理，经常观察皮肤颜色、温度，局部有无发红、肿胀、破损等，以防发生压迫性溃疡和肢体循环障碍。

3．被动活动和推拿　受损肢体各关节早期应做各方向的被动运动，受损肌肉应给予推拿按摩，即使肿胀、疼痛及炎症反应，也应给予被动活动和推拿，以防止肌肉挛缩变形。主要做拮抗肌被动活动，以保持肌肉正常张力和活动范围。在活动过程中，切忌肌肉疲劳，尤其麻痹肌不要过度伸展。若受损范围较轻，可由被动活动逐渐转为辅助主动运动。

4．肢体肿痛的护理　局部水肿是挛缩的原因之一。由于周围神经损伤后血液循环障碍，静脉回流受阻，组织渗出增多，导致病损肢体水肿。可采用抬高患肢、用弹力绷带压迫、对患肢做向心性按摩与被动运动、热敷、红外线及短波、超短波或微波等方法来改善局部血液循环及组织营养代谢，促进组织水肿或积液的吸收。

5. 受损部位的保护　由于受损肢体的感觉缺失，易继发烫伤、刺伤、擦伤等各种外伤，应注意对受损部位的保护，如戴手套、穿袜子、应用各种保护具等。

（二）恢复期的康复护理

急性期炎症水肿消退后，即进入恢复期，早期的治疗护理措施仍可选择使用，此期康复护理的目的和作用是促进神经再生、促进运动和感觉功能的恢复、改善关节活动度。

1. 肌力训练　受损肌肉肌力为 0～1 级时，康复护士辅助患者进行被动运动，应注意循序渐进。受损肌肉肌力为 2～3 级时，进行助力运动、主动运动及器械性运动，但应注意运动量不宜过大，以免肌肉疲劳，随肌力逐渐增强，助力逐渐减小。受损肌肉肌力为 3～4 级时，可协助患者进行抗阻力练习，以争取肌力的最大恢复，同时进行速度、耐力、灵敏度、协调性与平衡性的专门练习。

2. ADL 训练　结合日常生活活动积极进行训练，如上肢练习洗脸、梳头、穿衣等训练；下肢练习踏自行车、踢球动作等。以增强身体的灵活性和耐力。将康复训练贯穿于日常生活活动中，既增加患者对康复训练的兴趣，又能促进患者独立完成日常生活活动。训练应循序渐进，逐渐增加训练强度和时间。

3. 感觉功能训练　如果患者存在浅感觉障碍，可选择不同质地的旧毛巾、丝绸、石子，不同温度的物品分别刺激健侧及患侧皮肤，增加感觉输入。开始训练时让患者睁眼观察、体会，逐渐过渡到让患者闭眼体会、辨别。如存在深感觉障碍，在关节被动运动或肌力训练过程中，应强调局部的位置觉及运动觉训练，让患者反复体会、对照。

4. 物理疗法　如有粘连或瘢痕形成，可采用直流电碘离子导入，超声波和音频电疗法等，以提高肌肉收缩力及张力。对麻痹肌肉可根据电诊断检查结果，选用不同波形参数的低频脉冲电流刺激疗法，使产生节律性肌肉收缩，可防止和延缓肌肉萎缩。采用氦 - 氖激光沿神经走行表浅部位取穴照射和指数曲线电流刺激疗法相结合，对促进神经再生效果显著。

5. 运动疗法　根据病损神经和肌肉瘫痪程度，编排训练方法，运动应循序渐进，动作应缓慢，范围尽量大。

6. 作业疗法　根据肌力及肌耐力的检查结果，进行有关作业疗法训练，如进行编织、打字、木工、雕刻、缝纫、刺绣、泥塑和修理仪器等。以增加肌肉的灵活性和肌肉耐受力。注意逐渐增加作业难度和时间，在肌力未充分恢复之前，使用不加阻力的作业疗法。要防止由于感觉障碍而引起机械摩擦性损伤。

7. 矫形器的应用　神经麻痹后，肌力甚弱或完全消失，造成肢体不能保持功能位，可使用器械矫治。例如上肢腕、手指可使用夹板固定。足部肌力不平衡所致的足内翻、外翻、足下垂，可用下肢短矫形器，大腿肌群无力致膝关节支撑不稳、小腿外翻、屈曲挛缩，可用下肢长矫形器矫正。

8. 心理护理　理解、关心患者、耐心进行心理疏导，帮助患者消除自卑感、孤独感，给患者讲解疾病的相关知识、让患者认识到疾病的康复需要一个长期的过程，帮助患者树立信心，最大限度地配合治疗和争取早日康复。

四、康复护理教育

1. 指导患者尽可能使用患肢，将康复训练贯穿在日常生活和工作中，如用患肢打扫卫生、洗衣、做饭等，尽量生活自理，以增强康复信心。对于患肢功能障碍较严重的患者，指导其进行生活方式的改变，如单手穿衣、进食等。

2. 指导患者在日常生活活动中，注意保护患肢，防止再损伤。如患手接触热水壶、热锅时，应戴厚手套，避免烫伤；外出或日常生活活动时，应避免他人碰撞患肢，必要时佩戴支具使患肢保持功能位；避免在患侧肢体输液、测血压，预防患肢水肿，睡眠时要保护、抬高患肢。

3．对进行各种理疗治疗的患者讲解相关注意事项，取得其配合。

4．增加饮食营养，保持生活规律，合理休息，充足的睡眠有利于神经修复。

5．注意保护手足，劳动和工作时戴手套，在拿热杯、壶、金属勺子时要防止烫伤。选购合适的鞋，鞋内垫软垫，行走距离不要过长。

（王　静）

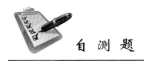

自 测 题

一、名词解释

脑卒中　　颅脑损伤　　帕金森病

二、选择题

1．脑卒中分类错误的是（　　）
A．脑栓塞属缺血性卒中
B．脑血栓形成属缺血性卒中
C．中风指缺血性卒中
D．脑出血也称出血性脑卒中
E．脑出血包括脑实质出血和蛛网膜下腔出血

2．短暂性脑出血发作错误的叙述是（　　）
A．可引起脑永久性损伤
B．其发作是脑卒中的重要提示
C．由暂时性血流障碍引起
D．属轻度脑卒中
E．发作频繁者，发生脑梗死的可能性更大

3．缺血性脑卒中急性期治疗错误的是（　　）
A．rt-PA 应在发病后 3h 内使用
B．巴曲酶可降低血中纤维蛋白原水平
C．溶栓 24h 内可应用抗血小板药
D．rt-PA 超过 6h 应用可增加颅内出血的危险
E．应用巴曲酶应监测血浆纤维蛋白原和血小板

4．关于脊髓损伤患者并发下肢深静脉血栓的叙述错误的是（　　）
A．发挥腓肠肌泵的作用
B．指导患者每天进行下肢被动运动

C．常发生在脊髓损伤后两个月内
D．开始起床活动时需用弹力绑绷带或穿弹力袜
E．患肢避免静脉输液

5．脊髓损伤患者从轮椅向病床转移时，轮椅与病床的距离为（　　）
A．10cm
B．20cm
C．30cm
D．40cm
E．50cm

6．尺神经腕上伤可出现（　　）
A．爪形手畸形
B．垂腕畸形
C．银叉畸形
D．方肩畸形
E．"猿手"畸形

7．帕金森病的发病原因至今未明，可能与以下哪些因素有关（　　）
A．年龄老化
B．长期接触杀虫剂、除草剂等化学品
C．遗传因素
D．环境因素
E．以上因素均可能发病

8．以下哪项对 PD 的描述不正确（　　）
A．PD 是一种快速进展的神经系统变性疾病
B．目前对 PD 尚无根本性治疗方法

C. 静止性震颤、运动迟缓、肌强直和 　　　　（　　）
　　姿势步态异常是本病的典型症状 　　　A. 震颤
D. PD 手术方法可采用苍白球、丘脑 　　　B. 强直
　　毁损术和深部脑刺激术等 　　　　　　C. 运动迟缓
E. 部分 PD 患者可呈阳性家族史 　　　　D. 步态异常
9. 多数 PD 患者首发的运动功能障碍多为 　　E. 姿势不稳定

三、简答题

1. 简述共同运动以及脑卒中偏瘫患者的共同运动的分型。
2. 脑卒中偏瘫患者常见的阳性病理反射有哪些？
3. 简述 PQRST 法的定义。如何对颅脑损伤患者采用此法进行记忆力训练？
4. 脊髓损伤的一般功能障碍表现有哪些？
5. 脊髓损伤患者排尿困难的护理措施有哪些？
6. 简述截瘫的概念。
7. 周围神经病损的早期护理措施有哪些？
8. 帕金森病的运动功能障碍有哪些？

第七章 运动系统疾病的康复护理

第一节 颈椎病的康复护理

一、概述

颈椎病（cervical spondylosis）是指由于颈椎间盘退行性变和继发椎间关节退行性变等原因，造成颈椎骨质增生，韧带增厚、钙化等退行性病变，刺激或压迫了周围的脊神经根、脊髓或影响椎动脉血供而引起的一系列症状和体征。颈椎病多见于中老年人,其发病机制尚不清楚。一般认为,随着年龄的增长,椎间盘含水量及蛋白多糖减少,弹性减弱,向外膨出,椎间隙变窄;椎体骨质增生,使颈椎椎管狭窄或椎间孔变小、变形,直接压迫或刺激脊神经根、脊髓、椎动脉或交感神经,导致颈椎病的发生,但这种单纯的骨性压迫并非唯一的发病原因。颈部长期受风寒、劳损、反复落枕、坐姿不当、颈椎先天性畸形、不适当的治疗和锻炼、创伤均可导致本病的发生和发展。近来有年轻化的趋势,其发病率达 10%。颈椎病的好发部位依次为 $C_5 \sim C_6$、$C_6 \sim C_7$、$C_7 \sim T_1$。根据受压组织不同可分为五种类型:神经根型、脊髓型、椎动脉型、交感神经型及混合型。

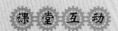

课 堂 互 动

颈椎病的分型有哪些?

二、主要功能障碍

本病确诊必须同时具备两个条件,即具有典型的临床症状、神经和血管损害的体征;以及 X 线片、MRI、CT 或脊髓造影、椎动脉造影等影像学检查证实神经血管受到压迫或刺激。临床上颈椎病虽为常见病,但由于原因不同,病情不一,其症状和体征也呈现多样化。

(一)主要临床表现

1. 神经根型颈椎病　此型发病率最高,好发年龄在 50 岁左右。由于椎间盘侧后外侧突出、钩椎关节或关节突关节增生、肥大,刺激或压迫颈神经根导致颈肩背痛,并向上肢放射,并有神经根支配区的感觉和运动功能障碍。好发于 $C_5 \sim C_6$、$C_6 \sim C_7$ 及 $C_4 \sim C_5$ 椎间隙。常因劳累、寒冷、睡眠不佳、伏案工作过久或颈部损伤而诱发,可突然起病,也可慢性发生。临床上症状多为颈肩痛,迅速加重,并向上肢放射,表现为上肢有沉重感,皮肤可有麻木、过敏等感觉异常,也常伴有上肢肌力和手握力减退。体征可见颈部肌肉痉挛,颈肩部有压痛,颈部和肩关节活动有不同程度受限。上肢牵拉试验阳性:检查者一手扶患侧颈部,一手握患侧腕部外展上肢,双手反向牵引,诱发已受压的神经根出现放射痛与麻木感。压头试验阳性:患者端坐,头后仰并偏向患侧,检查者用手掌在其头顶加压,出现颈痛并向患侧手臂放射。X 线正位片显示颈椎生理前突减小或消失,椎间隙变窄,骨质增生,钩椎关节增生;侧位片示椎间孔变形、变小;过伸过屈位片可见颈椎不稳定现象。

2. 脊髓型颈椎病　多发生于 40 ~ 60 岁的中年人,男多于女,缓慢发病,逐渐加重,外伤可致突然加重或突然发病。由压迫或刺激脊髓引起,可能致残。早期表现为手部发麻、活动不灵活,特别是精细活动失调,握力减退,下肢无力、发麻,步态不稳,有踩棉花的感觉,躯干有紧束感,发病早期经卧床休息数周或数月可缓解。随病情发展继而出现上肢发麻,手部肌肉无力,严重者四肢瘫痪,大小便功能障碍。可行脑脊液检查、脊髓腔造影和肌电图等辅助诊断。

3. 椎动脉型颈椎病　颈椎横突孔骨性纤维性狭窄、上关节突增生肥大、颈椎失稳等可直接刺激、牵拉或压迫椎动脉,引起椎—基底动脉供血不足的临床症状。典型表现为眩晕、头痛、视物障碍、耳鸣、耳聋、恶心、呕吐、猝倒等一过性脑或脊髓缺血的表现;头部活动时可诱发或加重;体位改变,血供恢复后可缓解。体征表现为颈部有压痛、活动受限。必要时可行椎动脉造影检查。

4. 交感神经型颈椎病　40 岁左右发病者居多,女性多见,伏案工作者多见。由于颈椎椎体小关节增生、后纵韧带钙化等病变,刺激颈交感神经而出现的症状体征。主诉症状多,客观体征少。有交感神经兴奋症状，如头痛或偏头痛、头晕、恶心、呕吐、视物模糊、心跳加速、心律不齐、血压升高，耳鸣、听力下降等。也可出现交感神经抑制症状，如头昏、眼花、流泪、鼻塞、心动过缓、血压下降以及胃肠胀气等。

5．混合型颈椎病　具有上述两组或两组以上的症状，通常以某一型为主，伴有其他型的部分表现。

（二）主要功能障碍的评定

1．一般状况的评定　①颈椎活动范围的评定，包括屈、伸、侧屈、旋转及患者对这种变化的反应。②肌力的评定。③感觉和反射的评定。④疼痛与压痛点的评定。⑤肌电图和神经传导速度的评定。⑥影像学评估，如 X 线平片、CT、MRI 等。⑦ ADL 能力评定，如进食、洗澡、修饰、穿衣、大小便控制、床与轮椅转移、平地行走、上下楼梯等功能的评定。

2．专项评定　对颈椎的稳定性、颈椎间盘突出和脊髓型颈椎病的功能进行评估。日本骨科学会（JOA）对脊髓型颈椎病的 17 分评定法应用较为普遍。17 分为正常值，分数越低表示功能越差，以此评定手术治疗前后功能的变化。也可采用此评分法评定脊髓型颈椎病的康复治疗和护理的效果（表 7-1）。

表 7-1　脊髓型颈椎病 JOA 17 分评定表

评定项目		0分	1分	2分	3分	4分
上肢运动功能		不能持筷或勺进餐	能持勺不能持筷	持筷很费力	能持筷，但很笨拙	正常
下肢运动功能		不能行走	走平地需用拐杖	仅上下楼梯时需扶拐杖	行走或上下楼梯不需拐杖，但缓慢	正常
感觉	上肢	有明显感觉障碍	轻度感觉障碍	正常		
	下肢	有明显感觉障碍	轻度感觉障碍	正常		
	躯干	有明显感觉障碍	轻度感觉障碍	正常		
膀胱功能		尿潴留	严重排尿障碍（膀胱排空不充分，排尿费力及淋漓不尽）	轻度排尿障碍（尿频，排尿踌躇）	正常	

$$\text{术后改善率} = \frac{\text{术后总分} - \text{术前总分}}{17\text{分} - \text{术前总分}} \times 100\%$$

三、康复护理措施

康复护理的主要目标是帮助患者分析发病和致病因素，尽可能消除患者的症状，让患者掌握功能训练的方法，从而主动训练，自我康复。

1．卧床休息　卧床休息 2～4 周，可减少颈椎负荷，利于椎间关节的炎症消退，颈椎重新获得稳定，减轻临床症状。卧床休息时应注意枕头的选择和颈部的姿势。也可使用颈托、颈围等支具。

（1）枕头的选择：选择硬度适中的圆枕或有坡度的方形枕。枕高因睡姿而异，平时习惯仰卧位者，枕高调至枕中央在受压状态下 8～15cm 为宜，置于颈后，使得头部保持略带后仰姿势；习惯侧卧位者，将枕高调至与肩等高水平，注意左右交替左右膝关节微屈对置。目的是使颈椎在睡眠时置于生理前突位置，避免过伸过屈位对颈椎造成的硬力损害，使得颈部及肩胛带肌肉放松，解除颈部肌肉痉挛。

（2）颈围的选择：在颈椎病急性发作期，按需选择适宜的颈围或颈托，可起到制动和保护作用。选择颈围或颈托时，注意其高度，以保持颈椎处于中立位为宜。但应注意长期使用颈托或颈围可致颈背部肌肉萎缩，关节僵硬。

2. 心理康复护理　康复工作中始终要坚持心理康复，充分调动患者积极性，树立战胜疾病的信心，积极配合，认真坚持，既取得患者的信任和理解，又收到良效和化解医患纠纷，耐心倾听，仔细询问，认真检查，热情与真诚的交流，常可事半功倍。

3. 教育患者主动治疗　让患者掌握颈部制动的意义和方法，进行主动康复治疗。

4. 指导患者颈椎牵引治疗　牵引前严格掌握适应证，并让患者大致了解牵引的原理、作用，以取得患者的配合。牵引的重量和时间应根据患者的自我感觉适时调整。牵引过程中应注意观察，一旦发生头晕、恶心等异常状况，应立即停止。

（1）目的和作用：颈椎牵引是通过牵引装置对颈椎加载产生生物力学效应而达到治疗的一种方法，用于颈椎间盘突出或膨出的神经根型颈椎病，而脊髓型或椎动脉型颈椎病患者慎用。可缓解颈部肌肉痉挛，充分松弛颈肌，使椎间隙、椎间孔增大，解除神经根的刺激和压迫，同时有利于膨出的椎间盘回缩，伸张被扭曲的椎动脉，牵开被嵌顿的小关节滑膜等。

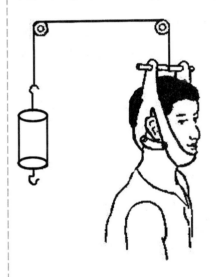

图 7-1　枕颌吊带牵引法

（2）牵引方法：通常采用枕颌吊带牵引法（图 7-1），卧位较坐位好，颈椎牵引可在医院门诊进行或指导患者在家中自行操作。掌握好牵引的三要素：牵引角度、牵引力度、牵引时间。首先，根据病变部位选择牵引角度：$C_1 \sim C_4$ 用 0°、$C_4 \sim _5$ 用 10°、$C_5 \sim C_6$ 用 15°、$C_6 \sim C_7$ 用 20°、$C_7 \sim T_1$ 用 25°。其次，牵引重量一般因体重、性别、体质和病情不同而定。通常从 3 ~ 5kg 开始，逐渐增加到 8 ~ 10kg 或更多，一般按体重的 1/8 ~ 1/12 计算，牵引重量过重可造成肌肉、韧带、关节囊等软组织损伤。第三，牵引时间一般 1 ~ 2 次/日，每次 15 ~ 30min。适应后时间可延至 60min，甚至持续牵引每日 6 ~ 8h，10 次为 1 个疗程，直至症状消失，一般需 4 ~ 6 周，甚至更长时间。牵引中如有不适或症状加重，要及时停止，更改治疗方法或根据原因决定以后治疗方案。

5. 指导患者进行运动疗法　在颈椎病缓解期或术后康复期可主动活动，纠正不良姿势，以增强颈肌，稳定颈椎，减少神经刺激，缓解肌肉痉挛。常用颈部旋转运动、仰头运动、左右摆头运动等。通过颈背部的肌肉训练保持颈椎的稳定性；通过颈部功能练习恢复及增进颈椎的活动范围，防止僵硬；并可改善颈部的血液循环，促进炎症消退，解除痉挛，减轻疼痛，防止肌肉萎缩。运动的强度根据病情的不同阶段区别对待，急性期可在药物治疗或物理治疗的同时，进行小运动量的主动运动，慢性期或恢复期应积极进行较大量的主动运动。

6. 其他常用方法

（1）中医推拿按摩手法：手法治疗可疏通脉络、减轻疼痛和麻木、缓解肌肉紧张和痉挛，加大椎间孔与椎间隙，整复滑膜嵌顿及小关节半脱位，改善关节活动度等。方法包括：①推拿按摩。治疗前对患者的病情作全面了解，手法要得当，切忌粗暴。在颈、肩及背部使用揉、拿、捏、推等手法，神经根型颈椎病应包括患侧上肢，椎动脉型和交感型颈椎病应包括头部。常取风池、太阳、印堂、肩井、内关、合谷等穴位。每次推拿 15 ~ 20min，每天 1 次。②关节松动术。拔伸牵引、旋转、松动棘突、横突和椎间关节等。

（2）注射疗法：颈段硬膜外腔封闭疗法适用于神经根型、交感型颈椎病患者。采用低浓度局麻药物加皮质激素阻断感觉神经及交感神经在椎管内的刺激点，也可抑制椎间关节的创伤应激。操作时需备麻醉机或人工呼吸器，在严格无菌条件下操作。一般每周 1 次，2 ~ 3 次为 1 个疗程。

（3）物理治疗：物理治疗具有镇痛、减轻炎性反应及组织水肿、减轻粘连、改善局部组织与脑、脊髓的血液循环、调节自主神经功能、延缓肌肉萎缩及促进肌肉恢复的作用。常用方法包括石蜡疗法、红外线、短波透热、微波、磁疗、中药电熨疗法、局部热敷、直流电离子导入法等热疗方法，以及超声波疗法、干扰电疗法与音乐电疗法。

（4）药物治疗：目前常用的主要是非甾体类镇痛剂，目的是消炎和止痛，但一般不用强烈止痛剂。中药可采用活血化瘀、舒经活络治疗。应在医生指导下选择药物，并熟悉常用药物的使用方法，了解药物的毒副作用。

7．术前康复护理　①术前练习在颈部手牵引、压迫情况下的呼吸，特别练习深呼吸和咳痰。②术前练习床上大小便，便于术后尽快适应。③防治感冒发生。④戒烟、戒酒。

8．术后康复护理　术后除一般护理外，应注意以下几点：①密切观察患者呼吸及切口情况，备好氧气瓶、气管切开包和吸痰器，并注意伤口渗血情况，注意伤口负压引流管道畅通。②由于术中多行植骨融合，术后颈部制动很重要。③术后康复比较缓慢，安慰患者不要急躁。④术后睡硬板床，保持颈椎平直，翻身时保持头颈部与脊柱在同一轴线上同步运动，以防扭曲抑制呼吸。⑤指导患者做肌肉等长收缩锻炼和关节屈伸锻炼，增强肌力，为早日恢复做好准备。

四、康复护理教育

1．颈椎病患者遭受长期病痛折磨，工作、生活深受其害，往往心理压力大，要帮助患者消除悲观和对疾病的恐惧心理，树立信心。

2．指导患者日常生活活动，提出防治措施，纠正其不良习惯，对长时间低头、仰头或单向转颈者，定时做颈部运动，并经常进行颈肩部肌肉锻炼。养成良好的睡眠体位，睡觉时最好采取仰卧位或侧卧位，避免俯卧，枕头高度适合。冬季注意颈部的保暖。平卧时枕头不可过高，侧卧时与肩同高，了解术前适应性和术后治疗性睡硬板床的意义。

3．针对颈椎病特点，开展科普知识教育讲座，宣传颈椎病防治知识，使患者了解致病及诱发因素，避免、减轻或控制不适症状的发生，防患于未然。颈椎病是一种常见的慢性病、多发病，随着年龄增长颈椎可发生不同程度退变，退行性改变是重要的致病因素，且难以阻止，但经过积极预防和适当治疗可以避免或推迟发病。颈、肩肌肉劳损是加重颈椎退变的另一个重要因素，同时要注意保护颈部免受外力伤害。其他诱发因素包括：落枕、受凉、过度疲劳、强迫体位、姿势不良或其他疾病，如咽喉部炎症、高血压、内分泌紊乱等。

4．纠正不良姿势，预防慢性劳损。注意端正头、颈、肩、背的姿势，不要偏头耸肩，谈话、看书时要保持脊柱的正直，避免过度扭曲。不要在单一姿势下持续时间过久，长时间伏案工作，长时间仰头工作或仰视，卧位时使颈部长时间屈曲等。

5．及早治疗，提高生活质量。颈椎病是良性疾病，绝大多数经积极防治，预后良好。脊髓型颈椎病患者非手术治疗无效者，可行手术治疗，通常也能获得满意的生活质量。

6．加强自我锻炼，颈椎医疗体操可增强颈部肌力，放松肌肉，改善颈椎关节功能，巩固疗效和防止复发。

7．向家属讲解本病特点和治疗要点，术后可能发生的各种情况，使家属思想上有准备，并配合治疗。

第二节　肩关节周围炎的康复护理

一、概述

肩关节周围炎（scapulohumeral periarthritis）简称肩周炎，俗称冻结肩、五十肩、漏肩风等，是指发生在肩关节周围软组织的无菌性炎症，引起肩关节疼痛和运动功能障碍。此病好发于 40 岁以上 50 岁左右的中老年人，女性多见，故有"五十肩"之称。左侧肩发病多于右侧，亦可两侧先后发病。本病有自愈趋势，但病程较长，常因功能障碍而就诊。

肩周炎是多种原因致肩盂肱关节囊炎性粘连、僵硬，以肩关节周围疼痛，各方向活动受限，影像学显示关节腔变狭窄和轻度骨质疏松为临床特点。这是在肩关节周围软组织退变基础上发生的，部分患者可有局部外伤史或某些诱因如慢性劳损、局部潮湿受寒等，或继发于肩部软组织及全身性疾病。

其病理变化为肩关节周围的肌肉、韧带、关节囊、滑膜囊等软组织的慢性损伤造成非特异性炎症致关节内外粘连，阻碍肩关节活动的退行性病变。临床分为三期：早期以局部疼痛为主，中期为僵硬期或粘连期，为肩关节活动功能障碍，后期为恢复期，甚至肌肉萎缩无力。本病并非唯一引起肩部疼痛的病症，故应区别于肩关节周围其他常见炎症性疾病，如肩腱袖炎症、滑囊炎、肱二头肌长头肌腱炎等。

二、主要功能障碍

（一）主要临床表现

1. **肩关节周围疼痛**　是本病的突出症状，一般位于肩部前外侧，左肩多发，部分患者伴有轻微肩部外伤。发病初期肩部不适，深部痛，按摩可减轻，随病情进展疼痛逐渐加重，尤以患肢外展、外旋及后伸时明显，疼痛从肩外侧可扩大到枕部、腕部或手指，有的放射至后背、三角肌、肱三头肌、肱二头肌以及前臂，夜间疼痛更明显，甚至被痛醒，以至于患者在急性发作时不敢患侧卧位，但患者常无感觉障碍。持续疼痛导致肌肉痉挛，可引起肌肉萎缩。

2. **肩关节活动障碍**　早期疼痛尚可忍受时，肩关节活动不受限，但内外旋受限，患者举臂至头顶和梳头困难。在疼痛情况下，肩关节活动受限渐进性加重，以外展和内旋障碍为主。患者常因疼痛难以完成一些日常活动，如向上举手、穿衣、梳头、戴眼镜、摸后背、往黑板上写字等。本病有自愈倾向，常在 12～15 个月症状减轻趋于自愈，但肩关节活动度难以完全恢复。

（二）主要功能障碍的评定

本病的康复评估着重对疼痛程度的评估和肩部功能障碍进行动态观察。肩关节功能评估有多种方法，大多从疼痛、稳定性、功能、活动度及肌力五个方面进行评估。

1. **疼痛**　静止痛是本病的特征，一般夜间自觉加重而影响睡眠，疼痛可引起持续性的肌肉痉挛，疼痛和肌肉痉挛主要局限在肩关节。在喙突、肩峰、肱二头肌腱沟以及冈上、冈下部压痛明显。

2. **肩关节功能障碍**　用量角器测量肩关节活动范围。通常依据肩关节 3 个轴位的活动功能进行评定，测定外展、外旋、前屈、后伸、内旋等指标的变化。应与健侧进行对照性测量。正常肩关节运动范围：外展 0°～180°；外旋 0°～90°；前屈 0°～180°；后伸 0°～60°；内旋 0°～80°。

3. **ADL 能力评定**　选择一些能反映肩功能的动作，如屈肘内旋以手摸背、举手梳头、刷牙和摸耳等作为指标。

4．GEPI 法　1990 年修订的美国医学会《永久病损评定指南》（Guides to the Evaluation of Permanent Impairment，GEPI）第 3 版中介绍的方法。评定肩关节的功能，首先求得屈曲、伸展、外展、内收、内旋和外旋各自损伤的程度，然后再计算出肩关节损伤的百分比，可进一步了解整个上肢功能的损伤。其不足之处是没有考虑到疼痛、ADL 等方面的内容。

5．Constant-Murley 法　是一个全面、科学而又简便的方法，总分为 100 分，共包括四个部分，即疼痛 15 分，日常生活活动（ADL）20 分，关节活动度（ROM）40 分，肌力 25 分。其中 35 分来自患者主诉的主观感觉，65 分来自医生的客观检查（表 7-2）。

表 7-2　Constant-Murley 肩功能评定标准

项目	评　分
I．疼痛 （最高 15 分）	无疼痛　15 分；轻度疼痛　10 分；中度疼痛　5 分；严重疼痛　0 分
II．ADL （最高 20 分）	（1）ADL 水平：全日工作　4 分；正常的娱乐和体育活动　3 分；不影响睡眠 2 分
	（2）手的位置：上抬到腰部　2 分；上抬到剑突　4 分；上举到颈部　6 分；上举到头顶部　8 分；举过头顶部　10 分
III．ROM （最高 40 分）	（1）前屈、后伸、外展、内收（每种活动最高 10 分）：0°～30°　0 分；31°～60°　2 分；61°～90°　4 分；91°～120°　6 分；121°～150°　8 分；151°～180°　10 分
	（2）外旋（最高 10 分）：手放在头后，肘部保持向前　2 分；手放在头后，肘部保持向后　2 分；手放在头顶，肘部保持向前　2 分；手放在头顶，肘部保持向后　2 分；手放在头顶，再充分向上伸直上肢　2 分
	（3）内旋（最高 10 分）：手背可达大腿外侧　0 分；手背可达臀部　2 分；手背可达腰骶部　4 分；手背可达腰部（L_3 水平）　6 分；手背可达椎体（T_{12} 水平）　8 分；手背可达肩胛下角（T_7 水平）10 分
IV．肌力 （最高 25 分）	0 级 0 分；I 级 5 分；II 级 10 分；III 级 15 分；IV 级 20 分；V 级 25 分

三、康复护理措施

肩周炎虽为慢性自限性疾病，但其疼痛重，痛苦大，病程长，肩关节活动严重受限，对生活影响大，应积极治疗与康复训练，尽快康复。

在急性疼痛期或称冻结前期，主要为对症治疗，缓解疼痛，消除肌肉痉挛和炎症，即应用非甾体类药物、理疗和局部制动；粘连期以最大限度恢复关节功能为主；临床缓解期则以松解粘连，加大肩关节活动度为主，常以功能训练为主要内容。

1．急性疼痛期或称冻结前期　①疼痛时及时镇痛，既改善患者的生活质量、减少痛苦，又阻止炎症进展，同时还有利于患者心理状态稳定，积极主动配合治疗。如因疼痛影响睡眠，可给予舒乐安定等镇静剂。②可采用综合措施，如针灸、理疗、局部封闭痛点、推拿按摩及药物等。药物治疗中，注意患者症状的变化，警惕药物不良反应发生，如消化道溃疡、精神障碍、出凝血情况等，及早采取防治措施。③在肩前、后方、肩峰下、三角肌止点及结节间沟处有压痛，其中以后者最为明显，采用局部封闭注射时予以重点检查，准确注射。

2．冻结期或称粘连期　①此期患者心理状态最不稳定，易急躁、狂怒、消沉、抑郁等，注意患者心理状态调整，讲解本病特点、演变规律，以积极乐观的心态面对，树立完全康复信心。②生活自理能力下降者需要协助梳头、穿脱衣服、洗脸等动作；给予有效镇痛。

3．临床缓解期或称解冻期　此期是康复训练的关键时期，必须坚持主动训练，配合被动活动，以期达到完全康复。①掌握训练方法，既不能急于求成，又不可灰心丧气、失去信心。只要坚持训练，科学对待，必有所得。②训练中坚持循序渐进，先从肩关节恢复活动性开始，渐增活动范围，然后增加力度、稳定性等。③下垂摆动练习，弯腰呈鞠躬状，双臂自然下垂，尽力作前后、左右、旋转摆动。如果能轻松自然完成，则可手握重物或臂绑沙袋 1～2kg，重复上述动作，每日 3 次（图 7-2）。④增加肩关节活动范围训练手指或上肢，如爬墙、双手或单手吊环牵张上臂、肩关节旋转、滑轮带臂上举、被动关节松动手法等。⑤吊环练习主要利用健侧手拉动患侧手向各个方向作运动。

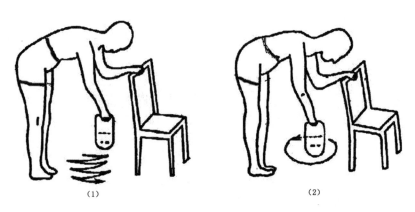

图 7-2　下垂摆动练习

　　在上述肩关节练习时应注意：①活动范围应逐渐增大。②当某一动作完成后感肩部酸胀不适，可稍休息后再进行下一动作练习。③上述动作均应缓慢，以不引起或轻度疼痛范围内进行为宜，在活动后不应出现疼痛加重情况。

四、康复护理教育

　　1. 本病对患者生活工作影响较大，容易产生沮丧、消沉，对自己工作能力产生怀疑，如教师难以在黑板上写板书、理发师难以完成标准动作、不能参加舞会等，应将本病病程特点告知患者，帮助患者恢复信心，积极主动参与康复训练，尽快脱离痛苦，回归社会。

　　2. 康复训练中，应注意：①保证患者在无痛或可忍痛情况下锻炼，切莫因疼痛引起或加重肩关节周围肌肉痉挛，影响康复。②如果锻炼后感到疼痛，说明运动量大，可稍减量。③锻炼前可先行按摩或热敷等，有利于减少运动损伤。④以肩关节活动为主，尽量减少肩带运动。⑤被动牵张练习后，鼓励患者做主动关节活动，以促进早日恢复。

　　3. 平时多做保持和增加肩关节灵活度的活动，如旋转肩关节、拉吊环、引体向上等，增加肩关节肌肉力量，以预防肩周炎。

　　4. 指导运动疗法　关节松动手法是治疗肩周炎的首选，包括：

　　（1）关节分离手法。

　　（2）肱骨滑动手法。

　　（3）扩大关节活动范围的辅助运动包括：①滑轮法。利用健手辅助患手完成肩关节的辅助主动运动。②肋木法。利用健手辅助患手完成患侧双手握住肋木下蹲，利用躯干重心下移牵伸肩部软组织，使肩关节活动范围得到改善。手指沿墙壁或肋木等向上爬动，做手指攀高运动。③棍棒操。双手抓握体操棒，用健侧手协助患侧上肢完成上举，然后将体操棒放在头后方，如此反复练习。将棒贴着身后上下运动（肩胛骨内收，肩内旋），双手抓握体操棒顶端，利用健侧上肢协助患侧完成肩关节外展动作。

　　（4）肩关节主动运动训练：①患侧手抓握沙袋或哑铃，躯干轻度屈曲，肩关节充分放松，进行前后摆动和左右摆动训练，此训练对关节挛缩有显著的改善作用。②利用墙壁肩关节训练器做肩关节的屈曲、伸展和环转动作的训练。

第三节 腰椎间盘突出症的康复护理

一、概述

腰椎间盘突出症（lumbar disc herniation，LDH）是常见的腰腿痛疾病，主要是指腰椎纤维环破裂和髓核组织突出，压迫和刺激相应水平的一侧或双侧坐骨神经所引起的一系列症状和体征。人在站立活动时，腰椎间盘受到躯体上部重量的影响和维持躯干姿势的腰背部和腹部肌肉收缩力的作用，承受着较大的压力，越是低位的椎间盘承受的压力越大，故腰椎间盘突出症约 90% 以上发生在 $L_4 \sim L_5$、$L_5 \sim S_1$，其他腰椎间盘也可发生。以椎间盘向后外侧突出压迫神经根最多，多见于青壮年。男性明显多于女性，男女比例约为 5 ：1。

LDH 的病因依据不同年龄的人群有很大差异，中青年患者中约 97% 为人体力学性腰痛，其中 72% 是腰部扭伤和过劳，一次性提举重物与急性腰椎间盘突出症的发作关系最为密切；而老年患者则以脊椎骨关节炎、骨质疏松症、压缩性骨折等较为常见。其发病主要是在椎间盘退行性改变的基础上，受到相应的损伤所致。根据腰椎间盘突出的位置和程度不同，临床表现各异，通常分为：①中央型：椎间盘在中线突出，压迫马尾，症状较重。②后外侧型：突出的椎间盘位于中线的一侧，压迫同侧神经根。③外侧型：突出位于椎间小关节及其外侧，压迫硬膜囊和神经根。

二、主要功能障碍

（一）主要临床表现

LDH 的典型症状为腰腿痛，其中腰痛比较明显。弯腰、咳嗽、打喷嚏、排便用力时均可使疼痛加重。各种症状均为神经纤维受压所致。如感觉神经纤维受压则出现蚁走感、麻木、疼痛；如运动神经纤维受压则出现腰部和（或）下肢运动障碍；如交感神经受压则出现温度觉的异常，发凉或发烫。常有间歇性。

1. 下腰痛　是 LDH 最早出现的症状。可先出现腰痛或先出现腿痛，或二者同时出现。多数患者在抬重物、弯腰用力、扭伤或劳累后发病。可是突然发生的剧烈疼痛，也可是逐渐加重的隐痛。腰部活动常受限，卧床后好转。

2. 坐骨神经痛　下肢放射性或牵涉性痛。放射性痛是指由上而下沿坐骨神经路径过电样一过性痛；牵涉性痛是指在受损神经支配区如肌肉、关节同时出现的疼痛。负重和弯腰可加重。一般先出现腰痛的前驱症状，或者与腰痛同时发生，多为单侧。急性发作时常剧痛难忍，活动、弯腰、久坐、久站以及咳嗽、打喷嚏、用力排便等均可加重疼痛。疼痛可累及股后部、小腿外侧、足跟、足背外侧及拇趾。严重者常伴有患侧下肢肌肉萎缩，以拇趾背伸肌力减弱最常见。

3. 间歇性跛行　因马尾神经受压所致。患者行走一段距离后，感患肢麻痛难忍，须蹲下休息后方可继续行走。

4. 局部体征　包括腰部抗痛性侧弯、平腰畸形、腰前凸消失等改变，腰椎有不对称性活动障碍。局部压痛，压迫或捶击椎体，腰痛向臀部或下肢放射。棘突、棘突间或棘突旁有明显压痛点，伴有坐骨神经放射性痛。直腿抬高试验阳性：一手扶患者足后跟，另一手压膝关节以保持下肢伸直，缓抬下肢，抬高角度低于 70° 即感腰腿疼痛或麻木，视为阳性。坐骨神经牵拉试验等阳性。腱反射改变、伸趾力量减弱，感觉减退或过敏等。

5. 心理障碍　因剧痛使患者紧张、恐惧，不敢迈步。

（二）主要功能障碍评定

1. **症状**　腰椎间盘突出症的主要症状为腰腿痛。腰痛是最先出现的症状，发生率在90%以上，是由纤维环及后纵韧带受压或刺激所致。坐骨神经痛最为常见，发生率可达95%以上。一般是从下腰部向臀部、大腿后方、小腿外侧直至足部放射，在咳嗽、打喷嚏或用力时疼痛加重。并与活动、体位有明显关系，活动时加重，休息时减轻，晨起时较轻，下午较重。疼痛多为一侧性，少数可有双侧坐骨神经痛。持续性疼痛较常见，也有表现为间歇性的，疼痛的性质一般呈刺痛或电击样剧痛，常伴有麻木。症状常反复发作，或呈慢性过程。常有扭伤史。

2. **体征**　①疼痛较重者出现跛行，称为减痛步态，其特点是尽量缩短患肢支撑期，重心迅速从患侧下肢向健侧下肢转移，并且患腿常以足尖着地，避免足跟着地震动疼痛，坐骨神经被拉紧。②棘旁、棘间、棘上压痛。③脊柱侧凸、平直或后凸；腰部各方向活动受限，尤以前屈受限最明显。④直腿抬高试验和加强试验阳性（患者仰卧，双下肢放平，先抬高健侧，记录能抬高的最高度。正常者抬高80°～90°时，除腘部感觉紧张外无其他不适。再抬高患侧，抬高不能达到正常角度即产生腰痛和下肢放射痛者为阳性，记录其抬高度数。再降低患侧抬高程度至疼痛消失时，将踝关节背屈，症状立即出现，即为加强试验阳性）；直腿抬高加强试验是区分真假腰椎间盘突出症的有效方法，但高位腰椎间盘突出的阳性率低。⑤股神经牵拉试验阳性（患者俯卧，患侧膝关节屈曲90°，将小腿上提，出现股前侧痛为阳性）：提示高位腰神经根受刺激，代表 $L_2 \sim L_3$、$L_3 \sim L_4$ 椎间盘突出。⑥感觉、肌力和腱反射改变如出现变化，有利于诊断和定位。其中 L_5 神经根受累者，小腿前外侧和足内侧可有感觉障碍，趾背伸肌力可减弱，少数较严重的病例可完全丧失趾或踝关节主动背伸能力。S_1 神经根受累者，外踝部和足外侧及足底可有感觉障碍，跟腱反射可减弱或消失。L_4 神经根受累者，大腿前外侧、小腿内侧、足后侧可出现感觉障碍，膝腱反射可减弱。

3. **影像检查**　腰椎平片、CT 和 MRI 等检查，可明确诊断。

三、康复护理措施

康复护理目标为减轻疼痛、缓解肌肉痉挛、矫正姿势、提高肌力、改善关节活动度和日常生活活动能力，防止复发。

1. **心理康复护理**　对患者做好思想工作，解释各种治疗方法的目的、必要性和需要患者配合的要点，减少患者不必要的恐惧和担心。

2. **休息和制动**　腰椎间盘压力以坐位最高，站位居中，平卧位最低。腰腿痛患者卧床休息可使疼痛症状明显缓解或逐步消失。制动可减轻肌肉收缩力与椎间诸韧带紧张力对椎间盘所造成的挤压，使椎间盘处于休息状态，有利于椎间盘的营养供应，使损伤纤维环得以修复，突出的髓核得以回纳。还有利于椎间盘周围静脉回流，消除水肿，加速炎症消退。同时也可减少运动时腰骶神经在椎管内反复移动对神经根的刺激。患者最好卧硬板床，保持脊柱正常的生理弯曲，且身体各部位均有支撑。护理人员应指导患者正确的起床方式，如先将健侧卧于床边，再利用上肢支撑并推床，同时双足放置地上，离床时用手臂支撑帮助起身，避免腰部用力，必要时佩戴腰围保护。随着症状的改善，可下床做简单的日常生活活动，活动要循序渐进，直至恢复正常活动。防止下肢静脉血栓形成，绝对卧床患者还要训练其使用大小便器，以及坚持四肢和脊背肌肉锻炼。

3. **按摩推拿与手法复位康复护理**　推拿按摩是一种通过一定的手法作用于患者的机体，促进局部血液循环，调整肌肉状态以及身体内外平衡来达到治疗目的的辅助疗法。先行按摩促进局部血液循环、止痛解痉，再行手法促使盘疝复位。手法有：徒手牵拉、牵抖、患椎水平的振按、坐位旋转复位等，部分患者疗效确切。推拿主要适用于慢性劳损，对以脊髓或脊神经根受压为主要症状的患者不适合。应根据患者的病情轻重、病变部位、病程、体质等选择适宜的手法。手法上注意由浅入深，由轻到重，让患者逐渐适应，切忌用力粗暴。治疗过程中，随时观察病情变化，出现强烈不适立即停止治疗。

4. **姿势治疗康复护理** 均为俯卧位，共5级：腹部垫枕、俯卧位1h、前胸垫枕、前胸及膝部垫枕、下颌垫高枕及下肢膝部垫枕，其中前两级适合急性炎症水肿者，后三级逐步恢复腰部生理弯曲。注意初始时间可短些，能忍受则可渐延长至1h。每日一次，每级能坚持1h，两日后进入下一级。

5. **指导患者运动疗法** LDH患者应积极配合运动疗法，可提高腰背肌肉张力，改变和纠正异常力线，增强韧带弹性，活动椎间关节，维持脊柱正常状态。患者神经根刺激症状消除后，即开始进行腰背肌锻炼。

（1）早期锻炼方式：从飞燕式开始，然后到五点支撑法，1～2周后过渡为三点支撑法，坚持每天3～4次，每次50下，循序渐进，持续锻炼半年以上。①飞燕式：患者头、颈、胸及双下肢同时抬起，双上肢后伸，仅使腹部着床，身体呈弓形，如飞燕点水。②五点支撑法：患者用头、双肘及双足作为支撑点，使背部、腰臀部向上抬起，悬空后伸。③三点支撑法：患者双臂放置胸前，用头顶及双足支撑，使全身呈弓形撑起，腰背部尽力后伸（图7-3）。

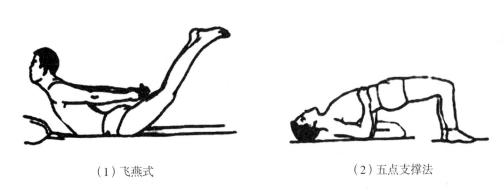

（1）飞燕式　　　　　　　　　　　　（2）五点支撑法

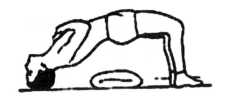

（3）三点支撑法

图7-3 早期锻炼方式

（2）恢复期练习方法：包括体前屈和后伸练习，体侧弯练习，弓步行走，后伸腿练习、提髋练习、蹬足练习、伸腰练习等。

6. **牵引康复护理** 牵引重量不应少于体重的23%，重量太大，可能会对组织造成损伤。骨盆牵引适应于根性腰痛患者，对不伴坐骨神经痛的单纯腰痛患者因其会引起腰痛，故不建议牵引。急性炎症水肿期骨盆，宜先用小重量、短时间牵引，在牵引床退回原位前先解开盆带，否则牵引后易发生因反弹而致的剧烈疼痛，可行理疗缓解疼痛。

（1）慢速牵引：特点是所用牵引重量小，每次持续时间长，需多次牵引。慢速牵引包括很多方法，包括自体牵引、骨盆牵引、双下肢皮肤牵引等，牵引过程中可根据患者的感觉随时调整牵引重量，牵引力量不宜过大，以防造成神经根刺激或损害。牵引为间断性，每日2～3次，每次30min。由于慢性牵引时间较长，对老年人特别是有心肺疾病者，应特别谨慎。

（2）快速牵引：特点是所用牵引重量大，作用时间短，数秒即结束，牵引的同时配合手法治疗，快速牵引以中医的人工拉压复位法最为典型，近年来，有研究者将中医的斜扳和旋转手法与机械传动的快速水平牵引结合，制造了多方位牵引床或称三维牵引。该牵引由计算机控制，多动作组合，作用时间短，患者无痛苦，多数患者进行一次治疗即可。若需再次牵引，一般需间隔5～7天。

7. 手术前康复护理 ①戒烟、戒酒；②适应性睡硬板床；③练习深呼吸和咳痰；④指导患者床上大小便。

8. 手术后康复护理 除一般手术常规护理外，还应注意：①按需要提供患者硬板床休息，绝对卧床患者则给予日常生活帮助；②注意引流管有无脑脊液流出；③感觉运动恢复情况，疼痛有无改善等；④术后根据情况需要卧床数周；⑤减少弯腰；⑥高蛋白质、高维生素饮食；⑦戒烟酒；⑧如原有症状未减轻反而加重，及时和医师联系，以防神经受压引起截瘫。

四、康复护理教育

1. 纠正患者的不良姿势 不良姿势会使支持脊柱保持全身平衡的背肌以及腹肌肌群产生疲劳，功能下降，局部代谢产物乳酸的堆积可产生腰背酸痛。在工作、学习和生活中应注意保持良好的卧、坐、站及行等姿势，并不断变换姿势（图7-4）。

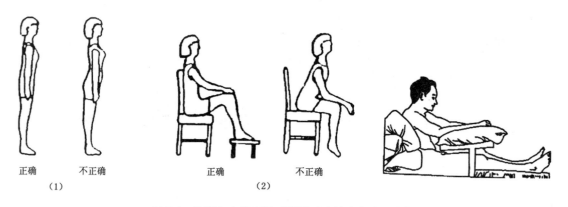

正确　不正确　　　正确　　　不正确
（1）　　　　　　　　　（2）

图 7-4　站姿与坐姿正误对照及正确的床上坐位姿势

2. 保持正确的腰部活动 充分利用杠杆原理，学习节力动作。如从地上拾物应屈膝下蹲，避免弯腰；长时间弯腰工作时，应注意休息，伸展腰背部肌肉，防止肌肉过度疲劳。搬运重物时，使物品尽量贴近躯干，以减少重力距的作用，弯曲下膝，下腹部用力，缓慢抬起起床时，先伸展四肢，做几个仰卧起坐，5 min 后利用上肢支撑床面，双足置于地面，慢慢坐起。进食或大小便时，尽量避免腰部前倾坐位，该体位可加重腰椎间盘后突。

3. 养成良好的生活方式 过度肥胖易导致腰痛，尽量选择低热能饮食，注意减肥。最好不要吸烟，咳嗽可引起椎间盘内压及椎管内压增高。注意腰部保暖，夏季特别注意防止腰部受凉。保持大便通畅，减轻腹压。避免穿高跟鞋，急性发作期间应穿低跟或坡跟轻便鞋。

4. 改造患者的生活环境 对患者常用的家具、桌子、床等的改造提出建议，目的是使患者易于保持良好姿势。

5. 指导患者进行自我功能锻炼 如增加腰部柔韧性和稳定性的体操，如腰椎活动、软组织牵拉、腰背肌及腹肌的肌力训练。

6. 举办腰痛科普讲座或学习班 让患者了解腰痛原因，知道怎样提高脊柱稳定性，改变生活习惯和生活方式，以避免腰痛。

7. 教会患者正确的弯腰动作 患者弯腰时，先屈膝下蹲，保持腰背挺直再拾地上物品。坚持体育锻炼，增强脊背肌力和四肢力量，增加脊柱稳定性。避免过度站立或坐位，适当活动调节体位。高强度体力劳动注意劳动保护，防止受伤，尽量避免负重过大。

第四节　关节置换术后的康复护理

一、概述

人工关节置换术系用生物相容性或机械性能良好的材料，制成一种类似人体骨关节的假体来置换严重受损关节。目前，人工关节置换是治疗关节强直、严重的骨关节炎、外伤或肿瘤切除后形成的大块骨缺损等的有效方法。关节置换的目的在于解除关节疼痛、改善关节功能、纠正关节畸形，使关节获得长期稳定，使上百万患者的疼痛得以缓解，生活得以改善。

关节置换术后康复的目的是最大限度地增加患者的活动及日常生活的功能，减少术后并发症，使患者回归家庭，回归社会，并重返工作岗位。近年来，随着关节外科的发展，人民生活水平的提高以及对生活质量要求的提高，关节置换术在我国呈现出迅猛发展的势头。目前，国内关节置换术最多的是人工全膝关节置换术（total hip arthroplasty，THA）和人工全髋关节置换术（total knee arthroplasty，TKA）。

二、主要功能障碍

（一）主要临床表现

1. 局部疼痛　术前患者长期患有关节疾患，如退行性骨关节病、风湿性关节炎、外伤后关节炎等，出现反复、进展及活动后加重的关节慢性疼痛，药物及其他保守治疗效果不明显。关节置换术后，手术等创伤造成患者的急性疼痛。人工膝关节手术后容易发生粘连，在进行屈伸时，除伤口疼痛外，软组织的撕裂伤可产生较剧烈的疼痛。疼痛使患者产生惧怕心理，影响其康复训练。关节置换术后，由于手术后的创伤，患者会感受较为剧烈的术后急性疼痛，但随着时间的进展，以及药物、理疗等治疗会逐渐缓解。

2. 关节严重畸形　疾病和外伤均可造成关节的严重畸形，以膝关节为例，常见的膝关节严重畸形包括屈曲畸形、过伸畸形、内外翻等，大大降低了关节的活动能力。直接造成患者日常生活能力如转移、行走、上下楼梯等和劳动能力下降。

3. 活动能力降低　由于严重的疼痛和畸形会造成患者的日常生活活动能力的降低，如转移、行走、上下楼梯等，从而使患者丧失劳动能力。

4. 关节积液　关节活动增加关节内的渗出，应及时抽出关节内的积液。

5. 关节肿胀　手术创伤可引起。

（二）主要功能障碍评定

术前评定的目的是了解手术关节的基本情况，全身整体状况，关节周围肌力情况，为手术提供参考依据，有利于术后制订康复治疗计划。术后评定有利于了解术后功能恢复情况，并指导康复训练。

（三）人工关节置换术前的康复评定

1. 术前心理准备评定　评估患者的个人爱好、性格特征、智力水平、处世方法、康复的欲望、性别、年龄、教育程度、家庭成员及其社会关系、经济状况等，尤其重视患者对疾病和生活的态度。评估患者、家属及社会支持系统对本手术的了解程度及对患者的支持帮助能力等。要让患者了解自己的病情，了解手术的风险和并发症，术中、术后可能出现的情况以及应对措施、康复训练要点、注意事项和全过程，避免不必要的焦虑、紧张。

2. 健康史　患者的年龄、职业、身高、体重及一般健康状况，有无吸烟或饮酒嗜好，有无糖尿病、心脏病、高血压、皮肤病等疾患，存在上述疾患需经过系统内科治疗，病情稳定后进行手术。了解患者有无全身隐匿性感染病灶，如龋齿、中耳炎、鼻窦炎等，亦需控制后方可手术。

3．局部情况　对于髋关节，主要评估关节的活动度、股四头肌肌力、步态、锻炼方式和活动情况，测定手术肢体的长度，髋关节的功能评分和运动评分。对于膝关节，主要对关节外形、肿胀程度、皮肤温度、关节腔积液等进行评估，对关节的功能进行评价。

（1）上、下肢肌力：采用徒手肌力评测法了解上、下肢肌肉的力量，特别是关节置换术的关节周围肌肉的评定对制订康复训练计划尤为重要。

（2）关节活动度：各关节，重点是手术关节的活动度，确定有无关节挛缩畸形。

（3）步态分析：确定步态类型，有无使用助行器或支具。

（4）肢体长度：测定手术肢体的长度。

4．全身状况评定　影响术后恢复的危险因素之一是肥胖，过重的体重易对人工关节造成承压过大，产生关节松动的并发症。手术对患者体力消耗较大，过于瘦弱也不利于恢复体能，不利于术后康复训练。经验证明，中等略偏胖的体质较利于康复。糖尿病、高血压、冠心病、血液黏滞度高、血管炎、风湿病等患者要在术前控制。

5．X线检查及如何使用助行器材　了解手术关节有无畸形、增生、对线等影像学的改变，以作为手术参考的依据，有利于术后步行能力的恢复并防止并发症的发生。

（四）人工关节置换术后的康复评定

1．康复评定的日期　术后2日内、1周、2周住院期间评定，出院后一般于术后1个月、3个月、6个月复诊，以后每半年复诊一次。人工关节置换术患者需终生随访。

2．术后评定内容　包括全身情况如血压、血糖、心肺肝肾及一般生命体征情况，伤口有无感染迹象、有无渗出情况，关节有无肿胀、疼痛、活动度如何，行走步态如步幅、步频、步宽等。根据评定结果制订下一阶段的康复计划。

（1）心肺功能评定：对住院患者要评测其心、肺功能，除观察心率、血压、呼吸等生命体征外，还要了解心脏和呼吸功能在卧床和活动时的状况。

（2）伤口情况：观察局部皮肤有无红、肿、热等感染体征；伤口愈合情况，有无渗出等。

（3）关节水肿：由于手术反应，局部关节会出现肿胀，但需区分是关节内的积液或是关节周围软组织造成的水肿。浮髌试验可判断关节内有无积液及程度，关节周围组织的围径可作为判断软组织肿胀的客观指标。

（4）关节疼痛：术后2日内，患者主要感觉是术后伤口的疼痛，随着功能性活动训练的增加出现活动后疼痛，疼痛的程度可采用目测类比法。

（5）关节活动状况：应用量角器评测手术关节被动和主动活动度，以了解造成关节活动障碍的原因，如疼痛、软组织挛缩等，利于指导康复训练。

（6）上下肢肌力：手法肌力评测了解肌肉力量，并评估肌肉力量是否影响手术关节稳定性的情况。

（7）活动及转移能力：在患者术后的不同阶段，评估患者床上活动及转移能力，坐位能力包括床边及坐椅的能力，站立、行走、上下楼梯、走斜坡等活动功能。

（8）分析步态：评测患者的一般步态，如步幅、步频、步宽，以及行走时站立相和摆动相步态，并分析产生原因。

3．门诊复诊评定　内容包括X线片、功能评定和骨密度检查。其中功能评定包括髋、膝关节活动度、关节稳定性、疼痛等，远期随访要注意有无移位、溶骨、松动发生。

4．功能性活动能力　目前，国内对髋关节的功能评分常采用Harris髋关节功能评分表（表7-3）。其主要评估髋关节活动度、股四头肌肌力、步态、锻炼的方式、活动的情况等，满分为100分，90～100分为优，80～89分为良，70～79分为中，70分以下为差。

表 7-3　Harris 髋关节功能评分表

分类项目	分　　　　级
I. 疼痛	无疼痛　44 分；轻微　40 分；轻度 偶服止痛药　30 分；中度 常服止痛药　20 分；重度 活动受限　10 分；不能活动　0 分
II. 功能 1. 步态	(1) 跛行：无跛行　11 分；轻度　8 分；中度　5 分；重度　0 分；不能行走　0 分
	(2) 行走时辅助 11 分；长距离用 1 个手杖　7 分；全部时间用 1 个拐杖　5 分；拐杖　4 分；2 个手杖　2 分；2 个拐杖　0 分；不能行走　0 分
	(3) 行走距离：行走不受限　11 分；行走 1km 以上　8 分；行走 500m 左右　5 分；室内活动　2 分；卧床或坐椅　0 分
2. 功能活动	(1) 上楼梯：正常　4 分；需要扶楼梯栏杆　2 分；勉强上楼　1 分；不能上楼　0 分
	(2) 穿袜子，系鞋带：容易　4 分；困难　2 分；不能　0 分
	(3) 坐椅子：任何角度坐椅子 1 小时以上　5 分；高椅子坐半小时以上　3 分；坐椅子不能超过半小时　0 分；上公交车　1 分；不能上公交车　0 分
III. 畸形	具备下述四条 4 分：①固定内收畸形 <10°；②固定内旋畸形 <10°；③肢体短缩 <3.2°；④固定屈曲畸形 <30°
IV. 活动度	210°～300° 5 分；160°～209° 4 分；100°～159° 3 分；60°～99° 2 分；30°～59° 1 分；0°～29° 0 分

三、康复护理措施

（一）术前康复护理

1. 健康指导　采用书面、录像和床边示范等形式，让患者了解手术的目的、方式、术前注意事项，手术常见并发症及康复训练的目的和重要性。劝告患者戒烟、戒酒，停用对手术产生影响的药物。行 TKA 患者，应劝其适当减肥。通过术前谈话消除或降低患者的紧张、恐惧情绪。

2. 康复锻炼　教会患者深呼吸及有效咳嗽，预防卧床引起的肺部感染，练习床上大小便，防止因体位不习惯而致尿潴留及便秘；增加患肢及其他肢体的肌力训练和关节活动度的训练；指导患者逐步适应术后应放置的体位，掌握术后应用的训练方法，如床上及转移活动、各关节的主动活动和助力活动等；指导患者学会使用必要的辅助器具，如助行器、拐杖、手杖等，可相对缩短术后康复训练时间。

3. 抗生素应用　预防性应用抗生素在关节置换手术中具有重要意义。

（二）术后康复护理

术后早期功能锻炼的目的在于促进患者恢复体力，增强肌力，增大关节活动度，恢复日常生活活动的协调性等。以下介绍人工全膝关节置换术后的康复。

1. 疼痛的处理　由于手术创伤大，剥离范围广，术后短时间内即出现切口疼痛，且疼痛持续时间较长，可持续 72h 甚至更长时间。由于疼痛的不断刺激，患者感焦虑不安，直接影响治疗、饮食、睡眠和心理状态等，甚至减少或拒绝锻炼，由此影响全身各系统脏器的生理功能及人工关节功能的恢复。临床上常采用静脉或口服止痛药镇痛。经皮神经电刺激可作为药物的辅助止痛方法，频率为 100Hz，双通路四电极分别置于手术伤口 2 侧，治疗时间为 30～60min，强度为感觉阈的 2 倍，频率为 1～2 次 / 日，7～10 日为一个疗程。

2. 康复锻炼

(1) 术后当天：①保持患肢外展中立位，术侧肢体外下方垫入适当厚度的软枕，使髋、膝关节稍屈曲，两腿间可放置软枕或梯形海绵垫，患肢外展 15°～30°，患肢穿防旋鞋。②应避免以下 4 种危险体位：髋关节屈曲超过 90°，下肢内收超过身体中线，伸髋外旋，屈髋内旋。③根据手术入路，有不同的体位限制：后外侧入路手术者，应避免屈髋超过 90°，过度旋转和内收；前外侧入路手术者，应避免外旋。④搬动和移动患者时应将整个髋部抬起，不能只牵拉抬动患肢，防止假体脱位及伤口出血。鼓励患者做小腿和踝关节的被动和主动活动（背屈和环绕动作）及股四头肌的等长收缩锻炼，10 次 / 小时。

（2）术后第 1 天：①撤除软枕，尽量伸直术肢，防止屈髋畸形。②根据引流量，术后 24 ～ 48 h 内拔除引流管。③由于术后疼痛，多数患者对患肢活动有恐惧感，在给予有效的药物止痛后，帮助其被动活动，如腿部肌肉自足背开始的向心性按摩、踝关节和膝关节的被动活动、上身及臀部做引体向上运动等，1 ～ 2 次 / 小时。同时指导进行深呼吸、有效咳嗽和排痰，给予叩背 5 ～ 10 次 / 小时。④进行腘绳肌、股四头肌、臀大肌和臀中肌的等长收缩练习，以保证肌肉张力。

护理人员应检查患者股四头肌锻炼方法是否正确，可把手放在膝关节上方，感觉到髌骨上方随肌肉收缩而移动，也可用手推动髌骨，如推不动，说明股四头肌收缩方法正确。

（3）术后 2 ～ 3 天：①患者伤口疼痛缓解，继续上述训练。同时需摄 X 线片，判断假体位置有无特殊问题。②踝关节主动屈伸练习，加强腿部股四头肌肌肉的等长和等张收缩训练运动，上午、下午及睡前各 20 ～ 30min。引体向上运动 3 ～ 4 次 / 小时，尽量独立完成。③开始髋、膝关节的屈伸练习，逐渐由最初的被动活动、助力主动活动到主动活动的过渡，开始活动范围：髋关节 25°，膝关节 40°，逐步增加。运动量由小到大，运动时间由短到长，所有床上活动均在患肢外展中立位的状态下进行。④持续被动活动（CPM）是早期功能锻炼的手段，宜在术后第 3 天开始，常用 CPM 机辅助完成，其活动范围可随时调节并逐步增加，活动速度缓慢、均匀，易被患者接受。此外，还要增强上肢肌力的练习，便于日后较好地使用拐杖。

（4）术后 4 ～ 5 天：除 CPM 机上进行被动活动外，髋膝关节的屈伸练习逐渐过渡到完全主动练习。对术前有屈曲畸形的患者，嘱患者髋下垫枕，充分伸展屈髋肌及关节囊前部，或做术侧髋关节主动伸直动作。

（5）术后 5 ～ 6 天：①进行坐位练习。指导和协助患者将术侧肢体移近床旁，靠近床沿放下后坐起，坐起时双手后撑，髋关节屈曲不超过 80°。②由于坐位是髋关节最易出现脱位或半脱位的体位，嘱患者在术后 6 ～ 8 周内，坐位时间宜短，每日 4 ～ 6 次，每次不超过 30min。③坐位时可进行伸髋、屈髋练习，以及屈髋位的内外旋练习。④如果术中关节稳定性欠佳，应放弃坐位练习。

（6）术后 1 周：当患者坐起无头晕及其他不适时，可练习由坐位到站位的过渡，并扶拐或在助步器帮助下进行立位练习。患者离床活动第 1 天，上、下午分别在床旁挂拐站立 5 ～ 10min，无不适时在床周行走数步，康复师或护士从旁扶持。第 2 天开始挂双拐在病室内行走，步行距离逐渐延长，时间逐渐增加，但每次不超过 30min，3 次 / 日。双拐勿太靠后，以免重心不稳，双下肢步幅尽可能一致，注意在行走或站立时，术侧膝关节始终保持伸直位。站立位练习的内容包括：①术侧下肢后伸，练习髋关节伸展。②骨盆左右摇摆，练习髋关节内收外展，主要是外展动作。③健肢伸直并垫高，患肢保持外展位并踩到地面，以矫正髋关节内收畸形。④患肢垫高，屈髋屈膝，上身前倾加大髋关节屈度，并通过调节板凳高度训练屈髋。⑤站立位时令健侧下肢前后移动，可练习术侧髋关节的内外旋。

（7）术后 2 周：此期手术切口及周围组织已纤维瘢痕化，关节周围软组织较牢固，关节不易发生脱位，故应加强髋关节外展、外旋和内收的锻炼，这对于负重行走功能和稳定性的恢复十分重要。还可进行助行器辅助步行及上下楼梯等训练。

四、康复护理教育

1. 要及时帮助患者理解和掌握大量的专业康复医学知识和康复训练注意事项，指导训练，参与训练，示范训练，直到患者完全熟练掌握。

2．了解关节置换术能够解决关节疼痛、关节自主活动功能的问题，从而提高生活质量。

3．手术前的准备内容　主要有术前必要的康复功能训练，术后日常生活行为的变动及精神、身体准备。

4．术后注意事项　包括术后短期内为防止关节脱位等按要求进行特殊的体位摆放，还要穿弹力袜或弹力绷带、冰疗控制术后肢体肿胀，术后次日即逐渐进行康复训练。

5．了解需要复诊的情况　如置换关节进行性疼痛或组织肿痛、伤口红肿或渗出。

6．预防和控制感染　防止细菌血运传播造成关节感染。

7．继续加强功能锻炼　全髋置换术患者出院后继续进行俯卧位髋关节伸展训练，侧卧位髋关节外展练习、直腿抬高练习及单腿平衡练习、残余髋屈拉伸练习，并逐步提高其抗阻力强度、延长训练时间以提高肌肉耐力。全膝置换术患者应坚持住院期间的肌力和关节活动度的训练，如用沙包进行抗阻力直腿抬高，用单车保持关节活动度。

8．弃拐时机　必须使用拐杖至无痛、跛行时方可弃拐，一般骨水泥固定者、使用紧压配合型假体患者及羟基磷灰石涂喷型假体者术后扶双拐行走约6周，单拐或单手杖约4周，粗隆截骨者延长双拐使用时间至8周；表面多孔型假体双拐使用时间为12周，单拐或单手杖4周；翻修术的患者或下肢有两个关节同时置换者，使用双拐时间多为6个月。患者最好终生使用单手杖，尤其是外出旅行或长距离行走时。

9．日常生活指导　①避免重体力劳动和剧烈运动。②减轻人工关节磨损和预防跌倒。避免在凹凸不平或过于平滑的路面上行走，家居地面保持干爽，过道无杂物堆放以防跌倒，鞋底宜用软胶，不穿高跟鞋或鞋底过滑的拖鞋等。③预防关节脱位。注意适当控制体重，减轻关节负重。④全髋关节置换术后，应教育患者注意避免的动作，有髋关节屈曲内收内旋位自坐位站起，双膝并拢双足分开身体向前倾斜取物，髋关节过度屈曲内收内旋位，如穿鞋动作、翘"二郎腿"、坐凳或厕所坐位过低而出现身体前倾、双膝靠拢双足分开的姿势；术侧髋关节伸直内收外旋位，如向健侧翻身的动作。⑤告诫患者术后6～8周内避免性生活，性生活时防止术侧下肢极度外展，并避免受压。

第五节　截肢的康复护理

一、概述

截肢（amputating）是指将没有生命和功能或因局部疾病严重威胁生命的肢体截除的手术。其中包括截骨（将肢体截除）和关节离断（从关节分离）两种。

截肢是一种比较常见的残疾。截肢后往往要通过残肢训练和安装假肢，以代偿失去肢体的功能。因此，截肢后的康复（rehabilitation after amputation）是以假肢的装配和使用为中心，重建丧失肢体的功能，防止或减轻截肢对患者造成的不良影响，使其早日回归社会。

截肢康复护理是指从截肢手术到术后处理、假肢的安装和使用，直至重返社会全过程的康复训练与护理。

（一）截肢的常见病因

1．创伤　如机器创伤、车祸等。

2．疾病　如周围血管性疾病、糖尿病、肿瘤及感染等。

3．先天性肢体发育不良。

其中创伤、肿瘤、周围血管疾病和感染是截肢最常见的病因。

（二）截肢部位的名称

截肢部位的名称依据解剖部位来分，可以分为上肢截肢和下肢截肢（图 7-5）。上肢截肢和下肢截肢的比例为 1 : 5 ～ 1 : 3。下肢截肢以胫骨水平截肢最常见。上肢截肢多见于因工作造成损伤的成年男性，以桡骨水平截肢最多见，约占上肢截肢的一半，其中右侧前臂和手的截肢较多见。

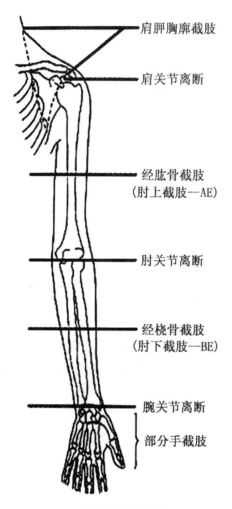

A.上肢截肢各部位名称

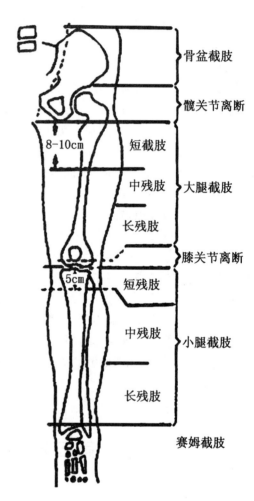

B.下肢截肢各部位名称

图 7-5 上肢截肢和下肢截肢

二、主要功能障碍

（一）主要临床表现

1．残肢皮肤破溃、窦道、瘢痕、角化 常见原因有接受腔的压迫、摩擦，尤其是残端的皮肤更容易破溃。

2．残端骨突出、外形不良。

3．残肢关节挛缩 残肢关节挛缩的常见原因有：

（1）术后关节长期置于不合适的体位，如残肢垫枕或坐轮椅等。

（2）术后残肢关节没有合理的固定。

（3）瘢痕挛缩。

4．残肢痛 原因较多有神经瘤、残端循环障碍、残肢骨刺、中枢神经痛等。

5．幻肢痛　最常见的为肌痉挛型，其次为电休克型、挤压型，而最重的为烧灼型。

（二）主要功能障碍评定

评定是截肢康复的核心，应贯穿在截肢康复程序的全过程。

1．截肢患者全身状况的评定　一般情况如姓名、性别、年龄、截肢日期、截肢原因、截肢部位、安装假肢的时间等。要注意截肢的原因是否患有其他系统的疾病，主要有严重外伤、严重感染、肢体血液循环障碍性疾病、肿瘤、神经系统疾病、先天畸形和发育异常等。目的是判断患者能否装配假肢，能否承受佩戴假肢后的康复功能训练和有无终生利用假肢活动的能力。

2．其他肢体的情况　其他肢体的情况直接影响截肢后的康复过程，如一侧小腿截肢，而对侧髋关节畸形和伴有髋部周围肌肉麻痹，这对佩戴假肢后的功能训练和假肢使用都会造成一定的影响。

3．残肢的评定　残肢状况对假肢的安装和佩戴后的代偿功能有着直接的影响，理想残肢佩戴假肢后，经过康复训练会得到良好的代偿功能，非理想残肢则相反。对残肢的评定如下：

（1）残肢外形：为了适合现代假肢接受腔的佩戴，残肢形状以圆柱形为佳。评估有无残端畸形，如果残肢关节畸形明显，不宜安装假肢。若假肢负重力线不良或假肢接受腔不合适，可造成患者步态异常。

（2）关节活动度：髋和膝关节活动受限，对下肢假肢的代偿功能产生不良影响。

（3）残肢畸形：如膝上截肢伴有髋关节的严重屈曲外展畸形，膝下截肢伴有膝关节严重屈曲畸形，假肢的佩戴就很困难。当小腿截肢伴有同侧股骨骨折向侧方成角畸形愈合，将对假肢的动力对线造成影响。

（4）皮肤情况：检查局部软组织硬度、皮肤颜色、皮肤温度和感觉等，观察有无感染、瘢痕、溃疡、游离植皮、皮肤松弛、臃肿、皱褶等，这些都影响假肢的佩戴。

（5）残肢长度：包括骨和软组织的长度测量。膝下截肢测量是从胫骨平台内侧至残端，膝上截肢测量是从坐骨结节至残端。对假肢的种类选择，残肢对假肢的控制能力，对假肢的悬吊能力、稳定性和代偿功能等有着直接的影响。

（6）肌力：检查全身及患肢的肌力，尤其对维持站立和行走的主要肌群更要注意。前臂截肢的假手，如果肩和肘部肌力弱，则对假手的控制能力明显减弱。大腿假肢如果臀大肌或臀中肌无力，则步态明显异常。

（7）残肢痛与幻肢痛：重者不能佩戴假肢。

4．佩戴临时假肢的评定

（1）临时假肢接受腔适合程度的评定：包括评定接受腔的松紧是否合适、是否全面接触、是否全面负重、有无压迫和疼痛等。

（2）假肢的悬吊能力的评定：观察是否有上下窜动即出现唧筒现象。至于下肢假肢的悬吊能力，可以通过站立位残肢负重和不负重时拍片，测量残端皮肤与接受腔底部的距离变化来判断。

（3）临时假肢对线的评定：评定生理线是否正常，站立时有无身体向前或后倾倒的感觉等。

（4）穿戴假肢后残肢情况的评定：如观察皮肤有无红肿、硬结、破溃、皮炎及残端有无由于与接受腔接触不良、腔内负压造成局部肿胀等。

（5）步态评定：观察行走时的各种异常步态，分析产生的原因，予以纠正。

（6）上肢假肢：要对悬吊带与操纵索系统是否合适进行评定。

（7）假手功能评定：有无不适感，稳定性；有无控制能力；假手自口到会阴范围内的开闭功能；控制系统的效率；协调性、灵活性，尤其是日常生活活动评定。

通过以上评定对发现的问题要认真处理，经过穿戴临时假肢的康复训练，待假肢已定型良好，以及残肢的周径在连续穿戴假肢2周后不再改变时，就可以安装和穿戴永久性假肢。

5．穿戴永久性假肢后的评定

（1）上肢假肢日常生活活动能力的评定：对于一侧假手，主要观察其辅助正常手动作的功能。

（2）下肢假肢日常生活活动能力的评定：主要评价站立、上下楼梯、粗糙地面行走、手拐的使用、迈门槛、平地前进、平地后退等。行走能力评定，一般以行走的距离，上下阶梯及过障碍物的能力等作为标准。截肢水平不同，行走能力也各不相同，一般截肢水平越高行走能力越差，以双侧大腿截肢的行走能力为最差。

（3）对假肢部件及整体质量进行评定：是患者能获得满意、质量可靠、代偿功能好的假肢。

（三）对截肢残疾等级评定

一级肢体残疾：四肢在不同部位截肢或先天性缺肢，单全臂（或全腿）和双小腿（或双前臂）截肢或缺肢，双上臂和单大腿（或小腿）截肢或缺肢，双全臂（或双全腿）截肢或缺肢。

二级肢体残疾：双上肢或双大腿截肢或缺肢，单全腿和单上肢截肢或缺肢，三肢在不同部位截肢或缺肢。

三级肢体残疾：双小腿截肢或缺肢，单肢在前臂、大腿及其上部截肢或缺肢，双拇指伴有示指缺损。

四级肢体残疾：单小腿截肢或缺肢，单侧拇指伴有示指或中指缺损，单侧保留拇指，其余四指截除或缺损。

保留拇指和示指而失去其他三指者，保留足跟而失去足的前半部者不属于肢体残疾范围。

三、康复护理措施

（一）假肢的康复护理

截肢患者是否适合使用假肢，主要从四方面来观察。

1. 心血管功能　使用假肢行走的患者比正常人行走时消耗更多的能量。膝下截肢者用假肢行走时将比正常时多消耗能量 25% ~ 45%，膝上截肢者多消耗能量 65% ~ 100%，因而对有心脏疾病者应慎重。因闭塞性脉管炎截肢的患者，如对侧肢体亦有间歇性跛行，使用假肢将增加对侧肢体的供血不全状态。

2. 中枢神经系统　有脑血管病所致器质性脑病，导致记忆和学习运动能力减退，则有碍假肢的使用。

3. 视觉　在学习使用假肢行走中，视觉反馈对于补偿截除肢体的感觉很重要。若视觉障碍程度已达到看不清自己足的位置时，将导致使用假肢困难。

4. 肌力和关节活动范围　膝上截肢患者使用假肢，其髋关节必须具有健全的主动后伸及外展功能；膝下截肢患者，其膝关节伸直功能应正常。

（二）心理护理

对于需要接受截肢手术的患者在术前必须做好思想工作，特别是经受较大截肢术的患者，在家庭、婚姻、工作、生活等问题上忧虑甚重。心理护理的目的在于帮助患者认识自我价值，对现实采取承认态度，积极投入恢复自身功能的训练中去。要预先告知患者，其截肢平面的高低将影响美观和术后的伤残程度；患肢可能发生的感觉；并详细介绍康复计划和方法及所需时间，以取得患者的配合。

（三）康复训练

功能锻炼是装配假肢前必需的准备措施。

1. 术前训练

（1）下肢：对下肢截肢者，如全身状态允许，要进行单足站立平衡训练和持拐训练，以便为术后早日康复打好基础。为了更好地利用拐杖，需让患者进行俯卧撑、健肢抗阻训练，使上下肢有足够的肌力。尚需教会患者利用三点步、迈至步、迈越步等持拐行走的技术。

（2）上肢：如截肢侧为利手，需进行将利手改变到对侧手的"利手交换训练"，以便术后健手能完成利手的功能，这种训练常由身边的日常生活动作开始，逐渐进行手指精细动作的训练。对于截肢侧，为保持和增强残端的功能，须进行增强肌力和有关关节活动度的训练。

（3）目标：应改善关节活动度、增强肌力，增加残端皮肤的强度，消除残端肿胀，增加健侧肢体的肌力，增加全身的功能。

2．术后训练　截肢术后的康复主要是功能恢复锻炼和假肢的装配功能，恢复锻炼有利于改善全身健康状态，促进假肢定型，增强肌力，防止肌肉萎缩、关节僵直及畸形，提高关节活动度，使装配假肢后更好地发挥代偿功能。

（1）术后即装假肢：对小腿截肢和前臂截肢术后采取更积极的处理方法，在截肢术后手术台上即刻安装临时假肢，这对残肢定型、早期离床功能训练、减少幻肢痛等有积极作用。

（2）硬绷带包扎术：术后残肢用石膏绷带包扎，能有效地减少渗出和肿胀，有利于残肢定型。一般在术后2周待伤口愈合拆线后改为软绷带包扎。

（3）软绷带包扎术：用弹力绷带加压包扎，要掌握正确的包扎方法，即从残肢远端开始斜形向近端包扎，且远端包扎较紧，近端略松。

（4）保持合理的残肢体位：如膝上截肢，髋关节应伸直且不要外展；膝下截肢，膝关节应伸直位。术后应尽早离床，在医护人员指导下进行关节活动和肌力训练，这是预防关节挛缩的最有效措施。

（5）截肢术后应尽早穿戴临时假肢：一般术后3周即可，其训练内容主要有：①穿戴临时假肢方法的训练：如小腿假肢，残肢要穿袜套。当残肢萎缩接受腔变松时，需要增加袜套的层数。大腿假肢的穿戴方法是利用一块绸子将残肢包裹，残肢插入接受腔后，绸子的尾端通过接受腔底部的气孔，牵拉绸子使残肢完全进入接受腔底部，最后将绸子拉出。②站立平衡训练：一般在双杠内进行，练习双下肢站立、健肢站立平衡、假肢站立平衡。③迈步训练：先是假肢侧迈步，过渡到假肢侧站立迈步。由双手扶杆到单手扶杆，由双杠内到双杠外。④步行训练：可用拐或步行器辅助，最后到独立步行，还要进行转弯、上下阶梯及过障碍物的训练。应该强调的是一旦穿用临时假肢就不要再乘坐轮椅，更不是每日仅仅短时间的运动训练，而应该坚持每日5～6h的各种训练。

（6）穿戴永久性假肢后的训练：一般要求在穿戴永久性假肢前康复训练已基本完成。①上肢假肢的假手所需要的训练：假手在身体各部位的开闭动作，日常生活活动训练，更要进行利手交换的训练。②下肢假肢的训练：强调对各种异常步态的矫正，如侧倾步态、外展步态、划弧步态等。对几种特殊路面的训练，如在石子路、沙地等步行训练。灵活性训练、倒地后站起、搬动物体、对突然意外做出快速反应能力的训练等。

（7）目标：减少异常步态，跌倒后能站起来；对突然的意外能做出反应；提高步行能力；假手能达到日常生活活动自理。

四、康复护理教育

1．保持适当的体重　现代假肢接受腔形状、容量十分精确，一般体重加、减超过了3kg就会引起腔的过紧过松，所以保持适当的体重很重要。

2．防止残肢肌肉萎缩　残肢肌肉训练防止萎缩是非常重要的，如小腿截肢要做患足训练，即残留的肌肉训练。

3．防止残肢肿胀或脂肪沉淀　残肢应该用弹力绷带包扎，只要脱掉假肢就要包扎，尤其是夜间或因某些原因一段时间不能穿戴假肢时均要进行包扎。包扎时越靠近残端末梢应压力越大。

4．保持残肢皮肤和假肢接受腔的清洁　防止残肢皮肤发生红肿、肥厚、角化、毛囊炎、疖肿、溃疡、过敏、皮炎等，保持残肢皮肤健康。

5．其他　注意安全，避免跌倒等意外，密切观察残肢病情变化，防止残肢并发症，定期随访门诊。截肢患者应正确对待自己的疾病，树立战胜疾病的信心，早日协助和训练患者利用健肢做力所能及的事，促其生活自理。

第六节　关节炎的康复护理

关节炎的病因多种多样，分类也繁杂，受患关节的主要症状可概括为疼痛、肿胀、关节变形及运动障碍，进而导致心理和情绪异常，严重的造成肢体畸形，形成残疾。本节主要讲述类风湿关节炎和骨性关节炎的康复护理。

一、类风湿关节炎

（一）概述

类风湿关节炎（rheumatoid arthritis，RA）是一个累及周围关节为主的多系统性炎症性自身免疫性疾病，其特征为对称性、多发性关节疼痛和肿胀，属于全身性结缔组织疾病的一种。病程缓慢迁延，起伏不定。反复发作可逐渐造成关节畸形、强直，虽不直接引起死亡，但可造成严重残疾，影响患者日常生活和生产劳动，增加家庭的负担，是康复医学中重要的防治对象之一。本病病因尚不清楚，可能由遗传因素控制的免疫性反应所致。

1. 临床表现　在成年人任何年龄都可发病，80% 的患者发病年龄为 20 ~ 45 岁，女性多于男性。一般病程发展缓慢，但常可急性发作，受累关节依次为手、腕、膝、肘、足、肩和髋，往往是双侧对称。

早期发病时全身可有低热、乏力、消瘦、贫血等，儿童患类风湿关节炎者可有高热、贫血。局部症状表现为关节隐痛和僵硬，逐渐发展为肿胀，可有红、肿、热、痛和功能障碍等炎性表现。早期的畸形可由肿胀和局部肌肉痉挛所引起。后期可发生肌肉萎缩和关节病理性半脱位，更加重了畸形。类风湿关节炎由于关节的破坏和周围组织的受累，并因重力影响疼痛，患者肩关节常呈现内收、内旋和肘部屈曲、前臂旋前，若这一体位持久不变，可形成挛缩畸形。其中以腕和手指的表现最为典型。

2. 诊断标准　具体如下：①僵直至少 1h/d，持续至少 6 周。②3 个或 3 个以上的关节炎肿胀，持续至少 6 周。③腕关节、掌指关节或近侧指间关节肿胀，持续至少 6 周。④对称性关节肿胀，持续至少 6 周。⑤手部 X 线片具有典型的类风湿关节炎改变，包括糜烂和骨质脱钙。⑥类风湿结节。⑦类风湿因子阳性。上述 7 项中具备了 4 项即可确诊。

（二）主要功能障碍及评定

1. 主要功能障碍　类风湿关节炎是主要的残疾性疾病之一。其特点是病程长，发作和缓解反复出现，晚期有关节畸形和严重的运动功能障碍。功能障碍主要表现在近端指间关节、掌指关节及腕关节的对称性肿痛，活动受限；"晨僵"在活动后缓解或消失，晚期出现关节畸形，手功能明显障碍，生活自理能力不同程度或完全受限。

（1）受累关节：主要表现为近端指间关节、掌指关节及腕关节等单关节、小关节、多关节，表现为手指和腕关节的疼痛、肿胀、僵硬，其他常见的受累关节是趾、踝、腕、肘、膝、髋、颈、肩。极少侵犯远端指、趾关节。晚期可见关节畸形，常见的畸形为腕关节半脱位、手指尺偏、手指鹅颈样畸形（图 7-6）。

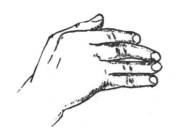 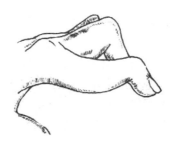

A. 手指尺偏　　　　　　　　　B. 手指天鹅颈样畸形

图 7-6　类风湿关节炎常见的畸形

（2）晨僵：是类风湿关节炎患者功能障碍的典型特征之一，常在关节疼痛之前出现。

（3）关节疼痛与压痛：往往是最早的症状，可发生于全身任何能活动的关节，但以四肢关节，尤其是双手和双足小关节为主。

（4）关节肿胀：关节炎加剧时，可出现明显的肿胀和关节积液，常见腕、近端指间关节、掌指关节、膝关节，多为对称性。

（5）常见特殊体征："类风湿手"和"类风湿足"是导致类风湿关节炎患者功能障碍的主要原因。①类风湿手表现为手僵硬疼痛，不能握拳，近端指间关节梭形肿胀，腕背肿胀，夜间麻痛，掌骨突出，尺骨茎突压痛，指伸肌腱撕裂，掌指关节的远端压痛。晚期手的畸形随着骨关节破坏的部位不同，肌腱损伤程度部位不同，出现的畸形也不同（图 7-7）。②类风湿足畸形多发生于跖指关节炎及其内缩肌腱炎后，特征为跖指关节半脱位及趾关节外翻，以及向腓侧偏移和跖指关节偏向这侧。可引起严重的疼痛及步行困难（图 7-8）。

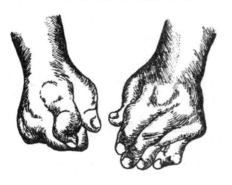 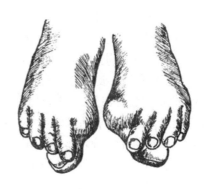

图 7-7　类风湿手　　　　　　　　图 7-8　类风湿足

（6）周围关节病变：表现为肌萎缩和肌无力。

（7）关节外表现：基本病理改变为滑膜炎、类风湿血管炎和类风湿结节。主要表现为皮下结节，多见于关节隆突部位，单个或多个，数毫米至数厘米大小，持续数月至数年，是病情活动的表现（图 7-9）。

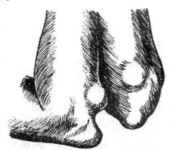 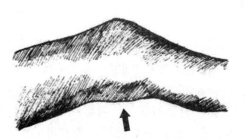

A. 皮下结节（肘关节）　　　　B. 皮下结节（膝关节）

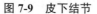

图 7-9　皮下结节

2．评定　除了对患者生理、心理、营养、ADL 等情况进行评估外，临床常采用美国风湿协会提供的一个可供评定病残的分级标准：

Ⅰ级　功能完好，能无困难地进行各种活动。

Ⅱ级　虽有单个或多个关节不适或功能受限，但仍能完成日常生活活动。

Ⅲ级　功能受限，部分或不能完成正常工作或仅能完成部分、生活活动。

Ⅳ级　大部分或完全功能丧失，需卧床或限于依靠轮椅行动，生活自理能力丧失或仅保留极少部分。

（三）康复护理措施

1．夹板的使用　在急性期，固定夹板每日可以 24h 应用，这对卧床的患者尤为重要，但必须防止压疮形成。固定夹板常用于急性期或手术后，但不能长期使用，否则将阻碍关节的活动功能。一般可定期卸下进行关节活动。夹板可用不同的材料制成，如石膏或塑料，外形要和受累关节相一致。为保持良好的功能位，要求腕背屈 40°～45°，手指微屈，这样可防止以后的强直和挛缩，并使其保持良好的握力。

若仅为腕部病变，则夹板可保持于功能位，减少炎症，防止发生尺侧偏斜，对无法纠正的畸形，夹板无效。当情况改善后，应缩短夹板固定时间。如类风湿病变侵犯到颈椎，可用软的颈围将头固定于中间位，在睡眠和活动时（如上街、乘车等）尤为重要。当踝关节和足部亦受累时，可采用矫正鞋加以保护，并早期下床活动。长腿夹板可保护膝关节于全伸位，并使踝关节保持于直角和轻度内翻位。如已有屈曲挛缩，则需用系列夹板，同时进行功能锻炼，矫正畸形。系列夹板包括对合石膏夹板。每 7～10 日当功能改善后，要更换一个更合适的夹板。应用热塑料夹板，则更加方便。

2．合理使用支具　为了能下床活动，可应用拐杖或步行器减轻负重和改变力线。这些设备可保护习惯性负重而避免损伤，但可增加上肢受累关节的额外负重。因此，拐杖或步行器上应有把手，以减少对手、腕、肘或肩部的负重。这些设施要由医生根据患者的实际情况做出决定。对潜在畸形者可应用固定夹板以防止关节进一步损伤和畸形出现。方法：不活动时可用夹板固定；在活动和自理生活时去除夹板，并逐步减少固定时间。

3．维持关节功能　关节活动练习是防止和矫正畸形的基础。在急性期可做轻柔的被动活动，要注意多轴关节的各个活动轴位。防止进行可能增加畸形的任何被动活动，如向掌侧半脱位的腕关节不宜做背屈动作。对受累关节应在能够承受的疼痛范围内进行主动活动练习。每日宜进行 3～4 次，每次活动不同的关节。

在治疗某一关节前，可先作中度温热治疗，有利于增加活动范围、减轻疼痛，但若过热可产生相反的效果。任何非抗阻性活动均不应使畸形加重，并尽可能进行全范围的活动（包括各可动轴位的活动），有时需要介质，如滑石粉等。对手腕病变者应特别注意防止进行强有力的抓握和拿捏，这些常可加重畸形的形成；抗阻或负重练习并不能使畸形关节改变位置的肌腱复位或软弱的关节结构加强。如受累关节无法达到充分活动，则可进行被动活动，但必须使患者以仅感到稍有疼痛为限。同样，在被动活动前可先做热疗。治疗后疼痛不应该持续 3～4h，否则应减少或暂停活动。

对关节活动受限者通过适当的功能锻炼，以维持正常关节的功能。方法：对肘、掌指关节和近端指间关节作主动和主动助力活动，包括屈伸、桡侧屈、尺侧屈。主动活动可在温水（漩涡浴）中同时进行。若进入亚急性期，可逐步增加主动活动和轻柔的主动和被动牵引练习。

4．增强肌力　为了增强肌力可以进行轻柔的抗阻练习，在不引起疼痛的范围内进行短时间练习，并和休息交替进行。对类风湿关节炎的关节进行抗阻练习时，因休息过久仍可使关节强直，但非抗阻练习的确无法增强肌力。对活动受限者，要求通过合适活动，维持或改善活动功能。方法：对肘、腕、掌指关节和指间关节进行主动活动，对肘关节的屈伸、掌指关节的屈伸和近侧指间关节伸展进行被动牵伸。对潜在畸形者给予保护关节的指导，以防止或延缓畸形的发生。因此，在治疗师的指导下进行细心、缓慢增量的抗阻练习，仍被广泛采用。任何活动不应引起疲劳，若出现疲劳则需要较长时间的休息。

5．ADL训练　对生活自理能力减退者，应鼓励尽可能生活自理。方法：自我进食，使用长软把柄的餐具，口腔卫生可用电动牙刷或特别加宽、加大把柄的牙刷，自我脱穿宽大的内衣等。为了达到生活自理，有时需要改变某些生活用具的结构，如增长把柄和加橡胶软套，以减少抓握力；晨起时如关节僵硬，进行温水淋浴以减轻僵硬等。可采用各种省力的方法，如应用轻便设备代替笨重装置；改变某些工种，把必需的物件放在固定顺手的位置，并存放于合适的架子上或箱柜内；尽可能坐位工作等。

在日常生活中也应注意避免加重畸形的活动，如不作强力的抓握或提捏物件；开罐头可用开罐器而不用手来拧盖；用毛巾时，不是拧干而是压干；握刀时，将刀抓在手中，刀刃露于尺侧，以帮助在切割时产生桡侧偏斜的力量，而不是加重尺侧偏斜。尽量利用身体的近侧而不是用手或手指，如用前臂而不是手托住书或购物袋；在行走中用肘拐代替手杖。需避免使用掌指关节和腕关节推向尺侧的各种压力和动作，熨衣服、床单时向桡侧熨；旋转把柄时向桡侧旋转等。使用各关节时要求关节处在最稳定的功能位，如避免膝关节扭曲，应该先站立，然后在转体；在卧坐站立时，均要保持良好的姿势；任何动作产生疼痛时，应立即停止该动作；避免静力性用力，以避免这种力持久作用于关节的一个平面，亦容易引起损伤等。

6．预防

（1）有效地控制感染：微生物感染一直被认为是引起类风湿关节炎的直接原因。产气荚膜杆菌在患者的粪便中占67%，而在健康人仅为0.9%，结核分枝杆菌、变异形杆菌、细菌、支原体及病毒与此病也有关。

（2）加强易感人群的监护。

（3）注重危险因素的干预，减少发病率：90%类风湿关节炎患者对气候变化敏感，当阴天、下雨、寒冷、潮湿等气候均可使关节肿胀、疼痛加重。关节扭伤、跌伤、骨折、心理创伤等也是类风湿关节炎发病的诱因。

二、骨性关节炎

（一）概述

骨性关节炎（osteoarthritis，OA）又称增生性关节炎（hypertrophic arthritis）、肥大性关节炎、退行性关节炎，是一种常见的慢性关节疾病。主要病变是关节软骨的退行性改变和继发性骨质增生。骨关节炎多见于中老年人，女性多于男性。好发于负重较大的膝关节、髋关节、脊柱及手指关节等部位。

骨关节炎的主要损害在关节软骨。关节软骨变性、软化、弹性丧失、破裂和脱落。软骨内骨化形成关节边缘的骨赘，使关节腔变窄和不平、骨端变形，从而导致运动受限、关节畸形。

（二）主要功能障碍

疼痛是骨关节炎的主要症状。表现为钝痛，晨起或关节处于某一位置过久后，疼痛最为明显，稍加活动即可减轻。但活动过多时，由于关节摩擦又感疼痛，气候变化时疼痛加重。患者感到关节不灵活，休息后更加明显。关节僵硬，活动时关节可发出粗糙的摩擦声。这些症状可随着病情变化的加剧而加重。

（三）康复护理措施

1．休息与合理的运动　症状明显时要充分休息。症状缓解后应进行适当的关节活动，以保持肌力和关节的稳定性。

2．按摩及理疗　缓解疼痛和肌痉挛，改善血液循环。

三、康复护理教育

1．教育　对关节炎患者及家属进行相关知识的教育；学会鉴别科学和伪科学治疗，减少身心和经济负担；鼓励患者战胜疾病的信心。

2．家庭关怀和社会支持　根据疾病特点，家庭应辅助和监督患者服药和各种功能训练，尽量满足其基本生活所需，多点鼓励和体贴，经常给予关心和帮助，以增加患者的信心。

3．适当的运动锻炼　由于患者有关节炎或关节痛，往往会带来日常生活动作能力低下，户外活动减少，社交能力降低。因此，适当的运动锻炼是非常必要的。一般住院期间由护士或治疗师做伸展运动（被动运动、主动运动和助力运动）、关节活动度维持训练、增强肌力运动，患者出院后在家人协助下，应继续锻炼以改善关节的功能和减少并发症的发生。

第七节　手外伤的康复护理

一、概述

手是人体在从事生产和劳动中不可缺少的重要组成部分，由于长期暴露在外，与外界接触频繁，极易发生损伤，其发生率占创伤总数的 1/3 以上。

（一）手外伤的定义

手外伤多为骨、关节、神经、血管、肌腱、韧带及皮肤、软组织的复合型损伤，功能损害较为复杂，且常伴有上肢其他部分的损伤，所以手的康复常包括整个上肢功能的恢复。通常手部功能的恢复主要取决于两个关键因素，即关节活动度和肌力。只要关节活动度和肌力达到一定功能水平，而没有神经损伤造成的协调功能破坏，手的各种精细复杂动作就不难完成。因此，手外伤的康复护理指导应从手的关节活动和肌力恢复入手。

（二）手外伤的分类

依据不同的标准可以将手外伤分成很多不同的类别，较为常见的分类方法是将手外伤分为开放性损伤和闭合性损伤两大类。

1．开放性损伤　是指存在皮肤破损的手部外伤。

2．闭合性损伤　是指没有发生皮肤破损的手部外伤，对于闭合性损伤，大多数患者容易忽略其严重性。

知 识 链 接

"中国手"与"中国皮瓣"

"中国手"：1978 年，中国著名手外科专家于仲嘉教授在世界上第一个把患者自己的足趾移植到前臂截肢的残端，再造出有感觉、有活动的新手，被誉为"中国手"。

"中国皮瓣"：1979 年，杨国凡首次利用带有桡动脉的前臂复合组织瓣，通过显微外科血管吻合技术，成功地修复了患者的头面部组织缺损，被誉为"中国皮瓣"。

（三）手的各种体位

手的体位指手的空间位置，包括：休息位、功能位和保护位。

1. 休息位 是手休息时所处于自然静止状态的半握拳的姿势，此时手部各组织肌肉张力呈相对平衡状态（图7-10）。

2. 功能位 是手进行劳动时最常采用和能最大限度发挥其功能的姿势，表现为腕关节背伸20°～25°，拇指外展、对掌，其他手指略分开，掌指关节及近侧指间关节半屈曲，而远侧指间关节微屈曲，相当于握球的体位（图7-11）。该体位使手能根据不同需要迅速地做出不同的动作，发挥其功能，如握物、挟持等。

3. 保护位 是为了保护或维持手部功能而设的体位。如虎口挛缩畸形在手术松解后，需要将拇指放在内收、对掌位，其余四指伸直进行固定，使日后拇指及其余四指有较大的伸展范围以防其侧副韧带挛缩（图7-12）。

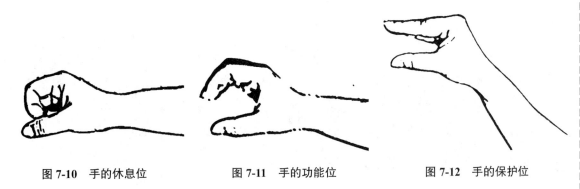

图7-10 手的休息位　　　图7-11 手的功能位　　　图7-12 手的保护位

二、主要功能障碍

（一）主要临床表现

1. 手部功能障碍 可分为早期、中期和后期，表现为手功能受限、手部肿胀、疼痛等。

(1) 早期（伤后1～2个月） 表现为严重的灼痛、水肿、关节强直、发热、指甲及毛发生长加快、多汗、血管舒缩紊乱。

(2) 中期（3～7个月） 表现为畏寒、疼痛、肿胀变硬、关节强直、毛发脱落、皮肤与皮下组织萎缩、血管痉挛、骨质疏松。

(3) 后期（8～12个月） 表现为疼痛明显减轻、肌肉萎缩、明显的骨质疏松、血管萎缩、关节挛缩、感觉减退。

2. 其他功能障碍 由于手外伤后手功能受限导致其他功能障碍，如上肢活动受限，肘关节和肩关节僵硬、平衡功能下降，走路缓慢，皮肤感觉下降，保护性降低等。

（二）主要功能障碍评估

1. 形态评估 包括畸形、缺损情况及运动型式评估。

2. 皮肤和软组织评估 有无创伤、肿胀、感染与瘢痕，炎性症状及肿胀、瘢痕、残余创面、色泽、血运情况。

3. 肌肉和关节评估 有无粘连挛缩、强直、活动度和协调性情况等。

4. 神经、运动、感觉及自主神经功能评估 皮肤的痛觉、温度觉、手的本体觉等，自主神经损伤症状如出汗、潮湿、干燥、合并症等情况。

5. 日常生活活动能力（ADL）评估 评估手的捏力、握力、对指、对掌功能，以及日常书写、洗漱、穿衣、进食等功能。

6. 辅助器具使用情况 手指再造、再植、是否借助活动辅助器具、是否有内固定或外固定钢针和钢板。

三、康复护理措施

（一）控制肿胀、疼痛的方法

1．抬高患肢，手必须高于肘部平面，有利于降低血管的压力，卧床时用枕头垫高患手、行走时采用三角巾或支具固定患肢（图7-13）。

2．前臂和手部肌肉有节奏地收缩和放松，利用"肌肉泵"的作用来促进静脉、淋巴的回流，减轻肿胀。

3．利用红外线照射患手，给予蜡疗、超声波、音频及中药浸浴、温泉水浸泡患手等方法加强患肢的血液循环，增强血管的通透性，减轻组织水肿（图7-14）。

4．可采用弹力带缠绕或压力手套、指套佩戴、向心性按摩，促进静脉回流（图7-15）。

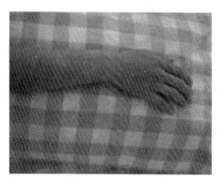 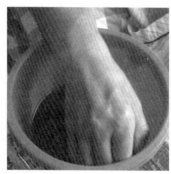 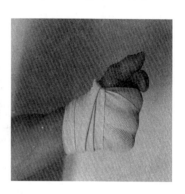

图7-13　抬高患肢　　　　图7-14　温泉水浸泡患手　　　图7-15　弹力带缠绕患手

5．冰疗：可采用碎冰颗粒冰袋局部冰敷患处，每天3次，每次15～20min；或将肢体浸泡在加有碎冰的冰水中，水温10℃或稍低，浸至不能耐受时取出擦干，稍后再浸入。肢体受冷后可继续产生较持久的温热效应。可在主动运动及被动牵伸前进行。对消肿止痛、解痉均有效。须注意的是，对皮肤感觉丧失及血液循环不良的患者禁用。

6．常用经皮神经电刺激疗法（TENS）、低频脉冲治疗减轻疼痛。

7．对顽固性的疼痛也可使用药物及局部封闭治疗进行缓解。

（二）感觉功能训练

手外伤患者常伴有感觉减退、感觉缺失和感觉过敏等症状。应及时进行有效的感觉再训练，它能使患者的手在功能恢复中发挥最大潜能，是整体康复程序的一个重要组成部分。感觉训练包括感觉缺失训练、感觉减退训练和脱敏训练，感觉缺失和减退训练刺激是由重到轻，而脱敏训练是由轻到重。

1．感觉缺失或感觉减退的训练方法

（1）训练前的感觉评估：通过评估确定感觉缺失或减退的区域，必要时可以画出体表标记。

（2）保护觉训练：包括针刺觉、深压觉、冷热觉，训练的目的：提高患者代偿能力。方法：首先用针刺或冷、热、深压刺激被训练区，让患者去体会每一种感觉的特点，然后，让患者按闭眼—睁眼—闭眼的过程反复训练。通过再训练，使患者重新建立感觉信息处理系统，恢复原有的保护觉。

（3）定位觉的训练：当保护觉恢复时，即可开始进行定位觉训练。方法：用指尖或橡皮头敲击患者的掌侧，让患者用健手指出敲击的部位，回答不正确时让患者睁眼学习，如此反复进行。

（4）形状觉的训练：定位觉恢复后进行形状觉的训练，形状觉训练方法与定位觉类似，让患者闭眼触摸不同大小、形状的木块并进行描述、比较，回答不正确时就睁眼再感觉一次。

（5）织物觉的训练：让患者闭眼触摸和感受不同的织物如毛皮、丝织品、羊毛、塑料等物件，如能正确说出感觉训练可逐步结束。

2．感觉过敏的训练方法

（1）首先用棉花摩擦敏感区，每天 5 次，每次 1 ～ 2 min，直至患者耐受为止。

（2）用旋涡水 15 ～ 30min，开始慢速，然后逐步加快，使患者逐渐适应水的旋动。

（3）按摩：涂油后，做环行按摩 10 min。

（4）让患者触摸不同的物品如碎粒、黄沙、米粒、圆珠、抓豆等练习（图 7-16）。

（5）振动：使用功能小的电动振动器振动敏感区域皮肤，以巩固患者的脱敏（图 7-17）。

（6）叩击，如用铅笔端或其他稍硬物件叩击敏感区以增加耐受力。若患者能耐受叩击等刺激动作，脱敏训练可逐步结束。

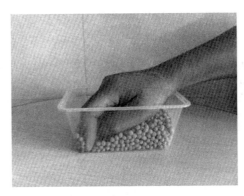
图 7-16　抓豆练习

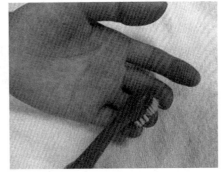
图 7-17　振动脱敏

3．手部感觉丧失患者的安全护理

（1）避免接触热、冷和锐器物品。

（2）避免使用小把柄的工具。

（3）抓握物品不宜过大用力。

（4）避免长时间地使用患手。

（5）使用工具的部位经常更换，预防某一部位的皮肤有过多的压力。

（6）经常检查手部皮肤有无受压征象，如红、肿、热等情况。

（7）如感觉缺损区皮肤破溃，应及时处理伤口，避免组织进一步损伤。

（8）良好的皮肤护理，保持无感觉区皮肤的柔软性及弹性，避免继发性损伤。

（三）手部软组织功能训练

1．指导患者进行伸腕、屈腕、桡偏和尺偏等练习。

2．指导患者屈曲 90°位并固定肘关节进行前臂旋前和旋后练习。

3．指导患者进行掌指关节和各指间关节的屈曲和伸展练习。

4．拇指的内收和外展，对指和对掌练习。

5．手工艺活动练习：如握小球、拾物、捏橡皮泥（图 7-18）、写字、叠纸、篆刻、编织、绘画等练习握力和捏力及进行简单的家务劳动。捡拾豆子或珠子、黏土塑形、陶土、和面、捏饺子、木刻、拼图、刺绣、手工艺、串珠子游戏、编织、弹琴、书法训练、打字等。可以改善手—眼协调性、增加手的灵巧性等。

6．利手交换练习：如健侧手写字（图 7-19）、进食、洗衣、单手拧毛巾等，以提高 ADL 的能力。

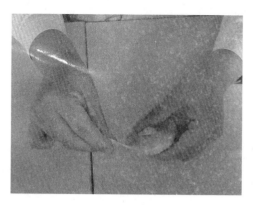
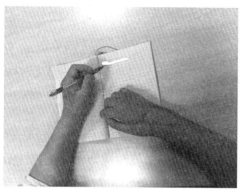

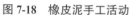

图 7-18 橡皮泥手工活动　　　　　　　　图 7-19 健侧手写字

（四）手部骨折和关节损伤的康复护理

在进行石膏夹板固定后，嘱患者进行手部肌肉的等长收缩或屈伸未被固定的临近腕和手指关节，解除固定后开始在无痛范围内缓慢活动患指，逐渐加大力度，到后期进行抗阻练习。

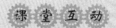

手外伤的患者可以进行哪些手工艺活动练习？

（五）手部周围神经损伤修复术后的康复护理

1. 正中神经损伤　腕关节屈曲固定位 3 周，随后逐渐伸展腕关节至正常位 4 ~ 6 周。

2. 尺神经损伤　用视觉代偿保护手尺侧缘皮肤感觉丧失区。

3. 桡神经的损伤　使用腕关节固定夹板，维持腕关节伸直、拇指外展位，预防伸肌过伸位，协助手的抓握及松弛动作。

4. 周围神经损伤的自我功能锻炼可参照手部软组织损伤的练习指导。

5. 手腕部肌肉的自我牵拉

（1）增加屈腕：双手手背相贴放于胸前，手指向下，肘关节向下运动，腕关节向上运动进行压掌练习（图 7-20），以牵拉伸腕肌群；也可以在站立位下将患侧前臂掌侧放在桌上，手伸出桌沿，健侧手放在其手背缓慢向下在无痛范围内施加力量，以达到牵拉目的（图 7-21）。

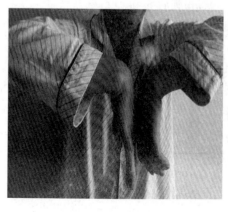
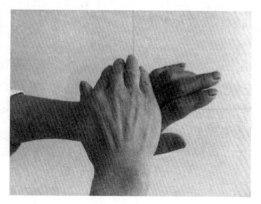

图 7-20 压掌练习　　　　　　　　　图 7-21 屈腕练习

（2）增加伸腕：双手手掌相贴放于胸前，手指向下，肘关节向上，腕关节向下运动；也可在站立位下将患侧手掌放于桌上，健侧手放在其手背，前臂缓慢用力向前运动，以达到牵拉的目的。

（3）增加桡侧、尺侧偏斜：增加桡侧偏时，患侧前臂旋前放在桌子上，手掌向下，健侧手放在患侧手背，患手桡侧向上行抗阻牵拉。增加尺侧偏时，患侧前臂旋前放在桌子上，手掌向下，健侧手放在患侧手背，患手尺侧向上行抗阻牵拉。

（4）增加掌指关节屈伸：增加屈曲：患侧手握拳，健侧手放在其上，手掌放在掌指关节处，将近端指关节向掌侧缓慢屈曲。增加伸直：患侧四肢并拢，健侧四指放在其手指掌侧，拇指放在背侧将手掌缓慢向上抬起至最大范围，也可进行手指交叉压指屈肌牵拉练习（图7-22）。

（5）增加指间关节屈伸：增加屈曲时：患侧手屈曲指间关节，健侧手放在其上，缓慢向下压至最大范围。增加伸直时：患侧手指伸直，健侧拇指放在患侧手背面，其余四指握住患侧手掌面缓慢用力向上抬起患侧手掌。

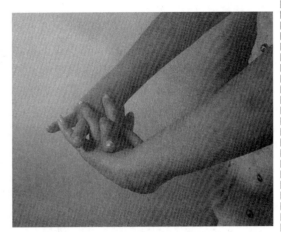

图 7-22　手指交叉压指屈肌牵拉练习

（六）支具的使用指导

1. 伸腕及伸指的支具　一般用于桡神经损伤导致的伸肌肌腱功能障碍患者。拇指将由弹力钢丝协助伸展，其他手指由橡皮筋或弹簧和弹力钢丝吊起，训练手的屈曲和伸展功能。患者也可以戴伸指支具被动牵拉指伸肌，或采用分指支具被动伸直四指并防止指蹼瘢痕粘连。

2. 指关节的屈曲支具　利用低温热塑板材矫形器的特点制作能帮助手指屈曲的支具，以矫正指关节的屈曲功能。

3. 弹力运动支具　为防止指关节僵硬、变形，常采用弹力运动支具帮助活动。一般用橡皮筋和弹簧作为动力，如动态屈指矫形支具。

4. 支具的使用注意事项　①注意检查皮肤有无受压及血运情况。②避免高温环境，超过40℃矫形器易变形。③尽量避免日光直射。④不要放于电视机等可能产热的电器旁。⑤不可用有机溶剂清洗。⑥可用清水、肥皂液、洗涤剂或牙膏清洗。⑦不可自行修改，定期找医生、治疗师检查其弹力和性能。

（七）心理护理

在创伤早期应多鼓励患者，尽量满足患者的心理和日常生活上需求，以缓解患者情绪的紧张，调动患者的积极性，配合各项治疗；恢复期要以坦诚、热情的态度，帮助患者分析病情，了解治疗的目的，解释康复治疗及自我功能锻炼的重要性，鼓励患者要有耐心、信心，避免厌烦的情绪，树立战胜疾病的信心、积极参与康复训练。

四、康复护理教育

1. 鼓励患者完成力所能及的家务活动，利用利手交换练习，提高 ADL 能力。

2. 注意保护患手，避免烫伤、刮伤、冻伤和跌伤防继发性损伤。

3. 给予预防慢性疼痛的指导，避免患手过度负重和受压，如伴有肿胀应抬高患肢。

4. 鼓励患者进行一些手工艺活动，如编织、剪纸、插花、写大字等，以增加手的灵活和协调等精细功能。

5. 保持乐观、积极的心态，主动参与各种社会生活。

6. 注意饮食调理，多进食含钙高的食物，避免辛辣刺激饮食，戒烟、戒酒，预防骨质疏松，控制体重，生活规律，睡眠充足，保持大便通畅。

7．如有患手肿胀疼痛加重，应及时复诊。

（李海珠）

第八节　骨折的康复护理

骨折（fracture）是指骨或骨小梁的完整性或连续性发生中断。骨折的原因很多，大多是因外伤引起，所以骨折发生时伴有软组织、肌肉、肌腱、血管和神经的损伤，因此，具有病情重、并发症多，恢复慢以及骨折愈合后造成遗留功能障碍甚至瘫痪的可能，严重的甚至危及生命。骨折的康复是骨折治疗过程的重要组成部分，早期正确的康复可促进骨折愈合，防止并减少并发症和后遗症的发生。

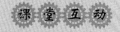
课 堂 互 动

现场如何固定骨折患肢？

一、概述

（一）分类

临床上通常将骨折分类如下：

1．根据骨折的原因可分为外伤性骨折和病理性骨折。

2．根据骨折断端是否与外界相通，可分为闭合性骨折和开放性骨折。

3．根据骨折的程度和形态可分为完全性骨折和不完全性骨折。完全性骨折如横形骨折、斜形骨折、螺旋形骨折、粉碎性骨折、嵌插骨折、压缩性骨折、骨骺分离（图 7-23A）；不完全性骨折如青枝骨折、裂缝骨折（图 7-23B）；

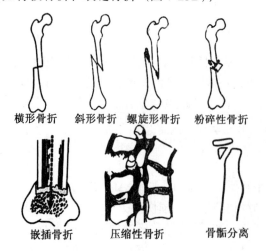

横形骨折　　斜形骨折　　螺旋形骨折　　粉碎性骨折

嵌插骨折　　压缩性骨折　　骨骺分离

A．完全性骨折

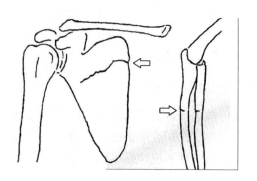

B．不完全性骨折

图 7-23　完全性骨折和不完全性骨折

4．根据骨折的稳定性，可分为稳定性骨折和不稳定性骨折。

（二）骨折愈合过程

骨折愈合和软组织愈合的不同在于不遗留任何纤维瘢痕，完全恢复原有骨结构和功能，是骨再生（bone regeneration）的过程。骨折愈合可分为血肿炎症机化期、原始骨痂形成期和骨板形成塑形期三个阶段（图7-24）。骨折愈合过程受许多因素影响，如年龄、损伤程度等，最重要的就是康复治疗和护理的方法。骨折后制动较久可引起肌力减低、肌肉萎缩、关节粘连僵硬等情况，影响康复，甚至造成残疾。因此，康复治疗与护理在整个骨折的愈合过程中尤为重要。

二、主要功能障碍

（一）主要临床表现

骨折的临床表现因其外伤史、发生位置以及是否合并重要器官损伤而有较大差别。病情严重如多发性骨折时，可因大量出血、剧烈疼痛甚至并发重要脏器损伤而引起休克。骨折特有体征有畸形、反常活动、骨擦音及骨擦感。骨折后的主要临床表现包括以下几个方面：

1．疼痛与压痛　骨折发生后均有不同程度的疼痛与压痛。骨折早期的疼痛为外伤性炎症反应所致。骨折后由于肢体制动，关节活动和肌肉收缩减少，加之卧床引起的血流减慢、血液黏滞性增加、重力影响及固定物的压迫均可导致肢体血液回流障碍，而出现肢体疼痛和肿胀。

2．局部肿胀　骨折时骨组织或周围软组织血管破裂受损，组织出血和体液渗出，使局部肿胀，有时会出现瘀斑。

3．畸形　由于骨折断端移位较大，可导致受伤肢体外形改变即畸形，表现为短缩、成角、弯曲等畸形。

4．活动受限　骨折后由于肢体支架结构发生断裂，关节内和周围组织血肿、渗出液和纤维蛋白沉积吸收不完全，均可导致关节的活动受限，尤其在康复治疗时，若长时间不恰当的固定，更容易发生关节粘连甚至僵硬，造成肢体功能障碍，如缺血性肌挛缩。严重者可形成下肢深静脉血栓，严重影响肢体的活动。

5．肌肉萎缩　因骨折而产生的肢体失用，导致肌肉萎缩。在制动早期，肌肉内某些酶的活性迅速降低致使肌萎缩进展明显，而后酶的活性回升并达到稳定时，肌萎缩开始减慢。因此，预防肌萎缩应尽早开始，通过早期积极的肌力康复训练可完全改善，若长期严重的肌萎缩则很难纠正，最后肌肉可完全丧失收缩能力。

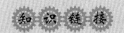

脊柱骨折的搬运方法

由三人分别托患者的头、腰臀部和下肢，协调动作，平稳置于硬板上抬运。始终保持脊柱中立位，忌背驮、抱持等方法。如怀疑有颈椎骨折或脱位者，须用双手牵引头部，使颈椎维持中立位，平置患者于硬板上，并限制头的活动。

6．肢体负重下降　下肢的制动可影响下肢正常的负重功能，骨骼应力负荷减少，同时因骨无机盐的流失，造成骨质疏松，降低了骨强度，常易导致再次骨折的发生。

（二）主要功能障碍评定

1．骨折评定

（1）骨折对位对线情况，骨痂形成情况，愈合情况、有无假关节、畸形愈合，有无感染、血管神经损伤、骨化性肌炎。

（2）关节活动度，了解骨折后有无活动受限或关节僵直等表现。

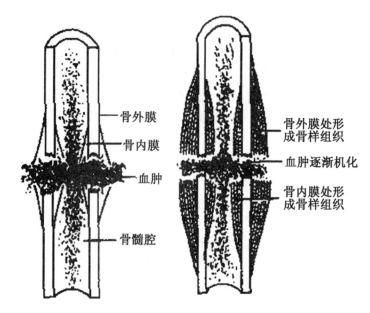

A. 血肿炎症机化期

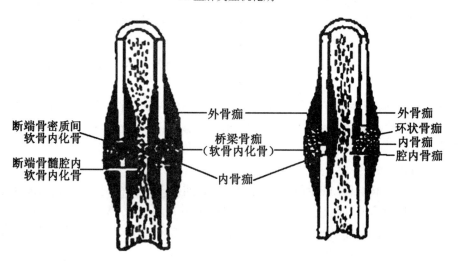

B. 原始骨痂形成期

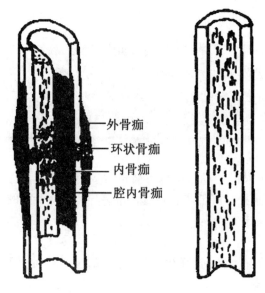

C. 骨板形成塑形期

图 7-24 骨折愈合过程

（3）肌力，主要采用徒手肌力评估法来了解骨折后非固定关节的肌力。

（4）肢体长度和周径测量，采用无伸缩带尺，以骨性标志为定点测量肢体长度。帮助判断肢体长度改变程度，以及受伤肢体水肿和肌肉萎缩的程度。

（5）感觉功能。

（6）ADL能力，对于上肢骨折患者重点评定其生活自理能力情况，如穿衣、洗漱、进餐、写字等。

2．全身和局部状况评定

（1）了解患者的身心状况、临床治疗状况等，如骨折早期有无休克、呼吸衰竭等情况或其他重要器官损伤的表现，骨折晚期有无坠积性肺炎、血栓形成、压疮等并发症。

（2）局部疼痛的部位、性质等，并注意血液循环的情况。

（3）观察局部皮肤的颜色、有无水肿及程度和固定的方法。

3．骨折愈合的评定标准　骨折愈合时间因年龄、体质不同而有差异，与骨折部位也有密切关系，表7-4所列为成人常见骨折临床愈合时间，为临床观察后经统计分析所得，供参考。

表7-4　成人四肢骨折正常临床愈合时间表

上肢	时间（月）	下肢	时间（月）
锁骨骨折	1～1.5	股骨颈骨折	3～6
肱骨外科颈骨折	1～1.5	股骨粗隆间骨折	2～2.5
肱骨干骨折	1～2	股骨干骨折	2～3
肱骨髁上骨折	1～1.5	胫腓骨骨折	2～2.5
尺、桡骨干骨折	1.5～2	踝部骨折	1～1.5
桡骨下端骨折	1～1.5	跖骨骨折	1～1.5
掌指骨骨折	0.5～1		

临床愈合标准：①骨折断端局部无压痛；②局部无纵向叩击痛；③骨折断端无异常活动（主动或被动）；④X线片显示骨折线模糊，有连续性骨痂通过骨折断端骨折线；⑤外固定解除后，肢体能达到以下要求者，上肢：向前伸手持重1kg达1min者；下肢：不扶拐在平地连续行走3min，并不少于30步；⑥连续观察2周，骨折断端不发生畸形。

骨性愈合标准：①具备上述临床愈合的所有条件；②X线片显示骨痂通过骨折线，骨折线消失或接近消失，皮质骨界限消失。

三、康复护理措施

复位、固定和功能锻炼是现代医学骨折治疗的三个主要环节，而康复护理主要在固定和功能锻炼环节中发挥着重要作用。骨折后康复护理的目的是确保固定的坚实可靠，尽早进行康复训练，预防并发症或继发性残障。但康复训练在骨折愈合的不同阶段有不同的重点。

（一）一般护理

1．注意病情的观察

（1）早期观察要点：骨折早期，尤其是合并有严重创伤时，详细了解患者的受伤原因、经过、治疗情况及目前状态。重点观察患者的全身状况和骨折部位的情况，包括：①生命体征、疼痛程度和患者的精神状态；②伤肢的肿胀情况；③肢体的姿势与位置是否利于骨折的稳定和愈合；④固定器是否安放正确和稳妥。

（2）中、晚期观察要点：①肢体的疼痛和肿胀是否依然存在；②肌肉萎缩情况；③固定部位相邻关节的活动范围；④日常生活活动能力的改变等。⑤有无压疮、下肢深静脉血栓形成、坠积性肺炎、感染、骨化性肌炎、关节僵硬、缺血性骨坏死及创伤性关节炎等并发症。

2．减轻患者痛苦，确保固定有效　采取各种措施减轻患者痛苦，确保骨折固定效果。石膏的松懈和移位、夹板的松动、牵引器具的位置或牵引力量的改变等，都会对骨折的固定产生不利影响，对此要及时发现并予以纠正。注意固定物不宜过紧或过松，减少肢体制动所致的各种并发症和继发的神经、肌肉、血管损伤。

3．保持正确的体位和肢体姿势　正确的体位和姿势有利于患者放松全身肌肉，减轻骨折部位的异常应力刺激，防止骨折移位，还有利于肢体血液循环，减轻肿胀和疼痛。

4．帮助患者完成 ADL 训练，提高自我护理能力　指导患者及早利用残存的功能进行日常生活能力的训练，帮助患者选择合适的辅助器具和支具，让患者尽早达到生活自理，重返工作岗位。骨折治疗阶段注意帮助患者提高自我照顾、自我护理能力，有利于提高患者对未来的信心。

5．防治并发症　要有效防治全身及局部并发症。

6．X 线片检查　检查时注意"四两"：①正斜两位片；②范围包括近远侧两节关节；③初诊复诊两次摄片；④儿童两侧对比摄片观察。

7．加强营养指导　绝大部分骨折患者往往食欲下降，老年患者、体质较弱或心理承受能力差的人明显，护理时应予以指导，注重营养，积极补钙，同时还要补充维生素 D，以协助吸收。骨折后患者宜摄入含微量元素较多的食物，如动物肝脏、鸡蛋、海产品、豆类、蘑菇等，以及适当多吃一些西红柿、青菜、卷心菜、萝卜等维生素 C 含量丰富的蔬菜和水果，以促进骨痂生长和伤口愈合。

（二）心理康复护理

心理康复是综合康复的重要组成部分，恢复健康是身心的完全康复，康复护理工作中不可忽略患者心理状态变化，重视心理状态调整，进行积极科学的康复训练，充分发挥患者的主观能动性，不仅有利于患者身体康复，也有利于疗效的提高。针对患者常见的身心痛苦乃至绝望的心态给予相应心理辅导，协助其在患病的各个阶段达到理想的心理、身体和社会功能状态，从而达到全面康复。身体的伤残可导致患者人格变化，这种变化如果不加以引导，可能会伴随其以后的人生历程，可能导致生活危机和其他危机，及时有效的心理康复干预能使患者直面现实和未来。

（三）康复锻炼指导

良好的功能康复锻炼能加强骨折固定，促进骨折局部血液循环，增强组织修复能力，防止组织粘连及关节囊挛缩，使骨折较快愈合，恢复功能，减少并发症。根据骨折愈合的过程，可分为早期、中期和后期三个阶段，每种骨折都要根据骨折部位、程度、患者年龄以及复位、固定方式、愈合过程和征象来估计其愈合时间，做出科学的判断。骨折后的康复功能训练一般可分为以下三期（表 7-5）。

表 7-5　骨折后分期康复锻炼表

分　期	特　点	功能锻炼的重点
早期（伤后 2 周内）	局部损伤应明显（肿胀、疼痛等）	肌肉主动的、充分的舒缩运动，非制动关节的训练
中期（伤后 3～8 周）	损伤反应消退	受损关节不负重的主动活动训练，逐渐增加活动范围，早期应用 CPM 机辅助进行
后期（伤后 8～12 周）	骨性骨痂形成达临床愈合	全面的肌肉和关节活动锻炼，恢复关节范围，增强肌力训练、作业疗法

1．骨折早期　伤后 1～2 周内，患肢局部肿胀、疼痛、被外固定限制，骨折部未愈合，活动剧烈容易发生再移位，持续性肿胀是骨折后致残的最主要原因。因此，骨折早期康复治疗的目标为消除肿胀，缓解疼痛。

（1）主动活动：伤肢近端和远端未被固定关节的各个轴位上的主动活动，有助于静脉和淋巴回流，是消除水肿最有效的方法。必要时给予助力，上肢注重肩关节外展、外旋和掌指关节屈伸运动，下肢注重踝关节背屈运动，老年人更要注意防止关节粘连和僵硬。

此期对健侧肢体和躯干，应尽可能维持其正常活动。骨折固定部位的肌肉，以等长收缩训练为主，在关节不动的前提下，进行有节奏的等长收缩练习（即静力收缩与放松），以防止肌肉萎缩，并可使骨折端受挤压而有利于骨折愈合，如前臂骨折时做握拳和手指伸屈活动；股骨骨折后膝关节被固定后可进行股四头肌的等长收缩练习。

（2）不负重运动：累及关节面骨折常遗留严重的关节功能障碍，为减轻障碍程度，在固定2～3周且病情允许的情况下，可每日短时取下外固定装置，在保护下进行受损关节不负重的主动运动，并逐步增加关节活动范围，运动后再予以固定。固定时无特殊需要，关节应置于功能位。不负重运动有利于关节软骨生化修复和关节面的较好塑形，并减少关节内粘连的发生。

（3）被动活动和呼吸练习：可采用持续被动功能运动（continuous passive motion，CPM），应用器械对患者进行持续、有限度、有节律的关节被动活动（图7-25）。主要用于膝关节术后，将患肢置于CPM器械架上，在麻醉作用尚未消失之前即开始进行关节的被动活动。此时关节肌肉放松，疼痛不明显，活动有节律，徐缓而且持续，甚至在睡眠中也可进行，可避免关节内的粘连，保持关节的活动范围。对于必须卧床的患者，尤其是年老体弱者，应每日做床上呼吸训练、关节被动活动或保健操，以防止关节挛缩，改善全身状况，预防压疮、呼吸系统疾患等并发症。

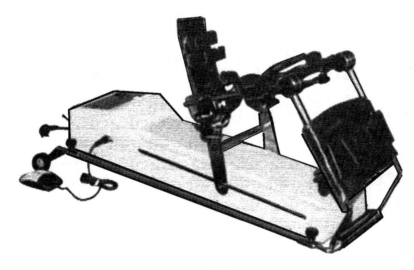

图 7-25　膝关节 CPM

（4）患肢抬高：有助于肿胀的消退，肢体的远端要高于近端，而近端要高于心脏平面。

（5）物理疗法：可改善肢体血液循环，消炎消肿，减轻疼痛，减少粘连，防止肌肉萎缩及促进骨折愈合。常用方法有光疗法、直流电离子导入疗法、透热疗法、超声波、温热疗法等。

2．骨折中期　骨折3～8周，通常疼痛消失，肿胀消退，骨痂形成，骨折愈合趋于稳定，此期康复目标主要是消除残存肿胀、软化和牵伸挛缩的纤维组织，增加关节活动范围和肌力。进行康复功能训练可促进骨痂的形成，增加肌力和关节活动范围，提高肢体活动能力。因此，除继续进行肌肉收缩训练外，可在医护人员或健肢的帮助下，逐渐恢复骨折部位关节的活动，并逐渐由被动活动转化为主动活动，在病情允许下，应尽早起床，进行全身活动。此期训练的重点应放在维持和扩大关节活动范围和力量训练，逐渐增加主动的关节屈伸活动，以促进关节软骨生化修复，使关节面有较好的塑形，防止肌肉萎缩，避免关节僵硬。训练量和训练时间应有所增加，训练量应控制在每日2次，每次15～20min为宜，并可配合器械或支架做辅助训练。

3．骨折后期　此期已达骨折临床愈合，外固定多已去除，骨骼可有一定的支撑力，但邻近关节的活动度和肌力可下降，肌肉的协调性和灵巧性欠佳，故此期可增加各关节的主动活动，训练肌肉的协调性和灵巧性，最大限度恢复关节活动范围、肌肉强度、动作精确度等，使肢体功能恢复。可以逐渐进行负重、双手对抗推力拉力练习等。由于骨折从临床愈合到骨性愈合需经历相当长的时间，因此，功能锻炼的强度和时间也应循序渐进。

（1）恢复关节活动度的训练：受累关节进行各运动轴方向主动运动，轻柔牵伸挛缩、粘连的组织，逐渐推进。①对于刚刚去除外固定的患者可先采用助动运动，随着关节活动范围的增加而相应减少助力。②对组织有严重挛缩粘连者，可采用被动运动，但需注意被动运动的方向和范围需符合解剖和生理要求，动作应平和、有节奏，以不引起明显疼痛及肌肉痉挛为宜。③对于僵硬的关节，可配合热疗进行手法松动将受累关节的近端固定，远端按正常的关节活动方向加以适当力量进行牵引。④对于中度或重度关节挛缩者，可在运动与牵引的间隙，配合使用夹板，以减少纤维组织的挛缩。随着关节活动范围的逐渐增加，夹板的形状和角度再作相应调整。

（2）恢复肌力的训练：逐渐增加肌肉训练强度，引起肌肉的适度疲劳。肌力 0～1 级，可采用水疗、按摩、低频脉冲电刺激、被动运动、助力运动等；肌力 2～3 级，以主动运动为主，亦可进行助力运动、摆动运动和水中运动。做助力运动时，助力应小，防止用被动运动来代替助力运动；肌力 4 级，可选择抗阻运动，以争取肌力的最大恢复。关节损伤者，关节活动应以等长收缩练习为主，以免加重关节损伤反应。若下肢骨折，可在平行杠或步行车中或腋杖支持下做部分负重的站立练习，逐步过渡到充分负重的站立练习。

（3）恢复 ADL 及工作能力的训练：当患者关节活动度和肌力有所恢复时，应尽早开始作业治疗和职前训练，改善动作技能技巧，增强体能，以促进日常生活活动和工作能力的恢复。

（4）物理治疗：局部紫外线照射可促进钙质沉积和镇痛，红外线、蜡疗可促进血液循环和软化纤维瘢痕组织，超声波疗法可软化瘢痕、松解粘连，局部按摩对促进血液循环、松解粘连有较好作用。

（四）常见四肢骨折的康复护理

1. 上肢骨折

（1）锁骨骨折：多由间接暴力所致，以锁骨中段骨折最常见。成人无移位或儿童青枝骨折用三角巾或颈腕吊带悬吊患肢 3 周；有移位的骨折需局部麻醉后手法复位，再用"8"字绷带或双圈法固定 3～4 周。粉碎性骨折或合并血管神经损伤者，应手术探查修复受损的血管神经，骨折断端内固定（图 7-26）。

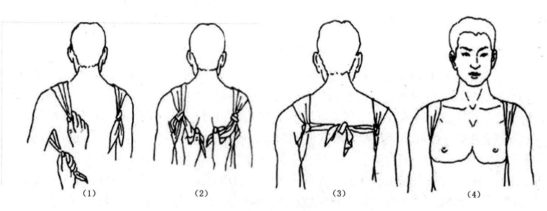

图 7-26　锁骨骨折固定法

康复要点：①局部固定后，保持提胸、提肩姿势，练习手部、腕、肘关节的各种活动，及肩关节外展、后伸活动，如挺胸、双手叉腰动作。②若非必须卧床保持复位和固定，患者均可下地活动。③禁忌作肩前屈和内收动作。④解除固定后，开始全面的肩关节活动，如肩前屈，活动范围由小到大，次数由少到多。然后进行肩关节各个方向的综合练习，如肩关节环转活动、双臂划船动作等。

（2）肱骨外科颈骨折：肱骨外科颈位于解剖颈下 2～3cm 处，相当于大小结节下缘与肱骨干的交界处，此处骨干稍细，松质骨与密质骨相邻，易发生骨折，多见于老年人。临床上分为外展型和内收型两类：前者多属稳定性，三角巾悬吊固定 4 周，早期做握拳及肘和腕关节的屈伸练习，限制肩关节外展活动；后者治疗较为复杂，复位后以三角巾制动 4～6 周，限制肩关节内收活动，预防肩周炎及肩关节僵硬发生。

（3）肱骨干骨折：肱骨干是指肱骨外科颈下 1cm 至肱骨髁上 2cm 之间的部分。其骨折易伤及桡神经。根据患者的具体情况选择手法和整复夹板外固定法（成人固定 6～8 周，儿童 4～6 周）、悬垂石膏整复固定法、手术、钢针内固定或植骨内固定法。定时复查 X 线片，观察骨折断端是否有分离现象，及时给予纠正。骨折处理后早期即应做伸指、握拳和耸肩活动，预防发生肩、肘关节僵硬，尤其对老年患者。

（4）肱骨髁上骨折：易发生于儿童，预后较好，常合并血管神经损伤及肘内翻畸形。伸直型骨折复位后，石膏托固定患肢 90°肘屈曲功能位 4～6 周，屈曲型骨折则固定于肘关节伸直位。外固定解除后做肘关节屈伸练习，伸直型骨折主要练习屈肘位的肌肉等张收缩，屈曲型骨折主要练习伸肘位肌肉等张收缩。外固定去除后开始恢复肘关节屈伸及前臂旋转的主动练习，但禁忌被动强力屈伸肘关节引起骨化性肌炎。

（5）桡骨远端骨折：是指桡骨下段 2～3cm 范围内的骨折，中老年人多见，儿童多为桡骨远端骨骺分离。康复要点：①复位固定后早期，用力握拳、充分伸展五指，前臂肌肉的主动舒缩，肩关节的前屈、后伸、内收、外展、内旋、外旋及环转运动，肘关节屈伸运动。②2 周后，进行腕关节背伸、桡侧偏斜活动及前臂旋转活动。③3～4 周后，外固定解除，充分练习腕关节的屈伸、旋转活动和尺侧、桡侧偏斜活动，利用健手帮助患侧腕部练习是一种简便有效的方法，也可利用墙壁或桌面练习背伸和掌屈。

2．下肢骨折

（1）股骨颈骨折：50 岁以上者较常见，多为间接暴力所致，如跌倒时大粗隆或足跟着地，外力自粗隆或足部向上冲击可将股骨颈折断。尽早做下肢肌力练习如股四头肌的等长收缩和臀大肌的静力收缩运动，足趾与踝关节的主动屈伸活动及健侧肢体的功能练习。牵引去除后作髌骨的被动活动和髋、膝关节的屈伸活动。3 个月后扶拐下地行走。对于有内固定者，2 周后可扶拐下地或坐轮椅活动，但不宜过早负重。

（2）股骨干骨折：伤后 1～2 周内，伤肢疼痛，肿胀明显，骨痂未形成。骨折固定后，可以开始进行股四头肌等长收缩、踝关节主动活动和髌骨被动活动，以促进局部血液循环，防止肌腱粘连，逐渐过渡到主动伸膝运动。骨折未达到愈合前，禁止做直腿抬高运动。

（3）髌骨骨折：在骨折复位固定后即可鼓励患者进行踝关节和足趾的屈伸运动和股四头肌收缩训练，以免发生关节僵硬，减少股四头肌萎缩及与深层组织粘连。待外固定解除后作膝关节的主动活动，对膝关节活动不满意者，可辅以膝关节的被动训练、手法治疗，温热疗法可起到消肿、止痛、消炎、解痉的目的。

（4）胫腓骨干骨折：膝关节保持伸直中立位，防止旋转。骨折固定后即开始踝关节、足趾的屈伸运动和股四头肌收缩训练，避免平卧位练习直腿抬高或屈膝位练习主动伸膝。待骨折线模糊后，可扶拐不负重行走，以后根据愈合情况逐渐进行负重练习。

（5）踝部骨折：经整复固定后，在医生的指导下适当活动足趾并进行足背伸运动。固定第 2 周起加大小腿关节主动活动范围，但禁止做旋转及内外翻运动，第 3 周后可扶双拐负重活动，第 4～5 周后解除固定，改为扶单拐，逐渐增加负重量。骨折临床愈合后进行患肢负重下的各种功能活动，还可辅以手法治疗、温热疗法。

四、康复护理教育

1. 心理状态调整教育　骨折多属于急性创伤，给患者和家属带来很大的精神创伤，加之骨折本身的疼痛，患者害怕骨折移位而不敢锻炼，或者锻炼的幅度不够。久而久之，会使骨折部位的肌肉收缩力量逐渐减小，严重者产生失用性萎缩。对这种心理应予以充分理解，积极进行心理疏导，使患者正视伤病，积极进行康复锻炼。针对患者骨折后常见的身心变化，护理人员应给予充分理解，积极进行心理疏导，使之正确对待，配合治疗；同时建立良好的医患关系，语言幽默风趣，行为稳重大方、有条不紊，达到医患心理相容，产生信任，有利于患者心理状态调整。

2. 康复训练教育　骨折后的康复训练是一个艰苦的过程，需要有康复训练专业知识，所以既要让患者明白康复训练的重要性，又要热情、认真、负责地向患者讲解康复训练方法、目的和注意事项。注意循序渐进，不可有一蹴而就的思想，否则欲速则不达。依据患者的个体情况制订康复训练计划，教会患者及家属正确的功能训练方法。

3. 专业知识教育　康复训练中遵循的原则是活动幅度应由小渐大，训练强度由弱渐强，训练次数也要由少渐多；康复训练的目的是恢复肌力和关节活动度，尽可能地恢复肢体功能。方法主要是肌力恢复训练和关节活动度训练。

4. 注意预防骨折发生　进行安全教育，老年人应注意预防骨质疏松。

第九节　骨科术后的康复护理

一、概述

骨科术后患者需度过漫长的恢复期，对身体功能和心理状态都有影响，并存在不愈合、感染等并发症发生的风险，对术后康复要求较高，因此，骨科术后患者的康复护理不容忽视。

骨科手术一般涉及全身各部位的创伤，常见的骨科手术有四肢骨折、脊柱骨折、手外伤、关节置换等。骨科手术的治疗基本原则包括复位、固定和功能锻炼。固定是指借助一些器材的加固和支撑作用，使骨折断端不再移位的方法，可分为外固定和内固定两大类，内固定就是通过手术将固定物如钢针、螺丝钉、钢丝、接骨板等直接应用于骨折断端起到固定作用，其目的是使患者最大范围地恢复功能。骨科手术后功能的恢复需要较长时间，如骨科手术后早期介入康复治疗、康复护理，对患者的术后恢复、功能重建起到至关重要的作用。

二、主要功能障碍

（一）主要临床表现

1. 运动功能障碍　根据手术的部位不同，表现出不同的运动功能障碍，上肢骨骼手术的患者，术后肩关节、肘关节、腕关节活动受限，肢体肿胀、疼痛；下肢骨骼手术的患者，术后髋关节、膝关节、踝关节活动受限，长期肢体制动的患者可出现肢体萎缩，肌肉松弛，肌力降低，肢体围度出现左右差。

2. 心理问题　骨科术后患者由于长期肢体制动，严重影响日常生活和社会活动，易出现心理焦虑、恐惧等心理问题，表现为情绪烦躁易怒或沉默寡言，失眠，厌食等。

3. 日常生活活动能力障碍　由于术后关节活动障碍和疼痛的影响，患者不能独立完成日常生活活动，穿衣、洗漱、进食等活动均需他人辅助。

4. 其他障碍　骨科患者术后恢复时间长，患者受伤口及引流情况的影响，易并发骨质疏松、感染、肢体肿胀和疼痛、感觉功能减退等并发症。

（二）主要功能障碍评估

1. 一般情况评估　了解术前情况，手术部位，患者文化程度，生命体征，精神状况，饮食，睡眠，过敏史等。

2. 心理评估　了解患者对疾病的认识程度及对康复的需求，患者的情绪、精神状况及对家属的心理需求。

3. 专科情况评估　首先了解受伤经过、手术部位和类型，伤口及引流情况，疼痛及功能障碍程度，末梢循环、温度及感觉，关节活动范围，肌力评定，这些评定贯穿于康复治疗的全过程。

三、康复护理措施

1. 术后早期　骨科术后患者应早期介入康复护理，由责任护士开展责任制整体护理，主要针对疼痛、出血、肿胀、感染等实施护理，同时密切监测生命体征稳定，生命体征稳定后即可开始功能锻炼。

（1）严密观察患者的生命体征：密切观察有无恶心、呕吐，尤其是全麻患者，应将头偏向一侧，有躁动者须加床栏，注意保暖。观察手术切口的渗出及引流情况，引流液的量、颜色及性质，发现异常及时报告医生。

（2）镇痛指导：早期护理的重点是止痛、止血，一般予以冰疗，抬高肢体，可减轻疼痛，减少炎性渗出。对疼痛承受力较强或术后疼痛轻微的患者，予以自控镇痛方案，以局部冷疗、注意力转移等物理镇痛方案镇痛，对疼痛较为剧烈的患者，在医师指导下用药，合理控制用量及服药频次。

（3）预防感染：早期进行肌肉的等长收缩，未受累关节及健肢的完善运动，以促进血液循环、防止肌肉萎缩及关节粘连。

（4）心理护理：患者因对术后肢体功能恢复效果产生疑虑，出现各种不良情绪困扰。护理人员通过与其沟通找寻其恐惧根源，进行针对性护理，帮助其打消疑虑，消除消极情绪，主动配合医护工作，促进骨折愈合。

（5）体位护理：根据手术部位采取舒适体位。锁骨骨折术后应采取仰卧位，去枕，肩胛骨间区垫枕以使两肩后伸，可使骨片保持良好的复位位置。股骨颈骨折术后，取平卧位，下肢稍外展，两腿间放一软枕，患肢不宜抬高。脊椎术后，于硬板床上平卧，保持脊椎平直，指导患者正确的翻身法，保持手术部位的固定，不弯曲，不扭转，如胸腰椎手术患者翻身时，手扶患者肩部和髋部同时翻动，切不可上下分别翻转。侧卧时，背后要用枕头全背部顶住，避免上、下身的卧位不一致，造成脊柱扭转。上肢骨折尽量抬高肢体，并高于心脏水平。

（6）功能锻炼：待患者骨折复位和固定，生命体征稳定，一般状态良好，即开始功能锻炼。功能锻炼的康复护理需结合运动疗法，并在手术医生的密切配合下，熟悉固定物的性质和应用方式。随着骨折固定的技术及稳定性的提高，给早期康复提供了良好条件。在患肢无痛情况下进行骨折邻近关节肌肉等长收缩训练，如股骨骨折、胫骨骨折后股四头肌的等长收缩，持续收缩 6s，休息 20s，重复 20s，每天 1 次；也可为持续收缩 10s，休息 10s，重复 10 次为 1 组，共 10 组；健肢可维持主动运动，保持正常的肌肉与关节功能。

（7）物理因子治疗：包括蜡疗、超短波、水疗等。及时、合理地应用物理因子治疗可以改善血液循环、消炎、消肿、减轻疼痛、防止肌肉失用性萎缩及促进骨折愈合。电疗及热疗应于受伤后 48h，出血停止后开始。如蜡疗可以止痛、减少粘连。在骨折部位没有石膏外固定及手术切口可以应用蜡疗，每日 1～2 次，每次 20～30min。短波或超短波疗法：无热量或微热量，每日 1 次，每次 10～15min。如身体有金属内固定物，禁用此方法。

（8）饮食护理：术后患者应多食营养丰富、易消化的粗纤维饮食，适量摄入水果、蔬菜有助于通便，多饮水，防止便秘。指导患者进食含钙量高的食物，补充维生素 D。

2．术后恢复期

（1）运动疗法：增加频率及强度，进行开链及闭链训练，肌肉力量在 3 级以上，可进行等张抗阻增强肌肉力量的训练。下肢骨折可以用功率自行车进行关节活动度及协调性训练。上肢骨折下地活动应无障碍，下肢骨折扶拐或使用行走架进行渐进性下地负重训练，从体重的 10%～20% 开始，每周增加 5～10kg。

（2）日常生活能力训练：根据骨科手术部位，结合日常生活能力所需制订训练方案，达到生活完全自理，重返工作岗位。

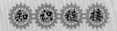

深静脉血栓形成

深静脉血栓形成（deep venous thrombosis，DVT）是骨科手术后常见并发症之一，骨科患者中由于患者长期卧床、疼痛、肢体肿胀、手术、长期输液等因素，以及止血剂与脱水剂的广泛应用，肢体发生深静脉血栓形成的概率很高。发病后不但增加了患者的痛苦，而且增加了治疗难度，一旦栓子脱落容易形成肺栓塞（PTE）导致死亡，其发生率为 10%～63%。临床表现最主要为一侧肢体的突然肿胀，局部疼痛感。骨科手术后患者主诉下肢疼痛、肿胀，应高度怀疑 DVT；可通过行超声波检查或静脉造影确诊。

（3）并发症的预防及护理：骨科术后常见的并发症有坠积性肺炎、深静脉血栓形成、压疮、失用性肌萎缩、功能障碍等。深静脉血栓形成的患者，肢体出现肿胀的急性期，要严格卧床休息，平卧位，抬高患肢，禁止局部按摩，忌冷热湿敷，每天测量双下肢周径，以观察患肢肿胀消退情况及临床治疗效果。

应用抗凝、溶栓药物同时观察有无皮肤、黏膜出血现象。防止发生急性肺栓塞。麻醉苏醒后，鼓励并协助患者经常变换体位，协助患者排痰，叩背，指导患者有效咳嗽，尽早进行主动运动，进行手术邻近关节肌肉的等长收缩，可有效减轻肿胀，防止静脉血栓形成和肌萎缩。静脉输液管理尽量避免不必要的股静脉穿刺，减少股静脉处置管，发现异常，应及时拔除，防止血管内皮损伤。正确使用止血剂和脱水剂，用药时应加强巡视。保证液体量和药物的正常进入，避免形成血管的高凝状态。

（4）康复体操：指导患者在卧床期间做一定范围的康复体操运动，可预防术后并发症的发生，促进功能恢复。①屈踝运动。仰卧位，双手平放于身体两侧，集中注意力于双侧足踝部。用适度的力量向上屈踝关节，左、右轮流做，应尽量屈至最大的角度，再放松回到自然位，重复 5～10 次。接着做向下屈踝关节的动作，即向着床铺的方向，或者向床板的方向运动踝关节，尽量屈至最大的运动范围度，重复 5～10 次。②屈膝运动。仰卧位同上，交替将下肢屈曲至膝关节，至不能再屈为止，此时膝关节约为 30°。如果感觉有困难，屈到 60°左右也行。此时髋关节也自然随同做屈曲运动。因此，"屈膝屈髋"是一个联合运动，重复 5～10 次。抬举下肢：左右腿交替进行。先将左下肢于伸直位抬起到 45°左右，持续几秒钟，放下，再将右下肢抬起至 45°，然后放下。此动作运动量较大，因有下肢的重力作用在内，重复 5～10 次。肌力强者可将下肢伸直抬高到 60°左右，则锻炼强度较大。这一运动可锻炼腹肌及股四头肌。③握拳屈肘。患者仰卧位，两腿自然伸直，两足间距 20cm，两臂置于身体两侧。两手握拳，同时屈曲两肘 15～20 次。④前屈肩关节。双手抱拳，缓慢上举，尽量达头部，再回原位，15～20 次。⑤转体击拳，患者仰卧位，两手紧握拳，屈肘。躯干抬起，同时右转，左拳向右前方击去。还原成预备姿势，对侧动作相同，但方向相反出右拳，左、右各做8～10次。⑥仰头挺胸。患者仰卧位，两手握拳，屈肘置于身体两侧。双下肢固定不动，挺胸，头后仰。还原成预备姿势，做15～20次。运动中应避免用力过猛，力量应均匀。

四、康复护理教育

1. 坚持术后的自我功能训练　循序渐进，避免活动过度，防止继发性损伤。功能训练时应遵循以下原则：

(1) 循序渐进，活动范围由小到大，时间由短到长，强度由弱到强。

(2) 活动应以患者不感到疲劳，手术部位不感到疼痛为度。

(3) 活动的恢复要以生理功能为中心，上肢应围绕手的功能进行活动，下肢围绕负重行走功能进行训练。

(4) 功能训练不能做不利于术后愈合的活动。

2. 饮食指导　骨科术后给予高蛋白质、高热量、高维生素，含钙质丰富食物。应多食蔬菜、水果等含粗纤维食物，以促进肠蠕动，防止便秘。

3. 保持良好心态　骨科术后恢复时间较长，指导患者保持良好心态，不急、不躁，有利于术后的恢复。

4. 固定期间的观察　术后出院如有石膏、夹板固定，要观察血运，抬高患肢，保持石膏整洁，翻身时需谨慎勿折断；及时调整布带松紧度，固定期间进行功能锻炼。被动活动应在无痛或微痛的范围内进行，若有明显的或持续的疼痛均表明有损伤，并可放射性引起肌肉痉挛，不利于功能训练。

5. 复查时间及指征　出院后1个月、3个月、半年需复查，如行内固定术，半年至一年复查后取出内固定。如出现患肢肿痛、肢体畸形或功能障碍、出血、末梢血运差、麻木等，要及时就诊。

（齐　颖）

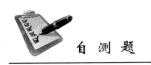

自 测 题

一、名词解释

颈椎病　　肩周炎　　腰椎间盘突出症　　直腿抬高试验　　截肢　　幻肢痛
类风湿关节炎　　类风湿手　　功能位　　保护位　　骨折　　骨牵引

二、选择题

1. 下列脊髓型颈椎病临床表现描述错误的是（　　）
   A. 手、足或肢体麻木
   B. 写字、持筷不方便
   C. 转头时突发眩晕
   D. 足下踩棉花感
   E. 躯干有紧束感

2. 下列椎动脉型颈椎病典型症状描述错误的是（　　）
   A. 恶心呕吐
   B. 共济失调
   C. 意识清醒
   D. 手足麻木
   E. 猝倒

3. 可能致残的颈椎病类型是（　　）
   - A. 神经根型
   - B. 脊髓型
   - C. 椎动脉型
   - D. 交感神经型
   - E. 混合型

4. 肩周炎首选的消炎止痛药是（　　）
   - A. 激素
   - B. 抗生素
   - C. 非甾体类炎止痛药
   - D. 麻醉药
   - E. 镇静剂

5. 下列腰椎间盘突出症的步态描述错误的是（　　）
   - A. 行走时步态拘谨
   - B. 躯干后仰
   - C. 臀部凸向一侧
   - D. 减痛步态
   - E. 腰部各方向活动受限

6. 腰椎间盘突出患者康复治疗方法中，错误的是（　　）
   - A. 长期制动
   - B. 超短波疗法
   - C. 腰椎牵引
   - D. 关节松动术
   - E. 运动疗法

7. 膝关节置换术后临床上负重限制时间至少为（　　）
   - A. 4 周
   - B. 5 周
   - C. 6 周
   - D. 7 周
   - E. 8 周

8. 截肢后的康复不正确的是（　　）
   - A. 从近端向远端包扎残端
   - B. 残端负重训练
   - C. 步行训练
   - D. 恢复体力训练
   - E. 增加关节活动度训练

9. 关于截肢残端的长度，正确的是（　　）
   - A. 膝上截肢应在坐骨结节下 15cm 左右

   - B. 膝下截肢应在胫骨平台内侧下 25cm 左右
   - C. 膝上截肢应在坐骨结节下 8～18cm
   - D. 前臂截肢应在肘下 8～18cm
   - E. 上臂截肢应在肩峰下 8～18cm

10. 关于截肢描述不正确的是（　　）
    - A. 截肢是为了解除患者病痛，挽救生命
    - B. 应严格掌握截肢的适应证，慎重决定
    - C. 在必须截肢的情况下截肢晚比截肢早好
    - D. 在必须截肢的情况下截肢早比截肢晚好
    - E. 截肢后如能安装一副满意的假肢，则可不同程度地修复肢体的功能

11. 现代截肢的具体方法不断创新，与传统相比已有根本变化，以下正确的是（　　）
    - A. 术后接受腔全面接触重点承重式
    - B. 术后所留残端是圆锥形
    - C. 术后所留残端是椭圆形
    - D. 术后接受腔为开放式
    - E. 皮瓣设计来自残端后方

12. 截肢后患者出院康复教育要保持适当的体重，体重增减应控制在（　　）
    - A. ≥3kg
    - B. ＞3kg
    - C. ＜3kg
    - D. ≤3kg
    - E. 3kg

13. 截肢术后即时安装临时假肢的意义是（　　）
    - A. 防治幻肢痛
    - B. 防治残肢溃疡
    - C. 防治残端痛
    - D. 防治残端挛缩
    - E. 防治残端神经痛

14. 类风湿关节炎特点叙述正确的是（　　）
    - A. 局部性疾病
    - B. 自身免疫性疾病
    - C. 多少表现在大关节

D．多呈对称性

E．病程自限

15．类风湿关节炎最常累及的关节是（　　）

 A．肩关节

 B．肘关节

 C．踝关节

 D．近端指间关节

 E．膝关节

16．下列哪项不是类风湿关节炎的临床表现（　　）

 A．全身酸痛

 B．低热

 C．多关节肿痛

 D．关节表现常为非对称性

 E．贫血

17．风湿性疾病的概念是指

 A．系统性红斑狼疮

 B．类风湿关节炎

 C．风湿性关节炎

 D．累及关节及软组织的一组病因各异的疾病

 E．风寒痹证

18．以下哪项不是类风湿关节炎的临床特征性表现（　　）

 A．晨僵

 B．腕、掌指关节肿痛

 C．近端指间关节肿痛

 D．远端指间关节肿痛

 E．手指关节的半脱位畸形

19．骨折后第二阶段的康复护理不包括（　　）

 A．改善关节活动度

 B．恢复 ADL 能力

C．肌力训练

D．等长收缩练习

E．配合器械或支架做辅助训练

20．骨折后早期非固定关节主动及被动关节活动训练不包括（　　）

 A．健肢活动训练

 B．肌力训练

 C．支具保护下的功能练习

 D．等长收缩练习

 E．物理治疗

21．骨折金属内固定术后，减轻肢体肿胀的物理治疗为（　　）

 A．红外线

 B．超短波

 C．微波

 D．短波

 E．紫外线

22．下列关于手的功能位的描述，正确的是（　　）

 A．功能位是手休息时的姿势

 B．表现为腕关节背伸 20°～25°

 C．拇指外展、对掌，其他指略并拢

 D．掌指关节及近侧指间关节伸展

 E．远侧指间关节伸展

23．对于骨折术后的患者，进行等张抗阻训练，以增强肌力，则肌肉力量需达到（　　）

 A．1 级

 B．2 级

 C．3 级

 D．4 级

 E．5 级

三、问答题

1．简述颈椎病的病因。

2．如何对肩周炎患者进行运动疗法指导？

3．简述腰椎间盘突出症患者健康教育的主要内容。

4．简述腰椎间盘突出症常见的诱发因素。

5．试述腰椎间盘突出症患者的临床表现和起床方法。

6．关节置换术后主要功能障碍是什么？

7．论述关节置换术后的康复功能锻炼方法及内容。

8．现代康复的观点对残端的认识是什么？

9．假肢装配前应做哪些评定？

10．假肢装配前应如何训练？

11．假肢装配后应如何训练？

12．截肢后的康复教育内容包括哪些？

13．类风湿关节炎的康复问题有哪些？

14．运动和制动对关节活动有何影响？

15．骨折后的康复护理目标是什么？

16．简述骨折的临床表现。

17．骨折的治疗原则是什么？

18．论述牵引的护理。

19．试述骨折患者功能锻炼的原则及方法。

第八章　儿童疾病的康复护理

随着医学技术的进步，社会经济的不断增长以及围生期保健水平的日益提高，儿童疾病谱发生了重大变化，儿童传染病和营养性疾病显著减少，新生儿死亡率明显下降，但随之而来的由于各种疾病所引起的功能障碍儿童的数量却仍呈现增长趋势。

各种疾病引起的功能障碍严重影响儿童的生活及生命质量，给家庭和社会带来沉重的负担，因而功能障碍儿童的康复日益受到广泛关注和高度重视。对功能障碍儿童应实施全面综合康复，调动发挥其一切潜能，在采取多样化康复治疗的同时，积极进行全面、科学、有效的康复护理，以促使其在智力、语言、运动功能等方面得以全面康复，培养其提高生活自理能力，心理应变、社会交往及将来从事某一适当职业的能力，以提高其生活质量。

第一节　脑性瘫痪的康复护理

一、概述

脑性瘫痪简称脑瘫（cerebral palsy，CP），是一组持续存在的中枢性运动和姿势发育障碍、活动受限症候群，这种症候群是由发育中的胎儿或婴幼儿脑部非进行性损伤所致。脑瘫的运动障碍常伴有感觉、知觉、认知、交流和行为障碍，以及癫痫和继发性肌肉骨骼问题。脑瘫不是一种单一的疾病，也不是暂时性运动发育落后或进行性发展的疾病，患儿随着年龄增长、是否接受过良好的康复治疗，病情将会发生变化。其主要临床表现是持续存在的运动和姿势发育障碍及活动受限。

随着新生儿急救医学的发展，早产儿、低出生体重儿成活率的提高以及社会、环境等因素，加之病因、发病机制复杂，临床表现多样、可能伴有多种并发症等，脑瘫的预防与康复治疗成为世界性的难题，多年来，脑瘫发病率和患病率没有明显下降趋势。

（一）流行病学

脑瘫的发病率在世界范围内平均约为2‰。我国幅员辽阔，各地经济发展、生活水平及医疗条件差别很大。2012—2013年，我国进行了大样本流行病学调查，对分布于中国东西南北中不同地域的12省、市、自治区32万0～6岁儿童进行调查，结果脑瘫发病率为2.48‰。从调查结果看，脑瘫发病率各国差别不大，城乡差别不大，男性略高于女性。

近年来，由于产科技术、围产医学、新生儿医学的发展，新生儿死亡率、死胎发生率均有明显下降，但脑瘫发病率并无减少，而重症脑瘫的比例有增多趋势。这种现象与当今NICU监护技术提高有关，使许多过去很难存活的早产儿和极低出生体重儿得以存活，而这些婴儿患脑瘫的机会明显高于足月儿和正常体重儿。

（二）病因

脑瘫的直接病因是在脑发育成熟前，脑损伤和（或）发育缺陷导致以运动障碍和姿势异常为主的综合征。造成脑瘫的病因按时间可划分为三个阶段，即出生前因素、围生期因素和出生后因素。

1. 出生前因素

（1）母体因素：母亲孕期大量吸烟、酗酒、理化因素、妊娠期感染、先兆流产、用药、妊娠中毒症、外伤、风湿病、糖尿病、弓形体病、胎儿期的循环障碍、母亲智力落后、母体营养障碍、重度贫血等。

（2）遗传因素：近年来研究认为，遗传因素对脑瘫的影响很重要，双胞胎同时患脑瘫、家族中已经有脑瘫患儿再发生脑瘫的概率偏高。

2．围生期因素

（1）患脑瘫的危险性随着出生体重偏离同胎龄标准体重的程度而增加，低出生体重儿或巨大儿患脑瘫的概率可高于正常体重数十倍。

（2）早产是目前发现患脑瘫的最主要因素之一。

（3）胎盘功能不全，缺氧缺血等被认为与脑瘫有关。

3．出生后因素　新生儿期惊厥、呼吸窘迫综合征、吸入性肺炎、败血症、缺氧缺血性脑病、颅内出血、脑积水、胆红素脑病以及颅内感染、低血糖症、脑外伤等都被认为是脑瘫的危险因素。

（三）临床分型及特征表现

1．按运动功能障碍分型

（1）痉挛型：最常见，占脑瘫的60%～70%，主要损伤部位是锥体系。患儿肌张力增高、姿势异常，被动屈伸肢体时有"折刀"样感觉。主要表现为上肢手指关节掌屈，拇指内收，腕关节屈曲，前臂旋前，肘关节屈曲，肩关节内收；坐位时出现圆背、W状坐位；下肢髋关节屈曲、内收、内旋，膝关节屈曲或过伸展，足内、外翻，尖足，行走时呈剪刀步态；由于关节活动受限，自主运动困难，严重者可出现肌肉痉挛和关节畸形。

（2）不随意运动型：约占脑瘫的20%，损伤部位为锥体外系。表现为肌张力动摇不定，在紧张兴奋时肌张力增高，安静和睡眠时肌张力变化不明显，难以用意志控制头部、手、脚、上肢等部位的运动，动作不稳，走路摇晃，头部控制差，分离动作困难，当进行有意识、有目的的运动时，不自主运动增多，安静时不随意运动消失。常伴有流涎、咀嚼吞咽困难、挤眉弄眼、表情奇特等。原始反射持续存在并通常反应剧烈，尤其以非对称性紧张性颈反射（asymmetrical tonic neck reflex，ATNR）姿势多见（图8-1）。本型可表现为手足徐动、舞蹈样动作、扭转痉挛等，也可同时具有上述几种表现。此型患儿易紧张、怕受刺激，护理人员应注意采取相应的护理措施避免刺激。

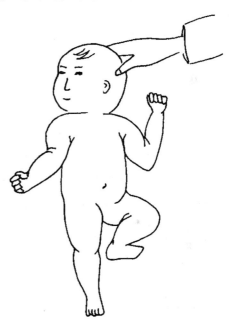

图 8-1　非对称性紧张性颈反射

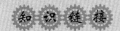

非对称性紧张性颈反射

非对称性紧张性颈反射：小儿仰卧，头居中，四肢伸展位，将小儿头转向一侧，阳性表现为小儿颜面侧肢体伸肌肌张力增高，呈伸展位，后头侧肢体曲肌肌张力增加，呈屈曲位，上肢比下肢表现明显。正常3～4个月消失，持续阳性阻碍小儿头和四肢运动发育。ATNR在新生儿出生后1周左右出现，2～3个月呈优势，以后受上位中枢的控制而逐渐消失，若生后3个月仍然持续存在则为异常。

（3）强直型：较为少见，由锥体外系损伤所致。表现为肢体僵硬，活动减少，被动运动时，伸肌和屈肌持续抵抗，肌张力呈铅管状或齿轮状增高，无腱反射亢进，常伴有智力落后、情绪异常、语言障碍、癫痫、斜视、流涎等。此型一般临床症状较重，护理困难。

（4）共济失调型：本型不多见，多与其他型混合，约占脑瘫的5%。主要损伤部位为小脑，表现为平衡障碍，肌张力低下，无不自主运动。本体感觉及平衡感觉丧失，不能保持稳定姿势。患儿步态不稳，走路呈醉酒步态，容易跌倒，步幅小，重心在足跟部，身体僵硬，方向不准确，过度动作或多余动作较多，动作呆板而机械。常伴手和头部轻度震颤，眼球震颤极为常见。语言缺少抑扬声调，而且徐缓。

（5）肌张力低下型：表现为肌张力低下，肌力降低，四肢呈软瘫状，自主动作减少，仰卧位四肢外展、外旋，似仰翻的青蛙，俯卧位不能抬头，四肢不能支撑，腹部贴床，由于肌张力低下，易发生吸吮、吞咽困难和呼吸道堵塞，可伴有智力落后，癫痫等合并症。

（6）混合型：两种或几种类型的症状同时存在于一个患儿身上，以痉挛型和不随意运动型症状同时存在为多见。

2．按瘫痪部位分型

（1）单瘫：单一肢体瘫痪。

（2）双瘫：四肢受累，双下肢瘫痪重于双上肢。

（3）三肢瘫：三个肢体瘫痪。

（4）四肢瘫：四肢及躯干均受累，且四肢瘫痪程度相似。

（5）偏瘫：一侧上下肢体瘫痪，以上肢为重。

二、主要功能障碍

1．运动障碍　脑瘫患儿的运动发育一般不能达到同龄正常儿的发育水平，常表现为运动模式及姿势异常、原始反射延迟消失、肌张力异常等，不同类型的脑瘫患儿其运动功能障碍表现不同。①脑瘫患儿运动发育异常，翻、坐、爬、站、走等明显落后于正常儿童。②脑瘫患儿肌张力机制受到损伤，可出现肌张力增高导致肢体僵硬；肌张力降低导致肢体松软，不能维持正常体位；肌张力波动导致肢体不随意运动；肌张力不协调导致共济失调。③脑瘫患儿神经反射异常，原始反射及病理反射不能如期消失。

课 堂 互 动

请说出6个月正常发育儿的运动功能。

2．视觉障碍　视觉中枢或传导路损伤在脑瘫患儿中占一定比例，控制运动功能的眼部肌肉受累而导致斜视的脑瘫患儿几乎占半数。主要表现为内、外斜视，视神经萎缩，动眼神经麻痹，眼球震颤及皮质盲。部分脑瘫可存在弱视。

3．听力损害　脑瘫患儿可伴有听觉神经通路的损伤，易见于不随意运动型。由于是由耳至脑的部分神经损伤，因此称为中枢性听力障碍，应与儿童常见的由于感染所造成的传导性听力障碍相区别。中枢性听力障碍目前尚无有效方法修复损伤的神经，但应根据损伤的程度，尽早采取积极措施。

4．言语障碍　部分脑瘫患儿控制语言和发音的肌肉受累，出现语言交流困难，表现为语言发育迟缓、构音不清、发音困难、不能成句说话、不能正确表达甚至完全失语。有1/3至2/3的脑瘫患儿存在不同程度的言语障碍，包括发音障碍、共鸣障碍及发音迟缓等。

5．癫痫或惊厥　癫痫在脑瘫患儿中比较常见，大约50%的脑瘫患儿容易发生惊厥，有的发生新生儿惊厥，有的只是在儿童时期发生一两次而无严重的惊厥。发作时可表现为全身性阵挛、部分发作和继发性大发作。发作时一般以意识丧失和全身抽搐为特征，表现为上睑抬起，眼球上翻，口吐白沫，呼吸增快以及大小便失禁等。

6. 心理行为异常 脑瘫患儿可出现行为异常，如自残行为、暴力倾向、睡眠障碍、性格异常等。脑瘫患儿对社会、家庭的适应性低于正常儿童，心理适应力低。体质和个人的安定度低于正常儿童，呈现性格的不安定倾向及发展的不平衡特征。因此，要注意观察脑瘫患儿的行为，采取有效措施预防异常行为的发生，同时要积极矫治，避免症状加重。

7. 学习困难 大约一半脑瘫患儿伴有轻度或中度学习困难，他们的智商一般低于 70 ~ 80。有的脑瘫患儿看似没有大的问题，但可能存在阅读困难或计算困难。有的患儿阅读和计算非常好，但却难以建立形状的概念，从而画图的能力极差。严重的学习困难，更使脑瘫患儿对走路、说话、活动等学习十分缓慢。

8. 生活功能障碍 由于运动发育落后和感觉障碍，导致患儿日常生活活动能力降低，如吞咽咀嚼困难、流涎、易受伤、缺乏自理能力等。

9. 智力障碍 以痉挛型脑瘫患儿多见，不随意运动型患儿多数智力正常。

10. 其他 脑瘫患儿因肌张力增高可伴有进食困难和排泄困难，同时，免疫力降低易发生呼吸系统、消化系统等疾病。

脑瘫的治疗主要是综合康复治疗，包括物理治疗、作业治疗、言语—语言治疗、传统康复治疗、引导式教育法、儿童辅助器具的应用、儿童教育康复、康复护理以及其他康复疗法，如心理治疗、马术治疗、游戏疗法、娱乐疗法、音乐治疗、水疗、多感官刺激、药物治疗以及手术治疗等疗法。

三、康复护理措施

（一）环境指导

康复机构治疗环境应设有特殊防护装置，如把手、护栏、防滑地毯等，以保证患儿活动安全。由于脑瘫患儿运动功能障碍及肌张力异常，应采取各种护理措施防止患儿发生意外。保持呼吸道通畅，进食、进水时防止呛入气管，防止分泌物及残存食物阻塞呼吸道，对卧床患儿加用床档等保护具避免坠床，暖水瓶、热水袋等物品应远离患儿，防止烫伤。

（二）纠正异常姿势

1. 适宜的卧位 正确的体位摆放能使患儿保持正确姿势，从而纠正异常姿势、抑制异常运动模式。①侧卧位，保持双上肢前伸，两手靠近，髋膝屈曲向前，以利于前臂及手的控制，促进双手正中指向，抑制异常反射（图 8-2）。侧卧位有利于降低肌张力和促进动作的对称，是痉挛型患儿最佳床上卧位。②俯卧位，可通过颜色、声音以及训练手法刺激促使患儿抬头，有利于训练小儿头控制能力。也可在其胸前放一低枕头，使其双臂向前伸出，当患儿能向前抬起或能转动时，可以抽去枕头。痉挛型屈曲严重的患儿可采取俯卧位，但有严重 TLR 姿势反射持续存在时，不宜长时间采取俯卧位（图 8-3）。③仰卧位，将患儿头及肩垫起，屈髋屈膝，以防身体挺直。也可将患儿放置在恰当的悬吊床内，悬吊床中间凹陷的特殊形状可以限制头背屈和四肢过度伸展，保持头部在中线位置。为避免患儿的视野狭窄和斜视，可在床上方悬挂一些玩具，吸引患儿的视线，同时，应将患儿双手放在胸前，以利于患儿手部功能的恢复。对于身体和四肢以伸展为主的脑瘫患儿，可采用仰卧位（图 8-4）。

2. 正确的抱姿 通过怀抱患儿可以刺激患儿的头部控制能力、纠正异常姿势。①痉挛型脑瘫患儿抱姿：此型患儿身体长期处于僵直状态，因此，抱此类患儿时应先控制患儿于屈曲模式，与患儿对面而立抱起，将患儿双腿先分开、屈曲，双手分开，略微低头，也可让患儿把头枕于抱者肩上（图 8-5）。②不随意运动型脑瘫患儿的抱姿：此型患儿不自主运动增多，头部控制能力差，因此，抱此类患儿时应注意促进头部稳定和正中指向，使患儿的双手合在一起，双腿靠拢、屈曲，抱者站在患儿背面将其抱起，尽量贴近抱者胸部（图 8-6）。③其他抱姿：共济失调型脑瘫患儿合并有痉挛型或不随意运动型特点，故对此类患儿的抱法与前面基本相同，注意采取相应体位，抑制异常姿势。肌张力低下型脑瘫患儿，身体像"软面条"一样无力，当抱此类患儿时，除了帮助其把双腿蜷起，头微微下垂外，最重要的是给他一个很好的依靠。混合型脑瘫患儿应根据其临床表现以哪一类型为主，采取相应抱姿。

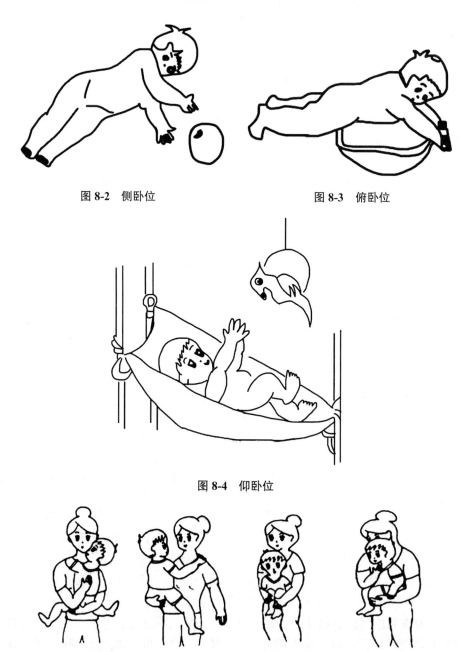

图 8-2　侧卧位　　　　　　　　　　图 8-3　俯卧位

图 8-4　仰卧位

图 8-5　痉挛型脑瘫患儿抱姿　　　图 8-6　不随意运动型脑瘫患儿抱姿

3. 睡姿调整　脑瘫患儿由于非对称性紧张性颈反射持续存在头偏向一侧，不能保持头的中立位，应时常调整患儿的睡姿，可采用侧卧位，睡眠时将患儿双手合拢放于胸前，使患儿双手趋近身体中心位，缩短两上肢之间的距离，并抑制角弓反张及头部、躯干和四肢的非对称姿势，也可采用悬吊式软床上的仰卧位与侧卧位交替。

4. 坐位体位

（1）椅或凳坐位：脑瘫患儿可通过坐椅子或凳子维持正确的坐位体位，进而使双下肢承重，提高整个身体的协调能力。痉挛型脑瘫患儿可选用不带靠背的凳子或小木箱练习坐姿，保持头颈与脊柱成一直线，同时髋关节屈曲，膝关节屈曲，全足底着地（图8-7A）；不随意运动型脑瘫患儿可选用高度适合的靠椅，令其髋、膝和踝关节均屈曲呈90°，促进髋关节的屈曲，也可将其两腿分开，置于靠椅的两侧，令患儿骑跨在有靠背的椅子上，双手抓住靠背（图8-7B）；肌张力低下型患儿坐在椅子上表现脊柱不能竖直，不能抬头，可用两手扶持在患儿的两侧腰骶部，四指在外侧，拇指放于脊柱的两侧，轻轻向下推压，给患儿一个支点，促进患儿抬头与躯干伸直。

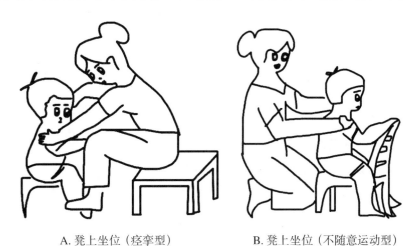

A. 凳上坐位（痉挛型）　　　　　　B. 凳上坐位（不随意运动型）

图8-7　凳上坐位

（2）床上坐位：痉挛型脑瘫患儿，操作者在患儿身后，用两上肢从患儿双腋下伸向大腿，扶住大腿内侧，将患儿拉向自己，使患儿躯干的重量负荷于自身的坐位支撑面上，并要保持两下肢外展的姿势（图8-8）；不随意运动型的患儿，床上的最佳坐位应该屈曲患儿的双下肢，使其形成一种腹部紧贴大腿的坐位，然后握住患儿的双肩，缓慢加压的同时将两肩向前向内推压，使患儿将两手伸出，在前面支持身体或抓玩具。

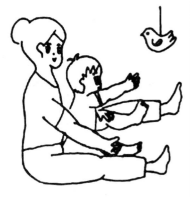

图8-8　床上坐位

5．站立体位　站立是行走的基础，正确的静态站立体位是两腿站直脚底踩平，头居中，躯干伸展，双肩与双髋分别处于水平位。动态的站立体位是指站立时头、躯干、四肢各部位可任意进行，适当活动而仍能保持平衡。患儿能保持坐位平衡后，可进行站立训练。

（1）扶站：①肌张力低下患儿：用身体支持患儿站立，操作者先固定患儿双足，然后一只手扶住其胸部，另一只手扶住其膝关节，若该患儿腰腹肌无力，脊柱不能充分伸展时，则用胸部给予支撑，令其站立（图8-9）。②痉挛型双瘫患儿：操作者首先鼓励其站立，在必要时，从其后面给予膝部一定的支撑，引导其向前、后、左、右进行慢慢的摆动；使身体保持平衡，并训练其在身体前屈时，足跟随之移动（图8-10）。③具有抓握能力的患儿：令患儿两手抓住栏杆，操作者固定其双脚后，双手扶住其膝关节并向后拉伸，同时，用上臂抵住其臀部，然后用语言诱导其双下肢节律性地用力向上起，此过程中，扶膝关节的手要一松一紧；或者令患儿站于平行杠之间，双手扶杠，若患儿不能很好地抓紧双杠，操作者可用手掌压在其手背上，固定其双上肢，并给予一定的扶持，使其习惯扶杠站（图8-11）。

（2）靠站：脑瘫患儿靠墙站立，操作者可帮助患儿把双手放置于身体两侧，臀部、躯干靠墙，双足分开等于肩宽，并固定患儿的双足，平放于地面。对于脊柱前凸的患儿，操作者可用手轻轻地推顶其腹部，使其脊柱伸展或在腹部加用一定的重力，使患儿的重心垂直于地面，置于双足中间。对于腰腹肌无力的患儿，操作者用双手握持患儿双肩，以达到能够靠墙站的目的之后，再固定其双足。为使患儿的平衡能力得到进一步提高，可使用左右移动其骨盆的办法来调节患儿的重心。

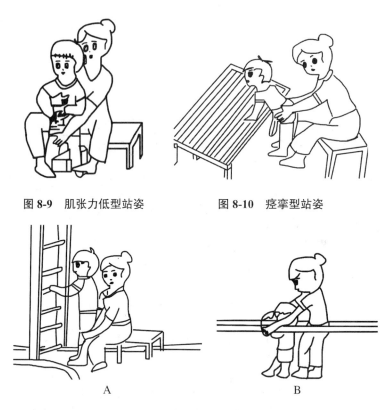

图 8-9　肌张力低型站姿　　　　图 8-10　痉挛型站姿

图 8-11　有抓握能力的站姿

为使患儿膝关节得到很好的控制，可握住患儿双膝，使其处于一定角度的前屈位，对于膝关节呈前屈位的患儿，操作者可采用夹板和双手被动矫正，达到使其主动用力的目的后，解除夹板；对于膝关节过伸展的患儿，则采用膝关节固定，在其靠墙站时，双手握住双膝关节，使其处于一定角度的前屈位，使患儿膝关节得到很好的控制（图 8-12）。

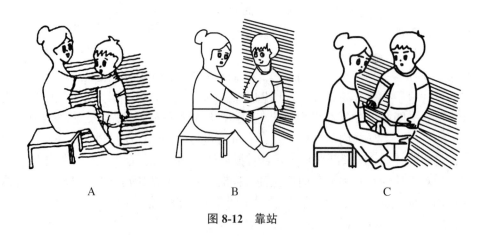

A　　　　　　　　B　　　　　　　　C

图 8-12　靠站

（3）独站：对于所有的脑瘫患儿来讲，学会正确的站立是学会正确行走的基础，逐渐减轻对患儿的扶持，直到能独站为止。正确的站立姿势为：头部保持在正中位，上身挺直，髋、膝伸展，双腿稍分开，脚掌平放在地面上，双足与肩同宽。操作者双手控制患儿肩部和腰部，双足置于其双足外缘并夹紧，将操作者的双足踩在患儿的足面上固定，然后根据情况，操作者的双手从半脱离到全脱离其身体的方法训练其单独站能力，根据患儿在脱离帮助的情况下所表现的各种姿势进行调整及诱导，如让患儿的双手做向前伸或向后伸等动作来诱导患儿的保持性反应。同时，操作者应计算患儿站立的时间，用"1、2、3、4、5……"等来激发患儿的积极性，以配合各种训练动作能够完成，采用不固定双足的方法进行训练（图8-13A）。

患儿能独站后，可进行立位平衡训练。患儿能保持静态站立平衡后，可进行动态站立平衡训练，例如：让患儿站立时，身体向前、后、左、右倾斜，使身体重心向两侧髋、膝部转移，或让患儿双下肢在一前一后情况下，倾斜身体，令其一侧下肢承重的情况下，控制另一侧下肢向前做小幅度的跨步动作，双下肢交替进行。当患儿能够支撑这一动作之后，让患儿脱离帮助自己站起并反复诱导，更好地提高患儿的平衡能力及头、躯干、下肢的协调能力（图8-13B）。

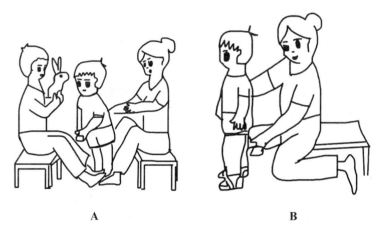

图8-13　独站

（三）促进日常生活活动能力

1. 进食护理

（1）进食姿势的选择：应以避免全身肌张力升高，避免不必要的不自主运动或异常运动模式出现，保持身体左右对称，促进正中指向为原则，可采用抱坐进食、面对面进食和坐姿矫正进食等方法。对于坐位困难的患儿可用靠垫等予以支撑身体，调整双手的位置靠近胸前正中，进而辅助进食；也可让患儿坐在固定的椅子上进食，通过固定坐姿矫正，维持有利的进食体位（图8-14～图8-16）。

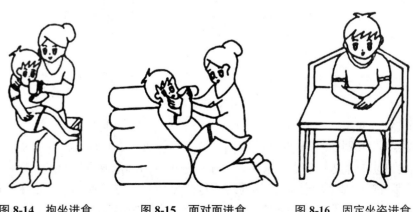

图8-14　抱坐进食　　　　图8-15　面对面进食　　　　图8-16　固定坐姿进食

（2）辅助进食：对于咀嚼、吞咽困难的患儿，护理人员要积极进行辅助进食，将食物喂到患儿口内时，要立即用手托起小儿下颌，促使其闭嘴，若食物不能及时吞咽，可轻轻按摩患儿颌下舌根部，以促进吞咽动作的完成。

（3）进食注意事项：进食时保持颈部竖直，利于吞咽，避免呛咳，在喂食时，切勿在患儿牙齿紧咬的情况下，强行将食匙抽出，以防损伤牙齿及口腔黏膜，应待患儿自动松口时，将食匙迅速抽出，喂食时要使患儿保持坐位或半坐位，头处于中线位，避免患儿头后仰时导致异物吸入。同时，患儿进食时应创造良好的进食环境，避免精神刺激，鼓励较大年龄的患儿学习进食动作，完成独立进食。

2．穿脱衣物的护理

（1）衣服的穿脱：穿套头衫或背心时，先穿上患侧或功能较差侧袖子，再穿上健侧或功能较好侧袖子，然后以健手为主将衣服套入头部，拉下衣角；脱衣时，先以健侧或功能较好的手为主拉起衣角，将衣服从头上脱下，然后，健侧或功能较好的一侧先脱下衣袖，患侧或功能较差的一侧后脱。

穿对襟衣服时，可先将其下面的纽扣扣好，根据患儿的情况，留 1～2 个上面的纽扣不扣，然后按照套头衫的穿脱方法进行训练。

（2）裤子的穿脱：取坐位，先将患侧或功能较差的下肢套入裤筒，再穿另一侧，然后躺下，边蹬健足，边向上提拉裤子到腰部并系好。脱法与穿法相反。

脑瘫患儿应在坐、立、手的训练基础上积极鼓励其进行更衣训练，采取合适的方法便于穿脱衣物。

3．洗漱护理

（1）洗脸、洗手：对于年龄较小、不能维持坐位、手功能极度低下的患儿，由他人帮助取合理、舒适的体位洗漱；对于能取长腿坐或坐位不稳的患儿进行洗脸、洗手时，鼓励患儿将双手放在一起，保持正中位（图 8-17A）；如果患儿双膝不能伸直，可让患儿坐在凳子或矮椅子上进行洗脸、洗手；对能站立的患儿，可让其一手有抓握物体做支撑，另一手进行洗脸，毛巾可做成手套，洗起来更加方便（图 8-17B）。

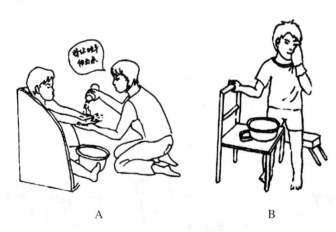

图 8-17　洗脸、洗手

（2）辅助洗浴：对不同类型的脑瘫患儿，洗浴的方法也不相同。

1）痉挛型：此型患儿在洗澡时应采取俯卧位，这样可抑制伸肌高度紧张，有效抑制异常反射的出现，此类患儿最好选择盆浴，水温要适度，避免淋浴和水温不适给患儿带来的不良刺激。

2）肌张力低下型：此型患儿在洗澡时应采取半坐位，可选择使用"沐浴床"进行训练，这样可给予头部、颈部、躯干足够的支持，有助于沐浴动作的完成。将"沐浴床"安装在配套使用的长圆形浴盆上，让患儿坐在浴盆中，以水浸泡到患儿胸部为宜（图 8-18）。

3）不随意运动型：此型患儿在洗澡时应采取坐位，并采取躯干加固定带的方法，这样有利于沐浴动作的顺利完成。

（3）独自洗浴训练：对于平衡能力和手功能尚可的患儿，可让其独自练习洗浴，从安全和提供方便的角度考虑，可在浴盆周围安装扶手及特殊装置。

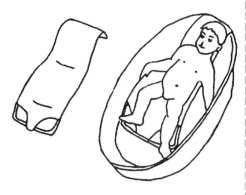

图 8-18 辅助洗浴

患儿在浴盆中玩耍可以学习许多功能动作，可在水中放一些可飘浮的玩具，也可以让患儿看自己的手、足，从中学习抓握及认识自己身体的能力。同时，脑瘫患儿大多数皮肤感觉缺失，可通过用毛巾摩擦身体、涂抹肥皂等刺激皮肤，增强皮肤的感觉能力。

4．排泄护理 当患儿 2 岁以上，能自己示意大小便时，才适合排便训练，训练过早常见效甚慢或者失败。家长可以记录下患儿 24h 内排便的次数和时间，一般选在患儿集中排便前的半个小时进行训练，定时令患儿在便器或痰盂上坐 15min，让其养成坐在坐便器上排便的习惯。使用痰盂时，应把痰盂放在一个方形或圆形的痰盂盒中，可以增加稳定性，盒子的高度以患儿坐在其上，双脚能踏到地面为宜，这样患儿在解大小便时有安全感。对较小的患儿可以放在护理者膝上，一方面可以支持患儿背部并稍向前倾，腿部弯曲，两腿分开，放坐在椅子便盆上。对稍大的患儿选择和设计合适的便桶很重要，可将便桶置于纸箱中，前面有横杆以利于支持，也可以将便桶放置在倒置的板凳中，四周有横杆提供更好的支持（图 8-19）。

训练内容包括：脱下裤子→坐在便器上→站起→提好裤子的全部过程。如需取手纸，手纸必须置于患儿伸手可取的范围内。排泄训练实际是一项综合训练，包括穿脱裤子、坐位平衡、蹲起训练、手功能训练等。训练患儿养成定时排便习惯，并掌握在便盆上排泄的方法，学习使用手纸和穿脱裤子。

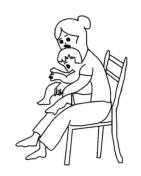 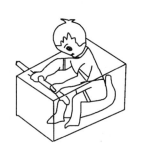 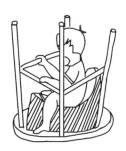

A. 排泄护理——护理者膝上　　B. 排泄护理——痰盂放在方形的盒中　　C. 排泄护理——痰盂放在倒置的板凳中

图 8-19 排泄护理

5．语言功能训练 首先要保持正确的姿势，维持患儿头的正中位置，在面对患儿眼睛的高度与其交谈。积极提供语言刺激，激发患儿对语言的兴趣，树立患儿学说话的信心，要鼓励患儿发声，当患儿发声时，要立刻答应并与其对话或点头示意，同时予以表扬及鼓励。语言训练是一项长期而艰苦的工作，需要极大的耐心与持之以恒。

（四）心理康复护理

护理人员应给予脑瘫患儿更多的爱心，给予患儿家长更多的理解，对其运动、语言、智力等方面的功能障碍不歧视、不嘲讽，对长期接受护理的患儿不厌其烦、态度和蔼，耐心细致地照顾患儿，让其感受到温暖和关爱。经常与患儿交流，包括眼神鼓励、语言沟通和身体爱抚，给患儿讲故事，组织集体游戏，创造良好的成长环境。

四、康复护理教育

脑瘫的康复是一个长期的过程，所需费用高、耗时长，给家庭和社会带来极大的负担，因此，加强宣教，积极预防具有重要意义。

1. 脑瘫的预防　结合母婴之间各种危险因素的联系，采取多种预防措施，告知家长预防脑瘫发生的知识和措施，从产前保健、围生期保健和出生后三个阶段进行预防，宣传优生优育，实行婚前保健，避免近亲结婚，阻断遗传病及先天缺陷；积极开展产前检查，防止感染性疾病发生；避免早产、低体重儿和巨大儿出生，预防窒息、颅内出血和核黄疸，出生后预防感染性疾病的发生，预防高热惊厥。

2. 早发现、早治疗　婴儿出生后应定期到医疗机构进行体格检查，特别是母亲孕期出现不正常情况，难产、早产、新生儿窒息等情况者更应密切观察，对脑瘫做出早期诊断，早期加以综合干预治疗，避免错过康复治疗的关键时期。

3. 指导家庭训练　家庭治疗是脑瘫康复的一个重要环节，患儿每天通过自身的日常生活动作的完成，来达到训练目的，因此，应教给家长、患儿日常生活活动训练的内容和方法，包括脑瘫患儿正确的卧床姿势、如何正确抱脑瘫患儿、脑瘫患儿进食体位等，避免过分保护，应采用鼓励性和游戏化的训练方式。帮助家长树立起良好的心态和坚定的信念，最终使患儿学会生活的基本技能，适应环境，回归家庭，回归社会。

第二节　儿童孤独症的康复护理

一、概述

孤独症（autism）又称自闭症，是一组终生性、固定性、具有异常行为特征的广泛性发育障碍性疾病，以儿童自幼开始的社会交往障碍、言语发育障碍、兴趣范围狭窄和刻板重复的行为方式为基本临床特征，称为 Kanner 氏三联症。本病男童多见，未经特殊教育和治疗多数儿童预后不佳，通常表现为终生智力残疾状态，对儿童健康影响极大。

（一）流行病学

近年来，欧美各国在孤独症的流行病学方面做了大量工作，患病率报告不大一致，这可能与调查者诊断标准和调查不统一有关，但其患病率呈显著上升趋势却是相同的。到目前为止，我国还没有一个相关较为公认的全国范围内的流行病学调查。但有专家认为，由于我国人口基数大，估计全国有 50 余万孤独症患儿，男女比例差异较大，一般为（4 ~ 7）:1，但女性患儿症状往往较男性重，智力水平也较低。

（二）病因

造成孤独症的病因和发病机制尚未阐明，在多项研究和实验室中发现，至少可以认为该病是包括多种生物学原因和社会心理因素引起的广泛性发育障碍所致的异常精神行为综合征。对于孤独症病因学研究，认为该病主要涉及以下几方面原因：①遗传因素；②神经生化代谢因素；③感染与免疫学因素；④中枢神经系统器质性变化和生理功能失调因素；⑤家庭和社会心理学因素。

孤独症中有较高的癫痫患病率，发生率约占全部病例的1/3，可在儿童早期或青春期发作，在青春期前发病约为 11 %，大多发作不频繁。一般认为 24 ~ 36 个月内就开始干预治疗，其预后较 4 岁后治疗好。

（三）临床表现

孤独症是一个与神经生物学有密切关系的疾病，而社会心理因素、父母亲的养育方式和态度对疾病的过程及表现的严重程度产生一定的影响。该病一般在生后36个月内起病。多数患儿早期表现在婴幼儿期，至12～30个月症状明显。少数患儿出生后的前10个月表现极轻或完全正常，12～30个月症状明显，出现语言功能退化，本来已会表达的少数词汇消失，并呈现典型孤独表现。

孤独症的基本临床特征为Kanner氏三联症，即主要表现为语言、非语言交往、想象活动及社会交往有质的障碍，往往伴有刻板动作。以兴趣范围狭窄，强迫保持生活环境和方式为特征。

孤独症仍无根治的疗法，目前主要是依据学习原理和儿童发展原则，建立教育矫治的策略，在家长积极参与下，教育患儿学习适当的行为及消除不适当的行为。采用特殊教育和强化训练，该疗法是目前世界各国公认的孤独症的主要治疗方法之一。教育的目标重点应该以生活技能训练、语言训练、交往能力训练为主；行为治疗，其治疗重点放在促进孤独症儿童的社会化和语言发育上，尽量减少干扰患儿功能和与学习不协调的病态行为，如刻板、自伤、侵犯性行为；感觉统合治疗方法，对孤独症儿童的动作协调性、注意力、情绪的稳定及触觉过分防御行为方面有改善。一般而言，药物治疗仅担任辅助性的角色，用药目的在于从某种程度上控制或改善某些行为症状，如减轻冲动、多动、破坏性行为，以便为教育训练提供条件。

二、主要功能障碍

（一）社会互动障碍

社会互动障碍是孤独症的核心特征之一，即与他人缺乏感情联系，极端孤僻与外界隔离（自闭）。这种征象在婴儿期就表现出缺乏与他人眼与眼的对视，缺少面部表情，对人缺乏兴趣。母亲将其抱着喂奶时，他不会将身体与母亲贴近，不会望着母亲微笑。6～7个月还分不清亲人和陌生人，不会像正常小儿一样发出咿呀学语声，只是哭叫或显得特别安静。

有的患儿即使1～2岁发育正常或基本正常，但发病后表现有饥饿、疼痛或不舒服时，不会到父母亲身边寻求食物或安抚，或只是拉着父母亲的手去取东西，而不会以言语或姿势来表达。不会伸开双臂要人抱，有的患儿甚至拒绝别人的拥抱，或当抱起他时表现僵硬或全身松软。当父母离开或返回时没有依恋的表示。和父母易于分离，跟随陌生人也很少有胆怯不安的反应。对亲人呼唤其名字时常无反应，以致使人怀疑他们是否有听力问题。不与周围小朋友交往，更谈不上建立友谊，喜欢独自玩耍。

病情较轻的孤独症患儿社交障碍在2岁前不明显，5岁以后患儿与父母同胞之间建立起一定的感情，但患儿仍极少主动进行接触，在与伙伴的活动中常充当被动角色，缺乏主动兴趣。其青春期后仍缺乏社交技能，不能建立恋爱关系或结婚。

（二）语言沟通障碍

孤独症患儿表现为语言发育障碍十分常见和严重，也是最早容易引起父母注意的症状，常为孤独症患儿的首诊原因。

孤独症的语言障碍是一种质的全面的损害，具体表现为：①患儿语言发育延迟或不发育。约一半孤独症患儿终生沉默，仅以手势或其他形式表达他们的要求，或极少情况下使用极有限的语言。②语言内容、形式的异常。不主动与人交谈，不会提出话题或维持话题，他们常常是自言自语，毫不在意对方听不听，也不顾及周围的环境或者别人正在谈话的主题。③刻板重复的语言或模仿语言。可为反复模仿别人说过的话，亦可是患儿重复提类似的问题或要对方回答一样的话，或重复自造的话，并渴望维持这种刻板重复语言和重复简单游戏活动不变，有的患儿则表现出无原因的反复尖叫、喊叫。④言语音调、节奏的障碍。语言缺乏声调，存在速度、节律、语调、重音等方面的问题，语言单调平淡或怪声怪调，缺乏抑扬顿挫，没有表情配合。⑤非语言性交流障碍。面部表情、手势或姿势语言缺乏，患儿很少用点头、摇头或摆手及动作来表达其意愿，常以哭或尖叫表示需要或不舒服。

（三）兴趣狭窄、坚持同一性和仪式性强迫性行为

1. 对环境倾向于要求固定不变或不正常反应　表现对日常生活常规变化的拒绝，有的患儿每天要吃同样的饭菜，数年不变，每天固定的排便时间、地点或便器，出门一定要走某条路线，若变动则表现烦躁不安，吵闹或拒绝。

2. 兴趣狭窄和游戏方式奇特　表现对某些物件或活动的特殊迷恋，患儿常对一般儿童所喜欢的玩具或游戏缺乏兴趣，尤其不会玩有想象力的游戏，而对某些特别的物件或活动表现特别的兴趣和迷恋，比如圆的或可以旋转的物品，可达到着迷的程度。

3. 刻板、重复的行为和特殊的动作姿势　表现来回踱步、自身旋转、转圈走、重复地蹦跳，最常见的姿势是将手置于胸前凝视，这种动作常在 1 ~ 2 岁时发生，随着年龄增长而减轻或消失，还有扑打、摇动、敲击、撞击、旋转等动作，亦有破坏行为及自伤行为，如咬手、撞头、以拳击墙等，这些行为往往在患儿无事可做时出现，有时则在其兴奋、烦躁时频繁出现。

（四）感觉和动作障碍

大多数孤独症患儿存在对刺激感觉异常，包括对某些声音的反应特别迟钝，如一个突然的声响对于正常儿童会引起惊吓，而孤独症患儿则若无其事。在后面对他们讲话或呼叫他们时，他们似乎像聋子一样没有反应，但对某些刺激又会特别敏感，如收音机或电视机播广告、天气预报时，音量即使放得很小，他们也会做出相应反应。有些患儿表现出对某些视觉图像恐惧；很多患儿不喜欢被人拥抱，触觉、痛觉异常也较常见。

（五）智能和认知障碍

约 3/4 的患儿智力落后，但这些患儿可以在某些方面有较强能力，20% 智力正常，约 10 % 智力超常。多数患儿记忆力较好，尤其是在机械记忆方面有超常能力，如数字、人名、路线、车牌、年代和日期推算、速算的能力、音乐等。在应用操作、视觉空间技能、即时记忆的测验较优，而象征性、抽象思维和逻辑程序的测验上较差。

三、康复护理措施

（一）环境指导

孤独症患儿所在的居室及活动场所应安全、整洁、简单，室内严禁存放危险物品，制止一切影响患儿安全的活动。

情感环境是重要的教育资源，应通过情感环境的创设、利用，有效地促进患儿的发展。周围的人给予患儿一个表扬、一个鼓励对其都十分重要，要不放过任何一个微小的动作，努力去挖掘、放大他的优点，只要是行为意义积极的，都要给予口头肯定、鼓励："你真行""你真棒"，也可给予适当的物质奖励，以此不断强化其积极向上的认同心理。

> **课 堂 互 动**
>
> 孤独症儿童开展作业治疗的目的和具体内容有哪些？

（二）功能训练指导

1. 回合式试验教学法　由指令、反应和结果三个环节构成。护理人员在采用回合式试验教学法时，给患儿简单明确的指令，比如"给我积木"等，对患儿反应的要求十分清晰。每次"试

验"时患儿必须做出反应，并根据反应的情况给予不同的结果。为了促使患儿对指令做出正确而及时的反应，可以使用提示（包括手把手练习、语言提示、手势和操作示范等提示）。回合试验强调任何一种行为变化都和它自身的结果有关联。如果一个患儿学叫了"老师"，老师马上高兴地对他笑，并拥抱他（她），患儿可能因此会更多地叫老师。老师对患儿的态度强化了患儿的行为。

开始对孤独症患儿训练时，往往能够使用的只是初级强化物，包括食物、饮料等。在使用初级强化方式时，也要同时使用次级强化手段等，这样才可以逐渐引导患儿接受次级强化手段，如表扬、赞赏、拥抱等。在使用赞赏时，除了说"很好""真棒"以外，也应该明确地表明所强化、表扬的是什么行为。比如，在患儿进行对名词的理解训练时，指令是"把火车给我"，患儿果真把火车拿给你了，结果（强化）可以这样说："真听话，把火车给了老师"。

2．图片交换交流系统　孤独症儿童缺乏必要的言语沟通能力，同时也缺乏必要的替代补偿系统（比如眼神、手势、身体、声音等）来辅助他们的人际沟通。图片交换交流系统就是针对孤独症儿童这一缺陷量身定做的干预和教学技术。护理人员对孤独症患儿护理时，要有效利用图片交换交流系统，它可以是一个需要物的简单集合体，或者表达需要和情感体验的一个图片式的句子，也可以是一个带有特定情境的复杂图片集来描述一个相关的事情或事件。图片交换交流系统可以完全不用语言，也可以用言语辅助其中的一部分。图片交换交流系统并不排斥语言的运用，也不会阻碍语言的发展。

3．结构化教学法　护理人员在利用结构化教学法时，大量利用视觉线索使孤独症儿童了解其一天或一个时段内他（她）所要从事的活动内容，并结构化其活动的场所与内容，使得每一个场所都与所从事的某个特定活动内容相关。结构化教学法的区域可以分成若干工作区和休息区（自由活动区）。比如在他（她）已完成的活动图片（或其他同等意义的视觉线索上）打"√"或画"×"，或将下一步活动的图片取下，放到相应的工作区。一旦孤独症儿童理解了这些视觉线索的意义，他（她）就会显示了明显的独立性和活动中的自主性。

4．设定康复护理目标，训练内容充分细化　护理人员与孤独症患儿交往，先要使患儿对护理人员感兴趣，双方能相互沟通，这一阶段往往是最困难的阶段。训练时不可操之过急，不能期望患儿在很短的时间内就能掌握一种或几种技能。需要把要求他们所学的技能分为若干个细小步骤，一小步一小步地朝着制订的目标靠近，直到患儿学会并固定下来。如对患儿进行排便训练时，要求分步骤实施——先带他去厕所、跨上台阶、脱裤子、站起，最后提起裤子、下台阶、洗手。一个项目要反复多次进行训练，但训练时间不宜过长，一般在半小时左右，以免患儿烦躁而放弃学习，护理人员要有耐心，持之以恒，同时，要边教做边鼓励。

知 识 链 接

地板时光

地板时光（floor time）是针对孤独症儿童开展的早期干预模式，主要是将人际关系和社会交往作为训练的主要内容，以儿童的活动和兴趣决定训练的内容，即以儿童为中心，而成人只是引导者。训练中，训练者配合儿童在自由愉快的时光中提高解决问题的能力和社会交往能力。训练活动分布在日常生活的各个阶段，目前，此方法在美国获得较高评价。

5．做到动作 - 言语 - 奖励有机结合　护理工作中要适时采用行为治疗中的"积极强化法"，在教患儿某一技能时，要不断讲解每一步骤的意义，完成了便给患儿以言语鼓励，并适当的物质奖励或正性强化（强化物是喜欢吃的食物和玩具），以便增加孩子对训练的兴趣和减少不愉快情绪的发生。在教育时对患儿行为要宽容和理解，严禁体罚和责骂；还要积极改变对孤独症患儿表现的某一方面的能力，要善于发现、利用和转化。教育和训练强调个体化，训练前后的评估是制订个体化护理方案所必需的，这对治疗结果判断以及进一步治疗的方案制订有重要意义。

（三）心理康复护理

护理人员要有爱心、耐心，正确对待孤独症患儿，有效掌握康复训练方法，与患儿接触中，有的放矢地抓住每个机会，通过与患儿一起游戏，如搭积木、玩玩具等，促进与患儿的感情交流。努力创造一个患儿与其他患儿一起生活游戏的正常环境，经常带患儿外出活动，增加与人群、社会的接触，逐步改变患儿的孤僻性格，提高其社会适应能力。

对于患儿家长，要给予充分的理解和支持，了解他们的想法和要求，耐心解答他们提出的问题，减轻家长的焦虑心理，使他们树立信心，并积极配合和参与对患儿的康复训练，为患儿的康复治疗创造一个良好的氛围。

四、康复护理教育

孤独症的矫治、康复、重归社会是一个艰难复杂的过程，因此，对孤独症患儿的教育培训必须持之以恒，循序渐进。

（一）教育训练中要特别注意父母所起的作用

在教育训练中，父母不仅作为教师和训练人员出现，还作为一个"人"，通过训练使孤独症患儿对父母对人感兴趣，并且学会交往技能和技巧，以及不同的交往方式。患儿不宜长期住院，有条件者可让其父母与患儿同时住院，目的在于让父母学会训练的方法。以家庭为中心的早期训练教育应是孤独症患儿训练的首推方案。

（二）对家长的教育

家长得知患儿有孤独症后，会出现焦虑、恐慌和内疚等不健康情绪，将会给患儿的治疗带来严重困难，所以要给家长讲述孤独症患儿的主要问题是什么，并说明孤独症的病因至今仍不明确，与家庭环境和养育方式无关，消除内疚情况，如能早期进行有计划的医疗和矫治教育，并能长期坚持，可取得一定治疗效果，从而使家长由消极、被动转为积极主动参与。

（三）合理使用药物治疗

选择药物时必须掌握好剂量，由小剂量开始，缓慢加量，要注意所选药物的适应证、禁忌证和副作用。

（四）正确对待孤独症预后

孤独症预后的好坏与病情、婴幼儿时期语言发育状况、智商高低、病因及训练教育状况等有关。大约2/3的孤独症预后较差，相关研究认为，仅10%可上班工作，40%可在指导下工作，50%需要养护。孤独症由于存在明显的社会适应不良，需要长期照管。因其没有独立社交能力，不能学会任何独立的生存本领，无法独立生活。在5岁以前已发展了功能性语言者，预后较好，孤独症中高功能患儿多在最初1～2年发育正常或基本正常，仍保持简单的认知和语言交流功能，与父母和周围人也保持一定的情感联系，无癫痫发作等脑部器质性病变，以后出现的孤独症表现也较轻；而低功能患儿则反之。重度病例中大约有半数在青春期症状恶化，表现为活动过度，攻击、自伤、伤人或行为刻板，仪式性或行为不可预测性，继之失去言语技能及缓慢的智力倒退，女童较男童更易恶化。

第三节　注意缺陷多动障碍的康复护理

一、概述

注意缺陷多动障碍（attention deficit hyperactivity disorder，ADHD）是以注意力不集中、活动过度、冲动、任性和伴有学习困难为特征的一组综合征。

（一）流行病学

国外报告其发病率占学龄儿童的 3%～10%，国内报告为 1.5%～12%。14 岁以下儿童的患病率为 7%～9%，半数患儿 4 岁以下起病，男：女为 4～6：1。1/3 以上患儿伴有学习困难和心理异常。

（二）病因

注意缺陷多动障碍的病因和发病机制尚不确定。

1. 遗传因素　对本病家系、双胎及寄养儿等的研究证实 ADHD 有遗传倾向。Silver 发现 40% 的 ADHD 患儿的父母、同胞和亲属也患有该症。ADHD 一级亲属中伴有反社会行为、情绪冲动及焦虑者明显高于正常儿童家庭。单卵双胎同时患 ADHD 几乎为 100%，而双卵双胎儿同时患病只有 10%～20%。近亲中同时患病的家庭聚集现象也提示 ADHD 与遗传因素有关。

2. 神经生化因素　ADHD 患儿单胺类中枢神经递质如多巴胺（DA）与去甲肾上腺素（NE）两者之间存在不平衡。研究认为单胺类神经递质代谢紊乱可能是活动过度的起源。神经递质功能的改变可对心境内外、警觉、活动度、认知和很多外观行为起作用。有学者认为，ADHD 患儿存在儿茶酚胺（CA）水平不足，以致脑抑制功能不足，对进入的无关刺激起不到过滤作用，导致患儿对各种刺激不加选择地做出反应，从而影响注意力集中并引起过多的活动。

3. 轻度脑损伤和脑发育迟缓　母孕期营养不良、疾病、接受 X 线照射、难产、缺氧窒息、早产、高热惊厥、中毒等均可造成脑损伤，尤其是额叶皮质受损可出现 ADHD 症状。但有许多患儿并无脑损伤病史，也无神经系统异常的表现，故又认为是轻度脑功能失调，但尚缺乏充分的根据。

4. 铅与其他化学物质的影响　儿童神经系统处于快速发育完善阶段，轻微的铅负荷增高即可引起神经生理过程的损害，导致多动、注意力不集中、易激惹等。有学者认为 ADHD 与铅过量摄入及其他化学物质污染有关。

5. 社会生理因素　社会生理因素虽未必是 ADHD 的直接病因，但可成为一些 ADHD 易感素质儿童的发病诱因，并且会影响该病的发展和预后。

知 识 链 接

ADHD 三大核心症状

1. 注意缺陷。难以将精力集中于所需完成的任务当中，无法抵御干扰因素，注意力难以保持长久，难以完成任务的组织实施，经常无法完成任务。

2. 多动。无法安静地坐在教室里听完一堂课；经常无目的地来回走动、奔跑、跳跃，总是不停地活动与说话，少有片刻安静；总是动手动脚、课堂小动作、干扰他人。

3. 冲动。极端缺乏耐心，行为唐突，突然插话，干扰他人，难以自制。

（三）临床表现

ADHD症状多种多样，并常因年龄、所处环境和周围人对待其态度的不同，而有所不同。ADHD的临床表现可出现很早，如自幼即睡眠不安、喂养困难、脾气不好等。但在患儿进入幼儿园、学前班或小学时，症状更趋明显，如常发现小儿喜欢激惹周围的小朋友、上课时坐立不安、注意力分散、不能听从教导和作业完成不好等。主要表现为活动过度和注意缺陷，常伴有学习困难和情感行为异常。神经系统检查基本正常，IQ基本正常。

对于ADHD患儿的治疗可采用非药物治疗和药物治疗。非药物治疗如感觉统合训练、行为矫正疗法、特殊教育、疏泄疗法等。药物治疗如神经兴奋剂，可首选哌甲酯；α受体激动剂，如可乐定，与利他林合用对治疗顽固性ADHD和ADHD伴有抽动的患儿较适宜；三环抗抑郁药，如丙米嗪和去甲丙米嗪；其他新研制的药物有安非布他酮、去甲替林等，对治疗ADHD也有一定疗效。药物结合行为矫治疗效比单独应用药物的效果显著。

二、主要功能障碍

（一）活动过度

1．与年龄不相称的活动水平过高　在婴幼儿期和学龄前期即会出现，部分患儿在婴幼儿期就开始有过度活动，表现为多哭闹、易激惹、手足不停地舞动、兴奋少眠、喂食困难、难以养成定时大小便规律；除了睡眠外，患儿难有安静的时刻；过早从摇篮或小车里向外爬；好喧闹捣乱、翻箱倒柜、喜好破坏等；进幼儿园后不遵守纪律、吵闹，玩耍也无长性，一个玩具玩一会儿就更换。

2．多动症状无明确的目的性　行为动作多有始无终、缺乏连贯性而显得支离破碎。如上课时小动作多，坐不稳，不停地扭动；喧闹、敲桌子、骚扰周围的同学；室外活动时好奔跑攀爬、冒险、惹人注意，犹如启动的机器一样不知疲倦。做事虎头蛇尾，难以善始善终。

课 堂 互 动

如何区别正常儿童与ADHD儿童的多动？

3．冲动任性　由于缺乏自控能力，患儿常对一些不愉快刺激做出过分反应，以致在冲动之下伤人或破坏东西，易发生意外事故。如参加游戏活动不能耐心等待轮换，要么抢先插队，要么弃而不做；要什么必须立刻满足，否则吵闹或破坏东西；对别人开的玩笑做出过激反应；对玩具、文具等任意拆散丢失，毫不爱惜，满不在乎；喜欢翻越栏杆，在行驶的车辆前会突然横穿马路；不会游泳却任意下水等。

（二）注意集中困难

1．主动注意不足，被动注意占优势　上课时注意力不集中，有意注意涣散、选择注意短暂，多有"听而不闻，视而不见"的现象；对课堂讲授和布置的作业很少注意，以致答非所问，丢三忘四，遗漏作业，胡乱应付，成绩不良。

2．注意强度弱、维持时间短　易受环境影响而注意力分散，注意时间短暂。如10～12岁学生应能保持40min的专心听课时间，但ADHD患儿却难以做到，极易疲劳和注意分散。

3．注意范围狭窄、注意分配能力差　不善于抓住注意对象的要点和重点，注意范围狭窄，注意分配能力差。如做作业容易漏题、串行、马虎潦草、计算出现不应有的低级错误、难以按时完成作业等。

（三）学习困难

ADHD 患儿智力水平大都正常或接近正常，然而由于以上症状，仍给学习带来一定困难。部分患儿存在综合分析、空间定位等知觉障碍。如临摹图画时，往往分不清主体与背景关系，不能分析图形的组合，也不能将图形中各部分综合成一个整体（综合分析障碍）；有些患儿将"6"读成"9"，或把"d"读成"b"，甚至分不清左右（空间定位障碍）。还可有诵读、拼音或语言表达困难。ADHD 儿童的学习困难有以下特点：

1. 学习成绩的波动性　在老师、家长的严格帮助下，成绩能提高，但稍一放松学习成绩又会明显下降，成绩不稳定，好坏相差悬殊。

2. 学习随升入高年级而逐渐下降　在低年级时学习成绩尚可，学习困难症状不明显。当升入高年级后，学习内容难度加大，由于症状的持续存在就难以收到好的学习效果，成绩会逐渐下降，并涉及所有科目。

3. 学习或考试时常出现的不应出现的低级错误。

4. 药物与心理行为治疗可提高学习成绩。

三、康复护理措施

（一）功能训练指导

1. 感觉统合训练

（1）触觉与身体协调训练

1）仰卧大笼球：目的是强化固有感觉和本体感觉。护理要点：①让患儿仰卧于大笼球上，握住患儿的下肢或腰部，做前后、左右、快慢的滚动。②做此训练前，一定要先做好俯卧大笼球训练，让患儿熟悉大笼球的重力感后再进行此活动，以防受到排斥。③注意提醒患儿留意全身关节和肌肉的感觉，协助患儿控制自己身体平衡，对患儿运动能力的提高帮助较大。

2）倾斜垫上滚动：目的是增强触觉、前庭感觉及固有感觉的同时输入，提高平衡能力。护理要点：①将软垫铺成约 20° 倾斜即可，以免危险。②患儿以直躺横向滚动姿态，顺差坡度自己滚下来。③提醒患儿意识滚下时手、足、头的配合。④注意观察患儿滚下时的姿势和身体各部位协调情况。

（2）前庭感觉训练

1）平衡台平躺训练：目的是强化大脑和脑干的知觉功能。护理要点：①患儿躺在平衡台上，注意手脚要能自然伸展。②左右倾斜摇晃，要维持一定的韵律感，使策略感觉可以唤起脑干的觉醒。③速度加快时，要注意患儿姿势和表情的反应。

2）平衡台跪坐或静坐摇晃训练：护理要点：①由于重心较高，平衡感不易掌握，因此必须提醒患儿坐好，自己尝试运用可以自由移动的双手来保持平衡。②观察患儿双手的姿势，以及头部倾斜的情况，了解患儿在倾斜时如何处理不安感。③可睁眼练习 10min，再闭眼练习 10min，感觉两种不同的平衡感。视觉常会使前庭系统功能有完全不同的感觉反应。

3）平衡台互相扶持训练：目的是强化身体协调，触觉感，前庭系统的功能。护理要点：①训练者与患儿共同站上平衡台，两人双手紧握，互相保持平衡。②由于取站姿时，策略感通常较不稳定，两人配合的动作对相互合作关系的建立颇有帮助。③观察患儿在动作时，头、手、足及躯干的适当反应。④摇晃时可以先练习由训练者带动患儿，再由两人在同一速度上，配合彼此摇动的韵律。

4）平衡台站立摇动训练：护理要点：①让患儿站在平衡台上，由训练者在台下缓慢摇动平衡台。②观察患儿头、躯干、手、足为保持平衡所做的伸展姿势。③患儿为求平衡所作的姿势调整，对前庭感觉、固有感觉和视觉统合的调整有较大的帮助。

5）坐在旋转浴盆中的训练：护理要点：①患儿平坐在浴盆中，由训练者在外帮助他旋转，速度约每 2s1 转。②不宜旋转太快，并注意患儿可能的反应；③回转后完全不晕眩，或眼震持续时间很短，或完全没有表示前庭系统的严重迟钝。

6）趴或半跪在旋转浴盆中的训练：护理要点：①患儿趴卧或半跪在浴盆中，由训练者在外帮助他旋转。②旋转速度可以由慢逐步加快，但时间不宜连续太长，中间最好有中断休息。③要让患儿睁开眼睛，手脚紧贴在浴盆上面。④身体不要屈曲，否则转动时很容易掉下来。

7）旋转浴盆＋投圈球训练：目的是强化前庭视觉间的协调，对身体位置，视觉空间及眼球转动控制帮助较大，并可以有效养成高度运动企划能力。护理要点：①训练中，训练者可以变化旋转的速度及投球目标的位置。②做此训练时，旋转速度仍不宜过快，并注意患儿对活动兴趣的反应；越努力想达到目标时，运动企划能力的提高越好。③患儿在寻找目标时，观察其有无过多的眼球运动。

8）在毛巾中坐飞机训练：护理要点：①将患儿包在大毛巾中，俯卧位，由训练者两人各拉毛巾一边，前后甩动。②患儿也可以仰卧位，增加趣味性和不同的感觉。③注意患儿觉得不舒服和害怕时，应立刻停止。

9）空中升降机训练：护理要点：①由训练者两人，一人抓住患儿的脚，另一人抓住手，抬高后进行左右和上下摇动。②患儿可以分别在仰卧位和俯卧位练习。③注意患儿肌肉紧张的情况，不宜太勉强进行训练。

10）滚滚圈训练：护理要点：①用 3 个游泳圈或轮胎，也可以用圆形滚筒代替。②患儿横卧于滚圈或滚筒内，由训练者协助作滚动。③可随时变化滚动的速度，滚动时也可兼做左右滚动或变化角度。

11）活动滚滚筒训练：护理要点：①对害怕做此训练的患儿，可从左右轻微摇动开始，然后再做滚动。②旋转时注意患儿身体和颈部的肌肉反应，以观察是否害怕。

12）圆筒吊缆加手眼协调训练：目的是促进姿势运动协调、平衡能力及运动企划能力的提高。护理要点：①患儿进行圆筒吊缆训练的同时，做投套圈圈的训练，可同时给患儿 10 个圈，观察患儿投掷的方法和准确度。②上吊缆时非常容易后仰跌倒，训练者应在旁边看护，在地上铺上软垫，避免患儿受伤。

（3）滑板训练

1）大滑板的手眼协调训练：护理要点：①患儿自行俯卧于小滑板上，由大滑板上滑下时，身体可以穿过预先设计好的一个小隧道。②患儿滑下来的同时，可以伸手去拿放置在旁边的小球，也可以反过来将小球投入固定的木箱或纸箱中。③患儿在滑下来时可以用手中木棒或纸棒击打置于旁边的标志物或玩具（最好是打不坏的）。

2）滑板过河训练：目的是促进身体双侧协调，提高运动企划能力。护理要点：①患儿俯卧于滑板上，靠着预先架设好的绳子，双手交互攀着绳索逐步前进。②患儿仰卧在滑板上，以手足交互夹住绳索，逐步前进。

2．行为矫正疗法

（1）正性强化法：通过表扬、赞许、奖赏等方式使小儿良好的行为得以持续。应用此方法前先确定要求小儿应改变的靶行为（不良行为）和需建立的适宜行为。当患儿出现这种良好行为时立即给予正性强化，使患儿感到欣快和满足，如带患儿进入公共场所之前，要告诉小儿不该出现哪些不良行为和应遵守的行为规则。当出现不良行为前兆时应立即予以制止，对规范的行为立即给予赞许、表扬和奖励。

（2）消退法：治疗前需确定何种因素对患儿不良行为起强化作用，再对其进行消退，如老师对小儿上课坐不住，不停扭动身体的行为过于关注，就会使这一行为动作得以加强，出现次数增多。在不影响训练的情况下，如老师予以漠视，久之因失去注意而得不到巩固就会逐渐消失。

（3）处罚法：有助于减少或消除患儿的不良行为。但对于患儿的不良行为要避免开始就进行严厉的处罚，要坚持先鼓励后处罚的原则。处罚可采用暂时隔离法，使其明白行为的不适宜性，轻微处罚应与鼓励相结合。

（二）心理康复护理

1．提供心理咨询 帮助父母认识 ADHD 是一种病，改变将患儿当作"坏孩子，不可救药"的看法，告知父母和老师一味的惩罚教育不但无效，甚至可起反作用。

2．重视强化教育 以多理解和鼓励为主，鼓励患儿参加有规则的活动，按时作息，保证充足睡眠和合理营养。

3．定期进行家长培训 可经常组织小型家长学习班，家长之间可互相交流心得，同时有机会宣泄心中的郁懑，改正不良的教养态度与方法。

四、康复护理教育

ADHD 的治疗应采取综合康复才能收到良好的治疗效果，非药物治疗已成为今后治疗的趋向。当 ADHD 儿童症状明显，导致学习困难、学习成绩下降，或有明显的行为异常时，在心理和行为矫正的同时要给予药物治疗。治疗 ADHD 的药物有不同程度的副作用，患儿家属要正确掌握服用药物的剂量、时间、方法及注意事项。

大多数 ADHD 儿童症状较轻，经治疗随年龄增长、自控能力增强，成年后可表现正常，或遗有注意力不集中、冲动、固执、社会适应能力和人际关系差等表现。而未经治疗的 ADHD 儿童随年龄增大无目的性的多动症状有所好转，但仍可有注意力不集中、学习低下、冲动、甚至品行障碍、青少年犯罪。

（许洪伟）

第四节 儿童言语障碍的康复护理

一、概述

构成言语的各个环节（听、说、读、写）受到损伤或发生功能障碍时称为言语障碍，包括失语症、构音障碍、儿童语言发育迟缓、发声障碍和口吃等。凡是有言语障碍的患儿都可以接受言语治疗，开始得越早，效果越好。言语康复的本身是一种交流的过程，需要患儿的主动参与。

失语症是因脑部损伤，患儿在神智清楚，无精神衰退、感觉缺失、发音肌肉瘫痪等情况下，使原已习得的言语功能丧失所表现出的各种症状。脑血管意外是失语症的最常见病因，其他包括颅脑损伤、脑部肿瘤、脑组织炎症等。失语症在所有语言障碍中是一种最复杂的语言障碍。包括对语言符号的感知、理解、组织应用或表达等一个方面或几个方面的功能障碍。失语症的病因多为中枢性损伤，故多合并有不同程度的脑功能低下以及构音障碍，部分患儿还可能合并认知和行为障碍。失语症的分类：①外侧裂周失语综合征（Broca 失语、Wernicke 失语、传导性失语）；②分水岭区失语综合征（经皮质性运动性失语、经皮质性感觉性失语、经皮质混合性失语）；③完全性失语；④命名性失语；⑤皮质下失语综合征（基底节性失语、丘脑性失语）。

构音障碍是指由于发音器官神经肌肉的病变而引起发音器官的肌肉无力、肌张力异常以及运动不协调等，产生发声、发音、共鸣、韵律等言语运动控制障碍。构音障碍患儿通常听理解正常，并能正确地选择词汇以及按语法排列词句，但不能很好地控制重音、音量和音调。构音障碍通常分为运动性构音障碍、器质性构音障碍和功能性构音障碍三大类。

　　言语和语言，它们是人类交流思想的工具，在人们平时的日常生活中，言语和语言两个词往往混用，虽然不会影响意思的理解，但从言语治疗学的角度来说有所区别。言语是音声语言（形成）的机械过程。为使口语表达声音响亮、发音清晰，需要有与言语产生有关的神经和肌肉参与活动。当这些神经或肌肉发生病变时，就会出现说话费力或发音不清。代表性的言语障碍为构音障碍，临床上最多见的是假性球麻痹所致的构音障碍。语言是指人类社会中约定俗成的符号系统，人们通过应用这些符号达到交流的目的。语言包括对符号运用（表达）和接受（理解）的能力，也包括对文字语言符号的运用（书写）、接受（阅读）以及姿势语言和哑语。代表性的语言障碍是失语症和语言发育迟缓。

二、主要功能障碍

（一）失语症

　　1. 听理解障碍　听理解障碍是失语症患儿常见的症状，是指患儿对口语的理解能力降低或丧失。根据失语症的类型和程度不同而表现出在字词、短句和文章不同水平的理解障碍。

　　2. 口语表达障碍　①发音障碍；②说话费力；③错语：常见有三种错语，即语音错语、词意错语和新语；④杂乱语；⑤找词和命名困难；⑥刻板语言；⑦言语的持续现象；⑧模仿语言；⑨语法障碍；⑩复述。

　　3. 阅读障碍　因大脑病变致阅读能力受损称失读症。阅读包括朗读和文字的理解，两者可以出现分离现象。

　　4. 书写障碍　①书写不能；②构字障碍；③镜像书写；④书写过多；⑤惰性书写；⑥象形书写；⑦错误语法。

（二）构音障碍

　　1. 痉挛型构音障碍（中枢性运动障碍）　说话费力，音拖长，不自然的中断，音量、音调急剧变化，粗糙音、费力音、元音和辅音歪曲，鼻音过重。

　　2. 弛缓型构音障碍（周围性构音障碍）　不适宜的停顿，气息音、辅音错误，鼻音减弱。

　　3. 失调型构音障碍（小脑系统障碍）　元音辅音歪曲较轻，主要以韵律失常为主，声音的高低强弱呆板震颤，初始发音困难，声音大，重音和语调异常，发音中断明显。

　　4. 运动过强型构音障碍（锥体外系障碍）　构音器官的不随意运动破坏了有目的运动而造成元音和辅音的歪曲，失重音，不适宜的停顿，费力音，发音强弱急剧变化，鼻音过重。

　　5. 运动过弱型构音障碍（锥体外系障碍）　由于运动范围和速度受限，发音为单一音量，单一音调，重音减少，有呼吸音或失声现象。

　　6. 混合型构音障碍（运动系统多重障碍）　各种症状的混合。

三、康复护理措施

（一）失语症

　　在康复护理过程中，护士可利用各种方法改善患儿的语言功能和交流能力，通常采取对语言的符号化和解读直接进行训练；以语言各模式间的促通为目的，对信息的传达媒介实行代偿；采取通过认知理论间接作用于交流活动的措施对患儿进行康复，使之尽可能像正常人一样生活。

　　1. 传统的措施　包括 Schuell 刺激法、阻断去除法、程序学习法等。Schuell 刺激法是多种失语症治疗方法的基础，应用最广泛。

　　Schuell 刺激法：主要原则是护士给患儿一定的语言刺激（设定的课题），患儿对刺激做出反应。如果是正确的反应，护士给予表扬鼓励。正确的反应定型后可以提高语言刺激的难度。如果是错误的反应，护士指出错误，告知正确反应。重复出现错误反应，则降低语言刺激的难度。在听的同时给予视、触、嗅等刺激，多途径刺激可相互促进效果。根据失语症的类型、程度、原发病、年龄、爱好制订适当的训练计划，通常为期 3 个月，然后再评价，以决定是否继续治疗或修改训练方针。

具体训练方法：

1）口形训练：①让患儿照镜子检查自己的口腔动作是不是与言语治疗师做的口腔动作一样；②患儿模仿治疗师发音，包括汉语拼音的声母、韵母和四声；③护士画出口形图，告诉患儿舌、唇、齿的位置以及气流的方向和大小。

2）听理解训练：①单词的认知和辨别；②语句理解。

3）口语表达训练：包括单词、句子和短文练习。

4）阅读理解及朗诵训练：单词的认知包括视觉认知和听觉认知。①视觉认知；②听觉认知；③朗读单词；④句子、短文的理解和朗读；⑤朗读篇章。

5）书写训练：①抄写字、词、句子；②让患儿看动作图片，写叙述短句；看情景图片，写叙述文；③写日记、写信、写文章。

2．实用交流能力的训练　失语症患儿如果经过系统的言语地治疗，言语功能仍然没有明显的改善，则应考虑进行实用交流能力的训练，使患儿最大程度地利用其残存能力（言语或非言语的），使用最有效的交流方式，使其能与周围人发生有意义的联系，尤其是促进日常生活所必需的交流。交流效果促进法（PACE）是目前国际上最公认的实用交流的训练法之一。在训练中利用更接近实用交流环境的对话结构，信息在护士和患儿之间双向传递，使患儿尽量调动自己的残存能力，以获得实用化的交流技能。适合于各种类型及程度的言语障碍。

具体方法：将一叠图片正面向下扣置于桌上，护士与患儿交替摸取，不让对方看见自己手中图片的内容。然后，运用各种表达方式（呼名、迂回语、手势语、指物、绘画）将信息传递给对方，接收者通过重复、猜测、反复质问等方式进行适当反馈，护士可根据患儿的能力提供适当的示范。

3．非言语交流方式的利用和训练

（1）手势语：在交流活动中，手势语不单指手的动作，还包括头及四肢的动作。训练可以从常用的手势开始，例如，用点头、摇头表示是或不是。训练时，护士先示范，然后让患儿模仿，再进行实际的情景练习，以强化手势语的应用。

（2）画图：对严重言语障碍但具有一定绘画能力的患儿，可以利用画图来进行交流。

（3）交流板或交流手册：适应于口语及书写交流都很困难，但有一定的认识文字和图画能力的患儿。交流板或交流手册是将日常生活中的活动通过常用的字、图片或照片表示出来，患儿通过指出交流板上或交流手册中的字或图片来表明自己的意图。二者的区别在于交流板内容简单，携带不方便，而交流手册不仅内容多，更可以随身携带。如果交流手册的内容很丰富，患儿也可以与人"交谈"。

（4）电脑交流装置：包括按发音器、电脑说话器、环境控制系统等。

（二）构音障碍

1．松弛训练　主要针对痉挛性构音障碍，可进行以下的放松训练：①足、腿、臀的放松；②腹、胸、背部的放松；③手和上肢的放松；④肩、颈、头的放松。

2．发音训练

（1）发音启动训练：深呼气，用嘴哈气，然后发"a"，或做发摩擦音口形，然后做发元音口形如"s…u"。

（2）持续发音训练：由一口气发单元音逐步过渡到发 2～3 个元音。

（3）音量控制训练：指导患儿由小到大，再由大到小交替改变音量。

（4）音高控制训练：帮助患儿找到最适音高，在该水平稳固发音。

（5）鼻音控制训练：控制鼻音过重。

3．口面与发音器官训练

（1）唇运动：练习双唇闭合、外展、鼓腮。

（2）舌的运动：练习舌尽量向外伸出、上抬，由一侧口角向另一侧口角移动，舌尖沿上下齿龈做环形"清扫"动作。

（3）软腭抬高。

（4）交替运动：主要是唇舌的运动，是早期发音训练的主要部分。开始时不发音，只做发间动作，以后再练习发音。

4．语言节奏训练

（1）重音节奏训练：①呼吸控制；②诗歌朗读；③利用生物反馈技术加强患儿对自己语言节奏的调节。

（2）语调训练：练习不同的语句使用不同的语调。

四、康复护理教育

1．合理安排　每日的训练时间应根据患儿的具体情况决定，患儿状况差时应缩短训练时间，状况较好时可适当延长。最初的训练时间应限制在 30min 以内。超过 30min 可安排为上、下午各 1 次。短时间、多频率训练比长时间、少频率训练效果要好。训练要持续数月、1 年或更久。

2．避免疲劳　要密切观察患儿的行为变化，一旦有疲倦迹象应及时调整时间和变换训练项目或缩短训练。

3．训练目标要适当　每次训练开始时从容易的课题入手，并在每天训练结束前让患儿完成若干估计能正确反应的内容，令其获得成功感而激励进一步坚持训练。一般来说，训练中选择的课题应设计在成功率为 70% ~ 90% 的水平上。对于情绪不稳定，处于抑郁状态的患儿应调整到较容易的课题上。对那些过分自信的患儿可提供稍难一些的课题进行尝试，以加深其对障碍的认识。

第五节　小儿痫性发作和癫痫的康复护理

一、概述

痫性发作（seizure）是发作性皮质功能异常而造成的一组症状，即由大脑神经元异常放电所引起的发作性脑功能异常现象，发作时间多较短暂且呈自限性。两次及以上、甚至长期反复地出现痫性发作的疾病过程称为癫痫（epilepsy）。临床上表现为意识、运动、感觉、情感及认知等方面短暂异常的一组慢性脑功能障碍综合征。若一组症状和体征总是集合在一起表现出来的癫痫性疾病则称为癫痫综合征。

（一）流行病学

我国人群癫痫患病率农村为 25/10 万人口，城市为 35/10 万人口，男性癫痫发病率高于女性，半数以上在 10 岁以内起病。

（二）病因

癫痫的发病与多种因素有关。根据病因将癫痫分为三大类：

1．特发性癫痫（idiopathic epilepsy），又称原发性癫痫，指未发现任何致病因素的癫痫，可能与遗传因素有关。

2．症状性癫痫（symptomatic epilepsy），又称继发性癫痫，是指具有明确导致脑功能受损的病因者。主要有：①脑发育异常；②脑血管疾病；③各种原因导致的脑损伤、病毒或细菌感染、颅外伤、缺氧缺血、药物或化学物质中毒、水电解质紊乱、内分泌紊乱及维生素缺乏等；④颅内占位病变。

3. 症状性癫痫，又称隐原性癫痫（cryptogenic epilepsy），即尚未发现确切病因，但考虑为症状性癫痫者。

早期合理的药物治疗能够完全或大部分控制多数患儿的癫痫发作。因此，要根据发作类型选择一种药或联合用药及早治疗，一般先用一种药物，从小剂量开始直至完全控制发作。需增加新的药物时也需先从小剂量开始。用药期间应定期复查，以观察用药效果及不良反应。一般在服药后2～4年完全不发作，再经3～6个月的逐渐减量过程后方可停药。常用抗癫痫药有丙戊酸钠（VPA）、氯硝基安定（CZP）等。对经抗癫痫药物治疗无效的难治性癫痫患儿，可在充分进行术前评估的前提下实施手术治疗。如颞叶病灶切除等，可完全治愈或不同程度地改善症状。但伴有进行性大脑疾病、严重精神智能障碍等患儿禁忌手术。

二、主要功能障碍

（一）病性发作

1. 局灶性发作　①单纯局灶性发作：以局灶性运动发作多见。表现为面部或四肢某部分的抽动，头、眼持续向相同方向偏斜，无意识丧失，发作时间为10～20s，发作后无不适情况。②复杂局灶性发作：多数患儿表现为在意识部分丧失的情况下，精神行为异常，如吞咽、咀嚼、摸索、自语等。多见于颞叶、部分额叶的癫痫发作。

2. 全部性发作

（1）强直-阵挛发作：临床最常见，又称为大发作。发作时突然意识丧失，全身骨骼肌出现剧烈的强直性收缩，呼吸肌的强直收缩将肺内空气压出，发出尖叫声，呼吸暂停，发绀，常有舌咬伤、尿失禁发生。强直症状持续数秒至数十秒出现较长时间反复的阵挛，即全身肌肉节律性抽搐，口吐白沫，持续1～5min逐渐停止。发作后常有深睡，醒后出现头痛、嗜睡、乏力等现象。

（2）失神发作：意识丧失，双眼凝视，正在进行的活动突然停止，持续数秒钟后即恢复，对所发生的情况并无记忆。

（3）肌阵挛发作：广泛性脑损害的患儿多见。表现为全身或局部骨骼肌突然短暂收缩，如突然点头、身体前倾、两臂抬起等，严重者可致跌倒。

（4）失张力发作：发作时肌肉功能突然短暂性丧失，同时伴有意识障碍。若累及全身肌肉，则患儿突然跌倒，伤及头部。

（5）痉挛：主要见于婴儿，表现为点头、伸臂、屈腿等。

（二）癫痫综合征

1. 良性癫痫　2～14岁小儿多见，其中9～10岁为发病高峰。多数患儿于入睡后或觉醒前呈局灶性发作，从口面部开始，如喉头发声、唾液增多、面部抽搐等，很快发展至全身强直-阵挛发作，意识丧失。小儿智力发育正常，体格检查无异常发现。常有家族史。本病用药物控制效果良好，一般在小儿15～19岁前停止发作，可能继续癫痫发作的病例占2%以下。

2. 失神癫痫　3～13岁小儿多见，以6～7岁为发作高峰。其中女孩多于男孩。表现为每日数次甚至数十次频繁失神发作，每次发作数秒钟，意识障碍突然发生、突然恢复，故体位改变不明显。发作后患儿对此无记忆、无头痛等症状。体格检查无异常。预后多良好，用药容易控制。常因过度换气、情绪及注意力改变而诱发。

3. 婴儿痉挛　1岁前的婴儿多见，生后4～8个月为高峰。表现为屈曲性、伸展性及混合性三种。其中以屈曲性及混合性发作为多。屈曲性发作时婴儿呈点头、屈腿状；伸展性发作呈角弓反张样，肢体频繁颤动，在入睡不久和刚醒时加重。若患儿病前已有明确脑损伤，精神运动发育异常，则治疗效果差，多数患儿可能遗留智力障碍；患儿病前无明显脑损伤者，早期接受治疗后，约 40% 的患儿智力与运动发育可基本正常。

（三）癫痫（或惊厥）持续状态

癫痫（或惊厥）一次发作持续 30min 以上，或两次发作间歇期意识不能完全恢复者，称为癫痫（或惊厥）持续状态。临床多见强直 - 阵挛持续状态，颅内、外急性疾病均可引起，为儿科急症。

三、康复护理措施

（一）发作处理

发作时应立即使患儿平卧，头偏向一侧，松解衣领，有舌后坠者可用舌钳将舌拉出，防止窒息；在患儿上、下臼齿之间放置牙垫或厚纱布包裹的压舌板，以防舌咬伤；保持呼吸道通畅，必要时用吸引器吸出痰液，准备好开口器和气管插管物品；给予低流量持续吸氧，注意患儿安全，防止坠床和意外发生。

（二）安全防护

癫痫发作时要注意患儿的安全，移开患儿周围可能导致受伤的物品。保护患儿肢体，防止抽搐时因碰撞造成皮肤破损、骨折或脱臼。拉牢床档，专人守护。意识恢复后要加强保护措施，以防因身体衰弱或精神恍惚发生意外事故。平时安排好患儿的日常生活，适当活动与休息，避免情绪紧张、受凉或中暑、感染等。注意安全，避免各种危险活动。

（三）综合康复

癫痫患儿的康复内容应包括医疗康复、心理康复、教育康复、职业康复和社会康复等，康复方案的制订应有小儿神经科医护专家、心身医学专家、行为医学专家和社会医学专家参与，同时邀请患儿和患儿家属、学校教师、社区医生等参加协作，根据癫痫患儿具体的临床特点及生活质量状况，依据药物或手术治疗、心理分析、认知治疗、行为矫正、社会学等方法的原理，制订医生、护士、患儿、家属、社会共同参与的综合性个体化康复方案。

四、康复护理教育

1. 指导加强围生期保健　去除导致痫性发作及癫痫发生的各种因素，如胎儿宫内窘迫等。积极治疗、预防颅内感染等与痫性发作及癫痫有关的原发疾病。

2. 指导家长合理安排患儿的生活与学习　保证患儿充足的睡眠时间，避免情绪激动、受寒、感染，禁止游泳或登高等运动。

3. 指导合理用药，教会家长癫痫发作时的紧急护理。

4. 有效沟通与交流　在癫痫儿童的社会环境中，老师起着关键作用，老师的理解和关怀不仅能帮助患儿，还对其他儿童产生良好影响，因此，应加强老师、家长和医生之间的沟通与交流。

5. 减轻患儿心理障碍　结合不同年龄患儿的心理状态，有针对性地进行心理疏导，改变社会对癫痫患儿的态度，给予关怀、爱护。帮助他们建立信心，克服自卑、孤独、退缩等心理行为障碍。

（王　静）

第六节　儿童听力障碍的康复护理

一、概述

听力障碍是指听觉系统的传导、感音以及对声音综合分析等功能异常导致听觉障碍或听力减退。听力学中听力的轻度减退称为重听，重度称为聋，而临床统称为聋。儿童在获得语言之前，尤其是 3 岁以前或 3 岁左右，因为各种原因引起中度以上双耳听力障碍，可因为不能通过声音进行学习而不能获得语言。在获得语言之后的听力障碍，不但可因听力障碍影响对语言的理解，还会因为不能对自己的话声进行听反馈而影响患儿言语的语音语调，从而影响语言的表达。同时，听力障碍还可以影响婴幼儿的情感、心理和社会交往能力的发展，对儿童的成长造成巨大的影响。因此，采取医学、教育、社会、工程等康复手段，充分发挥助听器、人工耳蜗的补偿作用，进行科学的康复训练，减轻耳聋给聋儿造成的听觉、语言障碍及其他不良影响，并使聋儿能听会说，与人进行正常的语言交往，达到回归主流社会的目的。

（一）流行病学

我国耳聋患病率和发病率均较高，人数多，听力下降是一种常见的先天性疾病，听力异常的发病率约为 1/1000，据 WHO 估计，2005 年全球听力残疾人数为 2.78 亿，中国有听力语言障碍的残疾人约 2780 万，其中儿童有 208.5 万，听力残疾人数居最常见的 5 种残疾（智力、视力、肢体、精神及听力）之首，并以每年新生 3 万聋儿的速度增长。

2006 年，我国第二次残疾人抽样调查结果显示：0 ～ 6 岁儿童听力残疾现患病率为 1.36‰，调查对了解聋儿的实际情况，分析和制订有关政策具有现实意义。加大对听力残疾的关注，特别是针对听力残疾儿童康复需要开展"多重残疾、多种干预"的实践。从 0 ～ 6 岁儿童分析，全国听力残疾儿童主要集中在听力残疾一级、二级，为重度和极重度聋，说明儿童期导致听力残疾程度一般较为严重。听力残疾儿童（聋儿）康复作为三项康复之一最早被列入国家计划，被誉为抢救性工程。目前，全国各级有听障儿童听力语言训练机构 1700 多个，使 26 万听力残疾儿童得到有效康复，听力残疾儿童康复事业取得了长足的进步。

（二）病因

根据 2006 年全国第二次残疾人抽样调查数据显示，全国 0 ～ 14 岁听力障碍儿童（含多种残疾）占前五位的致聋原因分别是：原因不明（31.02%）、遗传（19.24%）、中耳炎 （11.38%）、药物致聋（10.73%）、传染性疾病（3.92%）。

1. 遗传因素　如果男女双方或亲属中有遗传性耳聋家族史，婚后生有聋儿的发生率将大大提高。

2. 孕期保健　母亲在怀孕期间病毒感染，接触了苯、甲醛、放射线等有害物质；使用了庆大霉素、链霉素、卡那霉素等耳毒性药物都可以影响胎儿的听觉发育。

3. 易引起听力障碍的疾病　出生时的窒息、产伤，出生后的严重黄疸、中耳炎、细菌性脑膜炎、腮腺炎等。

4. 其他　噪声、花粉过敏、梅尼埃病等易引起。

（三）耳聋分类

耳聋可分为传导性耳聋、感觉神经性耳聋、混合性耳聋、中枢性耳聋、功能性耳聋（见于成人）五种类型。

（四）临床表现

1. 早期表现

（1）与患儿交谈时，其经常会问"什么"或"你再说一遍"，或者表现出没有听清的状态。

（2）患儿与人交谈时，有眼睛紧盯着讲话人的嘴的习惯，这是耳聋之人特有的一种"读、唇"的表现。

（3）在呼唤患儿时，患儿无反应或反应迟钝，而且患儿对声源的位置判别能力很差。如果在患儿的右方喊他时，他不能准确地把头或身子转向呼唤人的位置，而是转向相反的或者其他的方向。

（4）发音不准确，讲话不清楚，韵母音很重，家长常误认为患儿是在发音器官上出了什么问题。患儿的发音不准确，讲话不清楚，实际上是感觉神经性耳聋的一种特有的表现。

（5）上课时注意力不集中，对教师提出的问题经常答非所问。

（6）看电视或听收音机时，离电视或收音机的距离很近，或喜欢将电视机和收音机的声音开得很大。

2. 听觉障碍的常见临床症状　有耳鸣、听觉过敏、耳聋、幻听及听觉失认、记忆力减退等。

（1）传导性耳聋：凡病变局限于外耳和中耳，并影响导音功能者，均为传导性耳聋。特点是有较好的言语辨别力，在噪声背景中听觉相对较好，听力图表现为气传导异常，但骨传导正常。造成传导性耳聋的原因有：①外耳和中耳的发育畸形，可以采取适当的手术治疗。②外耳道阻塞性疾病，如耵聍。治疗方法由医生取出耵聍。③中耳炎性或非炎性疾病等，是传导性耳聋的常见原因，发病率最高的是学龄前儿童，6 岁以后逐渐降低，部分患儿转为慢性，反复发作可引起传导性听力损失。一般听力损失为 20 ~ 40dB，部分可达 60 ~ 70dB。④过敏。严重的花粉过敏可以引起外耳道阻塞及诱发中耳炎。⑤耳硬化症，是一种遗传性骨疾病，气传导听力损失大约60dB，骨传导听力损失大约 15dB。

（2）感觉神经性耳聋：凡内耳的病变或者从内耳到脑干神经通路病变所致的听力损失称为感觉神经性耳聋。病因可为先天性或后天性，药物治疗效果不好。听觉特点是对不同程度的言语识别困难，无气 - 骨传导间隙，在噪声背景中听觉困难。此类患者特别是儿童，如果听力不是太差，可以通过配助听器和听力语言训练，取得较好效果。

造成感觉神经性耳聋的原因有：①先天性听觉障碍。先天性感觉性耳聋可能由于遗传、基因缺陷或者怀孕期间胎儿受损伤所致，母亲在怀孕的前三个月内患风疹对孩子听觉影响最大，产伤、缺氧或败血症可以致聋。②耳毒性药物。药物使用过量可能引起耳聋，如链霉素、卡那霉素、庆大霉素、奎尼丁、阿司匹林等，表现为听力损伤、眩晕、耳闷胀感、步态不稳。目前，耳毒性药物中毒引起听力障碍所占的比例最大，为30% ~ 40%。③细菌性脑膜炎亦可致后天性耳聋，如在 1 ~ 2 岁间发病，可引起严重的耳聋，此病是最常见的引起后天性重度耳聋的病因。腮腺炎及新生儿感染性疾病可能造成内耳损害。④梅尼埃病（Meniere disease）。此病可引起低频听力障碍，随着病情恶化，可以涉及所有频率，甚至可以引起完全性耳聋，通常为单侧。⑤听神经瘤：由于肿瘤压迫耳蜗与脑干之间第八对脑神经而引起耳聋，通常为单侧发病。⑥噪声性听觉障碍及声意外。这类耳聋很少见于儿童。

此类患者纯音测听检查：气导曲线低频区的听力基本正常，高频区的听力损失明显；骨导曲线与气导曲线相吻合或低于气导曲线。这说明传音装置功能正常，而感音功能受损。

（3）混合性耳聋：患者既有传导性耳聋，又有感觉神经性耳聋的症状，通常是气传导的听力损伤大于骨传导的听力损失。

（4）中枢性耳聋：脑干到大脑皮质颞叶神经通路的病变可引起中枢性耳聋。①器质性听力障碍。可有感染、外伤等造成，如脑炎、脑膜炎、梅毒、多发性硬化、脑血管意外、枪伤、产伤、颅骨骨折、脑瘤。②词语听觉障碍（感觉性失语）。表现为不能理解词的意思、不能说、不能用词表达思想，常见于顶颞叶的损伤。③先天性失语。一些儿童在学习语言上有很大困难，不能发展口语表达，已经发现这些儿童中的一部分有很明显的中频听觉障碍。

（5）功能性耳聋：①伪聋，见于成人。②精神性，常见于癔症患者。

二、主要功能障碍

（一）主要临床表现

1. 听力障碍　听觉系统的传导、感音以及对声音综合分析等功能异常导致听觉障碍或听力减退。听力学中听力的轻度减退称作重听，重度称为聋，而临床统称为聋。

2. 听力残疾　双耳不同程度的永久性听力障碍，听不到或听不清周围环境声及言语声，以致影响日常生活和社会参与。听力残疾一般包括听力完全丧失及有残留听力，但辨音不清、不能进行听说交往两类。

3．耳聋听觉障碍　不能听到外界声响的表现，轻则听而不真，重者不闻外声。由于长期的生活习惯，聋的含义可能更广一些，既包括各种轻重不同的听力损失，又包括严重的听觉障碍。

（二）主要功能障碍的评定

1．耳聋分级　在有条件的地区，发现聋儿后，还可将其耳聋的程度进行分级（表8-1）。

表8-1　耳聋的程度分级

听力水平（dB）	耳聋程度	听力水平（dB）	耳聋程度
<26	正常	56～70	中等重度
	轻度	1～90	重度
	中度	＞91	深重度

2．儿童听力障碍的常用检查方法

（1）行为观察法：1岁以下就可以做此检查，最好在孩子睡眠时操作，要求声音在3000Hz、>90dB。可以选用1个小型的振荡器，如大铃铛或哨子，当发声的时候，孩子会突然睁开眼睛寻找声源（依照正常婴幼儿听力发育情况判定），这种方法是粗筛选方法。

（2）条件反应测听：当孩子在集中精神做某件事的时候给声音，在此之前给一些硬币或其他物品，当他（她）听到声音时把硬币投入一个盒子的孔中，并给予表扬，一般需要20～30min，首先做2000Hz，然后做1000Hz，接下去做500Hz，一只耳朵测毕，再测另一只耳朵，测完气传导，再测骨传导，如听力都正常继续做4000Hz。

（3）视觉加强听力测验：1岁以上者应用，当扬声器发出声音时，孩子头转向声音，灯一闪看见小动物的活动，来吸引孩子的注意力，也可用于加强孩子的视觉训练。

（4）听力计检查法：又称电测听器，现代化的医院均有此设备，3岁半以上的儿童才能做此项检查，而且智力要正常。一般的听力计可以测出从125～8000Hz 7个音频的最小听阈值，在听力图上以刻度表示，纵刻度表示dB，横刻度表示Hz，气传导记录方法右耳用"o"表示，左耳用"×"表示，骨传导右耳用"["表示，左耳用"]"表示，气传导描记在纵线上，骨传导描记在纵线两旁，将所测到的结果按频率不同在听力图上标出，再连成一条线，这就是听力曲线，通常所说"残余听力××分贝"，指的是语言频率范围内的平均值，也就是500Hz、1000Hz、2000Hz 3个频率的平均值。

3．检查中的注意事项

（1）检查者要站在儿童的背后或其看不见的地方。

（2）不让儿童看到发音器（箱、哨、铃、小喇叭）等，以免分散其精力，妨碍检查。

（3）不能用敲桌子、拍掌、扣门等声音进行听力检测，因为有震动感，可影响检查结果。

4．临床检查

（1）全身情况的检查：包括患儿的精神状态、表情、对周围事物的反应、眼球有无震颤、肢体有无畸形及运动失调等。

（2）检查耳部、乳突区及外耳道情况：乳突区耳后有无瘘管及瘢痕，耳郭有无畸形，外耳道有无耵聍栓塞、流血、流水、流脓等情况。

（3）骨膜情况：鼓膜有无穿孔（穿孔后修复情况）、内陷、混浊、石灰沉着及中耳积液。

（4）咽喉情况：耳咽管是否通畅，咽反射如何，有无慢性咽炎，扁桃体炎情况，腭垂大小有无粘连，有无腭裂，声带是否正常。

（5）舌的情况：舌的长短、厚薄、有无口腔底粘连及舌系带短小，舌运动灵活程度等。

（6）其他：①脑干诱发电位检查：可确切、无损伤地检测出听神经瘤。②X线或CT检查：可了解中耳乳突疾患、耳畸形及耳硬化症等。③化验检查：血常规、尿常规、血脂、血糖、脑脊液、内耳液的检查分析有无异常，这对有关病因诊断很有帮助。

三、康复护理措施

（一）心理康复护理

儿童听力障碍者因听力问题，导致语言障碍，使人际交往能力受到阻碍。患儿精神上非常痛苦，易产生暴躁或沉默不语，有时有攻击行为发生，有与社会隔离和孤独感。护理人员应耐心细致和周到服务，注意自己的仪表、言谈举止，与患儿多接触，关心体贴，防止冷言冷语，多以文字形式交流，适当安排多种文体活动，增进患儿与外界和健康人群的交往与了解，保持其良好的心态。

（二）康复疗法护理

临床上针对儿童听力障碍程度不同，给予不同的康复治疗方法，且进行相对应的康复护理，科学的康复训练有利于听力障碍儿童的语言恢复，促进聋儿各方面发展，提高日常生活及社会参与能力，提高适应、融入社会的能力。

1. 对因治疗　对于中耳炎并发迷路炎的患儿应用抗生素、外科手术治疗；脑桥小脑角肿瘤导致的耳聋，应进行外科手术治疗；由于药物中毒导致的耳聋，应立即停药。尽量避免鞘内、脑室、脑池内注射庆大霉素、链霉素等药物。认真做好聋儿围术期的护理，重视药物护理，防止听力功能再损伤。

2. 药物治疗　目前缺乏肯定疗效的药物。应根据临床适当给予B族维生素、血管扩张药（烟酸、地巴唑、钙离子通道阻滞药等）治疗。中医可根据听力障碍的具体情况进行辨证论治，用药施方。应严格掌握药物的适应证、禁忌证、用法、用量等，密切观察用药反应。

3. 高压氧治疗　必要时可试行高压氧治疗。高压氧治疗的定义是将患儿置于高压氧舱内进行加压、吸氧，达到治疗疾病的目的。其原理是压力作用、血管收缩作用、抗菌作用、清除作用、增加机体的含氧量。该治疗应严格掌握适应证，密切观察病情变化，防止氧中毒、气压伤、减压病发生。注意事项如下：吸氧时间控制在 30 ～ 60min，采用间歇吸氧。应穿纯棉衣物，禁止穿化纤衣物进舱，禁止带金属物品入舱；禁止将火柴、打火机、儿童玩具手机等易燃易爆物品带入舱内；不进食产气多的食物，如豆制品、薯类等；进舱前排空大小便。因上呼吸道感染时，易引起中耳和鼻旁窦气压伤，故应暂停治疗。患儿及家属应服从医护人员的安排，掌握吸氧方法。治疗中有异常及时通过舱内电话与医护人员联系，以确保患儿安全。

4. 针灸疗法　针刺治疗对神经性听力障碍效果较好。常选用耳门、听宫、听会、翳风、翳明为主穴，中渚、合谷、外关、曲池、百会等配穴。在护理针灸治疗的患儿时，应加强安全教育，防止脱针、断针等意外发生。

5. 助听器的应用　使用助听器，对所有经医疗方法处理不可逆的听力障碍患儿，是一种重要的康复措施。佩戴助听器可以改善患儿的听力状况，应尽早配用助听器，早期进行听力训练。值得注意的是，任何类型的助听器选配，均由专业医师根据检查结果开具处方。护理人员应做好助听器使用管理、教育工作。

6. 使用电子耳蜗　双耳全聋且配助听器无效时，可考虑施行电子耳蜗植入手术，术后仍需长期的语言训练。对经人工耳蜗筛查有手术指征的患儿，加强围术期的护理，积极做好相关健康宣教，提高家长的康复意识，积极参与治疗和康复训练，掌握康复训练的知识和技巧。

7. 言语训练　言语指用以与他人交流的声音；语言是一种符号，它是通过特定的交流信号系统来表达外界的各种思想。因为听力障碍，既影响患儿语言的发育，也影响其智力、心理和精神神经方面的发育。故应对语言障碍患儿进行言语训练，提高其读写、沟通交往能力，提高日常生活及社会参与能力；提高适应、融入社会的能力。

四、康复护理教育

听力障碍影响语言的发育，亦影响智力、心理和精神神经方面的发育，它给机体带来的障碍是多元性的——既有生理方面的，也有社会方面的。因此，我们不但要有相对规范的康复治疗手段，更要有相对完善的预防措施。早期开展婴幼儿发育筛查，特别是高危儿发育监测，可以早期发现听力障碍的儿童，使早期开展发育干预、残疾预防成为可能。

1．优生优育　优生优育是避免遗传性听力障碍的有效途径。对于有遗传性疾病家族史的患儿要进行遗传学检查和评价，避免近亲结婚，强调婚前医学检查的重要性。

孕期检查：妇女在怀孕期间，尤其是前三个月，此期是胎儿内耳发育阶段，要注意避免接触耳毒性药物、物理射线的照射、病毒感染、一氧化碳中毒等易引起胎儿内耳发育畸形的因素。婴幼儿期听力障碍早发现、早诊断、早治疗、早康复，十分重要。3岁以前的婴幼儿听力水平对于言语的获得非常重要，不同程度的听力障碍可以导致小儿语言发育迟滞、构音障碍以及不能获得语言。早期发现儿童的听力障碍，早期进行康复治疗和康复护理干预，可以避免因听力障碍带来的社会沟通能力障碍，具有现实意义。

2．避免应用耳毒性药物　临床上要合理用药，避免使用耳毒性药物如链霉素、庆大霉素等氨基糖苷类抗生素，尤其对婴幼儿、家族成员易感者、以往应用过类似药物的以及听力轻度异常的个体。

3．及早治疗可引起耳聋的病因

（1）全身疾病的治疗：对于可能引起耳聋的全身基础疾病如高血压、糖尿病、肾病等要控制，合理用药，避免累及听力功能。

（2）局部疾病的治疗：对于引起耳聋的常见耳部疾病如慢性化脓性中耳炎、慢性分泌性中耳炎、耳硬化症以及突发性耳聋要积极治疗，避免引起听力障碍。

4．做好相对噪声的防护　巨大的噪声是公害之一，是人类听力的大敌。避免长时间处在噪声环境中，如长期持续佩戴耳机等。故对在噪声环境中工作、生活的人群，要加强职业防护和定期复查、检测个体的听力，防止听力障碍的发生，提高人际交往和生活质量。

5．密切观察孩子的听力，早期发现异常及时处理　有计划、有步骤地开展学龄前儿童听力普查工作。利用专门的听力计进行快速筛选式测听，以便及早发现听觉缺陷，找出病因，并采取有效的措施，减轻或降低听力损伤发生。

6．积极开展听觉语言训练　如果发现患儿听力障碍经长期治疗无效，要尽量利用残余听力，防止发音器官的萎缩，矫正聋儿不正确的语音，促使聋儿多用语言，加强听觉语言训练，提高聋儿语言与健康人沟通交往能力。

7．鼓励家庭和社区的积极参与

（1）听觉、语言康复训练是一项长期的、持久的、持之以恒的过程，而康复机构所提供的康复训练时间是有限的。

（2）家庭康复训练是机构康复训练的延续。为了保证康复机构训练的效果，提高聋儿读写、沟通交往能力，提高日常生活及社会参与能力，提高适应、融入社会的能力。加强家长的康复知识培训，提高家长的康复训练技巧，对听力障碍患儿尤为重要。

（3）日常生活中的训练往往能发挥最好的效果，而且儿童的正常发育也离不开正常的家庭生活环境及氛围。听觉语言训练应每天进行，要循序渐进。康复人员应帮助家长制订合理的、个体化的阶段发展目标和训练方案，坚持不断地康复训练，以提高康复效果。家长应与康复机构专业技术人员保持紧密联系。

（4）让聋儿体会各种环境声音、语音是有差别的，而不同的声音有不同的意义，引导其学会对不同声音做出不同的反应。

（5）听觉训练应和语言训练结合起来，听觉训练的内容除了听自然声响外，语言是最关键和最重要的内容。

（6）早期发现，早期干预儿童听力残疾预防可分为一级预防、二级预防、三级预防。

第七节　智力障碍的康复护理

一、概述

智力低下是智力障碍的一种疾患，系在发育期间表现出来的智力明显低下，同时伴有社会适应能力的不足。轻者可表现为智力不足，反应迟钝，呆滞；重者智力缺陷，生活不能自理，精神科称为"精神发育迟滞"。

（一）病因

智力低下的病因十分复杂，涉及范围较广，尚有很多病例的病因不明。一般来说，主要病因如下。

1. 出生前的因素　主要是指遗传因素，由于某种原因，染色体发生数目和结构的改变，导致遗传信息转录或转译过程中的紊乱发生本病，亦可因染色体异常发生本病。

2. 分娩期的因素　如分娩时引起的脑损伤、出血、缺氧可造成大脑损害。

3. 出生后的因素　主要是感染如脑炎、脑膜炎、中毒性脑病、脑外伤、脑缺氧、脑出血以及一氧化碳中毒均可导致不可逆的脑损害而易患本病。

（二）流行病学

智力低下是一种常见的智残，患病遍及世界各地。据世界卫生组织 1987 年报告，儿童患此症者可高达 3% 以上。据 1988 年全国 0 ～ 14 岁儿童流行病学普查所提供的资料，我国的患病率约为 10.71‰。本病男性儿童高于女性，男女之比为 1.5 ～ 1.8∶1。

二、主要功能障碍

1. 智力不足，反应迟钝，智商明显低于正常儿童。

2. 社会适应能力较差，甚至不能像正常儿童一样的生活。

3. 运动功能障碍，肢体活动不灵活。

4. 不能有意识地、主动地防备危险因素的威胁。

5. 癫痫样发作。

三、康复护理措施

对于智力低下儿童的康复工作，主要是从医疗教育和生活方面指导帮助他们，最大限度地发挥他们潜在智力，促进其发育、引导智力低下儿童向自理生活，适应环境和社会的方向发展，关键是对他们进行早期干预，加强教育，训练其从事生活和劳动的技能等综合康复护理措施。

（一）早期康复教育

尽早组织开展对智力低下者进行教育，可促使他们最大限度地提高学习、生活能力，提高智商以及提高社会适应能力。

1. 轻、中度智力低下者的早期康复教育　对于轻、中度智力低下者早期施行康复教育效果尤佳，如早期给患儿以适当的刺激和开展特殊的教育和训练，使他们的智商得到提高。这样不仅可学到必要的文化知识，简便的生活技能和简单的劳动，还可以基本上学会掌握正确的社会行为，从而可作为社会一员，过比较正常的生活。

2．重度智力低下者的早期康复教育　对于重度智力低下者，主要是教给他们基本的生活技能，如吃、住、穿、行以及大、小便等，即料理生活的能力，并教育、指导他们如何避免危险的基本常识，以在力所能及的范围内保证自身的生命安全。从教育、社会康复学的角度上讲，智力低下患者特别是重度以上的智力低下者应给予必要的看管，采取必要的护理措施及增设必要的生活设施。如为智力低下儿童办特殊学校，包括职业学校，为智力低下者办特种工厂、工作站或"庇护车间"。对重度智力低下儿童宜进行住院管理，包括医院和小型疗养院及分散的社区性康复照管等。

（二）特殊的康复护理教育

1．全面了解智力低下儿童的智力及行为情况　对智力低下儿童进行全面的了解和详细的评估，包括能力的测试和视力、听力的筛查，但视力或听力障碍会对智商的判定带来误差，致使康复教育计划偏离实际，难以实现。还要了解智力低下儿童的行为特点，如他们常有行为上的偏离，无理哭闹，脾气暴躁或破坏行为。

2．采取循序渐进教学法对智力低下儿童进行学习训练　对于处于学龄期的智力低下儿童，他们有明显的学习障碍，主要表现在注意力不集中，记忆力和判断力差，反应迟钝及理解能力低下等。国外对智力低下儿童的学习障碍采用了很多特殊的教育和训练方法。比较适合我国国情的是循序渐进教学法。这种教学方法主要是把各种课程系列地划分成若干小型并具有一定逻辑顺序的学习单元，在备课的协同配合下，按单元循序渐进地进行教学和训练。例如课题单元是"穿衣"，则语文、数学、美术、音乐和劳动技能等课目都围绕着"穿衣"进行目标教学。

3．幼儿期的教育　小儿智能发育的重要因素在于早期的感觉运动良性刺激。对于胚胎期母亲有妊娠高血压综合征、慢性病严重感染史或异常分娩史的婴儿，有产伤、新生儿严重黄疸、窒息、感染史的婴儿，以后发生智力低下危险性较大，要特别注意在家庭中加强良性刺激，并定期作必要的发育筛查，对异常者给予及时、有针对性的教育及训练，幼托机构必须有特殊训练教师和家长的密切配合，有为轻、中度智力低下儿童提供自由活动的场所，例如在幼托机构划出一个小教室来训练智力低下儿童，教育的基本内容是自我服务的基本能力、运动、人际交往和认识、判断能力等为以后学校教育作准备。

4．学龄前期智力低下儿童的教育　对于学龄前智力低下儿童的教育训练科目，一般包括概念的认识，语言，感知，社交及自我照顾等方面，训练前应先进行全面评定，然后根据其缺陷，进行有计划、有目的的指导和训练。

5．学龄期儿童的教育　年龄为6～10岁的儿童（能力相当于正常3～4岁至6岁）主要要求其学会初步的学习能力，如看图识字，写自己的姓名及生日等简单的字，掌握基本概念和10以下的数，以及认识货币的能力，养成良好的卫生习惯及安全习惯。10至13～14岁的儿童的教育重点是读简单短小的课文和书写计数（100以下）等基本能力的培养，并启发他们的爱好及树立生活目标。同时还应注意帮助克服伴有的情绪、行为障碍，可继续在离校以后进行基本能力的教育，强调日常的内容，如查找电话号码、读报或个人报表填写、货币兑换等。

四、康复护理教育

1．**加强预防**　智力低下儿童的康复工作的最终目标是预防，要积极地宣传优生优育，开展孕妇心理卫生知识和遗传咨询、产前检查和诊断，做好围产期保健及婴幼儿的保健与早期教育，设法减少智力低下儿童的发生。但由于本病发生的原因错综复杂，即使开展积极预防，仍有智力低下儿的发生。必须尽快尽早地进行识别和干预，一旦发现立即送到有关医院或康复机构进行治疗。

2. 家庭教育　智力低下儿童的家庭教育十分重要，首先必须帮助家长消除沮丧和悲观的情绪，振作精神，以积极的态度和正确的方法教育和训练自己的智力低下子女。要求家长对智力低下子女进行教育和训练时循序渐进，既有信心又有耐心，要注意不对他们过度保护，适当给他们自由发挥的空间。

第八节　学习障碍的康复护理

一、概述

学习障碍（learning disabilities，LD）是一组异质性综合征，指智力正常儿童在阅读、书写、拼字、表达、计算等方面的基本心理过程存在一种或一种以上的特殊性障碍，与中枢神经系统的某种功能障碍有关。这类儿童不存在感觉器官和运动能力缺陷，亦非原发性情绪障碍或教育剥夺所致。

（一）流行病学

由于研究年代不一，研究的角度不同，有关 LD 发病率的报道差异很大。国外报道 LD 的患病率一般为 3%～5%，国内报道为 6.6%，男女比例为 4.3∶1。长期以来，我国教育工作者是在"差生""双差生""后进生""学业不良"等名义下进行 LD 的相关研究，很少探讨学习障碍的界定。20 世纪 80 年代以来，出现了"学习困难""学习无能""学习障碍"等词语，以"学习困难"的出现频率为最高，这几个概念一直在混淆使用。到目前为止，我国学术界对学习障碍还没有一个统一明确的界定。

（二）病因

学习困难的原因目前尚不清楚，仍处于探索阶段，普遍认为多种因素综合作用的结果，包括内因、外因、个人生理心理方面的因素、家庭社会等环境因素、先天因素、后天因素等，总之，造成学习困难的原因是多方面的，是内、外因素综合作用的结果。

1. 生理因素

（1）儿童在胎儿期、出生时、出生后由于某种病伤而造成轻度脑损伤或轻度脑功能障碍。

（2）有些学习技能障碍具有遗传性，如儿童的父亲、爷爷或其他亲属可见到类似情况。

（3）身心发展落后于同龄儿童的发展水平，表现为乳牙脱得慢、走路说话迟、个子特别矮小等，感觉器官功能缺陷或运动协调功能差。

（4）患有某种身体疾病的孩子因体弱多病经常缺课，会使得所学的功课连续性间断，学习的内容联系不起来，会导致学习困难；有的孩子上课小动作多，或存在注意缺陷，不能集中注意力，也会导致学习困难。

（5）脑发育因素。一般而言，正常人左脑面积比右脑大，而阅读障碍者两侧面积则多呈对称性。有些典型阅读障碍者可见双侧大脑外侧裂周围的损害和逆行性内侧膝状体病变，左右颞叶底部对称性异常明显，左前额叶发育不全等改变。

2. 环境因素

（1）不良的家庭环境：由于父母长期在外工作或家庭成员关系紧张等原因，使儿童从小就未得到大人充分的爱抚，特别是缺乏母爱。

（2）儿童在幼年时未得到良好教养，在儿童早年生长发育的关键期，没有提供丰富的环境刺激和教育。

（3）不适当的学习内容和教育方法使儿童产生厌学情绪。有些父母望子成龙心切，他们拔苗助长，不按儿童的身心特点进行教育，常在教育的内容、方式、方法上违反教育规律。如学前儿童小学化，小学儿童初中化等。

3. 营养与代谢因素　研究证实，儿童学习困难与营养代谢相关，某些微量元素不足或膳食不合理，营养不平衡可影响智力发育。过去认为碘摄入不足影响儿童智力，锂元素影响儿童的性格特征，进而影响学习。有研究表明，学习困难儿童中微量元素锌、铜的含量显著低于正常儿童，而铁也是影响学习成绩的重要因素。

4. 心理因素　儿童学习困难与心理因素密切相关，近来研究进一步证实，儿童学习困难存在普遍的心理问题。普遍观察得到的结果是学习困难儿童学习动机水平低，学习动力不足，学习兴趣差，情绪易波动，意志障碍，认知障碍，自我意识水平低等。

5. 遗传因素　单卵双生子同病率明显高于双卵双生子或对照组，尤其是 LD 中的阅读障碍具有家庭高发特性。

（三）学习障碍的临床表现

1. 学习能力障碍　是 LD 儿童最显著的特征表现，与其同龄儿童预期水平相比明显不相称。

2. 听、说、读、写能力困难及语言发育缺陷　LD 儿童虽有正常或接近正常平均水平的智能，而且接受社会提供学习的机会与其他儿童相同，但有明显的听、说、读、写、拼音、算术及社会能力获取和利用方面的缺陷，理解抽象概念困难，记忆学习材料困难，或有不同程度的语言发育缺陷。大部分 LD 儿童，从外表上看与正常儿相同，有的行为良好很可爱，但在入学后开始阅读、写字、做算术作业时才发现学习技能方面的缺陷。

3. 注意力不集中　LD 儿童表现有视觉 - 运动方面不协调，动作较笨拙，注意力不集中，情绪不稳定，自我控制能力差，做事磨蹭，有头无尾，缺乏时间观念和任务感。慵懒、拖沓，学习迁移能力差，易形成习惯性惰性及自慰心理。社会适应技能缺陷，凡事都要依赖别人。缺乏良好彻底学习习惯与学习方法。

4. 感觉统合失调　艾尔丝博士早在 20 世纪 70 年代就已提出，在正常儿童中有 14% 患有感觉统合失调，而在学习障碍儿童中有 50% 同时有前庭平衡失调，空间概念、两侧协调亦较差，常出现左右颠倒或次序混乱的情况，如 b → d，如果→果如等。

5. 学习成绩下降　LD 儿童学习与实际智力水平能达到的成绩相比存在明显差距，智能测验与学习成绩比较可有分离现象。

6. 缺乏学习兴趣　缺乏好奇心，对人对事缺乏兴趣；或学习兴趣肤浅、范围狭窄、兴趣不能稳定持久，易于"见异思迁"，带有情绪性影响。

7. 缺乏学习动机，或学习动机多停留在短暂、浮浅的消极水平上，具有游移摇摆的特点，缺乏强大而稳固的动机支持。一般其动机水平低，目标不明确，学习的社会意义和个人意义不统一。动机只表现在口头上，很少落实在行动上。

8. 存在问题行为　活动过度、有违纪行为、自我控制力差，不易与同学建立良好的人际关系。寻求反面心理补偿，出现逆反心理及情绪对抗。

9. 心理脆弱　自我评价差，容易挫折；忧郁、焦虑、窒息感、压抑感，易自卑及封闭。

二、主要功能障碍

1. 阅读困难　阅读是一个需要多种认知过程（如知觉、记忆理解、概括、比较、推理等）参与的学习活动，只要儿童在这些认知能力的任意一种上存在问题，都会影响阅读能力。因而阅读困难在学习困难儿童中普遍存在。

（1）阅读习惯方面：阅读时动作紧张，皱眉、咬唇、侧头阅读或头部抽搐；迷失位置，找不到是从哪里开始阅读的；阅读时和所读书本距离过近；以哭泣或其他问题行为来拒绝阅读。更有甚者，可表现为捶头、抓狂等过激行为。

（2）朗读方面：经常省略句子中的某一个字或某几个字；任意在句中加字插字；任意将句中的字以其他字替换；将词组的前后字任意颠倒，阅读不流畅，在不适当的地方停顿；声音尖锐，喘气声很大等。

（3）回忆方面：回忆基本事实困难，无法回答文章中有关时间、地点等基本事实的问题；而且序列回忆困难，无法按故事情节的先后顺序来复述故事；同时还有主题回忆困难，无法说出所阅读内容的主题。

（4）理解技能方面：逐字理解有困难，无法正确说出阅读内容中的有些细节和一些特定信息；理解技能不足，不能从阅读材料中得出结论，无法比较观点之间的差异、无法把新的观点与学习过的观点综合起来；评论性理解技能不足，无法将阅读材料与自己的生活结合起来、无法分析作者的意向和信念、无法将阅读材料互相比较。

（5）阅读策略的运用方面：难以划出重点、无法认识阅读材料的性质、无法划分段落等。

2．书写困难　研究发现，许多学习困难儿童在精细动作能力上发展不足，造成了不同的书写困难。书写困难也称书写缺陷或视觉—动作整合困难。学习困难儿童典型的书写困难一般有如下表现。

（1）握笔方法不正确：手指过于接近笔尖，或过于远离笔尖；只用示指来运笔；纸的位置不正确，常移动或放得太斜。

（2）书写姿势不正确：身体与桌面的距离不当，太远或太近；手臂与身体的距离不当，太贴近身体或太远离身体。

（3）力量控制不当：用在铅笔上的力量过重，会折断笔尖或戳破纸；肌肉过于紧张，手指僵硬，运转不灵活，长期会造成指头酸痛；力量不够，握不住笔或笔道太浅。

（4）字不均匀：对单个字的结果缺乏理解，该大的不大，该小的不小，如"吃"的左右两部分写得一样大，变成"口乞"；字与字大小不一，粗细不一。

（5）字间距不当：每个字的组成部分之间距离太远，如"明"的左边部分与右边部分距离太远，变成了"日月"；字与字之间距离太大或太小。

（6）笔顺不正确：不遵循笔画顺序规则，如"国"字，先封口，再写里面的"玉"字；把一笔分成两笔，或把几笔连成一笔。

（7）字迹潦草：字没有结构，东倒西歪，不成比例；没有笔画，横不像横，竖不像竖，信手乱涂，有时连自己都认不出写的是什么。

（8）字混写：特别是在写拼音字母或数字时，分不清6与9、5与2、b与d，p与q等。

3．数学困难　数学学习也是一个需要多种认知过程参与的活动，特别需要具有良好的推理、分类、组合、抽象、概括等能力。另外，在解应用题和学习代数中语言能力有着十分重要的作用。儿童在学习数学前应该已具备了一些准备技能，如按大小、形状、颜色、材料来比较、分类、配对、排列物体的能力，认识到总体是部分之和，认识10个阿拉伯数字并了解其涵义，把一种物体里的所有个体一一分配给不同的对象，能模仿和回忆物体的空间排列等。如果儿童这些准备技能发展不足，那么学习数学时就会受到影响。因此，家长应特别注意儿童这方面技能的发展情况，若有不足就要及早进行补救，从而避免对孩子正式的数学学习产生消极影响。

学习困难儿童在数学学习上的困难主要表现在以下几个方面。

（1）阅读与书写数字困难：在读和写时，容易把5与2，6与9等相混淆。

（2）数数困难：在大声数数时，常会把一些数字跳过去；序数理解有困难，如不知道一周中的第三天是哪一天；无法正确地按一定的要求数数，如要求数出班上穿绿色裙子的女孩、要求顺序从1数到30但不能数含有3的数和3的倍数时，往往不能正确完成。

（3）数位困难：不能理解数位概念，不能理解相同的数字可以在不同的数位上表示不同的值。如2，在个位上时表示2，在十位上时表示20，在百位上时表示200。数位困难会影响进退位的加减法运算。

（4）计算技能不良：运算方法混淆，如在进行乘法运算中，会突然出现加法运算；运算法则掌握不好，不会退位减或进位加；省略运算步骤，如除法运算时省略了余数等。

（5）问题解决缺陷：解数学应用题时产生困难，这主要是由于语言技能的缺陷引起的，还有一些儿童则是由于缺乏分析和推理能力而造成问题解决困难。

（6）空间组织困难：把数字颠倒或反向，如 71 读成 17；在运算过程中数字的位置排列发生错误，如 54 － 36=22，这些学习困难是因为小脑发展不全的缘故，小脑功能若不能有效发挥，将导致各类的学习困难，因此，学习困难常有相似的表征，症状也常相互重叠。

三、康复护理措施

应根据 LD 儿童的年龄、类型、程度、临床表现以及心理测评结果来确定康复护理措施。一般原则是以接纳、理解、支持和鼓励为主，以改善 LD 患儿不良的自我意识，增强其自信心和学习动机。根据障碍儿童的认知特点，采取有针对性的教育性治疗和护理方式，并且尽可能取得家长与学校的配合，实施个体化护理方案。

1．心理行为训练

（1）针对不良行为进行心理环境的调整，以改善与缓解不良行为。

（2）通过面晤进行咨询，给予支持与帮助，增加信心，以预防和治疗继发性情绪问题。

（3）采取个人或团体的音乐、艺术、运动、作业等疗法，以提高节奏感自控力和协调能力。

2．感觉统合训练 治疗学习障碍最常用的方法，可改善学习障碍儿大脑神经系统的统合功能，根据每一个学习障碍儿的问题，有目的、有计划地进行感觉统合训练，这对提高学习障碍儿的语言、认知、思考等学习能力，是一种行之有效的方法。最终目的是让孩子最大限度地发挥潜能，提高学习能力和学习效率。

（1）触觉刺激训练：用软毛刷、干毛巾或丝绸等柔软的布类，轻擦孩子的背部、腹部、腕部、颜面部、手、脚等部位的皮肤。手背及前腕部是触觉防卫最小的部位，由于这些部位是和正常的环境相互作用接触最多的部位，而身体的腹部、颜面、足对刺激敏感，触觉防卫大，往往是难以接受的部位。对于这些敏感的部位，可根据 Rood 发明的方法，使用绕上骆驼毛的电动旋转轴辅助进行摩擦，使产生的刺激轻快而舒适。根据临床观察，摩擦口腔周围皮肤对孩子语言的发育起重要作用。另外，还可以让孩子进行皮肤刺激的游戏，如水中游戏，黏土游戏，砂、草坪上的裸足游戏等。

（2）前庭刺激训练：①旋转性运动，如旋转木马、旋转椅子等。②摇晃性运动，如采取腹卧位、仰卧位、侧卧位、头脚颠倒等体位进行秋千、吊床等游戏。③平衡性运动，如走平衡木、平衡板等。④跳跃性运动，如蹦床、翻滚、垫上运动等。⑤姿势反应性运动，如进行儿童踏板车、沙坑、草坪、滑梯、腹部爬行等游戏。⑥速度感、位置感、距离感的体验，如让孩子一只脚着地，一只脚踏上滑行的儿童踏板车等。在训练中，被动性的旋转、摇晃的速度以每分钟 25～30 次为宜。

（3）本体感觉刺激训练：游泳、摔跤、拔河、爬绳、搬运货物、踩踏车以及其他使肌肉紧张、收缩的运动。肌肉收缩将有助于中枢神经系统本体感觉信息的输入。

以上几种感觉统合训练方法，刺激时间的长短、刺激的强弱程度、使用工具等要充分尊重孩子的意愿，由孩子选择很重要。孩子感到舒适、愉快，才能达到感觉统合训练的目的，取得比较好的治疗效果。

3．技能训练

（1）视听觉训练：可进行视听识别训练、注意训练、记忆训练、思维概括能力、知觉组织能力和识别部分与整体关系的能力训练、连线训练、译码训练、概念形成训练等。

（2）动作能力训练：可以通过拍球、跳绳、蹦弹簧床以训练基本的节奏感；通过辨识自己及空间物体的左右及丢接球来训练儿童对空间方位的认识；通过握单杠、俯卧撑，训练他对肌肉的控制能力。随着基本动作能力的提高，可以让孩子参加一些需要较高运动技巧的项目，如游泳、滑冰、跳绳、踢毽子、玩桌球等。

4．药物治疗　吡拉西坦可提高儿童的阅读、书写和某些认知方面的信息处理水平，如提高短期记忆能力，加快阅读速度，提高阅读能力。无明显副作用。

5．特殊治疗方法　包括食物疗法、脱敏疗法（指食物脱敏）、经检测缺乏微量元素者可增加微量元素（铁、铜、锌、镁等），大剂量进行维生素补充。

四、康复护理教育

很多儿童对学习并不感兴趣，只是对玩感兴趣，像电脑、游戏等，孩子总是玩不够，为此有很多家长非常的困惑，责任护士应积极采取措施或指导家长实施康复护理，培养孩子学习的兴趣。

1．认真关注孩子的好奇心　好奇心是孩子学习兴趣的源泉，父母应该关注孩子的好奇心，而不是打消和消极对待。当孩子把奶瓶反转，并且试着从奶瓶的底部来吸奶的时候，当孩子将停下了的玩具火车又推又拉又打，想使它再次跑动起来的时候，当孩子在公园里专心地看着被风吹得摇摇摆摆的花草的时候，这些都是他们的好奇心在驱使其探索这个陌生的世界。对孩子来说，一切都是新鲜的，值得探索的。此时，大人不要忽视和否定孩子的学习和探索行为，而应该精心地呵护孩子的好奇心，努力用孩子的眼光去观察这个世界，跟孩子一起去惊异，去提问，去讨论，去共同得出结论。

当孩子带着问题去问父母的时候，父母不应该简单地将结论告诉孩子。告诉孩子问题的答案，远不如让孩子自己思考"为什么"来得重要。例如，当孩子问"鸟儿晚上睡在哪里"时，你不必直接回答，你可以与孩子一起探讨鸟儿在晚上的可能去处；当孩子问"黄色和蓝色颜料混合后会变成什么颜色"，你不要简单地告知"会变成绿色"，你可以说："是啊，那究竟会变成什么颜色呢？"以此来引导孩子去试验，去思考，让孩子自己去得出结论。同时，你还可以通过一些开放式的问题，激发孩子对事物的好奇心与探索的欲望。

能否给孩子自由思考的空间和时间，这是呵护孩子好奇心的关键。父母如果经常给孩子下达一些强制性的智力作业任务，那么孩子会感到总是在一种有压力的环境之中，他们便会将思考问题看作是一种额外的负担，久而久之，他们的好奇心和学习的兴趣就会消失殆尽。因此，对于强制性的智力作业要尽量减少。

2．创造一个愉悦的学习环境　孩子的学习应在一个轻松安静的环境中进行，例如，孩子一般都爱听故事，不管是老师或父母讲故事，还是广播电台或电视台播放故事，孩子们总是专心致志地听，特别是绘声绘色地讲故事最能吸引他们，当你讲小人书中的故事时，你会发现孩子常是一边听一边很想认识书上的字，这种主动要求学习的精神是非常可贵的。父母可以利用这一时机因势利导，适当教孩子认字，不要求孩子写，更不要求孩子记这些字，只要他们能认识，能把一个小故事读下来就行。孩子听得多了，读得多了，自然而然地掌握了这些字。总会有一天，父母发现，孩子已经能很连贯地把书上的故事朗朗上口地读出来。当孩子在阅读课外书刊时，家长可利用读物内容，作为与孩子对话的内容。这样，孩子在一个宽松愉悦的学习环境中，可以不时地受到启迪，并逐步养成主动学习、主动探索知识的兴趣与习惯。

3．带孩子到大自然、社会中去，开阔眼界，提高学习兴趣　家长可以经常有意识地引导孩子到大自然中观察日月星辰、山川河流。比如春天可带孩子去观察小树和其他植物的生长情况；夏天带孩子去游泳、爬山；秋天带他们去观察树叶的变化；冬天又可引导他们去观察人们衣着的变化，看雪花纷飞的景象。孩子通过参加各种活动开阔了眼界，丰富了感性认识，提高了学习兴趣。家长最好还能指导他们参加一些实践，如让孩子自己收集各种种子、搞发芽试验、栽种盆花；也可饲养小动物。随着孩子年龄的增长，可以启发他们把看到的、听到的画出来，并鼓励他们阅读有关图书，学会提出问题，学会到书中找答案。这样，孩子的兴趣广泛，知识面扩大了，学习能力也在不知不觉中提高了。

4．发展孩子多方面的兴趣　一些孩子由于受家庭和周围环境的影响，在3岁左右就开始对绘画或乐器产生兴趣。特别是孩子进了幼儿园以后，在老师的诱导下，他们的兴趣爱好出现了第一次飞跃。最先使孩子产生兴趣的一般是唱歌、绘画和表演，当然这些都是模仿性的。对钢琴、电子琴、手风琴的兴趣都可以在幼儿期唤起，这时不是要求孩子能达到什么水平，而是以唤起他们对各种乐器的兴趣为主。下棋更是如此，很小的孩子就喜欢跟大人下棋，当然更喜欢和小朋友们一起游戏下棋。父母只要做有心人，为孩子们提供一些条件，准备一些简单的器具，多给孩子讲讲自己的见闻，多与孩子一起玩，孩子多种学习兴趣就会逐渐培养起来。

家长在培养孩子的学习兴趣时，一定要有耐心，因为孩子的心智发展还不够成熟，稳定性不够，所以多数孩子表现得好动爱玩，家长不要急于求成，以避免造成负面作用。

5．加强预防　加强围生期保健，优生优育，防止烟酒等有害物质的侵害，正确开展早期教育。

第九节　脑积水的康复护理

一、概述

（一）脑积水的概念

脑积水是由于颅脑疾患使得脑脊液分泌过多或（和）循环、吸收障碍而致颅内脑脊液量增加，脑室系统扩大或（和）蛛网膜下腔扩大的一种病症。其典型症状为头痛、呕吐、视物模糊，视盘水肿，偶伴复视、眩晕及癫痫发作。

（二）脑积水的病因

1．脑脊液分泌过多

（1）脉络丛乳头状瘤及脉络丛增生是造成脑脊液分泌过多的主要原因。前者多见于婴儿，由于脉络丛乳头状瘤使分泌细胞增生和肥大，造成脑脊液的分泌量增加。

（2）脑膜的各种炎症：如细菌性、病毒性、真菌性及颅内寄生虫性等均可使脑膜出现炎性反应，炎症的早期可出现脑表面的血管怒张充血，组织水肿渗出，而使液体产生异常的增多。

（3）单纯性脑脊液分泌过多：病因至今尚未完全清楚，可与碳酸酐酶活性增高及肾上腺皮质激素水平降低等因素有关，亦有人称为"分泌过多性脑积水"或浆液性脑积水。

2．脑脊液循环障碍　是引起脑积水的主要原因。脑脊液循环通路的任何一个部位发生梗阻，均可引起脑脊液循环障碍而引起脑积水。出生前后均可发生脑脊液循环通路障碍。由于阻塞部位不同，其病因也各有所异。常见的梗阻有以下形式：

（1）侧脑室受阻：常见于出生前的室管膜下和脑室内出血及出生后的脑室内或脑室内肿瘤的压迫所致。

（2）室间孔受阻：多见于脑室炎，脑室出血，室间孔区质细胞、结节性硬化、胶样囊肿以及第三脑室前部或鞍上的占位病变向室间孔区延伸，透明隔退化停滞或停止，掩盖了室间孔。

（3）第三脑室受阻：见于第三脑室内胶样囊肿，下丘脑或脑胶质细胞瘤；鞍上的颅咽管瘤；蛛网膜囊肿等向第三脑室内浸延，妨碍脑脊液的正常循环。

（4）中脑导水管受阻：以生长性狭窄最为常见，约占婴儿脑积水的66%。狭窄的原因为胎盘期中脑导水管周围的神经胶质细胞进行性增生，使中脑导水管发生狭窄。此外，脑室内出血、松果体区和中脑导水管周围的肿瘤对中脑导水管的压迫，感染性室管膜炎以及血管畸形，特别是大脑大静脉畸形均可导致中脑导水管的梗阻。

（5）第四脑室受阻：主要见于第四脑室内的肿瘤。如第四脑室脉络丛乳头状纤维瘤及皮样囊肿、上皮样囊肿。

（6）第四脑室出口受阻：在胚胎发育前四个月就存在生理性脑积水，缺乏马氏孔和路氏孔。胚胎 4 个月后，马氏孔和路氏孔开放，使除侧脑室外其他脑室的生理性脑积水很快消失。由于脑脊液由侧脑室流入第三脑室较为困难，侧脑室生理性脑积水消失缓慢。因此，当生长发育过程停滞或下中孔和侧孔缺损畸形（正中孔闭锁伴小脑发育不全，故又称中孔闭锁综合征）髓母细胞瘤、室管膜瘤、星形细胞瘤、蛛网膜囊肿对正中孔和侧孔压迫，使脑脊液不能从第四脑室流出。

3．脑脊液吸收不良

（1）脑脊液吸收受阻：颅内压在 6mmHg 时吸收速度可达 1.5ml/min（正常为 0.3 ml /min）。在炎症、创伤和出血等引起颅内压和静脉压同时增高时，脑脊液的吸收则降为正常的 1/2 以下。

（2）蛛网膜下腔受阻：主要是因为外伤、炎症和出血三种因素。头部外伤造成蛛网膜的炎性反应，继而出现病变部位渗出、水肿和粘连，影响脑脊液的循环和吸收。炎症的结果可导致蛛网膜下腔发生局部或广泛性的渗出、水肿和粘连，蛛网膜颗粒闭塞而致单向流动的活瓣功能降低或丧失，使脑脊液吸收障碍。蛛网膜下腔的出血源可来自脑挫裂伤、脑血管病如静脉畸形、新生儿维生素缺乏、缺血缺氧性脑病等所引起血管破裂或渗血及脑部各种手术所致的出血。当出血量达到一定量时，可堵塞蛛网膜下腔，使脑脊液吸收障碍，多见于新生儿。多数积血在数周内溶解吸收，自行消失，脑积水可自行停止。

（3）静脉窦受阻：较少见。如炎症波及静脉窦特别是上矢状窦，可发生血栓形成静脉窦炎，使上矢状窦栓塞，导致脑脊液吸收障碍。

（三）脑积水的分类

1．病理学分类　一般可分为梗阻性脑积水、交通性脑积水、外部性脑积水三大类。

（1）梗阻性脑积水：是脑脊液循环通路受阻碍，使脑脊液流入蛛网膜下腔（或小脑延髓池）的通路发生障碍所引起的病理现象。其特征是脑脊液过多地积聚，导致脑室扩大，颅内压增高，伴随继发性脑实质萎缩。

梗阻性脑积水常伴发积水性脑水肿，这种类型的脑水肿实质上是由脑室来的大量脑脊液浸润萎缩的脑组织，使之含有过量的组织液所致。

梗阻性脑积水的病理解剖特征是大脑半球的皮质区细胞和血管结构较之白质区相对完整，白质厚度变薄，同时出现水肿，并逐渐扩展至室管膜层。由于脑实质萎缩性变化，使血管呈螺旋状曲折，血管旁出现溢血现象。

梗阻性脑积水可急性经过，也可发展为渐进型。同时，按其病理过程亦可区分为进行期和稳定期。

（2）交通性脑积水：交通性脑积水是由于脑脊液吸收不良或分泌过多及排泄障碍所引起的病理现象。

交通性脑积水常见的原因是脑脊液吸收过少，如颈静脉血栓、硬膜窦血栓形成、上腔静脉阻塞、高流型 AVM、乙状窦狭窄、蛛网膜颗粒吸收能力下降，以及白血病、淋巴瘤、髓母细胞瘤引起弥漫性脑膜浸润，均会导致交通性脑积水发生。在交通性脑积水，脑脊液生成过多较为少见，若发生，多因脉络丛增生，脉络膜乳头状瘤等所致。

（3）外部性脑积水：外部性脑积水是交通性脑积水的一种特殊类型。是发生在婴儿时期的一种年龄依赖性和自限性病症。临床以不明原因抽搐或头围异常增大，影像学可见蛛网膜下腔增宽，前半部球裂隙增宽，伴有或不伴轻度脑室扩大为其特征。国外文献又称其为"假性脑积水"。

临床可分为特发性外部性脑积水和继发性外部性脑积水。

特发性外部性脑积水的发病机理制目前尚不十分清楚，多数学者认为与蛛网膜颗粒发育迟缓，吸收脑脊液功能发生障碍有关。

继发性外部性脑积水主要原因是脑膜炎、脑室出血、蛛网膜下腔出血等，使蛛网膜发生粘连，肥厚增生，形成蛛网膜机械梗阻或炎症性改变而影响脑脊液的吸收。

2．病因学分类　一般可分为创伤性脑积水、耳源性脑积水、感染性脑积水、占位性脑积水、出血性脑积水等。

（1）创伤性脑积水：指颅脑外伤后，颅内异物及脑室、蛛网膜下腔出血而阻塞了脑脊液的循环通路或蛛网膜下腔受损引起的脑积水，多发生于小儿。

脑积水发生在严重创伤之后，有急、慢性之分，发生率为0.7%～8%。急性见于伤后两周以内，最快可发生在伤后1～3天内，是由于血凝块堵塞脑脊液循环通道，如脑室间孔中脑导水管、第四脑室出口。基底池等（阻塞性脑积水），或蛛网膜下腔出血引起粘连及纤维变性，妨碍脑脊液吸收（交通性脑积水）所致。慢性型多见于伤后3～6周，或迟至6～12个月，迟至一年以上者少见。

创伤性脑积水因严重脑外伤引起蛛网膜下腔出血，所以伤后患者昏迷的时间较长，格拉斯哥昏迷记分（Glasgow Coma Scale，GCS）多在8分或以下，几乎都有蛛网膜下腔出血存在，并伴有颅内压增高。

创伤还可引起外伤性脑萎缩，应与创伤性脑积水相鉴别。广泛性脑外伤所致的脑萎缩，CT扫描亦有脑室扩大，但多次测定颅内压均在正常范围，或CT扫描常伴有脑沟增宽与脑室扩大，以后亦无颅内压增高的现象，则称为外伤性脑萎缩。

（2）耳源性脑积水：耳源性脑积水是指耳部疾患引起的脑积水。耳源性脑积水多发生于6～14岁儿童，成人也有极少发生。引起该积水的真正原因尚未完全明了，但一般认为可能与以下三个因素有关：①颞骨部炎症的影响，使脉络丛产生的脑脊液增多；②蛛网膜颗粒的吸收能力减少，导致脑脊液潴留，颅内压力增高；③有侧窦栓塞现象，向上逆流至上矢状窦的血栓栓子使蛛网膜绒毛被阻塞，导致脑积液回流障碍引起积水。

（3）感染性脑积水：常见有颅内结核感染，病毒性脑炎和寄生虫感染，在临床上常分为结核（TB）性脑积水和寄生虫性脑积水。

1）结核性脑积水：是结核性脑膜炎的晚期合并症。结核性脑积水的病理改变主要是室管膜炎或脉络丛结核病变，使一侧或两侧室间孔狭窄粘连，而出现一侧或两侧脑室扩张，如中脑导水管狭窄或大量浓稠渗出物阻塞第四脑室诸孔道或颅底部渗出物机化、粘连，堵塞均导致阻塞以上的脑室系统扩大，引起脑积水。结核性脑积水的病因是由于颅内的原发和继发结核病灶引起，所以本病的关键是控制炎症和颅内高压症。

2）寄生虫性脑积水：是由颅内寄生虫及虫卵造成脑脊液循环障碍而形成的脑积水。在寄生虫性脑积水中脑囊虫所致者较为多见。虫体常飘浮在脑室内时出现堵塞间孔，中脑导水管等，如虫体阻塞室间孔或中脑导水管，便会形成机械性梗阻。脑脊液循环受到障碍。随着体位的变化若虫体离开堵塞的部位，梗阻自然解除，脑脊液循环恢复。如此反复，虫体呈"离合样活塞"，使脑积水反复发作。

（4）占位性脑积水：指由于颅内占位瘤造成脑脊液分泌过多或循环障碍而形成的脑积水。一般来说，脉络丛乳头状瘤刺激脉络丛，使脑脊液分泌过多，出现占位性交通性脑积水。而其他部位的颅内占位性病变大多造成脑脊液循环梗阻，出现占位性脑积水。

（5）出血性脑积水：颅内出血造成脑脊液循环，吸收障碍而形成脑积水。出血性脑积水多由以下几种原因引起：①新生儿早发性（产后1周内）及晚发性（满月前后）维生素K缺乏而引起颅内出血；②早产、产伤、产后窒息等造成颅内出血，渗血；③脑血管畸形（血管瘤）破裂出血；④脑卒中颅内出血等。

出血部位的不同，在临床上造成不同类型的出血性脑积水。蛛网膜下腔的出血造成蛛网膜微绒毛断裂、倒伏、粘连、蛛网膜颗粒阻塞，使脑脊液吸收障碍，形成出血性交通性脑积水；脑室及脑实质内的出血，造成脑室系统内脑脊液循环梗阻；形成出血性梗阻性脑积水。

3. 脑积水的发展速度分类　在临床上一般分急性脑积水、慢性脑积水、正常颅内压性脑积水、静止性积水。

（1）急性脑积水：发病快，最快者可数小时内出现颅内压增高的症状，有的可出现短暂或持久的视力障碍。急性发作期颅内代偿能力差，较易出现意识障碍，若不及时抢救可发生脑疝死亡。

（2）慢性脑积水：脑积水发生的速度较慢，因颅内有一定的代偿能力，同时骨的分离组织缓慢退缩和脑室系统的扩大，使颅内容纳更多的未被吸收的脑脊液。随着脑室的进行性扩张，使脑室周围的皮质层脊髓束的传导纤维牵拉受损，出现异常步态和运动障碍。若第三脑室过度扩张，垂体、下丘脑及松果体受压，因而出现内分泌异常，包括巨人症幼稚型、脑性肥胖症和青春期早熟等。

（3）正常颅内压力性脑积水：正常颅内压力性脑积水是一个临床病理综合征，属于慢性脑积水的一种状态，多系交通性脑积水，也包括一些不完全梗阻性脑积水，其特点是脑脊液压力已恢复到正常范围，但脑室和脑实质之间仍存在轻度的压力梯度（压力差），这种压力梯度可使脑室继续扩大，并导致神经元及神经纤维损害。正常压力性脑积水实际上是间隙性颅内压脑积水。

儿童也可发生正常压力性脑积水，致使脑室进行性扩大，脑白质逐渐受损。本病后期则呈代偿性脑积水，脑室停止扩大。

（4）静止性脑积水：是脑积水发展到一定程度之后自动静止的一种状态。主要特征是脑脊液的分泌与吸收趋于平衡状态，脑室和脑实质之间压力梯度已丧失，脑室内容积保持稳定或缩小，不再出现新的神经功能损害。

4. 年龄分类　临床上常将脑积水分为婴幼儿脑积水、年长儿童及成人脑积水。

（1）婴幼儿脑积水：婴幼儿脑积水形成的主要原因：①先天畸形，如中脑导水带狭窄、胶质增生或隔膜形成等，少数患儿有家族史，其遗传方式尚不清楚，也可能与出生时母亲年龄过大等因素有关。②炎症粘连，孕早期感染巨细胞病毒、风疹病毒、单纯疱疹病毒弓形虫三类感染；新生儿或婴儿期患儿颅内化脓性炎症或出血等所致。③脑脊液吸收功能障碍，常因脑膜炎、蛛网膜下腔出血引起蛛网膜粘连，使蛛网膜下腔、蛛网膜颗粒以及其他表浅的血管间隙、神经根周围的间隙发生闭塞，因而脑脊液回收障碍。④脑池发育异常或静脉闭塞，先天性脑池发育不全，双侧横突或乙状窦闭塞、狭窄导致脑脊液回收障碍。⑤脑脊液分泌过多，如脑室脉络丛增生、脑室脉络丛乳头状瘤等，临床较少见。

（2）年长儿童及成人脑积水：在3岁以后发生的脑积水，可归属于年长儿童及成年人脑积水。由于生理原因，年长儿童及成年人期因颅骨缝已闭合，所以发生脑积水后，头颅异常增大的征象比较少见，多见于颅内压增高、脑实质和脑室受压的征象。

年长儿童与成年人脑积水亦有急性和慢性之别。急性脑积水多发生于儿童期，慢性脑积水多发生于成人期。正常颅压脑积水属于慢性脑积水的一种状态，而静止性脑积水类似于正常颅压脑积水，亦多见于成人期。

（三）临床表现

1. 头围增大　婴儿出生后数周或数月内头颅进行性增大，前囟也随之扩大和膨隆。头颅与躯干的生长比例失调，如头颅过大过重而垂落在胸前，头颅与脸面不相称，头大面小，前额突出，下颌尖细，颅骨菲薄，同时还伴有浅静脉怒张，头皮有光泽。

2. 前囟扩大、张力增高　竖抱患儿且安静时，囟门仍呈膨隆状而不凹陷，也看不到正常搏动时则表示颅内压增高。婴儿期颅内压力增高的主要表现是呕吐，由于婴儿尚不会说话，常以抓头、摇头、哭叫等表示头部的不适和疼痛，病情加重时可出现嗜睡或昏睡。

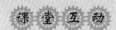

如何为脑积水患儿测量头围？

3. 破罐音 对脑积水患儿进行头部叩诊时（额颞顶叶交界处），其声如同叩破罐或熟透的西瓜样。

4. "落日目"现象 脑积水的进一步发展，压迫中脑顶盖部或由于脑干的轴性移位，产生类似帕里诺（Parinaud）眼肌麻痹综合征，即上凝视麻痹，使婴儿的眼球不能上视，出现所谓的"落日目"征。

5. 头颅透照性 重度脑积水若脑组织（皮质、白质）厚度不足1cm时，用强光手电筒直接接触头皮，如透照有亮度则为阳性，如正常脑组织则为阴性（无亮度）。

6. 视盘萎缩 婴幼儿脑积水以原发性视神经萎缩较多见，即使有颅内压增高也看不到视盘水肿。

7. 神经功能失调 第Ⅵ对颅神经的麻痹常使婴儿的眼球不能外展。由于脑室系统的进行性扩大，使多数病例出现明显的脑萎缩，早期尚能保持完善的神经功能，晚期则可出现锥体束征、痉挛性瘫痪，去大脑强直等，智力发展也明显比同龄的正常婴儿差。

8. 其他 脑积水患儿常伴有其他畸形，如脊柱裂，眼球内斜（展神经麻痹所致），双下肢肌张力增高，膝腱反射亢进，发育迟缓或伴有严重营养不良。年长儿临床一般表现为头痛、恶心、呕吐、视力障碍等。慢性脑积水患者临床以慢性颅内压增高为其主要特征，可出现双侧颞部或全颅疼痛，恶心、呕吐，视盘水肿或视神经萎缩，智力发育障碍，运动功能障碍等。

二、主要功能障碍

1. 头痛 头痛是脑积水病常见症状。单侧侧脑室积水者常见同侧偏头痛；幕上梗阻性脑积水，常见前额及头顶痛；第四脑室积水者，常见后枕部疼痛；交通性脑积水常见全头痛。

2. 意识障碍 意识障碍的发生多见于急性脑积水或脑积水急性期。这是由于脑积水急剧增多，迫使脑压急骤增高而引起意识障碍，检查时动作要轻柔。

3. 运动障碍 表现为一侧肢体或部分肢体行动困难，单侧侧脑室积水者多为对侧偏瘫；幕上梗阻性脑积水多见下肢瘫痪；交通性和外伤性脑积水多见四肢瘫痪。

4. 抽搐 外部性脑积水、重度脑积水以及脑积水穿通畸形者多可见抽搐。前者抽搐发作频繁短暂，后者发作剧烈且长久。

5. 视力障碍 单侧侧脑室积水常可发生同侧视力障碍；外部性脑积水合并枕叶萎缩者可发生皮质盲；合并颞叶、顶叶萎缩者，可出现象限盲；幕上脑积水可出现"落日目"及眼球震颤。

6. 其他 其他常见的症状包括脑神经障碍，如口眼歪斜、耳鸣、进食呛咳、构音不清等；内脏障碍中，尿潴留、尿失禁、便秘等常见；言语障碍，以运动性失语、感觉性失语、混合性失语等最为常见；意识障碍，如嗜睡、昏沉、昏迷等；精神障碍，多表现为焦虑、忧郁等。临床将嗜睡、夜尿多、怕冷称为脑积水三联征。

三、康复护理措施

（一）一般护理

1．密切观察生命体征及病情变化　定期测头围，观察积水吸收的情况，注意患儿有无烦躁、恶心、呕吐等颅内压增高的现象，如若发现及时通知医生给予相应的处理，尤其是婴幼儿患者，因其不会表达，需观察有无拒乳、哭闹、睡眠不安、烦躁等异常表现。

2．饮食与喂养指导　根据患儿的年龄给予合理的喂养指导，给予富含蛋白质和维生素的饮食，注意调节营养搭配，对于进食困难的患儿实施辅助进食。

（二）运动障碍的护理

对伴有运动障碍的患儿，应该给予相应的康复训练，患儿往往由于头颅巨大，导致护理困难，应给予家长生活指导。

1．抱姿的护理　对于年龄小的患儿，抱扶患儿时应考虑，随时保证头部的控制，保持头部的稳定性，让孩子俯卧于床上，母亲左手伸在孩子的腹下将其从床上抱起，同时右手从孩子的腘窝处把孩子的双腿压向其腹部，使孩子成屈髋屈膝状态，然后将其抱向母亲胸前，使孩子的头、背靠在母亲胸前，双手放在身体前方中线处。母亲利用下颌、上臂或肩部来控制孩子的头部，使头部处于中间位置，并且略向前倾。此抱法的关键在于孩子的双手、双腿尽量并拢、曲髋屈膝。双腿尽量压向腹部，头颈、躯干略向前倾。这样可以给患儿头部一个支持与依靠，防止头颅过大，身体失重。家长也可以让患儿屈髋屈膝，让患儿的头靠在家长的肩关节处，支撑头部，控制头的位置。

2．坐姿的护理　对于有坐位平衡的患儿可以让其坐带有靠背的椅子，椅子的高度要超过头颅的位置，让患儿的头、背部靠在椅背上，保持头部的稳定性。年龄小的患儿，可以让家长坐在患儿身体后方，家长双腿分开让患儿坐在中间位置，患儿的头部顶在家长的前胸位置，双手对称向前保持正中位，也可以在患儿身体前方放一小桌，桌子的高度应与患儿的胸骨柄对齐，让患儿双手放在桌子上，利用桌子上的玩具吸引患儿的注意力。

3．站立姿势的护理　患儿由于头部过大，身体负重不能站立，可以让患儿先采取扶站，患儿上肢向前向上方伸展，双手抓握栏杆、椅背等有支撑力的物体，患儿身体略前倾，两足分开与肩同宽，足跟着地，髋关节、脊柱要充分伸展，家长站立在患儿的身体后方，双手扶住髋关节，防止重心不稳跌倒。如果患儿能够独立扶站，可以试着让其进行靠墙站立，足跟着地，足分开，背部和臀部靠在墙壁给予支持，头稍后仰，以免因头部过大不能负荷体重，开始时家长可在患儿身体前方，双手扶住膝关节，以后逐渐锻炼，单独站立。

（三）智力开发

通过各种感觉刺激开发患儿的智力，视觉上每天让患儿接触五颜六色的衣服、玩具，还可以用霓虹灯给患儿一个视觉冲击来开发智力，听觉上通过音乐、儿歌，让母亲与孩子进行交流，不断喊出宝贝的名字、爱称。让患儿感受语言。嗅觉上，通过一些特殊的味道让患儿判断，例如白酒、香水、醋的味道，让患儿感受。味觉上避免单一的饮食种类，要不断更新食谱，让患儿享受不同食物所带来的感受。触觉上母亲要学会爱抚患儿，进行全身按摩，让患儿感受不同形状的物体，不同温度的水，不同材质的玩具，让患儿体会不同事物开发智力。

（四）语言功能训练

常和孩子聊天，用简单完整的语言和孩子说话，鼓励她牙牙学语，先要给孩子创造一个良好的学习语言的环境，让孩子多和同龄的小朋友接触，因为小朋友之间更容易学习和沟通，从简单的发音教起，逐步发展到双音节、多音节，并每天坚持听儿歌、音乐，让患儿感受语言环境，乐于发音，患儿有进步时应给予鼓励。

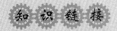

知识链接

脑积水手术治疗的禁忌证

1. 颅内感染，不能用抗菌药物控制者。
2. 脑脊液蛋白明显增高或有新鲜出血者。
3. 脑室空气造影后气体尚未完全吸收者。
4. 行脑室非水溶性碘油造影者。
5. 先天或后天性严重循环系统、呼吸系统的疾患。

四、康复护理教育

1. 指导脑积水患儿家长做好生活护理，保持皮肤清洁，防止感染。
2. 教会家长测量头围，坚持每周测量头围，建立记录手册，及时发现病情变化。
3. 针对患儿的不同功能障碍表现，做好个体化护理方案，坚持功能锻炼。
4. 脑积水的康复是一个较长期的过程，应建立以家庭和社区为主要力量的康复团队，坚持康复护理。

（于　淼）

自测题

一、名词解释

脑性瘫痪　　孤独症　　注意缺陷多动障碍　　言语障碍　　失语症　　癫痫
癫痫综合征　　听力障碍　　智力低下　　学习障碍　　脑积水　　落日目
脑积水三联征

二、选择题

1. 脑性瘫痪最常见的是下列哪种类型，约占脑瘫患儿2/3（　）
   A. 不随意运动型
   B. 痉挛型
   C. 混合型
   D. 肌张力低下型
   E. 强直型

2. 下列关于不随意运动型脑性瘫痪的叙述错误的是（　）
   A. 主要病变部位在椎体外系统
   B. 表现为肢体的不随意动作
   C. 患儿表情奇特，挤眉弄眼
   D. 头部控制能力较好
   E. 常伴有流涎

3. 下列哪项不是孤独症的基本临床特征（　）
   A. 社会交往障碍
   B. 言语发育障碍
   C. 兴趣范围广泛
   D. 是一种广泛发育障碍性疾病
   E. 刻板重复行为

4. 造成孤独症病因尚未完全阐明，至少和以下哪项因素有关（　）
   A. 遗传因素
   B. 神经生化代谢因素
   C. 感染与免疫学因素
   D. 中枢神经系统品质性变化
   E. 以上因素均有关

5. 下列哪项不是ADHD的主要表现（　）

A．活动过度

B．注意缺陷

C．多动症状有明确的目的性

D．伴有学习困难

E．情感行为异常

6．对于 ADHD 儿童的治疗，下列哪项不正确（　　）

A．采用非药物和药物治疗

B．首选药物为哌甲酯

C．应用药物为主

D．感觉统合训练

E．行为矫正疗法

7．失语症患儿口语表达障碍为（　　）

A．发音障碍

B．说话费力

C．错语

D．杂乱语

E．以上都可能出现

8．常用抗癫痫治疗停药时间为（　　）

A．服药 0.5 ～ 1 年完全不发作，再经 3 ～ 6 个月逐渐减量

B．服药 1 ～ 2 年完全不发作，再经 3 ～ 6 个月逐渐减量

C．服药 1 ～ 3 年完全不发作，再经 3 ～ 6 个月逐渐减量

D．服药 2 ～ 3 年完全不发作，再经 3 ～ 6 个月逐渐减量

E．服药 2 ～ 4 年完全不发作，再经 3 ～ 6 个月逐渐减量

9．关于智力低下的叙述正确的是（　　）

A．智力低下是一种罕见的智残

B．本病女性儿童高于男性，男女之比为 1 : 1.5 ～ 1.8

C．主要表现为智力不足，反应迟钝，智商明显低于正常儿童

D．对于重度智力低下儿童，应重点培养其数学能力，以开发智力

E．对于幼儿期智力低下儿童的教育，主要要求其学会初步的学习能力，如看图识字

10．关于脑积水患儿发生抽搐的叙述，错误的是（　　）

A．外部性脑积水患儿多可见抽搐

B．脑积水伴脑穿通畸形者多可见抽搐

C．重度脑积水患儿多可见抽搐

D．外部性脑积水患儿发作剧烈且长久

E．重度脑积水者抽搐发作频繁短暂

三、简答题

1．按照脑瘫儿童功能障碍程度如何进行临床分型？

2．脑瘫儿童的主要功能障碍有哪些？

3．如何对孤独症儿童进行回合式试验教学的功能训练指导？

4．如何正确对待孤独症的预后？

5．ADHD 儿童注意集中困难主要体现在哪几个方面？

6．如何对 ADHD 儿童进行行为矫正疗法指导？

7．如何对失语症患儿进行实用交流能力的训练指导？

8．患儿癫痫发作时如何做好安全防护？

9．简述对听力障碍儿实施听力检查时的注意事项。

10．如何对学习障碍儿童实施前庭刺激训练？

11．智力障碍儿童的主要功能障碍有哪些？

12．简述脑积水患儿头围增大的具体表现。

四、案例分析题

患儿，男，32 周出生，生后 2 天出现黄疸，持续 19 天。现运动发育落后，竖颈 (-)，翻身 (-)，角弓反张，胸廓不对称；原始反射残存 ATNR (+)，侧弯反射 (+)；肌张力动摇；咀嚼及吞咽障碍，流涎，发音困难，睡眠不佳。家长主诉患儿自 3 岁开始出现癫痫发作，脑电图检查

示：双侧对称同步尖慢波。

入院诊断：1. 脑性瘫痪（不随意运动型）2. 癫痫

问题与思考：

如何对该患儿进行进食的康复护理？如何进行睡眠及各种姿势的康复护理？

第九章 其他疾病的康复护理

学习目标

通过本章内容的学习，学生应能：

掌握：

慢性阻塞性肺疾病、冠心病、原发性高血压、糖尿病、阿尔茨海默病、老年疾病、肥胖症、癌症、骨质疏松症的护理措施。

熟悉：

慢性阻塞性肺疾病、冠心病、原发性高血压、糖尿病、阿尔茨海默病、老年疾病、肥胖症、癌症、骨质疏松症的康复教育。

了解：

慢性阻塞性肺疾病、冠心病、原发性高血压、糖尿病、阿尔茨海默病、老年疾病、肥胖症、癌症、骨质疏松症的主要功能障碍。

重点难点

重点：

慢性阻塞性肺疾病的康复护理措施：有效咳嗽训练、体位引流、呼吸训练，冠心病的临床康复分期及各期康复护理措施，原发性高血压患者的有氧运动，糖尿病的康复护理措施：饮食疗法、运动疗法，阿尔茨海默病的康复护理措施：各类功能障碍训练要点，肥胖症患者自我监测体重指数的方法，癌症恢复期和晚期的康复护理措施，骨质疏松症的康复护理措施。

难点：

慢性阻塞性肺疾病主要功能障碍，冠心病Ⅲ期康复运动康复处方，高血压的危险因素评估，糖尿病主要功能障碍，糖尿病患者运动中靶心率的确定，阿尔茨海默病的主要功能障碍，肥胖症患者的运动疗法，肺癌术后肺功能的康复护理，骨质疏松症的预防。

第一节　慢性阻塞性肺疾病的康复护理

一、概述

慢性阻塞性肺疾病（chronic obstructive pulmonary disease，COPD）简称慢阻肺。是以气流阻力增大及肺弹性回缩力降低所引起的气流受限为特征的肺部疾病，气流受限不完全可逆，呈进行性发展。确切的病因还不清楚，但认为与肺部对有害气体或有害颗粒的异常炎症反应有关。慢性支气管炎和阻塞性肺气肿是导致 COPD 最常见的疾病。

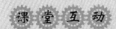

　　哪些呼吸系统疾病具有气流受限的特点？请举例说明。

COPD 是呼吸系统的常见病和多发病，患病率和死亡率均居高位，严重地影响了人类健康。近年来，COPD 的发病率与死亡率仍然呈上升趋势。在我国，医生和患者本人都很重视 COPD 发作期病情控制，却忽视了缓解期的肺康复，大量资金和精力都用于急性期的控制和研究，而对如何延缓和控制缓解期肺功能进一步恶化、改善呼吸功能、提高患者工作和生活能力方面还没有提出系统有效的方案。系统有效的康复护理有助于控制呼吸困难症状，减少急性病发率，阻止和延缓肺功能的进一步恶化，争取生活自理，进而恢复生活及工作能力。

二、主要功能障碍

COPD 发生后，除引起肺功能障碍外，随着病程的延长，心脏及其他器官也会受到影响，患者的生活活动能力逐年下降。

1．有效呼吸降低　由于慢阻肺的病理生理变化，患者在呼吸过程中的有效通气量降低，呼气末残留在肺部的气体量增加，影响了外界大气的进入；长期慢性炎症，呼吸道分泌物引流不畅，影响肺部充分的气体交换；一些慢性支气管炎患者年龄偏大，有不同程度的驼背，肋软骨有不同程度的钙化，限制了胸廓的活动，导致肺通气量下降，使有效呼吸降低。缺氧症状表现为劳累性气短、气促、咳嗽、咳痰等。

2．病理性呼吸模式　肺气肿影响了患者平静呼吸过程中膈肌的上下移动，减少了肺的通气量；患者为了弥补呼吸量的不足，在安静状态下以胸式呼吸为主，甚至动用辅助呼吸肌（如胸大肌、三角肌、斜方肌），形成了病理性呼吸模式，限制了有效呼吸。

3．呼吸肌无力　患者有效呼吸降低、呼吸困难及病理性呼吸模式产生，机体活动量减少，严重影响了膈肌、肋间肌、腹肌等呼吸肌的运动，导致呼吸肌无力。

4．能耗增加和活动能力减退　由于病理性呼吸模式，使许多不该参与呼吸的肌群参与呼吸运动，同时，气短、气促使患者精神和颈背部甚至全身肌群紧张，造成机体体能消耗增加。另外，患者因惧怕劳累性气短常会限制自己的日常活动，有些患者甚至长期卧床，丧失了日常生活能力和工作能力。

5．心理变化　由于长期的供氧不足会造成气短、气促、烦躁不安、精神紧张，影响患者的休息与睡眠，给患者带来严重的心理压力和精神负担。

三、康复护理措施

（一）保持和改善呼吸道通畅

1. 正确体位的摆放　患者采取坐位或半卧位，有利于肺扩张。

2. 指导患者进行有效咳嗽　咳嗽是呼吸系统的一种防御性反射，可以在主观控制下产生自主性咳嗽，也可因气道受到刺激产生反射性咳嗽。有效咳嗽是一种使过多的支气管分泌物由气道排出的技术。在不致病或不增加支气管痉挛的前提下，增加分泌物清除效率，改善通气功能。COPD 患者必须配合用力呼气技术进行有效咳嗽，避免持续性反射性咳嗽，后者可使胸腔内压力过度增高，给患者带来危险。有效咳嗽需气道内的黏液必须有一定厚度，无或仅有少量稀薄分泌物时，用咳嗽来清理气道是无效的，有时还会加重疲倦。具体方法详见第五章第二节。

3. 胸部叩击和振动　临床上体位引流时配合胸部叩击技术，可使黏附在支气管内的分泌物脱落并移至较大的支气管，较易排出。叩击时，应持续一段时间或直到患者需要改变体位想要咳嗽，治疗师应保持肩、肘和腕部灵活和松弛的操作。此操作不应引起身体不舒适或疼痛。高龄或皮肤易破损者可用薄毛巾或其他保护物包盖在叩击部位以保护皮肤。注意观察患者的生命体征和表情。良好的振动操作来自治疗师从肩到手的等长收缩上肢的肌肉。胸部叩击和振动具体方法详见第五章第二节。

4. 体位引流　体位引流依靠重力作用促使各肺叶或肺段气道分泌物的引流排出。适用于神志清楚、体力较好、分泌物较多的老年人。

（1）体位引流的原则：体位的摆放以支气管解剖为基础。应将病变部位置于高处，使引流支气管的开口向下，痰可以顺体位引流排出（表 9-1），引流部位与体位图详见第五章第二节。

表 9-1　常见的肺部引流体位

引流部位	患者体位
双上叶前段	仰卧位
双上叶尖段前部	躯干后倾坐位
双上叶尖段后部	躯干前倾坐位
左上叶后段	右侧卧位，左侧向前转 45°，头侧抬高 45°
右上叶后段	左侧卧位，右侧向前转 45°
左舌叶	右侧卧位，左侧向后转 45°，头低位 30°
右中叶	左侧卧位，右侧向后转 45°，头低位 30°
双下叶前基底段	仰卧，头低位 45°
双下叶后基底段	俯卧，头低位 45°
双下叶背段	俯卧位
左下叶外基底段和右下叶内基底段	右侧卧，头低位 45°
右下叶外基底段	左侧卧，头低位 45°

（2）体位引流方法：具体引流方法详见第五章第二节。

（二）呼吸训练

1. 放松练习　患者可采取卧、坐、站体位，放松全身肌肉。对不易松弛的患者进行放松技术练习，如对拟放松的部位，先紧张收缩，体会一下什么是紧张，然后再放松，逐步将各紧张的肌肉松弛；还可做肌紧张部位节律性摆动或转动以利于该部肌群的放松。放松练习有利于气急、气短症状的缓解。

2. 腹式呼吸 COPD 患者多见于老年人胸廓活动受限，患者胸廓多呈桶状，横膈下降，肋骨平直，肋间隙增宽，多已处于吸气位。为了获得足够的氧，患者改用胸式呼吸。由于病情发展，胸式呼吸也发生困难，故动用辅助呼吸肌增加通气量。辅助呼吸肌运动吸气时抬肩、伸颈、腹肌收缩、呼吸表浅、频率增快，不但未增加通气量，还减少了肺的有效呼吸。此时宜做腹式呼吸，增加膈肌运动，使浅快呼吸转为深慢呼吸，呼吸频率减少，呼吸量增加，提高呼吸效率。

腹式呼吸又称膈呼吸，是一种低耗高效的呼吸模式，是 COPD 患者康复的重要措施。腹式呼吸的关键在于协调膈肌和腹肌在呼吸运动中的活动。它通过增加膈肌活动度提高通气功能、降低呼吸肌耗氧量。吸气时，膈肌收缩下降，腹肌松弛，保证最大的吸气量。呼气时，腹肌收缩帮助膈肌松弛，并随腹腔内压增加而上抬，增加呼气潮气量。

呼吸运动时，尽可能减少辅助呼吸肌的无效劳动，可采用腹部加压暗示呼吸法：可在仰卧位、半卧位或坐位进行，患者用一只手按压在上腹部，另一只手放在胸部感知胸廓活动。先闭嘴，经鼻腔做深吸气，上腹部对抗该手的压力，隆起腹部，而放在胸上的手使胸廓运动保持最小。呼气时，患者腹部下沉，此时该手再稍加压用力，使腹内压进一步增高，迫使膈肌上抬。也可在腹部放一个小重物以进行抗阻力呼吸训练。该压力既可吸引患者的注意力，又可诱导呼吸的方向和部位。每日 2～3 次，每次 10～15min，持续 6～8 周。以后逐渐增加次数和时间，争取成为自然呼吸习惯。按此法进行练习，可使膈肌活动范围增加 2～3cm，从而有效地增加通气量达 500ml 以上（图 9-1）。

3. 缩唇呼吸方法（pursed-lip breathing） 患者闭嘴经鼻吸气，呼气时将口唇收拢为吹口哨状，使气体缓缓地通过缩窄的口形，徐徐吹出。一般呼气所用的时间要长于吸气，吸气 2s，呼气 4～6s，呼吸频率 <20 次 / 分。利用这一方法增加呼气阻力，并向内传至支气管，提高支气管内压力，以防止支气管及小支气管过早塌陷，以增加肺泡内气体的排出量（图 9-2）。

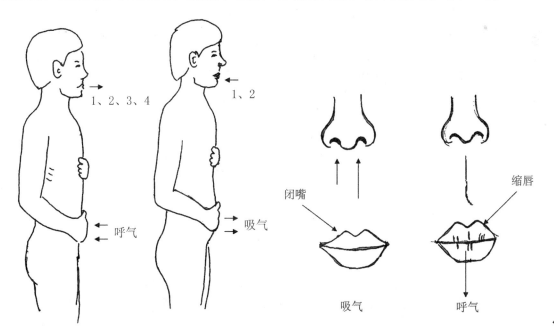

图 9-1 腹式呼吸   图 9-2 缩唇呼吸

4. 深慢呼吸训练 方法是吸气与呼气时间比为 1：2，每次训练前先设置呼吸节律。随着训练次数的增多，所设置的节律逐渐减慢。慢阻肺患者呼吸由于通气频率比较快，呼吸幅度浅，潮气量小，解剖无效腔所占比例增加，在通气量一定的情况下，肺泡通气量反而变小，而缓慢呼吸则与之相反，有助于提高肺泡通气量，改善肺的通气效益。初练者应避免由过多的深呼吸而发生过度通气综合征，可每练习 3 ~ 5 次后暂停数分钟，然后再练，如此反复直到完全掌握。

（三）长期氧疗

慢阻肺患者由于通气功能障碍和通气 / 血流比例失调，常导致缺氧和二氧化碳的潴留，加重呼吸困难程度。如 PaO_2 持续低于 6.67kPa（50mmHg）或氧饱和度（SaO_2）< 90%，给氧起到关键作用。可通过鼻导管、面罩或机械通气给氧，SaO_2 上升至 > 90% 或 PaO_2 > 8.0 kPa（60mmHg），而 $PaCO_2$ 上升不超过 1.3kPa（10mmHg）。每天持续低流量（< 5L/min）吸氧 10 ~ 15h，可改善活动协调性、运动耐力和睡眠。

（四）运动训练

常采用步行为主的有氧训练。通常可作最简单的 12min 行走距离测定，了解患者的活动能力。然后采用亚极量行走和登梯练习，改善耐力。开始进行 5min 活动，休息适应后逐渐增加活动时间。当患者能忍受每次 20min 运动后，即可以增加运动。每次运动后心率至少增加 20% ~ 30%，并在运动停止后 5 ~ 10min 恢复至安静值。

（五）提高上肢活动能力训练

可以用体操棒作高度超过肩部的各个方向的练习或高过头的上肢套圈练习，还可手持重物（0.5 ~ 3kg）做高于肩部的活动，每活动 1 ~ 2min，休息 2 ~ 3min，每日 2 次。

四、康复护理教育

1．介绍呼吸道一般知识，如呼吸道的解剖结构、呼吸肌的功能。

2．慢阻肺病因、病理生理、症状的正确评估等。

3．了解康复治疗的意义、方法和注意事项。

4．正确、安全使用氧气。长期低流量吸氧可提高患者生存质量，使慢阻肺患者的生存率提高 2 倍。在氧气使用过程中主要应防止火灾及爆炸，在吸氧过程中应禁止吸烟。

5．预防感冒发生。患者易感冒，继发细菌感染后使支气管炎症加重。可采用按摩，冷水洗脸，食醋熏蒸，增强体质等方法来预防感冒。

6．戒烟。各种年龄及各期的慢阻肺患者均应戒烟。戒烟有助于减少呼吸道黏液的分泌，降低感染的危险性，减轻支气管壁的炎症，使支气管扩张剂发挥更有效的作用。

第二节　冠心病的康复护理

一、概述

冠状动脉粥样硬化性心脏病（coronary artery heart disease，CHD）简称冠心病，是指因冠状动脉粥样硬化或因冠状动脉功能改变导致管腔狭窄、阻塞，引起心肌缺血、缺氧或坏死的心脏病，亦称缺血性心脏病（ischemic heart disease，IHD）。患者表现胸腔中央发生一种压榨性疼痛，并可迁延至颈、颌、手臂、后背及胃部。常伴有眩晕、气促、出汗、寒战、恶心及昏厥。严重患者可能因为心力衰竭而死亡。

冠心病是临床最常见的心脏病之一，近年来，其发病率、死亡率呈逐年上升的趋势。随着临床检测、急救、介入、手术等医疗水平的不断提高，许多患者的生命得到挽救。康复治疗和康复护理在冠心病发病后的治疗中发挥着重要作用。

冠心病的病因目前尚未完全明了，普遍认为是有一系列危险因素作用于不同的发病环节所导致的，其中血脂异常，特别是胆固醇增高是基本的危险因素，尤其是低密度脂蛋白被认为与冠心病的发生关系非常密切。引起冠心病的危险因素很多，如年龄、性别、遗传因素、血脂异常、高血压、肥胖、不良的饮食习惯、吸烟、体力活动减少、饮酒等。其中，高血脂、高血压、吸烟和体力活动减少被认为是冠心病发生的高危因素。根据世界卫生组织最新统计，近年我国城乡心血管病总病死率高于日本、英国和美国。冠心病已成为威胁中国公民健康的重要疾病。

二、主要功能障碍

冠心病患者主要功能障碍是心脏功能障碍，主要表现为体力下降。与残疾相关的因素包括低水平的耗氧运动能力、高抑郁评分和肌力下降患者自我感觉的活动无力，不一定和实际体力不足相一致。

（一）主要功能障碍

1．心功能减退　急性心肌梗死可导致心力衰竭，陈旧性心肌梗死可引起慢性心功能不全。严重患者在安静情况下都感到呼吸困难，心功能减退严重影响到患者正常生活、学习、工作。美国纽约心脏病学会将心功能分为四级（表9-2）。

表 9-2　心脏病患者心功能分级与体力活动状况

级别	体力活动状况
Ⅰ级	患有心脏病，体力活动不受限
Ⅱ级	患有心脏病，体力活动稍受限
Ⅲ级	患有心脏病，体力活动明显受限
Ⅳ级	患有心脏病，体力活动完全受限

2．制动的影响　①心血管功能障碍：冠心病患者因长期体力活动的减少，使心血管系统的适应性降低。适当的运动训练可以改善患者心血管功能。②运动耐量降低：冠心病和缺乏运动均导致机体吸氧能力减退、肌肉萎缩、氧化代谢能力降低，引起全身运动耐量降低。③代谢功能障碍：长时间的制动可导致脂质及糖代谢障碍，使糖耐量降低，血胆固醇和乙酰甘油增高。

3．心理行为障碍　患者因担心心肌梗死的危险，易造成心理压力，出现情绪上的不稳定。长时间的制动会增加患者的恐惧、焦虑等消极情绪，影响患者的日常生活和康复。

（二）冠心病的康复分期

根据冠心病不同发展阶段的康复治疗特点，一般将冠心病康复分为三期：

Ⅰ期：指心肌梗死发病后住院阶段，冠状动脉分流术或经皮穿刺冠状动脉内成形术后早期康复阶段。一般为发病后 1 ~ 2 周。

Ⅱ期：指患者出院开始，至病情完全稳定为止。一般为 5 ~ 6 周。

Ⅲ期：指病情长期处于稳定状态，或Ⅱ期过程结束的冠心病患者包括陈旧性心肌梗死、稳定性心绞痛、隐形冠心病，冠状动脉分流术或经皮穿刺冠状动脉内成形术后的康复。一般可持续 2 ~ 3 个月，患者的自我锻炼应持续终生。

三、康复护理措施

1．Ⅰ、Ⅱ期康复护理　主要对患者进行心理康复，安定患者情绪，通过适当活动，减少或消除绝对卧床休息所带来的不利影响。早期活动，并逐步恢复至一般日常生活活动能力，可以参加轻度家务劳动，减少出院后早期死亡率。运动能力达到Ⅰ期康复为 2 ~ 3METs、Ⅱ期康复为 4 ~ 6METs。

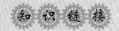

代谢当量

代谢当量（metabolic equivalent，METs）是用耗氧量来计算人体活动时对能量需求的单位，是指在安静的休息状态下身体对氧的摄取量，即每千克体重在 1min 内摄取 3.5ml 氧气为一个代谢当量，用 METs 数表示运动强度，是评估心肺功能的重要指标。

（1）活动：一般从床上的肢体活动开始，先活动远端肢体的小关节；做抗阻活动可采用捏气球、皮球或拉皮筋等，一般不需要专用器械；吃饭、洗脸、刷牙、穿衣等日常生活活动也可早期进行。训练时要注意保持一定的活动量，但日常生活和工作时应采用能量节约策略，如制订合理的工作或日常活动程序，减少不必要的动作和体力消耗等，以尽可能提高工作和体能效率。避免举重、攀高、挖掘等剧烈活动；避免各种竞技性活动。

（2）呼吸训练：呼吸训练主要指腹式呼吸。腹式呼吸的要点是在吸气时腹部隆起，让膈肌尽量下降；呼气时腹部收缩，把肺的气体尽量排出。呼气与吸气之间要均匀连贯，可以比较缓慢，但不可憋气，呼气与吸气之比为 2∶1。

（3）坐位训练：坐位是重要的康复起始点，应该从第 1 天就开始。开始时可将床头抬高，把枕头或被子放在背后，采用有依托的坐位能量消耗与卧位相同，但心脏负荷实际上低于卧位，因上身直立体位使回心血量减少，同时射血阻力降低。应让患者逐步过渡到无依托独立坐位。

（4）步行训练：步行训练从床边站立开始，先克服直立性低血压。在站立无问题之后，开始床边步行（1.5 ～ 2.0METs），以便在疲劳或不适时及时能够上床休息。此阶段患者的活动范围明显增大，因此监护需要加强。避免高强度运动，有上肢超过心脏平面的活动均为高强度运动，应该避免或减少此类运动，如患者自己手举输液瓶上厕所。此类活动的心脏负荷增加很大，常是诱发意外的原因。

（5）大便：患者须保持大便通畅，如果出现便秘，应该使用通便剂；患者有腹泻时也需要注意密切观察，因为过多的肠道活动可以诱发迷走神经反射，导致心律失常或心电不稳。提倡坐位大便，禁忌蹲位大便或在大便时过分用力。因为卧位大便时由于臀部位置提高，回心血量增加，使心脏负荷增加，同时由于排便时必须克服体位所造成的重力，所以需要额外用力（4METs）。

（6）上下楼：可以缓慢上下楼，下楼的运动负荷不大，而上楼的运动负荷主要取决于上楼的速度；必须保持非常缓慢的上楼速度，一般每上一级台阶可以稍事休息，以保证没有任何症状。可以自己洗澡，但要注意洗澡水的温度和避免在过热、过冷的环境洗；可以做一些家务劳动及外出购物，但要循序渐进，逐步提高。活动强度为 40% ～ 50%HRmax，为确保安全性，应在进行较大强度活动时采用远程心电图监护系统监测，或在有经验的康复治疗人员的指导下进行。

（7）娱乐：可以进行有轻微体力活动的娱乐，但要避免气喘和疲劳，如室内外散步、医疗体操（如降压舒心操、太极拳等）、气功（以静功为主）、园艺活动等。

（8）康复方案调整与监护：如果患者在训练过程中没有不良反应，运动或活动时心率增加<10 次 / 分，次日训练可以进入下一阶段。运动中心率增加在 20 次 / 分左右，则需要继续同一级别的运动。心率增加超过 20 次 / 分，或出现任何不良反应，则应该返回到前一阶段的运动级别，抑或暂时停止运动训练。为了保证活动的安全性，所有的新活动要在医生或心电监护下开始。在无任何异常的情况下，重复性的活动可以不连续监护。

一般患者主张 3 ～ 5 天出院，但要确保患者可持续步行 200m 无症状和心电图无异常。出院后每周需要门诊随访一次。有任何不适均应暂停运动，及时就诊。

2．Ⅲ期康复护理　巩固Ⅰ、Ⅱ期康复成果，控制危险因素，改善或提高体力活动能力和心血管功能，恢复发病前的生活和工作。因人而异地制订康复方案，遵循学习适应和训练适应机制，达到量变到质变的过程，提高患者参与并坚持康复的主动性。

（1）有氧运动：机体通过有氧代谢途径提供能量的运动称为有氧运动，这种运动通常为低、中等强度且持续时间较长的耐力运动，运动形式常为肢体大肌群参与且具有节律性、重复性质的运动，如步行、登山、游泳、骑车、中国传统形式的拳操等。慢跑曾经是推荐的运动，但是其运动强度较大，下肢关节承受的冲击力较显著，运动损伤较常见，因此，近年来已经不主张进行慢跑运动训练。

（2）运动方式：分为间断性和连续性运动。间断性运动指基本训练期有若干次高峰靶强度，高峰强度之间强度降低。其优点是可以获得较强的运动刺激，同时时间较短，不至于引起不可逆的病理性改变。主要缺点是需要不断调节运动强度，操作比较麻烦。连续性运动指训练的靶强度持续不变，这是传统的操作方式，主要优点是简便，患者比较容易适应。

（3）运动量：运动量是康复护理的核心，要达到一定阈值才能产生训练效应。合理的每周总运动量为 700 ～ 2000cal（相当于步行 10 ～ 32km）。运动量 < 700 卡 / 周，只能维持身体活动水平，而不能提高运动能力。运动量 >2000 卡 / 周，则不增加训练效应。运动总量无明显性别差异。运动量的基本要素为：①运动强度：运动训练所必须达到的基本训练强度称之为靶强度，可用最大心率（HRmax）、心率储备、最大吸氧量（$\dot{V}O_2max$）、METs 等方式表达。靶强度与最大强度的差值是训练的安全系数。靶强度一般为 40% ～ 85%$\dot{V}O_2max$ 或 METs，或 60% ～ 80%HRmax，或 70% ～ 85%HRmax。靶强度越高，产生心脏中心训练效应的可能性就越大。②运动时间：即每次运动锻炼的时间。靶强度运动一般持续 10 ～ 60min。在额定运动总量的前提下训练时间与强度成反比。准备活动和结束活动的时间另外计算。③训练频率：指每周训练的次数。国际上多采用每周 3 ～ 5 天的频率。合适运动量的主要标志：运动时稍出汗，轻度呼吸加快但不影响对话，早晨起床时感觉舒适，无持续的疲劳感和其他不适感。

（4）训练实施：每次训练都必须包括：①准备活动：即让肌肉、关节韧带和心血管系统逐步适应训练期的运动应激。运动强度较小，运动方式包括牵伸运动及大肌群活动，要确保全身主要关节和肌肉都有所活动，一般采用医疗体操、太极拳等，也可附加小强度步行。②训练活动：指达到目标训练强度的活动，中低强度训练的主要机制是外周适应作用，高强度训练的机制是中心训练效应。③结束活动：即让高度兴奋的心血管应激逐步降低，适应运动停止后血流动力学改变。运动方式可以与训练方式相同，但强度逐步减小。充分的准备与结束活动是防止训练意外的重要环节（75% 心血管意外均发生在这两个时期），对预防运动损伤也有积极的作用。

（5）性功能障碍及康复：Ⅲ期康复应该将恢复性生活作为目标（除非患者没有需求）。判断患者是否可以进行性生活的简易试验有：①上二层楼试验（同时作心电监测）：通常性生活心脏射血量约比安静时高 50%，这和快速上二层楼的心血管反应相似；②观察患者能否完成 5 ～ 6METs 的活动；因为采用放松体位的性生活最高能耗为 4 ～ 5METs。日常生活中看精彩球赛时的心率可能会超过性生活。在恢复性生活前应该经过充分的康复训练，并得到经治医师的认可。应该教育患者采用放松姿势和方式，避免大量进食后进行。必要时在开始恢复性生活时采用心电监测。

四、康复护理教育

1．疾病常识宣教　向患者及家属介绍心脏结构、功能、冠状动脉病变，药物治疗的作用及运动的重要性；避免竞技性运动。

2．危险因素宣教　向患者及家属介绍冠心病的危险因素，生活行为与冠心病的影响关系。患者需要理解个人能力的限制，应定期检查和修正运动处方，避免过度训练。

3. 饮食指导估测每天热量摄入，给予低脂、易消化饮食，避免摄入酸、辣等刺激性食物；勿食或少食脂肪、胆固醇含量高的食物；戒烟酒，多吃水果蔬菜。测定体重指数，防治高血压、糖尿病、高脂血症和肥胖。

4. 了解心理障碍程度如抑郁、焦虑、孤独、生气、情绪易激动等。通过个人或小组形式进行咨询和教育，使患者改变不正确的生活方式和树立健康行为的自信心，教会患者处理应激的技巧和放松方法等。

5. 注意周围环境因素对运动反应的影响，包括寒冷和炎热气候要相对降低运动量和运动强度，避免在阳光下和炎热气温时剧烈运动（理想环境：温度 4 ~ 28℃，风速 <7m/s）；穿戴宽松、舒适、透气的衣服和鞋子；上坡时要减慢速度；饭后不作剧烈运动；感冒或发热症状和体征消失 2 天以上再恢复运动。训练必须持之以恒，如间隔 4 ~ 7 天以上，再开始运动时宜稍减低强度。

6. 注意病情加重征兆，识别心绞痛、心肌梗死临床表现，知道硝酸甘油的使用注意事项，要随身携带，保证药物有效，避光保存；如发生心绞痛立即舌下含服，如无效可连服 3 次；服用后应取坐位或卧位；若服用 3 次仍无效则高度怀疑心肌梗死，应立即送医院诊治；硝酸甘油不要与乙醇、咖啡、浓茶同时服用。应定期到医院做身体检查。

7. 提供给冠心病患者有关性生活方面的指导。

第三节　原发性高血压的康复护理

一、概述

原发性高血压（primary hypertension）是以血压升高为主要临床表现的综合征，通常简称为高血压。高血压是多种心、脑血管疾病的重要病因和危险因素，影响重要脏器如心、脑、肾的结构与功能，最终导致这些器官的功能衰竭，迄今仍是心血管疾病死亡的主要原因之一。近年来，随着康复医学的蓬勃发展，康复治疗有效地辅助降低血压，减少药物使用量和对靶器官的损害、干预高血压危险因素，能最大限度地降低心血管发病率和病死率，提高患者体力活动能力和生活质量，康复治疗已成为高血压治疗的必要组成部分，高血压的康复护理和家庭护理也越来越受到人们的重视。

（一）流行病学

2002 年原卫生部资料显示，我国 18 岁及以上的居民高血压患病率为 18.8%，与 1991 年比较，患病率上升 31%。我国人群高血压知晓率为 30.2%，治疗率为 24.7%，控制率为 6.1%。我国人群血压水平从 110/75mmHg 开始，随着血压水平升高而心血管发病危险持续增加。与血压 <110/75mmHg 比较，血压 120 ~ 129/80 ~ 84mmHg 时心血管发病危险增加 1 倍；血压 140 ~ 149/90 ~ 94mmHg 时心血管发病危险增加 2 倍；血压 >180/110mmHg 时心血管发病危险增加 10 倍。

（二）病因

高血压病因不明，与发病有关的因素有：

1. 年龄　发病率有随年龄增长而增高的趋势，40 岁以上者发病率高。

2. 饮食　①食盐摄入量与高血压发病有关。摄入食盐多者，高血压发病率较高，有人认为食盐摄入 <2g/d，几乎不发生高血压；摄入 3 ~ 4g/d，发病率为 3%；摄入 4 ~ 15g/d，发病率为 15%；摄入 >20g/d，发病率为 30%。②进食过量高脂肪，血液中有过量的胆固醇和脂肪会引起动脉粥样硬化，进而会导致高血压。③过量饮酒。饮酒量越大，血压就越高，长期过量饮酒还能引起顽固性高血压，且乙醇还能使患者对降压药物的敏感性下降。④吸烟。烟中的有害物可损伤动脉内膜，引起动脉粥样硬化并刺激交感神经引起小动脉收缩，从而使血压升高。吸烟者患高血压的比例远高于不吸烟者。

3．超重或肥胖　超重或肥胖者与患高血压的患病机会呈正比例，即身体越肥胖，患高血压的机会就越大。

4．遗传　高血压有明显的遗传性。父母有高血压，其子女患高血压的机会要比父母血压正常的子女大得多。

5．环境与职业　噪声大的工作环境、过度紧张的脑力劳动职业工作者均易发生高血压。另外，缺乏体育锻炼，长期缺少体力活动也易于引发高血压，因而城市中的高压发病率高于农村。

6．心理因素　长期工作劳累、精神紧张、睡眠不足、焦虑、恐惧和抑郁等均能引起高血压。

（三）分类

1．按患者的血压水平分类　人群中血压水平呈连续性正态分布，正常血压和血压升高的划分并无明确界限，因此，高血压的标准是根据临床及流行病学资料人为界定的。目前，我国采用国际上统一的分类和标准。高血压定义为收缩压 ≥ 140mmHg 和（或）舒张压 ≥ 90mmHg，根据血压升高水平，又进一步将高血压分为 1、2、3 级。血压的定义和分类见表 9-3。

表 9-3　血压的定义和分类

类别	收缩压（mmHg）	舒张压（mmHg）
正常血压	< 120	< 80
正常高值血压	120 ~ 129	80 ~ 89
高血压		
1 级（轻度）	140 ~ 159	90 ~ 99
2 级（中度）	160 ~ 179	100 ~ 109
3 级（重度）	≥ 180	≥ 110
单纯收缩期高血压	≥ 140	< 90

当收缩压和舒张压分属于不同级时，以较高的级别作为标准。

以上标准适用于男、女性任何年龄的成人。儿童则采用不同年龄组血压值的 95% 位数，通常低于成年人。其中在 WHO/ISH 指南中强调，患者血压增高，决定是否给予降压治疗时，不仅要根据其血压水平，还要根据其危险因素的数量与程度，"轻度高血压"只是与重度高血压相对而言，并不意味着预后一定良好。

2．按患者的心血管危险绝对水平分层　高血压患者的治疗决策不仅根据其血压水平，还要根据下列诸方面：

（1）其他危险因素的存在情况：①血压水平（1 ~ 3 级）；②吸烟；③血胆固醇 >5.72mmol/L；④糖尿病；⑤男性 >55 岁；⑥女性 >65 岁；⑦早发心血管疾病家族史（发病年龄女性 <65 岁，男性 <55 岁）。

（2）并存的临床情况

1）心脏疾病：①心肌梗死；②心绞痛；③冠状动脉血运重建术后；④心力衰竭。

2）脑血管疾病：①脑出血；②缺血性脑卒中；③短暂性脑缺血发作。

3）肾脏疾病：①糖尿病肾病；②血肌酐升高超过 177μmol/L 或 2.0mg/dl。

4）血管疾病：①主动脉夹层；②外周血管病。

5）重度高血压性视网膜病变：①出血或渗出；②视盘水肿。

（3）靶器官损害：①左心室肥厚（心电图或超声心动图）；②蛋白尿和（或）血肌酐轻度升高（106～177μmol/L）；③超声或X线证实有动脉粥样硬化斑块（颈、髂、股或主动脉）；④视网膜动脉局灶或广泛狭窄。

WHO/ISH指南委员会将高血压患者分为低危、中危、高危和极高危，分别表示10年内将发生心脑血管病事件的概率为＜15%、15%～20%、20%～30%和＞30%。治疗目标和预后判断也应以此为基础（表9-4）。

表9-4　高血压患者心血管危险分层标准

其他危险因素和病史	血压水平（mmHg）		
	1级	2级	3级
	收缩压140～159或	160～179或	≥180
	舒张压90～99	100～109	
	≥110		
Ⅰ 无其他危险因素	低危	中危	高危
Ⅱ 1～2个危险因素	中危	中危	极高危
Ⅲ 3个及以上危险因素，或糖尿病或靶器官损害者	高危	高危	极高危
Ⅳ 并存临床情况	极高危	极高危	极高危

（四）临床表现

高血压患者大多数起病缓慢，呈渐进性发展，一般缺乏特殊的临床表现。常见症状有头晕、头痛、疲劳、心悸等，在紧张或劳累后加重，不一定与血压水平有关，多数症状可自行缓解。也可出现视物模糊、鼻出血等较重症状。约1/5患者无症状，仅在测量血压时或发生心、脑、肾等并发症时才被发现。

血压随季节、昼夜、情绪等因素有较大波动。冬季血压较高，夏季较低；血压有明显昼夜波动，一般夜间血压较高，清晨起床活动后血压迅速升高，形成清晨血压高峰。患者在家中的自测血压值往往低于诊所血压值。体格检查听诊时可有主动脉瓣区第二心音亢进、收缩期杂音或收缩早期喀喇音，少数患者在颈部或腹部可听到血管杂音。

二、主要功能障碍

（一）主要临床表现

1. 循环功能障碍　高血压患者心血管系统适应性下降，循环功能障碍。

2. 呼吸功能障碍　长期心血管功能障碍可导致肺循环功能障碍，肺泡内血管和气体交换效率降低，吸氧能力下降，诱发和加重缺氧。

3. 代谢功能障碍和运动耐力减退　脂肪和糖代谢障碍，表现为血胆固醇增高，高密度脂蛋白降低。脂肪和能量物质摄入过多而缺乏运动是基本原因。缺乏运动还可导致胰岛抵抗，除了引起糖代谢障碍外，还可促成高胰岛素血症和血脂升高。机体吸氧能力减退和肌肉萎缩，限制全身运动耐力。男性性功能减退。

4. 行为障碍　高血压患者往往伴有不良的生活习惯、心理障碍、情绪易激动等，也是影响患者日常生活和治疗的重要因素。

5. 并发症

（1）高血压危象：患者表现为头痛、烦躁、眩晕、恶心、心悸、胸闷、气急、视物模糊等严重症状，以及伴有痉挛动脉（椎基底动脉、颈内动脉、视网膜动脉、冠状动脉）累及的靶器官缺血症状。多由于紧张、寒冷、劳累、突然停用降压药物等为诱因，使小动脉发生强烈痉挛，引起血液急剧升高。

（2）高血压脑病：血压极度升高突破了脑血流自动调节范围，可发生高血压脑病，临床以脑病的症状与体征为特点，表现为严重头痛、恶心、呕吐及不同程度的意识模糊、昏迷或惊厥。

（3）脑血管病：包括脑出血、脑血栓形成、腔隙性脑梗死、短暂性脑缺血发作。

（4）心力衰竭：左心室后负荷长期增高可致心肌肥厚、扩大，最终导致心力衰竭。

（5）慢性肾衰竭：长期持久血压升高可致进行性肾小球硬化，并加速肾动脉粥样硬化的发生，可出现蛋白尿、肾损害，晚期出现肾衰竭。

（6）主动脉夹层形成：严重高血压可促使主动脉夹层形成，血液渗入主动脉壁中层形成夹层血肿，并沿着主动脉壁延伸剥离，为严重的心血管急症，是猝死的病因之一。

（二）危险因素评估

原发性高血压的病因目前一般认为与下列因素有一定的关系。

1．遗传因素　原发性高血压有群集与某些家族的倾向，提示其有遗传学基础或伴有遗传生化异常。双亲均有高血压的正常血压子女，以后发生高血压的比例增高。高血压的遗传可能存在主要基因显性遗传和多种基因关联遗传两种方式。在遗传表型上，不仅血压升高发生率体现遗传性，而且在血压高度、并发症发生以及其他有关因素（如肥胖）方面，也有遗传。

2．环境因素

（1）饮食：不同地区人群血压水平和高血压患病率与钠盐平均摄入量显著有关，摄盐越多，血压水平和患病率越高，但是同一地区人群中个体间血压水平与摄盐量并不相关，摄盐过多导致血压升高主要见于对盐敏感的人群中。饮食中饱和脂肪酸或饱和脂肪酸/不饱和脂肪酸比值较高也属于升压因素。饮酒量与血压水平线性相关，尤其与收缩压，每天饮酒量超过 50g 乙醇者高血压发病率明显增高。

（2）精神因素：城市脑力劳动者高血压患病率超过体力劳动者，从事精神紧张度高的职业者发生高血压的可能性较大，长期生活在噪声环境中听力敏感性减退者患高血压也较多。高血压患者经休息后往往症状和血压可获得一定改善。

课 堂 互 动

　　某高血压患者，体重 89kg，身高 1.70m，请计算该患者的 BMI 值，并分析对疾病的影响。

（3）其他因素：肥胖是血压升高的重要危险因素。一般采用体重指数（BMI）来衡量肥胖程度，即体重（kg）/身高（m）^{2}（以 20～24 为正常范围）。血压与 BMI 呈显著正相关。此外，服用避孕药、阻塞性睡眠呼吸暂停综合征也可能与高血压的发生有关。

原发性高血压的危险因素有可干预和不可干预两类，不可干预危险因素主要是遗传因素，有原发性高血压家族史发生高血压的机会大大高于无家族史者。可干预的危险因素主要有：饮食因素、代谢因素、精神因素、缺乏体力活动四方面。

三、康复护理措施

（一）饮食指导

治疗饮食宜"三多三少"，即多维生素、多无机盐、多纤维素，少盐（每日 3～5g）、少脂肪、少热量，维持饮食中足够的钾、钙和镁，高钾饮食有助于防止高血压的发生。减少饮食中胆固醇和饱和脂肪酸的摄入，每日胆固醇摄入应小于300mg，脂肪占总热量的30%以下，饱和脂肪酸占总热量的10%以下。多吃新鲜蔬菜、水果等，少吃动物内脏，如肝、心、肾等，保持平衡膳食。戒烟、戒酒，向患者讲述吸烟、饮酒对高血压的危害，劝导患者戒除烟酒嗜好，建立有益于健康的行为和生活方式。

（二）功能锻炼

指导患者选择合适的运动项目及运动强度，进行渐进性的有氧运动，如步行、慢跑、游泳、骑车、健身操等。步行速度一般不超过120步/分，每次运动时间30～60min。运动量标准以运动后稍出汗、轻度呼吸加快、心率一般不超过110次/分为宜，避免持续疲劳感及剧烈运动。

运动训练注意事项：①运动量控制在基础心率+20，或自我感觉稍出汗、气促、疲倦为宜。②运动一定要适度，要重视患者运动中和运动后的感觉，运动中须注意安全，防止碰伤、跌倒等事故。③运动要持之以恒，如果停止运动，训练效果可以在2周内完全消失。④在运动中检测心率、血压并记录。

1．运动疗法　高血压患者的治疗侧重于降低外周血管阻力，在方法上强调中小强度、较长时间、大肌群的动力性运动（中至低强度有氧训练），以及各类放松性活动，包括气功、太极拳、放松疗法等。对轻症患者可以运动治疗为主，对于2级以上的原发性高血压患者则应在使用降压药物的基础上进行运动疗法。适当的运动疗法可以减少药物的应用，降低药物不良反应，稳定血压。高血压患者不提倡高强度运动，总的训练时间一般为30～60min，每天1次，每周3～7天训练。训练效应的产生至少需要1周的时间，达到较显著的降压效应则要4～6周。运动锻炼有助于降低外周血管阻力，改善或延缓心血管并发症。

（1）有氧训练：有规律地进行中等强度的有氧运动，可使轻度原发性高血压患者的收缩压下降6～10mmHg，舒张压下降4～8mmHg。常用方式为步行、踏车、游泳、慢节奏的交谊舞等，强度一般为50%～70%HRmax或40%～60%$\dot{V}O_2$max，RPE一般为11～13。停止活动后心率在3～5min内恢复正常。步行速度一般不超过110步/分，每次锻炼30～40min，其间可穿插休息或医疗体操、太极拳等中国传统疗法拳操。>50岁以上活动时的心率一般不超过120次/分。

（2）循环抗阻运动：中、小强度的抗阻运动可产生良好的降压作用，而并不引起血压的过分升高。一般采用循环抗阻训练，即采用相当于40%最大一次收缩力作为运动强度，做肌群（如肱二头肌、腰背肌、胸大肌、股四头肌等）的抗阻收缩，每节运动重复10～30s，10～15节为1个循环，每次训练1～2个循环，每周3次，8～12周为一个疗程。注意在用力时呼气可减轻对心血管的反应性。

2．作业疗法

（1）音乐治疗：聆听松弛镇静性乐曲。试验表明，认真欣赏一首旋律优雅、曲调柔和的小提琴协奏曲，可使血压下降10～20mmHg。

（2）园艺治疗：欣赏花卉、盆景，以移情易性，保持心情舒畅，精神愉快，消除影响血压波动的有关因素。

（3）生物反馈：常用的生物反馈有心率反馈、皮肤电位反馈以及血压反馈。即将患者的心率、血压以及自主神经功能状态通过声、光、颜色或数字的方式反馈给患者，促使患者能理解和控制自己的血压反应。

（4）中医疗法针刺治疗：体针可选三组穴位，如印堂、人迎、内关、风池、曲池、太冲、曲泽、丰隆、合谷。每日针一组穴位，留针半小时，交替进行，10～12次为1个疗程。耳针可取降压沟、交感、神门、耳尖穴，左、右耳交替进行，每次留针半小时，10～12次为1个疗程。

3．心理护理　早期高血压患者因无明显症状和体征，故常被忽视，当重要脏器受累或严重时，患者及其家属易产生恐惧和焦虑情绪，加之头痛、头昏给患者生活和工作带来不便，心理上会有沉重的压力，不利于有效治疗和控制血压。高血压患者多易激动，行为常有冲动性求全责备等特点。愤怒、恐惧、焦虑、压抑、过度紧张与激动等不良心态都会造成血压的剧烈波动，以致发生意外。责任护士应耐心向患者解释本病特点、发展、预后及防治方法，针对机体情况减轻患者的精神压力，保持平衡心态，纠正过分激动的性格，逐步学会适当的应激处理技术和心态，避免过分的情绪激动。

（1）教育患者保持乐观的情绪和稳定的心境，避免情绪激动及过度紧张，遇事冷静，多与他人交流，减少精神压力。

（2）指导患者进行自我放松训练，学会自我转移、自我解脱、自我安慰。了解患者存在的各种思想顾虑，有针对性地进行心理疏导。

（3）教会患者掌握一定的心理应急方式，学会自我心理疏导、心理调节，提高心理承受能力，保持良好的心理状态，避免高血压诱发因素，以维持血压的稳定。

（4）常与患者沟通，询问用药情况及血压控制情况，进行心理指导，帮助患者提高自控能力，保持平和愉快的心境。

（5）说明综合康复治疗（运动、营养、药物、心理、中药）的重要性，使患者保持心理平衡，稳定血压。

4．并发症的预防及护理

（1）高血压危象的预防及护理

1）避免诱因：告诉患者不良情绪可诱发高血压危象，避免情绪激动，保持心态平和，规律服用降压药，不要自己随意减药，更不能突然停药，以免血压急剧升高。避免劳累，注意保暖。

2）卧床、抬高床头，避免刺激：注意观察血压、神志、心率、心律、呼吸的变化，食盐限制在每日 2.5g 以下，在服用利尿剂时，应提醒患者注意补充含钾丰富的食物（如橘子、香蕉等），禁烟酒及刺激性饮料。

3）严密观察：有无头痛、恶心、呕吐、视物模糊、抽搐、惊厥等高血压危象的症状，一旦出现上述症状，迅速救治。主要原则是快速降压、制止抽搐、应用利尿剂及脱水剂降低颅内压防止并发症。抬高床头、给予吸氧、避免躁动、保持患者安静。

4）加强护理：口腔、皮肤护理，防止发生肺炎等并发症。

（2）高血压脑病的预防及护理

知识链接

高血压脑病

高血压脑病是高血压急诊症状之一，系由于动脉压增高、脑的小动脉痉挛和脑血管的自身调节机制崩溃所致。特有的脑小动脉病变、脑组织缺血、水肿及继发性斑点状出血和小灶性梗死为其病理基础。高血压脑病一旦发生若抢救护理不当，将造成不可逆的脑损伤而危及生命。

临床表现：起病急骤，病情发展迅速，癫痫样发作，阵发性呼吸困难，暂时性失语，偏瘫，听力障碍，剧烈头痛，喷射性呕吐，视物模糊，偏盲或黑眼底除视盘水肿、动脉变细反光增强外，尚可有出血和渗出，脑脊液压力增高。

1）体位护理：立即使患者平卧，抬高床头 15°～ 30°，以促进颅内静脉回流，降低颅内压，松解衣领、纽扣、腰带，头偏向一侧，及时清除呼吸道分泌物及口腔内呕吐物，保持气道通畅，给予吸氧，氧流量 2～4L/min。

2）病情观察与监测：注意观察患者神态、意识、瞳孔及头痛程度和持续时间，是否伴有头晕、耳鸣、呕吐等其他症状；监测血压、心率、呼吸、体温、血氧饱和度等生命体征，准确记录各参数数值，及时反馈给医生，并作好抢救仪器及药物的准备。

3）降压：迅速降压或人工冬眠疗法等。待血压下降后，用口服降压药维持疗效。

4）制止抽搐：将患者安置在单人房间，保持室内安静；当患者出现躁动不安、抽搐等症状，派专人守护，加床档以防坠床；进行各项操作要轻柔快捷，尽量集中进行，避免过多干扰患者，保证休息及充足的睡眠。

5）应用利尿剂、脱水剂降低颅内压：按医嘱用呋塞米、甘露醇、山梨醇等药物。

6）并发偏瘫，按偏瘫康复护理。

7）高血压脑病的预防：嘱患者坚持服用降压药，服药期间每日早、晚测血压各一次，不能突然停药或自行停药，以免发生停药综合征，导致血压反跳、心悸、烦躁、多汗、心动过速等；指导患者在短期内如血压迅速升高，药物不能控制，出现头痛、烦躁、心悸、恶心、呕吐、面色潮红、视物模糊或抽搐及时就诊；避免采用强制性措施等损伤患者自尊心的言行；鼓励患者表达焦虑或无能为力的心理感受，指导患者避免劳累、情绪激动、精神紧张、睡眠不足等诱发因素。

四、康复护理教育

（一）疾病知识指导

通过康复教育，使患者能正确认识、对待疾病，了解疾病的危险因素，提高用药依从性，从而使血压得到有效控制。让患者了解自己的病情，包括高血压危险因素及同时存在的临床情况，了解控制血压的重要性和终生治疗的必要性。教会患者和家属正确的测量血压的方法，指导患者调整心态，学会自我心理调节，避免情绪激动，以免诱发血压增高。家属应对患者充分理解、宽容和安慰。

（二）建立良好的生活习惯

高血压的发生、发展与人们的生活方式和行为习惯密切相关，指导教育高血压患者建立与形成有益健康的行为习惯和生活方式，强调高血压的危险因素、低盐低脂饮食的有效性、戒烟限酒的必要性、控制体重的重要性。

1．建立科学、规律的生活方式　指导患者制订个体化作息时间表，保持运动与休息平衡，养成良好的睡眠习惯，矫正患者多年形成的不良生活习惯，建立和保持科学、规律的生活方式，积极配合治疗，以利于血压的稳定。

2．低盐饮食　限制钠盐摄入，每天应低于6g，避免食用鱼肉罐头及腌制、熏烤的肉和鱼产品；低热量、低脂饮食，补充适量蛋白质，如蛋类、鱼类等；多吃含钾、钙丰富的食物，如绿色蔬菜、水果、豆类食物，油菜、芹菜、蘑菇、木耳、虾皮、紫菜等食物含钙量较高；增加粗纤维的摄入，预防便秘，因用力排便可使收缩压升高，甚至造成血管破裂。

3．戒烟　戒烟有利于血管内皮细胞的正常功能。

4．控制体重　超重和肥胖是血压升高的重要危险因素。对超重患者强调加强运动及节制食量的意义，建议体质指数控制在24以下，努力使体重达到或接近标准体重。指导控制饮食，积极运动；肥胖者将体重控制在标准体重的10%上下范围。

（三）血压监测指导

通过保健课讲座及专家面对面咨询的方式，指导患者学会血压的自我监测和病情观察，学会自救并知道寻求急救。对有条件自备血压计者，教会患者和家属正确测量血压，并做好记录，以了解血压的动态变化，供医生指导用药。测量血压是高血压诊断和评价其严重程度的主要手段。临床上通常采用间接方法在上臂肱动脉部位测得血压值。诊断高血压必须以非药物状态下2次或2次以上非同日血压测定所得的平均值为依据，同时排除其他疾病导致的继发性高血压，建立血压观察表。

（四）适量运动

掌握适合的运动方式及强度，增强其自我管理、自我保健意识，指导患者根据年龄和血压水平选择适宜的运动方式，对中老年人应包括有氧、伸展及增强肌力 3 类运动，具体项目可选择步行、慢跑、太极拳、气功等。运动强度因人而异，常用的运动强度指标为运动时最大心率达到170 减去年龄，运动频率一般每周 3 ~ 5 次，每次持续 30 ~ 60min。运动强度、时间和频率以不出现不适反应为度，避免竞技型和力量型运动。

（五）降压药服用指导

了解降压药物的名称、剂量、作用、不良反应，按时准确服药；坚持规律服药，从而达到提高高血压控制率的目的。了解药物可能发生直立性低血压反应，学会预防和处理的方法。遵照医师的指导规律服用降压药，切忌擅自乱用降压药，不要自己随意停药或减药。高血压需长期或终生服药。如果血压正常就随意停药，那么血压或早或晚将恢复到其治疗前的水平。正确的方法是在血压得到有效控制并稳定至少一年后，在医生的指导下，逐步谨慎地减少药物的剂量或种类。

（六）定期复查

注意心、脑、肾功能状况，定期到医院复查。危险分层属低危或中危者，可安排患者每1 ~ 3 个月随诊 1 次；若为高危者，则应至少每 1 个月随诊 1 次。

第四节　糖尿病的康复护理

一、概述

（一）定义和分型

糖尿病（diabetes mellitus，DM）是在遗传和环境因素相互作用下，因血中胰岛素分泌相对或绝对不足以及靶组织细胞对胰岛素敏感性降低，导致血糖过高，出现糖尿，进而引起蛋白质和脂肪代谢紊乱的一组临床综合征。糖尿病是临床的常见病和多发病，随着人民生活水平的提高、人口老龄化以及人们生活方式的改变，其患病率迅速增加。世界卫生组织估计，目前全世界约有1.75 亿糖尿病患者，预测到 2025 年将上升到 3 亿。我国现有糖尿病患者 4000 万，居世界第二位（第一位印度，第三位为美国）。糖尿病已经成为继心血管病和肿瘤之后的第三大非传染病，严重威胁人类的健康。1991 年，WHO 和国际糖尿病联盟（IDF）将每年的 11 月 14 日定为世界防治糖尿病日。

按 1997 年 WHO 对糖尿病分型和诊断的新建议，按病因把糖尿病分为 4 种类型，即 1 型糖尿病、2 型糖尿病、其他特殊类型糖尿病和妊娠期糖尿病。在流行病学的研究中主要以 1 型和 2型糖尿病为主，后者占糖尿病的 85%。

（二）病因

糖尿病的病因和发病机制较为复杂，至今尚未明了。1 型糖尿病主要表现为胰岛 β 细胞的大部分破坏和胰岛素的绝对缺乏，造成 β 细胞的破坏原因可能是遗传与环境因素相互作用，引发特异性的自身免疫反应，选择破坏胰岛 β 细胞。2 型糖尿病主要由肥胖等原因引起的体内胰岛素分泌相对不足，或由于骨骼肌、脂肪和肝等体内胰岛素的靶细胞出现胰岛素受体或受体后异常或缺陷，造成对胰岛素的抵抗，使靶细胞摄取与利用葡萄糖减少，导致血糖升高。

（三）并发症

糖尿病的急性并发症有糖尿病酮症酸中毒、高渗性非酮症昏迷。糖尿病的慢性并发症是造成患者致死、致残的重要原因。失明患者中 9% 与糖尿病有关；约 35% 新发生的终末期肾病由糖尿病引起；约有 50% 的糖尿病患者死于冠心病；糖尿病患者死于脑卒中的危险率比非糖尿病高 2.5 倍；2 型糖尿病中神经病变患病率比非糖尿病高 5 倍；在非创伤截肢中，糖尿病患者占 50% 以上。

（四）诊断标准

1. 国际上通用 WHO 的诊断标准　1997 年美国糖尿病协会（ADA）提出修改糖尿病诊断标准为：症状（多尿、多饮、多食和体重减轻）+ 随机血糖 ≥ 11.1mmol/L（200mg/dl），或 FPG（空腹血糖）7.0mmol/L（126mg/dl），或 OGTT（口服葡萄糖耐量试验）中 2HPG（2h 血糖）11.1mmol/L（200mg/dl）。症状不典型者，需另一天再次证实。不主张做第三次 OGTT。随机指一天当中的任意时间而不论上次进餐时间。

2. 糖化血红蛋白 A_{1c}（HbA_{1c}）　其增高与微血管病变的发生相关，测值反映最近一段时期内的血糖水平，帮助了解糖尿病病情的控制情况。HbA_{1c} 测定可反映取血前 4 ~ 12 周血糖的总水平，它弥补了空腹血糖只反映瞬时血糖值的不足，而成为血糖病控制的重要检测指标之一，也是评价血糖控制方案的金标准。血糖控制未达到目标或治疗方案调整后，糖尿病患者应每 3 个月检查一次 HbA_{1c}；血糖控制达到目标的糖尿病患者应每年至少检查 2 次 HbA_{1c}。

二、主要功能障碍

（一）慢性物质代谢紊乱

患者可因血糖升高后尿糖排出增多导致渗透性利尿而引起多尿、烦渴及多饮症状。组织糖利用障碍致脂肪和蛋白质分解增加而出现乏力、体重减轻，组织能量供应不足可出现饥饿多食，儿童期可出现生长发育缓慢。

（二）急性物质代谢紊乱

因严重物质代谢紊乱而呈现酮症酸中毒或非酮症性高渗综合征。

（三）生理功能障碍

1. 心功能障碍　糖尿病微血管病变累及心肌组织，引起心肌广泛性坏死损害，可诱发心力衰竭、心律失常、心源性休克和猝死。糖尿病大中动脉粥样病变可引起冠心病，出现胸闷、胸痛、心悸等表现，甚至发生心肌梗死而危及生命。

2. 神经功能障碍　糖尿病微血管病变可引起神经组织缺血、缺氧和营养不良。糖尿病大中动脉粥样硬化可侵犯大脑动脉，引起缺血性或出血性脑血管病。临床上可有黑矇、失语、偏盲、相应的运动和感觉障碍、意识障碍等表现，甚至危及生命。

糖尿病可见多发性周围神经病变以及自主神经病变，主要表现为对称性和非对称性，四肢有持续性疼痛和感觉障碍。最常见的糖尿病多发性神经病变，其诊断标准必须符合下列条件：①糖尿病诊断明确；②四肢（至少在双下肢）有持续性疼痛和感觉障碍；③双拇趾或至少有一拇趾的振动觉异常，用分读音叉在拇指末关节处测 3 次振动觉的均值小于正常同年龄组；④双踝反射消失；⑤主侧（按利手测算）腓总神经感觉传导速度低于同年龄组正常值的 1 个标准差。

3. 泌尿生殖功能障碍　糖尿病微血管病变和大中动脉粥样硬化均可累及肾，引起毛细血管间肾小球动脉硬化和肾动脉硬化。临床上出现肾功能减退，伴有高血压、水肿，最终发生氮质血症、肾衰竭。糖尿病自主神经病变可引起膀胱功能障碍，导致尿潴留并继发尿路感染。糖尿病也可引起月经失调和性功能障碍。

糖尿病肾病（diabetic nephropathy，DN）是糖尿病主要的慢性并发症，也是 1 型糖尿病患者的主要死亡原因。尿微量白蛋白排泄率（UAER）是诊断早期糖尿病肾病的重要指标，也是判断 DN 预后的重要指标。UAER < 20μg/min，即微量白蛋白尿期，临床诊断为早期糖尿病肾病；当 UAER 持续 > 200μg/min 或常规尿蛋白定量 > 0.5g/24h，即诊断为临床糖尿病肾病。糖尿病肾病可出现蛋白尿或肾衰竭。

4．运动功能障碍　糖尿病皮肤改变可多种多样，常见的有糖尿病性水疱病、糖尿病性皮肤病、糖尿病脂性渐进性坏死等。如果出现踝关节以下部位皮肤溃疡、肢端坏疽或感染，是致残、截肢的主要原因。晚期由于皮肤破损和感染，形成经久不愈的溃疡，深及肌腱，导致骨破坏，引起步行功能障碍。糖尿病可加速骨关节炎发生，根据临床表现分为四类，即神经病变、有软组织溃疡的皮肤病变、关节脱位、关节肿胀和畸形，影响患者的运动功能。

5．视觉功能障碍　糖尿病的眼部并发症甚多，以糖尿病视网膜病变最为常见，危害也最大，病程超过10年，大部分患者合并不同程度的视网膜病变，轻者出现视物模糊，严重时可致盲。糖尿病患者的致盲率为普通人群的25倍。此外，糖尿病还可引起白内障、青光眼、黄斑病变等。患糖尿病后要定期检查眼底，非增值期病变出现临床有意义黄斑水肿，或病变已进入增殖期时应及时采取激光治疗，能使绝大多数糖尿病患者免于失明。通过眼底检查和荧光血管造影来评估糖尿病眼部病变。

6．感觉功能障碍　糖尿病大中动脉粥样硬化可引起肢体动脉硬化，以下肢病变常见，常表现为下肢疼痛、感觉异常，严重时可导致肢端坏疽。

（四）心理功能障碍

糖尿病是一种慢性代谢性疾病，患者需终生治疗且须严格控制饮食，给患者生活带来了极大的不便，加重了医疗经济负担，使患者产生悲观情绪，失去生活乐趣，感到孤独无助。而对失明、脑梗死、截肢等严重并发症的担心，更是给患者带来了极大的精神心理负担，患者有抑郁、焦虑、消极态度，缺乏自信，不能坚持治疗。因糖尿病可引起躯体痛苦甚至残疾威胁，患者产生沮丧、恐惧心理。

三、康复护理措施

糖尿病是慢性疾病，需坚持长期治疗和康复护理，通过运动、饮食及药物等综合措施，来维持身体处于稳定的理想状态，理想的糖尿病控制目标见表9-5。

表9-5　糖尿病的控制目标

检查项目		理想	尚可	差
体重指数（kg/m²）	男	＜25	＜27	≥27
	女	＜24	＜26	≥26
血压（mmHg）		＜130/80	130/80～140/90	＞140/90
血浆葡萄糖（mmol/L）				＞7.0
	空腹	4.4～6.1	≤7.0	
	餐后2h	4.4～8.0	≤10.0	＞10.0
糖化血红蛋白（%）		＜6.5	6.5～7.5	＞7.5
总胆固醇（mmol/L）		＜4.5	≥4.5	≥6.0
HDL-胆固醇（mmol/L）		＞1.1	1.1～0.9	＜0.9
LDL-胆固醇（mmol/L）		＜2.6	2.6～4.0	＞4.0
三酰甘油（mmol/L）		＜1.5	＜2.2	≥2.2

（一）饮食疗法

饮食治疗是所有糖尿病治疗的基础，是糖尿病自然病程中任何阶段预防和控制糖尿病手段中不可缺少的组成部分。单独或配合药物来治疗获得理想的代谢控制（血糖、血脂、血压）饮食治疗应尽可能地做到个体化。限制饮酒，特别是肥胖、高血压和（或）高三酰甘油血症的患者。

1．控制总热量　糖尿病饮食治疗的主要措施是控制每日总热量，对每日总热量的限制以维持控制理想体重为原则，肥胖者应严格限制总热量，而消瘦者应适当放宽总热量，儿童应保持正常的生长发育，妊娠与哺乳者必须保证充足的营养。成年人休息状态下每日每千克理想体重给予热量 25 ~ 30kcal，中度体力劳动者 35 ~ 40 kcal，重体力劳动者 40 kcal 以上。成人标准体重（kg）= 身高（cm）- 105 可粗略计算。

2．三大营养的适当比例和摄入量

（1）碳水化合物：糖尿病患者膳食的总热量中碳水化合物应占 50% ~ 60%，提倡食用粗制米、面和一定量的杂粮。应严格限制单糖和双糖的摄入，因其易于水解，吸收迅速，很容易升高血糖。目前认为适当提高碳水化合物的摄入量不仅可以改善糖耐量，降低血脂，还可以提高周围组织对胰岛素的敏感性。

（2）蛋白质：成人糖尿病患者蛋白质的需要量为每日每千克体重 1.0g 左右，占总热量的 15% ~ 20%，其中动物蛋白占 1/3，以保证必需氨基酸的供给。对于生长发育阶段的儿童、妊娠、哺乳、营养不良及消耗性疾病者应放宽蛋白质限制，可按每日每千克体重 1.2 ~ 1.5g 计算，有肝肾衰竭者必须减少蛋白质的摄入量，按每日每千克体重 0.6 ~ 0.7g 计算。

（3）脂肪：糖尿病患者脂肪的需要量为每日每千克体重 0.6 ~ 1.0g，占总热量的 20% ~ 25%，其中饱和脂肪酸（动物性脂肪）不宜超过 1/3，以不饱和脂肪酸（植物性脂肪）为主。

（4）制订食谱　三餐热量分布大概为 1/5、2/5、2/5 或 1/3、1/3、1/3，或分成四餐 1/7、2/7、2/7、2/7，可按患者的生活习惯、病情及配合治疗的需要调整。

3．维生素与微量元素的适当补给　维生素是人体代谢中必不可少的营养物质，广泛存在于动植物食品、乳制品、新鲜蔬菜和水果中。糖尿病患者只要注意经常变换食物，摄取各类食品，就可避免维生素和微量元素的缺乏。近年来发现糖尿病与微量元素关系密切，钒酸盐有模拟胰岛素的作用，增加脂肪和肌肉组织中葡萄糖的运转；有机铬可增强组织对胰岛素的敏感性；镁可改善 2 型糖尿病患者对胰岛素的反应；尽管如此，盲目地补充摄入各种各样的维生素和微量元素也是不必要的。

4．高纤维素饮食　可通过延缓或减少葡萄糖在肠道的吸收，有助于降低餐后血糖，缓解或减轻胰岛素抵抗，增加胰岛素敏感性，并具有降脂减肥作用。因此，提倡糖尿病患者食用荞麦、燕麦、玉米、豆类、海藻类、绿色蔬菜等高纤维素食物。

5．限盐和忌酒　糖尿病患者每日摄盐量不应超过 7g，伴有肾病者应小于 6g，有高血压者应小于 3g。糖尿病患者应忌酒，饮酒可干扰血糖控制和饮食计划的执行，而且大量饮酒还可诱发酮症酸中毒的发生。

（二）运动疗法

运动疗法有助于降低血糖，促进机体的新陈代谢，减轻精神紧张及焦虑情绪，改善中枢神经系统的调节机制，增加机体的抵抗力，增强患者自信心提高生活质量，可减少、减轻糖尿病的致残率和致死率，是糖尿病康复的基本方法之一。

1．运动方式　适用于糖尿病患者的训练是低至中等强度的有氧运动，通常采用有较多肌群参加的持续性的周期性运动。如步行、跑步、登楼、游泳、划船、有氧体操、球类等活动，也可利用活动平板、功率自行车等器械来进行。运动方式因人而异。1 型糖尿病患者多为儿童和青少年，可根据他们的兴趣爱好及运动能力选择，如游泳、踢球、跳绳、舞蹈等娱乐性运动训练，以提高他们对运动的积极性，合并周围神经病变的糖尿病患者可进行游泳、上肢运动、低阻力功率车等训练；下肢及足部溃疡者不宜慢走、跑步，可采用上肢运动和腹肌训练；视网膜病变者选择步行或低阻力功率车；老年糖尿病患者适合平道快走和步行，太极拳、体操、自行车及轻度家务劳动等低强度的运动。

2．运动强度　运动量是运动方案的核心，运动量的大小取决于运动强度和时间，在制订和实施运动计划的过程中，必须遵循个体化的差异、肥胖程度、由轻到重的原则进行。高强度的运动可在运动中和运动后的一段时间内增高血糖的水平并有可能造成持续性的高血糖，因此，糖尿病患者应采取低、中强度的有氧训练；1 型糖尿病或运动前血糖已明显增高的患者，高强度的运动还可诱发酮症或酮症酸中毒。

常采用运动中的心率作为评定运动强度大小的指标。临床上将能获得较好运动效果并能确保安全的运动心率成为靶心率（target heart rate，THR）。靶心率的确定最好通过运动试验获得，即取运动试验中的最高心率的 70% ~ 85% 作为靶心率。也可以通过公式计算，先算出最大心率（220 － 年龄），再算出心率储备（最大心率 － 安静心率），然后计算出靶心率 = 心率储备 ×（60% ~ 85%）+ 安静心率。也可考虑通过测试最大耗氧量（$\dot{V}O_2$max）使用代谢当量（METs）和自觉劳累程度分级（RPE）来计算运动强度，

3．运动的频率　运动持续的时间可以根据个体的耐受能力，一般以每次 20 ~ 30min 为佳。每天一次或每周运动 3 ~ 4 次，次数过少，运动间歇超过 3 ~ 4 天，则运动训练的效果及运动蓄积效应将减少，已获得改善的胰岛素敏感性将会消失，这样难以达到运动效果，所以运动疗法实施必须每周 3 次以上。

4．适应证与禁忌证

（1）适应证：①轻度和中度的 2 型糖尿病患者。②无酮症酸中毒的 1 型糖尿病患者，在调整好饮食和胰岛素用量的基础上进行运动疗法，能有效控制血糖在良好水平。

（2）禁忌证：①酮症酸中毒。②空腹血糖高于 16.8mmol/L。③增殖性视网膜病。④严重糖尿病肾病。⑤严重心脑血管疾病。⑥合并急性感染。

5．运动注意事项　①运动方案实施前应详细询问病史，进行全面的体格检查。若发现糖尿病并发症，应重视运动可能带来的危险。②运动实施前必须有热身运动和放松运动以免引发心脑血管疾病或肌肉关节损伤；运动训练时间应选择在餐后，应避免空腹运动，不宜在夜间太晚进行运动训练，以防止出现夜间低血糖。运动中适当摄入糖类如补充糖水或甜饮料，预防低血糖的发生。

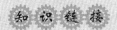

低血糖反应

低血糖反应是对糖尿病治疗不当的结果，在任何时候都可能发生，尤其是易发生在刚使用或加大胰岛素或口服降糖药的计量时和吃饭前。低血糖反应症状复杂，症状的发生与血糖下降的速度、程度、时间及患者机体反应性有关，常见症状有：饥饿感、浑身无力、手足发凉、出冷汗、全身发抖、头痛、面色苍白、脉搏弱而快、出现言语或行为异常或其他精神症状，严重时，意识模糊、癫痫样发作、不省人事、昏迷。

（三）血糖监测

血糖监测可用来反映饮食控制、运动治疗和药物治疗的效果并对治疗方案的调整。血糖监测主要是自我监测，为医护人员和糖尿病患者提供了调整治疗方案的有效依据。监测频率取决于治疗方法、治疗目标、病情和个人的经济条件。同时还应定期到医院接受医生检查，每 2 ~ 3 个月复查 HbA$_{1c}$，每年 1 ~ 2 次应全面复查，了解血脂、心、肾、眼底和神经功能等情况，以便尽早发现并发症。

（四）糖尿病足的康复护理

对糖尿病足应采取积极控制血糖，改善下肢循环。具体措施：①减轻足部压力。可使用治疗性鞋袜，全接触式支具或特殊的支具靴，使用拐杖和轮椅。②运动疗法。足部保护性感觉丧失的

患者可以游泳、骑自行车、划船、坐式运动、手臂锻炼。禁忌长时间行走、跑步和爬楼梯。患者可做患肢伸直抬高运动、踝关节伸屈活动、足趾的背伸和跖屈活动等，根据病情每天1～2次。③局部治疗。用锐器清创和用酶或化学清创，敷料包扎，局部用药和皮肤移植等。足深部感染时，需住院治疗，包括应用广谱抗生素，切开排脓、施行截肢术等。④物理治疗。糖尿病溃疡的物理治疗主要用于控制感染，增加血供和促进溃疡面肉芽组织生长。常采用的方法有按摩、运动疗法、超短波、红外线、He-Ne激光、气血循环仪、旋涡浴及高压氧治疗，可根据患者溃疡分级选择应用。⑤作业治疗。作业治疗可改善糖尿病足患者的步行功能，提高患者日常生活活动能力。具体方法包括ADL训练、矫形器具的正确使用和穿戴、假足步行训练、适合患者的职业训练、拐杖和轮椅操作技能训练等。⑥心理治疗。糖尿病足溃疡经久不愈以及对步行功能的影响，干扰了患者的工作、生活和社会交往，加之对截肢恐惧，心理负担加重。适时的心理治疗不仅可以帮助患者树立战胜疾病的信心，同时可以增强疗效。

四、康复护理教育

1. 用药指导　常用口服降糖药物有磺脲类、非磺脲类胰岛素促泌剂、双胍类、葡萄糖苷酶抑制剂、胰岛素增敏剂。患者可根据病情选用一种或两种药物联合治疗。护士应指导患者掌握口服降糖药的应用方法和不良反应的观察。对于使用胰岛素的患者，护士应向患者详细讲解胰岛素的名称、剂量、给药方法和时间，掌握正确的注射方法、不良反应的观察和低血糖反应的处理。

2. 饮食指导　指导患者掌握并执行饮食治疗的具体要求和措施，为患者准备一份常用食物营养素含量表和替换表，使之学会自我饮食调节。

3. 运动指导　使患者了解运动治疗重要性，掌握运动治疗的具体方法和注意事项。运动时随身携带病情卡和甜食，以备急需。如果出现头晕、心悸等症状，应立即终止运动。

4. 自我监测指导　指导患者学习监测血糖、血压、体重指数，了解糖尿病的控制目标。一般每2～3月复查HbA_{1c}。如原有血脂异常，每1～2个月监测1次，原无异常每6～12个月监测1次。体重每1～3个月监测1次，以便了解疾病控制情况，及时调整用药剂量。每3～12个月门诊定期复查，每年全身检查1次，以便尽早防治慢性并发症。

5. 并发症预防指导　患者应注意个人卫生，养成良好的卫生习惯。规律生活，戒烟戒酒，熟悉酮症酸中毒及高渗性昏迷等并发症的诱因、主要临床表现及应急处理措施。指导患者掌握糖尿病足的预防和护理知识。

6. 心理指导　说明精神压力和情绪对疾病的影响，指导患者正确处理疾病所致的生活压力，解除患者和家属的思想负担，树立战胜糖尿病的信心。

第五节　阿尔茨海默病的康复护理

一、概述

阿尔茨海默病（Alzheimer disease，AD）又称老年痴呆，是一种脑部疾病，由于脑功能障碍而产生的获得性和持续性智能障碍综合征，是老年期出现的慢性渐进性精神衰退疾病，是患者在意识清醒状态下出现的持久的、全面的智能衰退。由于脑部功能逐渐衰退，患者会日益健忘、智力退化、自我照顾能力降低，甚至性格改变。患者多为65岁以上人士，年龄越大，患病机会也越大。每10名65岁以上的老人中，就约有1名老年痴呆患者。

（一）流行病学

在美国，大于 65 岁的人群有 6% ～ 8% 发现老年性痴呆；大于 85 岁为 15% ～ 20%；随着年龄的增长，每 5 年其发病率增长 1 倍，平均患病时间为 10 年，而大于 65 岁日本老人中老年性痴呆患病率为 2% ～ 11%。我国老年性痴呆患病率较日本、欧美国家稍低，北京为 1.8%，上海为 4.1%。我国 65 岁以上人群的老年性痴呆患病率为 4% ～ 6%，80 岁以上为 20%。

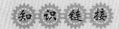

知　识　链　接

中国进入老龄社会

全国老龄工作委员会办公室 2006 年 2 月 23 日发布《中国人口老龄化发展趋势预测研究报告》指出，中国 1999 年进入了老龄社会。目前，中国是世界上老年人口最多的国家，占全球老年人口总量的 1/5。

（二）病因

病因流行病学调查发现，老年痴呆患者一级亲属有极大的患病危险性。分子生物学研究证明，在第 21、19、14 和 1 号染色体上得到老年痴呆的标志，提出老年痴呆与遗传有关，但研究显示，仅 40% 老年痴呆患者可能与遗传有关。另外，老年痴呆患者有乙酰胆碱和单胺系统、氨基酸类及神经肽类等递质改变，这些递质改变对学习和记忆等有特殊的作用。老年痴呆患者发病可能与自身免疫、饮食、运动、修养、吸烟和饮酒嗜好等有关。

（三）分类

老年痴呆的病因各有不同，主要分为三大类：

1．阿尔茨海默病　亦称老年性痴呆，是一种以临床和病理为特征的进行性退行性神经病，主要临床表现为痴呆综合征。阿尔茨海默病性痴呆的病因至今未明，有学者认为与衰老过程、代谢障碍、内分泌功能减退、机体解毒功能减弱有关。新近丧偶、单身独居者患本病较多，提示心理因素可能是引起本病的诱因。近年的大量研究资料又提出了病毒感染、免疫功能紊乱、遗传、中毒、加速衰老等几种假说。

2．血管性痴呆（vascular dementia，VD）　是指由于脑血管病，包括缺血性脑血管病、出血性脑血管病以及急性和慢性缺氧性脑血管病引起的痴呆，临床常见的 VD 类型和病因主要有：

（1）多发性脑梗死痴呆：为常见类型，是由于多发的、较大的脑动脉梗死引起的脑内较大面积梗死，常可同时累及大脑皮质和皮质下组织。

（2）单一脑梗死引起的痴呆：常见于角回梗死、大脑后动脉梗死、大脑前动脉梗死、双侧颈动脉梗死、丘脑旁通动脉梗死以及分水岭梗死。

（3）脑动脉病变合并痴呆：包括多发性腔隙性梗死以及 Binswanger 病（又称脑白质疏松症）等引起的痴呆。

（4）脑低灌流综合征引起的痴呆：如心搏骤停或持续性严重低血压所致的全脑缺血、缺氧引起的痴呆。

（5）出血性脑血管病合并痴呆：包括慢性硬膜下血肿、蛛网膜下腔出血、脑内血肿等引起的痴呆。

3．其他　其他导致痴呆的原因还有情绪抑郁、营养不良、甲状腺分泌失调、药物中毒等。

（四）临床表现

AD 主要表现在记忆力衰退、计算力衰退、情感行为障碍、独立生活和工作能力丧失等。老年痴呆病情临床表现分为三个阶段：

1．早期阶段　丧失近期记忆，变得健忘，"丢三落四""说完就忘"；找不到自己的房间，不知道哪个床是自己的。在日常生活中有明显穿衣困难，不能判断衣服的上下左右和前后。日常起居生活、自我照顾能力减退。

2．中期阶段　判断力差，注意力分散：出现判断力差、概括能力丧失、注意力分散、失认和意志不集中，表现为不能正确处理工作、生活中的问题，大事被忽略，小事却纠缠不清，工作能力下降。书写困难，患者甚至不认识自己的名字，也写不出自己的名字。失去大部分认识能力，如学习、判断及思考能力，日常起居生活需要家人协助。

3．后期阶段　完全丧失认知能力，起居生活完全依赖家人照顾。患者一改以往的生活习惯，痴呆晚期很容易诊断，但早期难以发现，因此，当老年人出现记忆力下降及情感改变后，应及早去医院检查，以免贻误治疗时机。

二、主要功能障碍

1．记忆障碍　记忆力下降，同一问题反复提问。

2．视空间技能障碍　思考及接受新资讯有困难；对时间及方向感觉混乱。

3．语言障碍　词汇量减少，谈话中因找词困难而突然中断，所说的话不能让人理解，也不能理解他人提出的问题，不能参与交谈，最后只能发出别人不能理解的声音，甚至缄默。

4．失用和失认　不认识亲人和熟悉朋友的面容。自我认知受损可能产生镜子征，患者坐在镜子前与镜子中自己的影像说话，甚至问自己的影像是谁。

5．计算障碍　严重者连简单的加减法也不会计算，甚至不认识数字和算术符号，也不能回答检查者伸出几个手指。

6．精神功能性精神障碍　表现为坐立不安、多疑、易激动，淡漠、焦虑、抑郁，可出现妄想、错觉、幻觉、伤人毁物行为。

7．运动障碍　表现为过度活动和不安，如无目的地在室内来回走动，或半夜起床到处乱摸、开门、关门、搬东西等。随之本能活动丧失，大小便失禁，生活不能自理。

三、康复护理措施

（一）心理护理与护患沟通

1．心理护理　医护人员要经常与患者对话、交流思想，促进提高患者的语言能力和思维能力，对于不善言辞或语言障碍者可言行并用，语速缓和，态度和蔼，让患者感到亲切，打消顾虑，用真诚赢得患者的信任。当患者对陌生的环境产生恐惧、不安的心理，出现不稳定情绪与紊乱行为时，护理人员应以耐心、亲切的态度，通过语言、动作、情景等信息交流手段给予患者鼓励与安慰，满足其合理要求，使患者接受并改变原有的观念、认识，使其感受到关爱，尽快适应环境。当患者语言、行为出现错误时，护士应仔细听取患者的诉说，观察其行为，并表示理解，给予认真的解释，同时分析并找出诱因，制订应对措施，以防发生相同事件。也可以用转变话题的方法，分散其注意力。对患者的进步要及时加以肯定和鼓励，增强其战胜疾病的信心。

对患者家属进行针对性的心理指导，关心安慰患者家属，向家属解释患者病情，使患者家属对患者疾病有积极、正确的态度，积极配合治疗。

2．护患沟通

（1）谅解患者的沟通能力：老年痴呆症患者的沟通和表达能力会逐渐减退。在患病的初期，患者会忘记词汇；中期时，理解和与人沟通会更显困难，例如：称"钥匙"为"开门的东西"，而费尽心思也不能说出物件在日常生活中真正的名称；到了后期，患者可能会重复别人的话，说一些人们听不懂的话或发出一些别人都不明白的声音。护理人员要明白和理解现有的有限的沟通能力。

（2）选择较安静的环境：护理人员要选择安静的环境与患者交谈，简单的布置也有助于促进护理者与患者的沟通。嘈杂或四周有太多感官刺激的环境会影响患者注意力的集中和与他人之间的沟通。

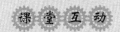

　　护理人员与 AD 患者交流时，如何设置交谈环境？

（3）确保患者已戴上辅助器具：老年患者的视力和听力会随着年龄的增长而减退。沟通时，护理人员要替患者佩戴合适的眼镜和助听器。另外，如患者的牙齿已脱落，最好为患者佩戴义齿，以使他们发音或说话变得更清晰，有助于沟通。

（4）简单/重复的信息：说话时应选用简短、浅易和熟悉的句子。患者的近期记忆较差，所以护理人员每句话要表述清楚。每次只问一个问题，也可利用选择题或"是""非"问题，并给予充足时间去理解和回应。如果患者仍然听不明白，护理人员可重复重要的信息。

（5）善用聆听技巧：耐心地聆听患者的说话，除用言语外，并以身体语言（包括面部表情、手势和动作等）去辅助沟通。注意患者的语气和姿势，谅解他的情绪。说话速度要减慢或留意音调的高低。

（6）积极的态度和赞赏患者：护理人员应抱积极的态度处理与患者之间的沟通问题。牢记患者是成年人，在沟通上切勿当他是孩童。当患者用错了字或想不出要说的字时应给予帮助，切忌强迫患者说话或喝骂患者。患者近期记忆较差，有时会忘记东西放置的地方而误以为别人拿走了东西。当患者有幻觉或妄想的行为时，应避免与他争辩事情的真实性，反而要接纳及安抚他的情绪。此外，适当的赞赏可以鼓励患者积极地与人沟通。

（7）简易沟通方法：①开始谈话时，先称呼他的名字，并介绍自己来引起他的注意。牢记接触患者时，应该在他的前面或视线范围内。②应与患者保持目光的接触。③交谈时，说话要慢一点，可用身体语言来传达信息（微笑、脸部表情或轻触长者的肩膀）。例如，配合语言的沟通，一边说"穿衣"，一边拿衣服。

（二）饮食营养

痴呆患者一日三餐应定时定量，保持患者平时的饮食习惯，餐具要安全，不要用刀叉之类的餐具；食物要简单、方便、软和，多吃水果、蔬菜，多食富含卵磷脂食物（主要有大豆、蛋黄、动物肝脏、鱼类、芝麻等），卵磷脂可以改善思维能力，提高记忆力；对那些缺乏食欲进食少甚至拒食的患者要选择营养丰富、清淡宜口的食物，荤素搭配，温度适中，无刺、无骨、易咀嚼消化。每次吞咽后嘱患者反复做几次空咽运动，确保食物全部咽下，以防噎食及呛咳。对少数食欲亢进者，要适当限制食量，以防止因消化吸收不良而出现呕吐、腹泻。进食时必须有人照看，以免呛入气管而窒息死亡。

（三）生活护理

1. 养成良好的生活习惯　白天适当增加活动时间，鼓励患者做有意义有趣的手工，各种治疗尽可能集中在白天，以免打扰患者睡眠。对精神兴奋型或狂躁患者，适当给予小剂量安眠药或镇静剂，以保证其睡眠时间。同时，保证病室通风良好，灯光柔和，室温以 22～25℃，湿度50%～60% 为宜，为患者制造安静、舒适的睡眠环境。

2. 皮肤护理　由于老年痴呆患者定向力、记忆力、抵抗力低下而引起自理能力缺陷。我们应加强病房巡视，经常检查患者身体各部位血液循环、排泄等情况，保持患者皮肤清洁。对卧床患者，要使用气垫床，注意定期给患者翻身、拍背，预防压疮和吸入性肺炎的发生。根据患者身体自理程度，让他们力所能及地发挥自理能力，如刷牙、洗脸、更衣等。

3. 安全护理　老年痴呆症患者感觉迟钝，行动不便，故平时要防止烫伤、跌伤、砸伤等意外伤害，也要预防自伤的发生，保证患者安全，从衣、食、住、行等方面加以护理。

（1）衣：为患者准备的衣服质地要好，同时衣服要宽松，外衣最好选用无需熨烫的面料，尽量不使用拉链，最好用按扣或布带代替拉链，防止拉链划伤患者。

（2）食：餐具最好选择不易破损的不锈钢制品，自己能进食的，最好把几种菜肴放到一个托盘里，食鱼肉时要把骨刺提前剔除；不要让老人用尖锐的刀、叉进食；如患者视力较差，要把餐桌放在明亮显眼的地方，进食食物要切成小块，方便患者入口；不要让患者吃黏性食品，液体和固体食物也要分开；盛有过烫食物的器皿一定要远离患者，以免烫伤。

（3）住：居室要宽敞、整洁，设施简单，光线充足，室内无障碍如门槛等，以免绊倒患者；地面要防滑，床边有护栏，刀、剪、药品、杀虫剂等要收藏好；煤气、电源等开关要有安全装置，不要让患者随意打开。

（4）行：对病情重者做到24h有人陪伴，对轻者在其活动最多的时间里加强看护。嘱患者不要单独外出，以免迷路走失。在患者口袋里放上联络卡片，写清患者和家属姓名、年龄、家庭住址、联系电话以及患者所患疾病的详细信息，防止意外发生。

（四）用药护理

老年痴呆患者由于各种原因引起脑部功能损害，记忆力减退、健忘，其恢复主要取决于药物治疗，应保证足够的疗程和药物剂量。

1. 静脉给药护理　患者静脉输液时，穿刺处针头应妥善固定，防止脱落。

2. 口服给药护理　患者的口服药要护士妥善保管，送药到口，看着服下，并告知其家属，证明药已服下，并注意观察药物不良反应，以便及时与医生取得联系，调整其用药。

（五）情感护理

1. 焦虑　痴呆患者易出现失落和不安全感，症状有坐立不安、反复挑选衣服、不停地搓手、到处吼叫或来回走动、甚至拒绝进食与治疗等。应给患者足够的照明，保证居室安静，安排有趣的活动，放一段轻松的音乐。

2. 抑郁　痴呆患者多表现为呆滞、退缩、食欲减退、心烦、睡眠障碍、疲倦等。应耐心倾听患者的叙述，不强迫患者做不情愿的事，鼓励参加运动，散步为宜。

3. 激越　痴呆患者多表现为情感不稳定，常为小事发火，逃避、顽固、不合作。应分析产生激越的具体原因，安慰患者，避免刺激性语言，鼓励规律性的锻炼，以达到放松的目的。

4. 欣快　痴呆患者常表现出满足感，易怀旧，自得其乐，话语增多，面部表情给人以幼稚、愚蠢的感觉。应尊重患者，增加活动，如下棋、读报、打太极拳等。

5. 淡漠　痴呆患者表现为退缩、孤独、回避与人交往，对环境缺乏兴趣。应增加照明度，室内摆放患者喜欢的物品，如日历、时钟、照片、收音机等，向患者说一些关爱的语言，建立信赖的关系，鼓励患者做有意义的事情。

（六）功能锻炼

1. 记忆力训练　反复训练患者记忆居住的环境、物品的放置、周围的人和事物。指导患者制订生活作息时间表，让其主动关心日期、时间的变化。每日活动安排由简单到复杂，组织患者看电视、玩扑克、下跳棋、玩智力拼图或给患者一些数字卡，训练患者从小到大排列等，以锻炼患者的记忆和思维能力。为了减慢记忆功能丧失进程，每天要多次训练，以刺激患者记忆，如让患者说出看护者的姓名、住址，认识标记等。充分利用看电视、听音乐、看报纸、读杂志的机会，给予视听方面的外界刺激；经常有意识地让患者回忆、判断来锻炼患者大脑思维活动的能力。

2．定向力训练　包括对时间、地点及人物认知训练，诱导患者产生正向的行为改变，尽可能随时纠正或提醒患者产生正确的人、时间、地点的概念，使患者减少因定向力错误而引起的恐慌和不安。在医院患者的房间内应有大而明显的标志，如在患者床单位放置个人熟悉的所有用物，如被褥、日用品、家庭照片等。大指针的时钟可有助于患者对时间定向力的认识，以日期为分页的日历也有助于对时间定向力训练。经常读报纸可刺激患者对新近事件的兴趣，使患者对现实生活有正确认识。

3．思维能力训练　充分利用残存脑力，如数字排序训练、物品分类训练、计算能力训练等，训练患者的综合分析、判断、推理和计算能力。

4．情感功能训练　对情感障碍的患者多给予信息及语言刺激训练，对患者关心、体贴，多与其交谈沟通，寻找患者感兴趣的话题，对思维活跃及紊乱的患者，改变话题，分散注意力，转移思路，保持情绪平稳，使思维恢复至正常状态。对有妄想的患者，护士与患者交谈时，注意谈话技巧，不可贸然触及患者的妄想内容。对幻听、幻视的患者，要稳定情绪，分散注意力，尽快将其引导到正常的情境中来。

5．语言功能训练　语言障碍康复护理训练方法有多种，如口语对话、唇及口型运动、物品名称的命名、词句和书写法、计算法、刺激大脑增强记忆法等。对不同原因引起的语言障碍采用不同的训练方式，如对运动性失语患者，护士应着重给患者示范口形，面对面地教，从简单到复杂，循序渐进反复练习。对命名性失语患者，护理人员应有意识地反复说出有关事物的名称，强化记忆，坚持听、说、读、写并重。

6．肢体功能锻炼训练　培养生活情趣，在日常生活中，适当让他们做一些洗碗、扫地、递东西、买东西等简单家务，使他们在头脑中建立新的条件反射，以维持各种功能。经常陪同患者去散步，呼吸室外新鲜空气，练习打太极拳，观赏盆景花鸟，并根据患者的兴趣爱好，安排听音乐、看电视、下象棋等。对早期痴呆患者要尽可能帮助其保持日常生活习惯和卫生习惯，起居、穿衣、刷牙、洗脸等，即使做得不规范，也要尽可能让他自己去做。对后期病情较重的患者，在限制其活动的同时，要根据病情做好肢体的被动运动，保持肢体的正常功能，防止关节畸形和肌肉萎缩。

（七）精神症状的康复护理

1．改善患者的住院环境　颜色的布局上要采取中性色。卫生间、饭厅、活动室要有醒目的标记，尽可能选派一位与其熟悉的护工或家人。

2．了解并尊重患者既往的生活方式　对重症患者避免强烈的视听刺激，以免产生幻觉，加强安全措施，消除不安全因素，窗户外面要加防护档，地面干燥不滑，床铺低且加用床档；掌握患者精神障碍并对其做出正确的评估。

3．抑郁患者　组织其参加无竞争性且又适合自身速度的集体活动，如简单认图、折纸、插花等活动，对其点滴进步给予及时的肯定，此项活动时间不要太长、太难，以免增加患者的挫折感，而加重抑郁。

4．兴奋型患者　创造安静的环境，避免刺激性言语和行动，做些原来喜欢的轻微的家务劳动，转移其注意力，降低患者的过分欲望。

5．加强日常生活活动训练　使患者保持基本的生活能力，如督促每日按时洗漱、梳头、如厕、洗脚等。

（八）老年痴呆相关康复护理技术

1．现实环境向导　"现实环境向导"是一种特别的康复技巧，美国人福尔瑟姆于1958年首创，现已广泛应用于照顾老年人及老年精神病患者，尤其是老年痴呆患者。此技巧之目的是使因年老、长期住院或其他脑病而导致记忆力及认知能力衰退的人，重新学习某些有切身关系的资料及信息。

"现实环境向导"大致可分为"24 小时现实向导"和"现实环境导向小组"。前者是利用一些特别的环境设计，如大标志及指示等，再配合与老者的接触，全天不间断地提供"环境向导"的资料，去协助患者熟悉现在的居住环境，让他们不会因感到迷茫而惶恐不安；后者则以小组形式，集合一些认知能力相似的患者针对他们的问题做适当训练。两者同时持续进行效果最佳。

2. 缅怀治疗 "缅怀"是一种在老人精神科及老人可广泛采用的康复护理媒介，且适用于治疗老年痴呆症及老年抑郁症。缅怀可以不同形式进行，包括个别回想，与人面谈，小组分享、展览及话剧等。而对象亦不局限于同龄人士，老友共聚也是另一个选择。由于其多元化和易于融合于日常生活与交谈中，很多医院及服务老年人的机构都乐于采用。

随着痴呆患者的近期记忆衰退，加上患者在判断能力，语言、思维、运算及理解能力的减退，患者会渐渐与现实脱节，以致造成与人沟通的障碍。缅怀治疗是利用患者所拥有的记忆做媒介，去鼓励患者与人沟通及交往。由于远期记忆是一些实在的材料，患者可以在没有压力下抒发自己的意见及情感。在分享过往光辉岁月及成就的时候，患者的个人尊严得以维护，且有助他们重新肯定自己。与此同时，患者会感到被接纳和谅解，而朋友的分享也给予一个学习和认同的机会，使患者得到更大的支持去面对目前或将来的挑战。一般缅怀活动会糅合开心和不快的回忆。因为过分着眼于开心的回忆会造成逃避现实；只侧重于不快往事却又会令患者情绪低落。因此，护理人员应抱着谨慎态度。一些研究也显示，合适的"缅怀"活动有助增进患者的生活满足感，减低抑郁及改善生活质量。

3. 音乐治疗 是指有计划地运用音乐去改善一些在智能、身体及社会方面有欠缺的人士在其生活环境的适应能力。对某些人是工作，但对其他人却可能是文娱活动。它的多元化和力量涉及不同的层面，已包括功能、感官、认知、社交和情绪。不少文献指出音乐对身心都有正面的影响，如促进情绪改变、增强情感上的反应，促进情绪健康及改善社会技巧。对某些人来说，甚至可以加强人、物和地方的认知。若配合一些身体活动，亦有助促进健康。再者，对一些有暴躁行为的痴呆症患者，音乐亦有安定和缓和的作用。音乐活动的种类繁多，可包括听音乐、唱歌、敲击乐器、音乐体操等，且可融于日常生活活动，在不同时间播放不同的音乐，有助于患者对时间的认知。

4. 美术治疗 是以美术活动作沟通媒介，通过治疗关系去满足参加者情绪、社交及发展的需要，治疗对象甚为广泛，包括长期病患者、痴呆症患者及抑郁症患者等。常用于医院、康复中心、学校，甚至监狱。不少学者也认为参与美术及手工艺小组能建立自尊、增强大小肌肉的协调、增加能力及能耐、改善认知能力、促进创意表达、促进兴趣及社交、改善决断力和避免退化。

美术治疗着重过程多于结果。通过不同形式的活动，参与者更能明白自己的需要和了解潜意识的想法。由于它糅合了情感、认知及人生经历，对参与者来说是一种独特的活动。而且，美术能实现幻想，鼓励情感流露，亦给予身体各项感官刺激。此外，美术活动亦加插了社交的元素，所以，一项精心编排的美术活动能减低冷漠及抑郁。

5. 感官刺激 是指通过个别或小组活动去感知有缺欠的人，有系统地提供有意义及熟悉的感官经验，包括嗅觉、触觉、视觉、听觉及味觉。"多感官刺激"此种治疗环境旨在提供一个既轻松又愉快的经历，让参与者在没有压力的气氛下自由自在地去探索四周的环境，使精神及身体得到松弛，且能刺激其基本的感官。均衡的感官刺激能令脑部正常操作及保持警醒。

由于痴呆症的患者在智能和记忆方面的缺欠，加上对感官的认知能力衰退，使患者难以适应其周围环境，有如置身于一个既陌生又毫无意义的环境中。感官刺激并不局限于任何模式，且应融于日常生活。在环境方面，可避免在墙壁和地面选取一些容易令患者混淆的图案；在简单的家居摆设加入不同色彩；妥善地控制环境的噪声。此外，若能在规律化的生活中增加少许变化，亦可打破沉闷的气氛，为生活增添色彩。

四、康复护理教育

目前老年痴呆尚无根治办法，针对这些特殊患者群体，只有通过社区康复护理才能改善患者的生活质量和预防高危行为发生。我国大多数老年痴呆患者居住在家里，其生活范围基本局限在社区内，广大医务工作者应致力于促进社区康复护理的深入发展。

1. 建立患者治疗、护理档案　结合患者情况制订治疗护理档案，包括姓名、性别、年龄、体重、病情、生活方式和联系方式，家庭成员和照顾者与患者的关系等。由专职人员定期随访。

2. 家庭环境设计　家具摆放要简单化，不要经常更换位置，利用鲜明、悦目、暖色对卧室、厨房和卫生间作出标志，便于老人识别。地板要防滑。避免反光和几何图形装饰。在患者穿的衣物上标明姓名、年龄、地址、联系电话。

3. 训练生活自理能力　对轻度老年痴呆患者，照顾者应按照患者的生活习性督促其自己学会生活自理，如买菜、做饭、整理房间和清洁个人卫生，鼓励患者多参加一些社会活动，抽时间看报刊和电视，使患者尽快适应周围环境；对中、重度老年痴呆患者，照顾者要花时间帮助和训练其基本生活自理能力，并合理安排患者作息时间，使其生活有规律。照顾者应陪伴患者外出、认路和认家门，指导其做家务。

4. 加强身体锻炼　保持老年痴呆患者良好的生理平衡，身体锻炼对老年痴呆患者的身心是有利的，不仅可使患者保持情绪平稳，而且能延长患者的睡眠时间，提高睡眠质量，有益于生理平衡。如散步、活动手指等，每天运动量的增加要循序渐进。鼓励患者参加娱乐活动，如下棋、垂钓、看报、绘画，可强化大脑的思维活动。带老年痴呆患者参加一些活动，使其保持良好状态，不断地为患者寻找新的活动方式。

5. 指导照顾者做好患者的安全护理　对中、重度患者要处处留意其安全，随时有人陪护，不要使其单独外出，以防走失，进食时必须有人照看，要防止误吸、误服、跌倒。对家居要定期管理，确保舒适安全，物品放置标志要醒目，让照顾者帮助患者熟悉环境，反复辨认常走的地方，如厕所、饭厅等。

6. 指导照顾者注意饮食调理　加强营养，日常饮食中多注意老年痴呆患者的膳食平衡，补充些粗制粮食，常食豆腐，多吃鱼、大豆、核桃、花生、杏仁、松子以及含卵磷脂、钙、铁、维生素 B、维生素 E，植物性脂肪的食物。食不过饱，并保证进食有规律。

7. 定期随访。

第六节　老年疾病的康复护理

一、概述

随着医学技术的发展和人们生活水平的提高，人类的平均寿命日益增长，老年人口不断增加，人口老龄化将成为重大社会问题。世界卫生组织对老年人年龄划分有两个标准，在发达国家将 65 岁以上的人群定义为老年人，而在发展中国家则将 60 岁以上群称为老年人。老年人随着年龄增大，身体各个系统、器官逐渐衰退，慢性疾病逐渐增多。

中国人口迅速老龄化，平均年龄增长 3%，老年人慢性病多，残疾率高，据有关统计，在 65 岁以上的老年人中有 40% ~ 50% 的人有不同程度的功能障碍或活动受限，85 岁以上者则高达 80%。社会人口老龄化所带来的问题，不仅是老年人的自身问题，它涉及政治、经济、文化和社会发展诸多方面，因此，改善老年人机体各系统组织器官生理功能，解决老年人病（伤）而不废，提高其生活质量是目前康复医学和康复护理学的主要任务之一。

二、主要功能障碍

（一）生理功能障碍

1．感觉功能减退　主要表现在皮肤、视觉、听觉、嗅觉、味觉与本体感觉的老化。

（1）皮肤：主要表现在皮肤的触觉、痛觉、温度觉、免疫应答能力降低。老年人皮肤温度比成年人低 0.5 ~ 1.0℃，对高温负荷温度上升率也较差，皮肤触觉敏感性降低，阈值提高；对痛觉的敏感性也下降；免疫应答能力降低，对外界各种刺激的耐受力和伤口的愈合能力都下降，易出现皮肤损伤和压疮。

（2）视觉：主要表现在视力的减退、晶状体的调节能力下降、色觉减退和视野缩小、眼底血管硬化、视网膜变薄、眼睑下垂、泪腺分泌减少等，易患青光眼、白内障、视网膜病等。

（3）听觉：随着增龄，老年人耳蜗和听神经变性，耳蜗内神经上皮、小血管萎缩；内耳骨质硬化、增生，妨碍声波的传导。老年人双耳听力阈值低，很少超过 10dB，老年人易发生神经性耳聋。

（4）嗅觉：随着年龄增长，嗅觉黏膜逐渐萎缩、变性，嗅球神经元的数目逐渐减少，嗅觉功能减退。

（5）味觉：老年人由于舌黏膜上的舌乳头逐渐消失，味蕾明显减少，对酸、甜、苦、辣的敏感性降低，味觉迟钝。

（6）触觉、压觉、位置觉：随着衰老，触觉小体和压觉小体数目减少，触觉小体和表皮的连接也变得松懈，触压觉敏感性下降；老年人因脊髓感觉根的有髓神经纤维减少 30%，大脑的躯体感觉皮质变薄，伴神经细胞缺失，外周和中枢感觉通路的突触也呈衰老改变，故对躯体部分的认知能力下降，立体判断能力损害，引起位置觉的分辨力下降。

2．心血管功能减退　主要表现为老年人的心脏储备能力下降，心脏对颈动脉窦的敏感度随增龄而增加；窦房结内的自律细胞减少，常使老年人心跳过慢，易出现期前收缩、心房颤动及传导功能的变化。由于增龄老年人动脉硬化，易发生心肌梗死；由于自主神经功能稳定，调节血压和血容量的压力感觉器的生理功能下降，容易发生直立性低血压。

3．呼吸功能减退　老年人由于呼吸、膈肌以及韧带萎缩，肋软骨钙化，气管及支气管上皮和黏液腺的退行性变化，使肺及气管弹性减弱，通气和换气功能减退，加之免疫功能降低，易发生肺部感染、肺气肿、阻塞性肺部疾病。

4．消化系统功能减退　随着增龄，老年人出现牙齿松动、脱落；口腔黏膜萎缩，唾液分泌减少，咀嚼功能降低，影响食物的消化和吸收，易导致老年性营养不良，老年人的胃肠肌运动减弱，大肠肌张力降低，易导致老年性便秘。

（1）老年性营养不良：老年人由于胃肠功能减退，唾液中的淀粉酶、胃蛋白酶、胰淀粉酶、胰蛋白酶等分泌减少，消化吸收能力减弱，味觉和嗅觉下降，食欲减退等容易引起热能和各种营养素缺乏。其中较为突出的是蛋白质—能量营养缺乏症，表现为消瘦。消瘦使老年人的免疫力低下，加速衰老进程。

（2）老年性便秘：便秘是老年人常见的一个症状，可因排便动力缺乏，膈肌、腹肌、肛提肌及肠平滑肌力量衰弱，使收缩和蠕动减弱而形成无力性便秘。

5．泌尿系统功能减退　随着增龄，老年人膀胱肌萎缩、容量逐渐减少、排尿时膀胱收缩能力减弱，残余尿量增多。膀胱括约肌萎缩、肌张力减低，老年人常出现尿急、尿频以及尿失禁等。老年人男性激素分泌减少，前列腺结缔组织增多，表现为尿频，尤其是夜尿增多是早期症状。中期出现排尿困难，尿射程不远，尿流逐渐变细。晚期出现尿潴留，排尿不能呈流而呈点滴状，每次排尿后膀胱内有残余尿。当尿潴留膀胱内的压力超过尿道括约肌的压力时，可出现失禁。

6. 神经系统功能减退 老年人脑内神经细胞的数目呈递减趋势，大脑萎缩程度逐渐加快，70 岁以上的老年人神经元数目仅为青年人的 60% ～ 80%。脑内某些中枢神经递质减少，功能紊乱；细胞内有脂褐素和淀粉样物质沉积；大脑皮质的综合分析能力下降，外周神经传导速度下降，感觉减退、触觉和温度觉阈值下降，反射延缓。大脑血流量及耗氧量随增龄逐渐减少，老年人出现记忆和认知功能的减退，反应迟钝；由于儿茶酚胺含量减少，老年人睡眠时间减少、睡眠质量欠佳，也可出现精神抑郁、动作缓慢等症状。

（1）老年性痴呆：老年性痴呆是老年人脑功能失调的一种表现，是以智力衰退和行为及人格变化为特征的一种综合征。主要表现为记忆力减退、定向力障碍、计算力障碍、情感障碍、行为异常等症状。痴呆使老年人生活失去规律，并且不能自理，常伴有营养障碍，从而加重原有的躯体疾病。

（2）睡眠障碍：睡眠障碍或失眠是老年人常见的症状，表现为入睡困难，睡眠不深，易醒，早醒，醒后不易再睡。睡眠障碍严重的老年人则明显地影响其生活质量。

（3）运动能力降低：增龄后神经系统功能减退，加之内分泌和代谢功能的改变使关节的灵活性和活动度降低。肌纤维的逐渐萎缩变细和肌肉的胶原积聚，使肌肉的兴奋性和传导性减退，肌纤维的伸展性、弹性变差，易出现肌肉疲劳，腰酸腿疼。

7. 内分泌功能减退 随着增龄，老年人的甲状腺和肾上腺功能降低，随之摄取碘、分泌激素的功能减退，基础代谢率降低，机体的应激能力明显减弱。老年人常出现怕冷、皮肤干燥、心率减慢、倦怠等症状。胰岛功能减退，发生老年性糖尿病。老年人性腺功能减退，性激素分泌减少，常发生骨质疏松。

8. 退行性骨关节炎 由于衰老、创伤、肥胖、代谢障碍和遗传等因素引起。80% 的骨关节炎发生在 55 ～ 65 岁老年人。66 岁以上老年人中几乎人人患有骨关节炎，只是症状轻重不同。最易于发病的远端关节、指间关节、髋关节、膝关节、颈椎及腰椎。疼痛是本病最常见的症状。

（二）心理功能降低

老年期的心理变化与生理功能的衰老过程密切相关，同时与生存条件、社会文化、生活方式、自我意识等多种因素相互影响。

1. 情绪、性格变化明显 随着机体的老化过程，老年人在社会、家庭中的角色的改变，疾病、经济等诸多因素使老年人出现不同的心理变化，主要表现在情绪、性格、意志、认知等方面。如有些老年人对机体的客观状态和环境变化不能很快适应，产生失落感、恐惧感等，出现明显的情绪变化，如沉默寡言、表情淡漠、急躁易怒等；在性格特征方面，有些老年人会出现任性，有时自控能力降低，固执与偏执，爱发牢骚等。

2. 焦虑或抑郁 焦虑是一种很普遍的现象，几乎人人都有过焦虑的体验。但持久过度的焦虑则会严重影响个体的身心健康。

焦虑分急性焦虑和慢性焦虑两类，急性焦虑主要表现为急性惊恐发作，老年人发作时突然感到不明原因的惊慌、紧张不安、心烦意乱、坐卧不安、失眠或激动，常伴有潮热、大汗、口渴、心悸、气促、脉搏加快、血压升高等躯体症状。慢性焦虑表现为持续性精神紧张，经常提心吊胆，有不安的预感，容易激怒，易与他人发生冲突，注意力不集中，健忘等。抑郁和焦虑一样，持久过度的抑郁可严重损害老年人的身心健康，加速衰老，并可诱发高血压、冠心病等心脑血管疾病的发生。

（三）社会适应能力降低

老年人离开工作岗位后，家庭成了主要的活动场所。社交范围和社会活动减少会使老年人有一种失落感，精神萎靡不振，孤独寂寞，丧失自信。如出现体弱多病，行动不便时，上述消极感会加重，久之，身体免疫功能降低，患病概率增加。孤独寂寞会使老年人选择更多的不良生活方式, 如吸烟、酗酒、不爱活动等。不良的生活方式与心脑血管疾病、糖尿病等慢性疾病的发生和发展密切相关。

三、康复护理措施

(一) 生理功能与慢性疾病的调整和改善

随着老年人不断增龄和慢性疾病的影响, 机体功能会发生退行性变化, 要注意机体各项功能的调节和维护。对老年人进行相关肢体活动度的功能护理及改善肌力的训练, 一定要注意循序渐进, 避免因不恰当的锻炼而引起意外的发生。

1. 日常生活活动能力 鼓励老年人多参与家务劳动, 在允许的情况下, 凡事不依靠他人, 多动手、勤动脑, 防止过早退化。当老年人自理能力下降时, 家庭成员和社区护士有责任教会老人做自我护理, 尽可能避免替代护理, 如洗漱、穿脱衣服、排泄大小便等。但对电源、煤气等容易发生意外的用具不能让老年人操作, 防止发生危险。

2. 防治骨质疏松 老年人常伴有骨质疏松, 应多参加户外活动, 增加日光照射时间; 每日饮用 1 ~ 2 杯牛奶, 口服适量的鱼肝油, 或保证每日有 1g 钙的摄入, 甚至是接受专业的骨质疏松用药, 含钙多的食物有奶及奶制品、黄豆及豆腐、小鱼、虾米皮、骨头汤、海带等。

3. 保持和强化大脑功能 平时应注意对大脑的保养, 合理用脑, 勤于用脑, 重视智力的训练。多参加集体活动或社交活动, 培养良好和乐观的情绪。注意营养供给合理, 提供大脑工作的需要。适当补充健脑食物, 如核桃、松子、芝麻、蜂王浆等。保证充足的睡眠, 加强对老年人的生活护理, 对痴呆患者防止意外损伤和外出迷失方向, 外出时患者身上可带随身卡, 记清家庭住址、电话、联系人姓名等。

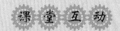

课 堂 互 动

对有记忆障碍的老年人如何开展康复护理? 请举例说明。

4. 老年人慢性疾病 对长期患有慢性病、功能障碍的老年人要早期治疗, 因年龄越小, 身体功能潜力越好, 康复护理的效果越好。同时要进行积极的功能训练及日常生活活动能力的训练, 提高自理能力。

(二) 心理功能的调整与改善

心理功能随着年龄不断增加而发生变化, 如随着脑细胞的老化、脑的萎缩, 记忆能力下降。思维的敏捷性、操作的速度和注意力均下降, 情绪、性格也发生很大变化。因此, 要为老年人创造良好的活动、学习和生活环境, 满足老年人的各种需要。

指导老年人保持良好的心态, 学会自我疏导和自我放松, 建立规律的活动与睡眠习惯, 尽量避免使用或慎用可引起焦虑症状的药物, 帮助老年人的子女学会谦让和尊重老年人, 理解老年人的焦虑心理, 鼓励和倾听老年人的内心宣泄, 真正从身心上去关心体贴老年人。重度焦虑应遵医嘱应用抗焦虑药物, 如地西泮等药物进行治疗, 减轻抑郁症状, 减少复发, 提高生活质量。

(三) 增加社会适应能力

合理安排老年人接触融入社会, 建立社会、单位、家庭等社会支持网络。提高老年人的自我保健能力和健康水平。长期孤独的老年人得不到心理的安慰和支持则可出现抑郁或压抑。对孤独老人应劝其多与外界联系, 同邻居和社区成员在一起多交流, 多参加娱乐活动。家庭成员多给予关心, 每天抽出一定时间同老人交流, 通过言语或非言语的沟通增进相互间的亲近感, 让孩子多抽出些时间陪伴老人，使其享受天伦之乐。

（四）加强营养

老年人的食物应以细软易消化为原则，少量多餐，多给易消化且蛋白质含量丰富的食物，如牛奶、鱼、鸡蛋、蔬菜、水果等。牙齿不方便的老年人，可把蔬菜、水果切碎或制成泥食用。除食物之外，可补充一定量的多种维生素和葡萄糖酸钙，以防止维生素和无机盐的缺乏。

（五）防治便秘

防止老年人便秘应多食含粗纤维的食物，如粗粮、蔬菜和水果，水果中香蕉通便的效果最好。多饮水，1日可饮水 6 ~ 8 杯。每天早晨空腹饮 1 杯热的淡盐水或蜂蜜水。平时炒菜使用花生油或芝麻油及豆油，有助于预防便秘。

（六）促进良好睡眠

晚餐不吃油腻食物，不过多饮食，防饱胀不适影响睡眠。睡前看书、看报时间不要太长，说话不要太多，以免思想活跃，影响入睡。不在睡前喝茶或咖啡，以免精神兴奋，不利于入睡。睡觉时面部不对灯光，防止心神不安。睡眠时枕头不宜过高或过低，一般以高 8 ~ 15cm 为宜。老年人每晚应保证 6 ~ 9h 的睡眠。睡眠障碍经自我调整无效者，可在睡前口服地西泮 5 ~ 10mg。

（七）前列腺肥大的护理

每天喝 2 ~ 2.5L 开水，以冲洗尿道。每天温水坐浴 1 次。忌烟酒、不吃辛辣刺激性食物，以减少前列腺充血。节制性生活，避免憋尿、长时间的骑跨、久坐等。避免过度的体力、脑力劳动，积极预防和治疗泌尿道感染。

（八）退行性骨关节炎的护理

首先解除老年人及家庭成员的思想顾虑，对患有退行性骨关节炎者要注意保护关节功能，避免过度使用，使其充分得到休息，对持重的膝、髋关节尤其重要。日常生活中可以使用拐杖，不仅能缓解疼痛而且能防止疾病发展。肥胖者应减轻体重，减轻对膝关节的负荷压力。多食含钙和胶质的食物，可补充钙剂。关节肌肉可进行适当的锻炼或医疗体操，有助于肢体功能的恢复。

四、康复护理指导

1. 合理营养　老年人基础代谢下降，活动量减少，对热能的需要量较年轻人相对减少。应根据其生理、病理特点及营养量的需求，合理选择营养丰富的食物。限制热量、脂肪、碳水化合物，给予优质蛋白，如鱼、蛋、乳类、瘦肉、大豆制品及丰富的维生素。要做到"三高、一低、四少"，即高蛋白质、高维生素、高纤维素；低脂肪；少盐、少油、少糖、少辛辣调味品。足够的营养摄取可以增强机体抵抗力，提高预防疾病和残障的能力。

2. 积极运动　老年人应提倡有氧运动，有氧运动能刺激老年人血液循环总量的增加，改善肺功能，提高血液中高密度脂蛋白的比例。还能增强骨骼密度，有效防止钙丢失，预防老年性骨质疏松，有利于降低血压，降血脂和控制血糖。增强胃肠蠕动，有利于食物的消化吸收和废物的排泄。

3. 安全护理　教育老年人及其家庭成员做好安全护理，防止摔伤或发生意外事故。防跌倒，帮助老年人熟悉环境，物品按习惯放置便于拿取；活动范围光线充足，路面平坦、防滑、无障碍物。防坠床，意识障碍的老年人应加床档；从床上或椅子上站起时，动作应慢，防止发生晕厥。

4. 安全用药　老年人对药物的耐受性、敏感程度及代谢、排泄能力都有很大变化，引起不良反应及蓄积中毒，给药时应注意观察疗效及不良反应。安全用药对老年人十分重要，如餐前、餐中口服的药用不同颜色的药碗盛放；特殊用药如利尿剂、激素类药物等单独放置，并设有显著标识，避免遗忘、漏服或多服。

5. 心理护理　日常生活中与老年人有效的沟通交流十分重要。老年人社会阅历、生活经验丰富，自尊心很强，希望得到别人的尊重。可根据老年人的经历、文化素质、生活习惯、业余爱好的不同，采取不同的交流方式，了解病情、思想顾虑及心理需求。交谈时要有耐心，说话声音要大而慢，让老人有机会说话，在他们叙述过去时，要认真倾听，让他们在回忆过去中产生一种满足感和自豪感，让患者感到自己存在的价值。

患有疾病的老年人心理较为脆弱，容易对疾病的恢复或残疾丧失信心，常因药物效果不明显或康复时间短、效果不尽人意而不愿意配合。应及时准确发现老年患者的心理变化，全面分析问题、目前的困难、共同努力的方向，减轻其压力，消除其烦恼，从而愉快地接受治疗和护理，并适当鼓励家属陪伴老人。

老年人要保持良好的心理状态，维持心理上的适度紧张，培养业余爱好，如养花、养鱼、书写、绘画等，增进生活情趣，改善心境，加强自我调节，做情绪的主人。

第七节　肥胖症的康复护理

一、概述

肥胖症是由于机体生化和生理过程改变而导致脂肪组织积聚。一般认为体重在正常标准之内为正常体重，超过 10% ~ 20% 为超重，超过 20% 以上为肥胖。肥胖者体态臃肿，对自身健康也产生一系列的危害及不良影响，常导致二氧化碳潴留和缺氧、糖尿病、高血压、心肌梗死、肝胆结石等疾病。WHO 指出肥胖症是当今全球侵蚀人类健康的流行病之一，是一个主要的公共卫生问题。肥胖症已成为现代社会的文明病，与艾滋病、吸毒、酗酒并列为世界性四大医学社会问题。医学界已把肥胖症所伴有的高血压、冠心病、糖尿病、脑卒中、血脂异常症称为死亡五重奏，目前已成为 21 世纪威胁人类健康与生命安全的头号杀手。

肥胖症不仅是一种单一疾病，肥胖更会带来一些相关疾病的发生率增加，影响其生活质量，缩短患者的寿命，并且会给社会带来沉重的负担，因此，全社会应该加强对肥胖症这一公害的认识，讲求疾病科学的生活方式，积极干预肥胖症发生，这已成为 21 世纪一个急不可待的长期任务。

一项涉及 75 万人大规模前瞻性研究发现，肥胖患者由于各种原因引起的总死亡率升高。在体重超出平均水平 40% 人群中，死亡危险性增加了 1.9 倍。在美国，肥胖病为仅次于吸烟的第二位致死原因，每年约有 30 万人死于肥胖相关疾病。美国统计资料证实，如果按标准死亡率为 100%，超重 25% 者的死亡率为 128%，超重 35% ~ 40% 者的死亡率为 150%。大量证据说明，体重增加程度和死亡率之间存在密切相关的联系。

（一）病因

肥胖症的发病因素可分为遗传及环境两类因素，大多数肥胖症是遗传因素及环境因素共同参与且相互作用引起的复杂疾病。肥胖症的病因可能与遗传、饮食、生活习惯、运动量、中枢神经系统、内分泌系统等因素有关。

肥胖症的根本原因在于机体热能摄入大于消耗，多余的热能转化为脂肪储存于体内。下丘脑是机体食欲调节中枢，通过复杂的"食欲调节网络"（appetite regulation network，ARN），接受和传递各种食欲调节因子（包括食欲促进因子和食欲抑制因子）的信号，对食欲进行综合的调节。继发性肥胖症与致病因素有关，单纯性肥胖可能与以下因素有关：

1. 遗传因素　肥胖与遗传因素有一定的关系。有研究提示：父母体重正常者，子女肥胖的发生率为 10%；父母中一人肥胖者，子女肥胖发生率为 50%；父母均肥胖，其子女肥胖的发生率为 70%。

2．热量摄入过多或消耗过少　人体体重的维持与热量的摄入和消耗之间的平衡有关，当摄入量超过消耗量时可引起肥胖。一般情况下，摄入过多与食欲亢进有关，消耗过少与运动减少有关。

3．饮食习惯　以食肉、多油脂饮食为主的人容易肥胖，以清淡饮食为主的人不易发生肥胖。

4．情绪因素　心理因素对食欲有很大的影响，各种消极情绪变化如焦虑、抑郁都可能会使患者产生无饥饱感，控制不好饮食，导致肥胖。

（二）流行趋势

肥胖症是一个基因高感者在环境因素作用下引起体脂调控网络的神经内分泌调节紊乱所致的疾病。目前全世界体重指数（BMI）＞30的成人肥胖约有2.5亿，加上超重人群，共有近10亿人口。随着经济的发展，生活水平的提高，饮食结构上的改变以及体力劳动的减少，肥胖症患病率与日俱增，发达国家尤其是北美洲以及某些富裕生活西方化的太平洋岛国，肥胖症的患病率居世界之首。许多发展中国家也随着生活水平的提高而逐年上升。我国改革开放以来，肥胖症的发病率呈明显上升趋势，至20世纪90年代末，我国成人超重率已超过50%，肥胖率接近10%，在少数省市高达14%，个别发达城市已超过20%；而且肥胖症有低龄化趋势，儿童及青少年的超重和肥胖均呈不断上升的势头。

（三）分类

肥胖症通常分为单纯性肥胖、继发性肥胖和药物引起的肥胖。

1．单纯性肥胖　单纯性肥胖是各类肥胖中最常见的一种，约占肥胖症的95%左右，这类患者全身脂肪分布较为均匀，没有内分泌紊乱现象，也无代谢障碍性疾病，但其家族往往有肥胖病史，这种肥胖主要由遗传因素及营养过度引起。

2．继发性肥胖　是由内分泌紊乱或代谢障碍引起的一种疾病，占肥胖症的2%～5%。肥胖只是患者的重要症状之一，同时还会有其他临床表现，多表现为：①皮质醇增多症；②甲状腺功能减退症；③胰岛细胞瘤；④性腺功能减退；⑤多囊卵巢综合征；⑥颅骨内板增生等。

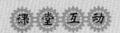

课 堂 互 动

肥胖引起的皮质醇增多症的典型表现有哪些？

3．药物引起的肥胖　有些药物在有效治疗某种疾病的同时，还会使患者出现身体肥胖的不良反应，如应用肾上腺皮质激素类药物治疗过敏性疾病、风湿病、类风湿病、哮喘病等，可使患者身体发胖，治疗精神病类药物也可使患者产生性功能障碍及肥胖。这类肥胖患者约占肥胖症的2%，一般情况下，只要停用这些药物，肥胖可自行改善，但有些患者从此成为顽固性肥胖。

（四）临床表现

肥胖患者主要表现为体内脂肪含量过多，体态臃肿，行动迟缓。由于体重过重，患者稍活动或体力劳动后易感疲劳乏力、换气困难、气促，有时呈疲倦、嗜睡状。重度肥胖患者加重心脏负担，引起左心肥大、高血压；多食、食欲亢进易造成消化、内分泌系统紊乱，易患胆结石、脂肪肝、糖尿病、痛风等疾病。

1．脂肪堆积　男性和女性脂肪堆积的部位有所不同，男性多在头面部、腹部，女性在臀部、大腿及下腹部。

2．心血管系统　肥胖加重可引起动脉硬化、高血压、心脏病、心力衰竭等，出现心悸、气短、胸闷、头晕、乏力等症状。

3. 呼吸系统　胸腹部脂肪堆积，腹壁增厚，膈肌抬高，可使呼吸运动受限，吸气困难，二氧化碳潴留，可有呼吸睡眠暂停综合征的表现。

4. 消化系统　表现为食欲亢进、便秘、腹胀、易饥饿等，可伴有不同程度脂肪肝、胆结石等。

5. 运动系统　由于体重增加，运动速度和运动耐力下降，可造成关节损伤，产生关节疼痛、腰痛等。

6. 心理变化　肥胖症可产生焦虑、抑郁、悲观等心理变化，这些心理变化可产生临床症状，如失眠、头痛等。

7. 其他表现　肥胖症抗感染能力差，易发生各种感染。嘌呤代谢障碍可引起尿酸增高，发生痛风。另外，肥胖症会引起病死率增高。

二、主要功能障碍

（一）主要临床表现

1. 行动障碍　肥胖导致上呼吸道狭窄，阻塞气流，换气困难、体态臃肿，行动迟缓障碍。

2. 日常生活自理障碍　体重过增，稍活动或体力劳动后易感疲劳乏力、气促，有时呈疲倦、嗜睡状。

3. 心血管功能障碍　重度肥胖患者加重心脏负担，引起左心肥大、高血压。循环功能降低，心血管功能减退。

4. 代谢功能障碍　多食，食欲亢进，易造成消化系统、内分泌系统紊乱，血脂升高，骨关节炎，高尿酸血症，痛风等疾病，并伴有一些内分泌的异常。

5. 生殖系统　男性性功能障碍，可能与男性患者雄激素水平较低有关，同时肥胖可能通过引起血管损害而导致性功能障碍。女性肥胖患者性功能障碍与胰岛素抵抗及高胰岛素血症有关。

6. 伴随心理障碍　体重增加，体型改变等可产生焦虑、抑郁、悲观等心理变化。

（二）主要功能障碍的评估

1. 脂含量的测定及肥胖的判定　全身及局部体脂含量测定及评估方法很多。较精确的方法有双光子吸收、磁共振或计算机断层影像诊断。适于流行病学调查，估测方法较多用的是由测量体重、身高、腰围、臀围所得的体重指数（body mass index，BMI）、腰围及腰臀围比值。

（1）体重测定：根据标准体重值及脂肪层所占的百分比，可将肥胖分为轻度、中度和重度。

正常成人标准体重：标准体重（kg）＝身高（cm）－100（身高在155cm以下者）

标准体重（kg）：[身高（cm）－100]×0.9（身高在155cm以上者）

（2）WHO成年人体重指数（BMI）分级标准：

正常范围：18.5～24.9　　　　超重：≥25

增高—肥胖前期：25～29.9　　中等—I度肥胖：30～34.9

严重—II度肥胖：35～39.9　　严重—III度肥胖：≥40

（3）腰围与臀围比：腰围可以反映脂肪总量和脂肪分布的指标。腰围的测量力法是被测者直立，两脚分开25～30cm，从肋下缘与髂前上棘连线中点的水平位置进行测量，皮尺要贴附在皮肤表面，在正常呼气末测量，读数精确到0.1cm。男性腰围85cm，女性腰围80cm可定为腹型肥胖。腰臀比男性超过0.9，女性超过0.85可考虑为腹型肥胖。

（4）CT和MRI检测：对脐水平横断面图，以扫描仪对其皮下（S）和内脏（V）的脂肪进行扫描，再求出两者之比（V/S），一般认为V/S＞0.4提示为内脏型肥胖；V/S＜0.4则为皮下型肥胖。

除了单纯性肥胖症以外，有些内分泌疾病也可伴肥胖，如甲状腺功能减退症、下丘脑性肥胖、多囊卵巢综合征、胰岛素瘤、生长激素缺乏、妊娠及绝经等。

2. 日常生活活动能力评定　日常生活活动能力评定可选用Barthel指数、RNADL量表。

3．心功能评定　运动试验可作为评定肥胖者心肺功能和体力活动能力的指标，是肥胖患者运动处方和疗效评定的依据。可用功率自行车、运动平板等方法进行。

4．肺功能评定　测试肺活量、潮气量、最大自主通气量等指标，判断肺功能及运动能力。

5．平衡能力评定　常用的方法有目测评分法、重心平衡测定法、步态分析法。

三、康复护理措施

肥胖症的护理的总目标是减轻体重，长期保持降低的体重，预防体重的进一步增加，减少各种肥胖相关的并发症。肥胖症的康复原则是强调个体化护理为主导，坚持饮食和运动疗法相结合的护理措施为基础，必要时辅以药物、理疗等其他护理方法。

（一）饮食护理

1．饮食限制疗法　适用于超重和轻度肥胖者，可采取高蛋白质、低脂肪、低糖饮食，其所占比例分别是40%～50%、20%、20%～25%，总热量在每天1200～1800kcal。这一方法可使机体脱水，造成体重下降的假象。另外，可指导患者食用水果、蔬菜、谷类、低蛋白质、低脂肪的饮食方法。

2．低热量饮食疗法　适用于重度肥胖的患者，总热量控制在600～1200kcal，糖、蛋白质、脂肪的比例分别是26%、50%、24%。指导患者将所进食物按三餐合理分配，掌握早餐吃饱、午餐不过饱、晚餐宜少的原则。

3．超低热量饮食疗法　是一种快速减肥的饮食控制方法，适用于重度肥胖和低热量饮食法及运动疗法无效的肥胖患者。选择蛋白质25%～100%，糖30%～80%，脂肪39%，以每天总热量控制在600kcal以下。此方法初期疗效好，以后效果逐渐缓慢。严重心脑血管病变、造血功能障碍、肝肾功能障碍等不能使用本方法。

4．绝食疗法　仅适用于重度肥胖患者，采取超低热量饮食疗法无效的肥胖患者，可分间歇绝食法和完全绝食疗法。前者是在低热量饮食疗法基础上每周完全禁食24～48h，或是连续绝食1～2周，禁食期间饮水不限。这种方法可造成失水和蛋白质丢失，实际上很少应用。

（二）运动减肥的康复护理

运动减肥是一个长期的过程，需要有目的、有计划地进行。在具体设计运动处方时应参考肥胖者每天日常生活活动的能量消耗，将其总量的10%作为日运动量，再转换成具体运动种类及时间，实施后再根据疗效及反应进行调整。在实施运动减肥计划的过程中，应注意饮食调整，在满足机体营养需要的基础上，应尽量减少热量的过多摄入。减肥的运动方式以有氧运动为主，结合抗阻力量练习。护理人员应督促患者长期坚持运动才能维持减肥效果。

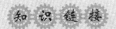

肥胖症的康复运动疗法

通过运动消耗体内多余的热量，减少脂肪的储存量，减轻体重，是预防和治疗肥胖症的重要手段。运动疗法可以提高心肺功能，减少心脑血管危险因素，纠正由于饮食控制所引起的不良反应。康复运动的作用有：①可以调整大脑皮质的活动状态，恢复机体对新陈代谢的调节，增强患者战胜疾病信心；②可以加快心率，强壮心肌，改善心功能，增强心肌细胞摄取血糖能力；③增强呼吸系统功能，改善肥胖患者通气、换气功能；④增加血循环及肠蠕动，消耗体内脂肪。

1．运动频率　肥胖者的运动应该持之以恒。运动频率最好是每周5～7次，不少于每周3

次。如果患者情况许可，增加到每天 2 次。每次运动锻炼的内容分准备、运动和结束三个部分。运动时间为 30 ～ 60min，准备活动时间 5 ～ 10min，运动时间 20 ～ 40min，放松时间 5 ～ 10min。

2．运动强度　运动强度由低到高，逐渐增加运动量。一般以 60% ～ 80% 的最大心率、最大耗氧量的 50% ～ 70% 或 3 ～ 6MET 为宜。

3．运动方式　选择大肌群参与的节律性、动力性有氧运动，如散步、慢跑、广播体操、功率自行车、游泳等，有助于维持能量平衡，长期保持肥胖者体重不反弹，提高心肺功能达到减肥的目的。其中，自行车和游泳尤其适合肥胖者减肥之用。

4．运动时间　每次靶强度运动时间应持续 40 ～ 60min。根据不同年龄和体质，配合运动强度调节运动量，中老年、体质较差的肥胖者可进行运动强度较低、持续时间相对较长的运动项目；年轻体质较好的肥胖者可进行强度较大、时间相对较短的运动。由于机体存在生物节律周期，参加同样的运动，下午与晚上比上午多消耗 20% 的能量，因此，运动减肥活动宜安排在下午或晚上，以增加热量的消耗，提高减肥效果。

5．运动中注意事项

（1）在实施减肥运动处方前，应进行一般常规检查，了解心功能及有无心血管系统综合征。

（2）运动强度可在几天内逐渐达到，不要在开始运动就达到既定的运动强度。

（3）进行减肥运动时，要穿宽松衣服，合适鞋袜，运动前后多喝水，如出现头晕、气急、胸部压痛感等应减少或暂停运动，并去医院就诊，制订新的运动计划。

（三）用药护理

药物治疗可以作为饮食和运动疗法效果不良的辅助治疗手段，不宜单独使用。原因是药物的疗效不稳定，不良反应大，停药后有反弹现象。常用的药物有食欲抑制剂、营养吸收抑制剂、脂肪合成阻滞剂、代谢刺激剂、胰岛素分泌制剂、脂肪细胞增殖抑制剂等。

（四）行为减肥疗法的护理

行为疗法又称"行为矫正疗法"，是运用条件反射的原理，通过错误行为的矫正达到减肥的方法。

1．教育减肥动机　了解患者要求治疗减肥的动机，并针对其动机进行康复教育，告知肥胖者治疗是长期、艰苦的，不能半途而废。了解自己进食行为的活动过程，控制自己的进食行为，详细记录每日所吃的食物，正确分配三餐。

2．观察减肥行为　患者的行为能否符合减肥要求，是否认真执行减肥计划规定的各种疗法，可通过体重日记、饮食日记来密切观察。

3．矫正饮食行为　改变不合理的进食制度，改变餐间吃零食的不良习惯，注意隔离食物；矫正狼吞虎咽的习惯，注重专心进食。

（五）心理护理

有些肥胖者在大庭广众的情况下，会出现害羞、畏惧、心情急躁等，这种改变大多是自主神经功能失调的表现。如强烈精神刺激超出其忍耐程度，没有及时发泄，患者会出现暂时性的心理变态。因此，对于每一位肥胖者来说都应该给予理解，鼓励他们树立战胜疾病的信心，克服恐惧心理，使患者正确认识疾病，消除不良心理状况，积极投入到康复治疗和护理过程中。

四、康复护理教育

1．认识饮食治疗的重要性　饮食治疗是肥胖症康复的重要措施；合理的饮食安排要求总热量满足人体的需要量；各营养素之间要有合理的比例；必须含有无机盐类、人体必需的微量元素和维生素等辅助营养的物质。根据营养学的要求，按照每个人的生活习惯和生活水平，合理安排每日所需能量的食谱。

2．合理调整肥胖症的饮食　膳食要全面、合理，一日三餐要有主食，肉禽、鱼、奶制品、蔬菜、水果相搭配；减少热量供应，少糖、油腻食物，多活动；严格控制进餐时间，三餐外不吃零食；有良好的饮食方案，要与营养师协同制订符合个体生活习惯的进食菜谱。

3．减肥中的注意事项

（1）不能盲目减肥：防治肥胖要做到科学减肥，做好减肥宣传，要使人们消除"肥胖是福"的旧观念，加强运动，保持适中的体重才是长寿的基本条件。

（2）长期减肥易导致营养不良：长期不加调整地节食，对某些食品一味地忌口，使营养物摄入不足，会导致营养不良，出现明显的消瘦、乏力、肌肉萎缩等症状。

（3）强调不能盲目减肥：要想保持减肥效果，必须顺应机体自身的特点，做到既减肥又不伤身体。减轻体重不可操之过急，有些肥胖者为了减肥不吃主食，饿着肚子坚持运动，这样不但不利于减轻体重，还可损害健康。

（4）调整生活方式：安排适当的作息时间，以利于运动治疗的进行，因人、因地制宜选择运动方式和方法，利于长期坚持。

4．指导标准体重的计算：详见本节其他部分。

5．肥胖的预防：肥胖的病因与遗传、饮食、生活习惯、运动量、中枢神经系统、内分泌等因素有关。一方面通过开展健康教育，使人们对肥胖症有正确的认识，改变不良的生活方式、饮食习惯及不合理膳食结构，鼓励人们多进行运动，坚持体育锻炼。在妇女怀孕期应避免过度营养，小儿出生 1 岁至青春期避免过度喂养或过量进食；另一方面提高对危险因素、危险人群的识别，给予医疗监督，采取各种有效的防治措施，减少肥胖症的发生。

（李永萍）

第八节　癌症的康复护理

一、概述

随着人类疾病谱的改变，癌症（cancer）已成为目前严重危害人类生命与健康的常见疾病之一，其特点是致残率高、致死率高（死亡率位居第二位）。我国最常见的癌症，在城市依次为肺癌、胃癌、肝癌；在农村为胃癌、肝癌、肺癌。癌症的病因迄今尚未完全明了，目前认为癌症由环境因素和基因的相互作用所引起，是多因素协同作用的结果。

癌症康复（cancer rehabilitation）是指调动医、患两个方面的积极性，并采取综合的治疗方法，调整患者心理状态，改善生理功能，提高生存率、延长生存期、改善生存质量，促进癌症患者最大限度的功能恢复。癌症患者的康复，必须重视各种方法的综合运用和康复护理，使患者最大限度地回归社会。

二、主要功能障碍

1．疼痛　疼痛是癌症患者最常见的症状。

（1）癌症疼痛的原因：①癌症浸润所致的疼痛，占癌症疼痛的 80%。当癌症细胞直接浸润、压迫或转移至骨、神经、内脏器官、皮肤和软组织时，可能引起严重的癌症疼痛。②抗癌治疗所致的疼痛。手术、放疗及化疗等抗癌治疗，可损伤神经等组织导致患者出现疼痛；手术后切口瘢痕的疼痛。③与癌症病变相关的疼痛。患者长期卧床造成的压疮、便秘、肌肉痉挛等都可能引起疼痛。④癌症患者因并发症而引起的疼痛。如患者合并骨关节炎、痛风、糖尿病周围神经病变等引起的疼痛。

（2）疼痛评估方法：①目测类比测痛法（VAS 划线法）：纸或尺上划 10cm 长的直线，按 mm 划格，直线左端表示无痛，右端表示剧痛。让患者在线上最能反映自己疼痛程度之处划一交叉线，评估者根据患者划"×"的位置来评估患者疼痛的程度。②数字分级法（NRS）：该法在国际上较为通用。方法是用 0 ～ 10 代表不同程度的疼痛，0 为无痛，10 为剧痛。让患者自己在标有 0 ～ 10 的标记直线上圈出一个最能代表其疼痛程度的数字。③根据患者应用镇静药的情况将疼痛分为 5 级（表 9-6）。

表 9-6　癌症疼痛评估标准

级别	应用镇痛药情况
0 级	不痛
1 级	需非麻醉性镇痛药
2 级	需口服麻醉药
3 级	需口服与（或）肌内注射麻醉剂
4 级	需静脉注射麻醉剂

2．躯体功能障碍

（1）癌症本身引起的功能障碍：①原发性损伤：如骨关节肿瘤破坏骨关节致肢体活动功能障碍。②继发性损伤：如癌症对体质的消耗引起营养不良、贫血；长期卧床缺乏活动引起肌力减退、肌肉萎缩、关节纤维性挛缩、下肢静脉血栓形成等。

（2）癌症治疗所致的功能障碍：①手术损伤：如喉癌全喉切除术后丧失发声、语言交流能力；乳癌根治术后肩关节活动障碍与上肢淋巴性水肿；肺癌肺叶切除术后肺呼吸功能降低。②放疗损伤：如骨髓造血功能抑制；鼻咽癌放疗后腮腺唾液分泌减少、颞颌关节活动功能障碍。③化疗损伤：如骨髓造血功能抑制、多发性神经病变。

3．心理行为障碍　癌症患者从疑诊时开始到确诊后，一般会出现以下心理反应：震惊、恐惧、否认、愤怒、抑郁、焦虑、依赖、淡漠等。病情恶化、治疗后出现严重副作用或发生截肢、无喉、颌面缺损毁容等严重残疾时，患者的心理状况可能随之出现明显波动和恶化。这些异常心理状态使患者不能正确对待疾病，不能配合临床及康复治疗，甚至绝望而拒绝治疗。

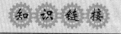

癌症患者的心理分期

癌症患者作为一个特殊的人群，从确诊开始心理就有一个比较明显而波动较大的变化，这就是癌症患者的心理分期，一般临床上分为 5 期，即否认期、愤怒期、协议期、沮丧期及接受期。在患者刚确诊为癌症的时候，几乎所有的人都不相信自己所即为癌症，内心往往持否认态度，为否认期；随后当得到证实确为癌症后，患者往往觉得命运不公，非常愤怒，为愤怒期；愤怒期后，患者会逐渐平复，求生本能逐渐显现，希望能得到较好治疗，延长生命，为协议期；但是随着病情的加重，各种症状可能会越来越明显，越来越严重，此期患者越来越感受到疾病的痛苦，随之心情沮丧、低落，为沮丧期；最后，随着时间的推移，患者逐渐适应并接受这一现状和事实，为接受期。

三、康复护理措施

（一）心理护理

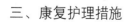

充分理解患者，建立良好的护患关系；针对患者的心理反应和变化进行心理疏导；鼓励患者正确认识癌症，树立战胜疾病的信心，积极配合治疗；倡导乐观的生活态度和健康的行为习惯。

（二）物理治疗

近年来，有些物理治疗技术用于癌症的康复，使癌症的康复手段得到进一步提高。①无创性高热治疗：短波、超短波、分米波、厘米波的高热治疗法、高强度超声波聚焦疗法。②其他无创性物理治疗：毫米波疗法、超声波抗癌药物透入疗法、磁场疗法。③有创性物理治疗：微波组织凝固疗法、高强度激光疗法、冷冻疗法、光敏疗法、直流电化学疗法。④癌症疼痛：高热疗法、冷疗法、毫米波疗法、经皮电神经刺激疗法、针灸等。⑤放疗、化疗后骨髓抑制、白细胞减少：毫米波疗法。⑥肌力下降、肌肉萎缩、关节纤维性挛缩：运动疗法和手法治疗。⑦肺功能障碍：呼吸训练。

（三）癌症恢复期的康复

癌症经过治疗得到控制进入恢复期后，需进行恢复性康复治疗。①坚持定期复查病情，进行必要的治疗，巩固和提高疗效。②癌症治疗后残留功能障碍者，需继续进行功能评定和康复治疗，使功能障碍与残疾降低至最低程度或完全恢复，提高生活自理能力、劳动能力和生存质量。③进行小强度、短时间、多次重复的耐力运动和健身操、太极拳等，活动的强度和时间的调整须循序渐进，以增强体质。④合理的均衡营养，改善全身情况。⑤癌症痊愈、全身情况良好，处于就业年龄、有一定劳动技能者可恢复原来的工作或经职前培训改换其他工作，回归社会。

（四）癌症晚期的康复

晚期癌症患者的痛症未得到控制，病情继续进展恶化，需得到支持性康复和姑息性康复。①进行适当的癌症治疗，尽可能减缓癌症的发展，减轻症状。②加强支持性治疗，改善营养，提高生存期。③长期卧床者需加强康复护理，定时翻身，做好皮肤护理，防止压疮发生。④根据患者体力，每天下地或在床上活动，做四肢运动和呼吸操，以防止肌肉萎缩、关节挛缩、下肢静脉血栓形成、肺炎等合并症的发生。⑤控制癌症疼痛，减轻痛苦，提高患者生存质量。⑥心理治疗，使患者得到安慰、关怀和支持，直至临终。

（五）癌症治疗后功能障碍的康复

癌症本身以及癌症治疗都可能造成对局部组织和全身的损伤，导致功能障碍与残疾，需要进行康复护理。

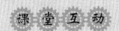

请以乳腺癌患者为例，简述淋巴性水肿的康复护理措施。

1. 乳腺癌术后上肢水肿的康复及护理　外科手术是乳腺癌的主要治疗手段，根据病情不同，可以选定不同的手术方案。乳腺癌根治术后，尤其是结合腋窝淋巴结放疗后最容易引起淋巴水肿，加之长时间肢体下垂、过度承重等影响静脉和淋巴回流造成淋巴性水肿，预防乳腺癌术后淋巴水肿是乳腺癌康复的重要内容。

（1）保持功能位：手术后置术侧肩于功能位，并在肘部垫一软枕，使其高过肩部，可减轻肿胀感。术后加压包扎的患者，应注意观察患侧肢体远端的血液循环情况，及时调整绷带松紧度。

（2）被动运动：术后 1～2 日即进行小幅度的肩关节被动运动，刚开始外展和前屈不得超过 40°，术后第四天起肩前屈每天增加 10°～15°，但不能超过患者的耐受度；肩外展在切口引流条未撤出前应限制在 45° 以内，撤出引流条后可逐步增加活动度。

（3）主动运动：术后第一天即可进行术侧上肢的等长收缩和手指、腕的主动运动，逐步增加前臂和肘的主动运动；切口引流条撤除后，逐步练习术侧上肢的日常生活活动；术后 2 周，切口拆线后可逐步增加活动范围，做上肢钟摆样运动、耸肩、旋肩运动、深呼吸运动、双臂上举运动、手指爬墙运动、护枕展翅运动，并可适当增加抗阻运动和器械运动。每日运动 3 次，需坚持半年至 1 年。

（4）保护患肢：避免在患侧测量血压、注射及抽血，避免割伤、抓伤、灼伤及蚊虫叮咬，避免使用刺激性强的清洁剂，以免引起患肢循环受损及感染；尽量避免使用患侧肢体劳动，更不能长时间提取重物或下甩患肢。

（5）康复教育：定期体格检查，发现乳房肿块及时诊治；建立高维生素、高纤维素、低脂肪的饮食结构；术后尽早进行患侧上肢恢复锻炼，预防上肢水肿的发生；保护患侧上肢免受损伤。

2．肺癌术后肺功能的康复护理　肺癌是原发性支气管肺癌的简称。肺癌根治术切除肺段或肺叶，术后因肺痛而咳嗽困难、呼吸受限、肺功能减退。康复护理有利于肺扩张，改善通气功能，并有助于肺腔引流。

（1）术后体位：肺叶切除术后，患者取术侧侧卧位，以免限制健侧肺呼吸；全肺切除术后 2 周内只可平卧位，以免纵隔过度移位引起休克。头与躯干抬高 $30^{\circ} \sim 45^{\circ}$，以免腹腔脏器上顶妨碍横膈活动、压迫肺下部。每小时翻身 1 次，并采取有利于呼吸道分泌物排出的体位；进行胸背拍叩振动，促进分泌物排出。

（2）咳嗽技巧训练：患者术后苏醒须鼓励其咳嗽。有效的咳嗽是通过正常的呼吸调节达到的，而不是靠用力或排出气体量进行调节的。指导患者深吸气，然后短暂地屏气使气体在肺内得到最大的分布，关闭声门，进一步增强气道中的压力，当肺泡内压明显增加时，突然将声门打开，这样高速的气流可使分泌物移动并排出。

（3）呼吸训练：深呼吸：嘱患者麻醉清醒后，每隔 2h 左右深呼吸 15 次，直到 48～72h 胸腔引流管拔出为止。腹式呼吸：让患者仰卧，两手分别放于胸、腹部；膝关节屈曲；深呼吸时，尽可能使腹部膨起，放于腹部的手随着腹部的膨起而抬高，被确认为吸气有效；然后将空气慢慢吐出，放于腹部的手向内上方压，帮助膈肌上移。使用腹肌咳嗽，双手合拢放于上腹部，帮助用力。辅助呼吸活动：随患者呼吸动作，用手压迫胸廓，使吸气时胸廓扩张，增加吸气量和气流速度，并促进气管内分泌物移动，从而促进残存肺的扩张。

（4）下肢与全身运动：术后卧床期间经常伸屈下肢，做腿部运动，防止下肢静脉血栓形成。尽早下地活动，做呼吸操和健身体操，并进行步行、登梯等活动，以加大肺通气量。术后因两侧肺容量不等而造成脊柱侧弯畸形时应进行呼吸练习和矫正体操。

（5）康复教育：入院后即严禁吸烟，因尼古丁可导致末梢支气管痉挛，使呼吸道分泌物增加，加重咳嗽，易合并肺部感染；练习缓慢均匀的腹式呼吸，可减轻伤口疼痛，加深呼吸运动；强调每日坚持锻炼的重要性，经常去树林、草坪、公园或青山绿水的地方呼吸新鲜空气。

3．胃癌根治术后的康复护理　胃癌是全球最为常见的癌症。胃癌根治术后的康复及护理有利于提高生存率、尽快全面恢复、提高生活质量。

（1）精神情绪障碍的康复：手术前让患者了解手术效果和可能出现的并发症及预防措施，使其有心理准备，不致发生情绪波动，必要时可让接受过类似手术且已取得良好效果的患者作劝说、交流，同时应取得患者亲属的积极配合和支持。控制情绪反应对于顺利开展治疗和手术后的康复是非常有用的。胃癌患者多见的情绪障碍为抑郁、焦虑，尤其是发病与长期忧虑、紧张有关的患者更易出现，对此类患者主要采用心理治疗方法，以支持治疗为主，适当配合认知疗法、放松训练等，必要时配合药物治疗。

（2）躯体残疾及功能障碍的康复：①倾倒综合征：应指导患者采取少量多餐的进食方法，让食物少量多次进入胃、肠；合理调节饮食，适当多进蛋白质、脂肪含量多的食物，控制糖类摄入量，并使患者逐渐适应饮食调节，必要时餐前30min口服抗胆碱药，饭后平卧30min。②反流性食管炎、口腔炎：嘱患者进流质、半流质饮食，避免进食过硬、过热、刺激性强的食物；避免食物有异味，避免进食环境中的恶性刺激，以防诱发呕吐；指导患者进食后不要平卧，应保持坐位或半坐位15～30min；必要时给予止吐药或胃动力药。③腹泻：指导患者饮食应限制或减少乳制品，限制脂肪摄入量，并给予消化酶制剂及利胆剂。④空肠梗阻：嘱患者应禁食、禁水，并为其插入胃管进行胃肠减压，吸出梗阻的胃内容物；同时为患者输液，纠正水电解质紊乱，改善患者一般状况。如果病情仍不减轻，应及时进行手术治疗。

（3）全身营养状况的康复：为患者提供高热量、高蛋白质以及其他营养丰富、容易消化的食物，同时注意改善进食环境，促进食欲；不能进食的患者由营养管滴注要素饮食；根据病情需要给予全胃肠外营养，通常由静脉输入患者所需要的蛋白质、脂肪、糖类、维生素、微量元素、电解质和水分，以达到营养治疗的目的，是延长患者生命的重要措施。

（4）日常生活注意事项：保持乐观的精神状态，可以促进人体的各种功能协调一致，促进胃肠道功能的恢复；规律性起居，定时进餐，定时睡眠，注意休息，减少各种不良刺激，保证大便通畅；应少食多餐，进食时细嚼慢咽，注意营养素搭配，保证机体需要，应限制食用油炸、过咸、过冷、过热、过甜、辛辣、刺激性食品，禁止烟酒。

（5）中医康复：康复阶段的胃癌患者正气虚衰表现较突出，主证为脾胃虚寒、胃阴耗竭、气血两亏，另有痰浊、瘀血、气滞等证存在。康复治疗以扶正为主，适当配合理气、祛痰、化瘀、清热等法。具体治疗方法有调摄情志，如说理开导法、情志相胜法等；传统体育康复方法、针灸、饮食康复、中药康复等。

4. 结/直肠癌根治术后的康复护理 结肠癌、直肠癌根治术常做腹壁造口，改变通常的排便途径，患者不易适应这种排便方式，对这些功能障碍需进行康复护理。

（1）排便功能康复护理：患者术后开始进食即要参照其过去的排便习惯，每天定时灌肠，促进定时排便规律的建立；根据患者粪便的性状，随时调整饮食种类，选用低脂肪、高蛋白、高热量、对肠道刺激小的细软食物，保持足够的饮水量，防止大便干秘嵌塞或腹泻。不吃产气多的食物，不吸烟，不吃口香糖，以防排气过多；教会患者安装粪袋，使粪袋紧贴腹壁造口处，不泄漏，粪袋更换后要及时清洗晾干保存，最好使用一次性粪袋。

（2）腹壁造口护理：每次排便后用温水或肥皂水清洗造口，擦干，保持清洁干燥，避免粪便浸渍刺激；造口周围皮肤发生糜烂、湿疹、感染、过敏时应及时对症处理，加强造口护理；为防止造口狭窄，可自手术后1～2周起，示指戴上涂有石蜡的指套伸入腹壁造口探查扩张，每1～2周1次，使造口直径保持在2.5cm左右，持续扩张2～3个月。狭窄严重时需手术切除瘢痕。

（3）日常生活康复：癌症治愈后为了维持健康，恢复日常的生活活动，需注意以下问题：建立良好的排便习惯，学会正确使用粪袋；消除臭味（正确选择食品，防止消化功能紊乱，减少产臭；始终保持人工肛门周围皮肤清洁；人工粪袋要勤倒、勤洗，每次用后以肥皂水洗刷干净，最好再用2%来苏溶液浸泡30min后晾干备用；人工粪袋内放除臭剂，或使用消臭型人工粪袋；活性炭粉1～2g，每日3次口服，可消除臭味）；正确调节饮食（直肠癌患者术后应注意适应胃肠道功能，选择合适的食品，尤其在手术后几个月内，尽量食用容易消化的食物）；合理安排工作、运动（术后3个月避免做腹内压增加的动作，如持重物、抬重物等；避免剧烈运动）。

（4）社会康复：穿戴粪袋者宜穿宽松衣服，做好粪袋的护理，并完全可以恢复社会活动、人际交往和工作。远途外出时不要吃喝生冷食物与饮料，可口服复方樟脑酊等药物减少蠕动和排气，以避免发生令人不愉快的情况。

四、康复护理教育

（一）调整生活，保持心情舒畅

各种精神刺激、情绪波动，可促进肿瘤的发生和发展。癌症患者要重新安排自己的生活，日常起居的规律首先要适应和方便治疗，保持乐观、开朗、平和的精神状态，这样才能对病情的康复起到积极的作用。

（二）环境舒适，保证休息

癌症的康复期，家属和亲友应为患者选择一个舒适、清静、卫生、安全、便于生活起居和锻炼的场所，要保证充足的睡眠。

（三）注意营养

康复期患者应均衡饮食，摄入高热量、高蛋白质、富含膳食纤维的各类营养素，多食新鲜水果，饮食宜清淡、易消化。

（四）改正不良生活习惯

要养成良好的生活和饮食习惯。下决心戒掉饮酒、吸烟等不良嗜好，不吃盐腌、烟熏火烤以及发霉的食品，少吃生冷油腻及刺激性食品。

（五）锻炼身体，提高免疫力

适当参加健身活动，选择适合的项目，量力而行。对于因术后器官、肢体残缺而引起生活不便的患者，应早期协助和鼓励其进行功能锻炼。免疫力低下的癌症患者，在血细胞计数未恢复到正常水平之前，应避免到公共体育场所锻炼。对于接受过放射治疗的患者，应避免长期到含有氯化物消毒剂的游泳池锻炼。

（六）继续治疗

鼓励患者积极配合治疗，勇敢面对现实，克服治疗带来的不适，坚持治疗。

（七）积极参加社会交往，建立新的人际关系

积极参加社会活动，增加社会交往，满足爱与归属的需要，从而树立信心，战胜疾病。

（八）加强随访，定期复查

癌症是一个需要长期观察治疗的疾病，应长期与经治医生保持联系，在第 1、2 年内，每 3 个月复查 1 次；第 3 ～ 5 年内，要每半年复查 1 次；5 年之后每年复查 1 次。

（李海珠）

第九节　骨质疏松症的康复护理

一、概述

骨质疏松症（osteoporosis，OP）是在骨的一个单位容积内骨组织总量的减少。骨的微结构破损导致全身性骨组织总量减少，骨的脆性增加，是易于发生骨折的一种全身性骨骼疾病。其形态学的特点是骨小梁变细，皮质变薄和髓腔增宽，骨的化学成分正常。以骨痛、易发生骨折为主要临床表现的代谢疾病。骨质疏松涉及内分泌、老年医学、骨科学、妇产科学、放射学、药学、营养学和康复医学科，是一个跨学科性疾病，也是当前国际上研究最活跃的课题之一。

2003 年，美国国立卫生院专家会议强调骨质疏松是骨强度减弱、骨折危险增加为特点的骨骼疾病。主要表现为老年人不明原因的疼痛、脊柱弯曲、驼背、四肢长骨及肌肉无规律的酸痛、钙沉积、骨质退行性病变、肌肉萎缩、骨折以及骨折后并发症。目前全世界约有 2 亿人患骨质疏松症，其发病率已跃居常见病的第六位。我国 60 岁以上患病率女性为 40% ～ 60%，男性约为 20%，已成为公共健康的严重问题之一。骨质疏松症作为一种隐匿进展的流行病，正慢慢威胁着人们的生存质量和寿命，并被称为"无声杀手""静悄悄的流行病"。在其较轻时无任何明显症状，它无声无息地发生、发展，常在拍 X 线片时偶然被发现，或直到出现明显的驼背、骨折才被发现，严重危害中老年人群的健康。

（一）流行病学

骨质疏松症在世界多发病中列第 6 位，据流行病学调查估计，欧美和日本约有 7500 万人患骨质疏松症。绝经后白人女性分别有 54% 和 30% 患者骨量减少和骨质疏松，大于 50 岁的男性有 3%～6% 患骨质疏松，28%～47% 为骨量减少。2004 年，我国女性潜在骨质疏松症危险人群占女性人口总数的 11.31%，占总人口数的 5.41%。男性骨量减少人群（64～72 岁）3201 万人，占男性人口总数的 4.89%，占总人口数的 2.48%。男女合计骨量减少人群 6381 万人，占总人口数的 4.94%。据调查数据显示，我国已成为世界上拥有骨质疏松症患者最多的国家，男女性骨质疏松患者 9054 万人，占总人口数的 7.01%。并且呈上升趋势。

（二）危险因素

1. 原发性骨质疏松症的危险因素

（1）骨密度峰值：指人的一生中所获得的最高骨密度值。人体骨密度随年龄而不断变化。通常 20～30 岁时骨密度值达到最高。低骨密度峰值者由于骨量低，会较早达到骨质疏松的低骨量水平而发生骨质疏松，而高骨密度峰值者较晚甚至不出现骨质疏松的低骨量水平。骨量峰值的个体差异 80% 是由多种基因共同决定的，20% 由环境因素、锻炼、饮食和青春期决定的。到目前为止，还没有发现直接调节骨密度或骨量峰值的基因。

（2）性别：男性患病率较女性低，女性骨密度峰值较男性低 10%～20%，是 Ⅰ 型骨质疏松症发生的主要危险因素。骨质疏松常发生在老年女性，而无症状的脊柱压缩性骨折较常见。女性 45 岁后每增加 5 岁，股骨颈骨折发生率增加近一倍。

（3）年龄：年龄是影响骨量的重要因素，一般 20～40 岁骨量达峰值，此后开始下降。女性绝经后加速下降，较男性快 2～3 倍，70 岁峰值骨量减少约 1/3。

（4）体型、体重：个高肥胖者骨量高于个低、瘦弱者，所以身体瘦小者更容易发生骨质疏松症。

（5）家族史：骨质疏松症阳性家族史者患病率明显高。原发性骨质疏松症的发生与发展很大程度取决于遗传因素，与多种基因有关，遗传因素占 80%，后天因素的影响仅占 20%～30%。白种人相比于黑种人和黄种人更易发生骨质疏松症。

（6）缺乏运动：研究发现，在诸多因素中，运动对骨质疏松的影响极大，它对骨强度的影响比重占 40%，远远超过了骨代谢相关激素、钙及维生素 D 对骨强度的影响（3%～10%）。

2. 继发性骨质疏松症的危险因素

（1）药物：长期使用糖皮质激素、免疫抑制剂、肝素等抗凝剂或利尿剂等都被证实是骨质疏松的危险因素。临床上应用最广泛的糖皮质激素，如泼尼松、氢化可的松和地塞米松等是诱发骨质疏松的常见药物。

（2）内分泌疾病：如原发性甲状旁腺功能亢进、库欣病及糖尿病等。

（3）慢性肾病：由于磷排泄障碍，多伴有低钙血症，发生继发性甲状旁腺功能障碍，同时活性维生素 D 产生减少，因此导致肾性骨营养不良。

（4）肿瘤：恶性肿瘤的骨转移、骨髓瘤均可引起骨代谢活动增加，肿瘤细胞可以转移至骨骼直接浸润破坏骨组织。

3. 骨质疏松性骨折的危险因素 如既往有易跌跤史、全身衰弱、肌力差、平衡功能差等都是导致骨质疏松骨折的危险因素。

（三）分类

骨质疏松症可分为三大类：

1. 原发性骨质疏松症 它是随年龄增大而逐渐发生的一种骨的退行性改变，又分为绝经后骨质疏松症（Ⅰ型）和老年性骨质疏松症（Ⅱ型）。

2．继发性骨质疏松症　是由于其他疾病、药物或不良嗜好等诱发的骨质疏松症。

3．特发性骨质疏松症　多发生于 8 ～ 14 岁青少年或成年人，原发性妊娠及哺乳期妇女所发生的骨质疏松。

（四）临床表现

疼痛是原发性骨质疏松症的最常见症状，以腰背痛多见，可沿脊柱向两侧扩散，仰卧或坐位时疼痛稍微减轻，但直立时后伸或久立、久坐后疼痛加剧。身长缩短，驼背。骨折是退行性骨质疏松症最常见和最严重的并发症。呼吸功能降低，肺功能随年龄增加而下降，若再加骨质疏松症所致胸廓畸形，可出现胸闷、气短、呼吸困难等表现。

1．骨痛　骨痛是骨质疏松患者的主要临床表现，约 60% 骨质疏松患者存在不同程度骨痛。骨痛可发生在不同部位、不同程度。以不明原因的脊柱酸痛为主。疼痛多呈胀痛、酸痛、持续性疼痛，有突发性加剧。

2．肌痉挛　部分患者可出现腓肠肌阵发性痉挛，俗称"小腿抽筋"。

3．骨折　多数骨质疏松患者无明显特征性或自觉性症状和体征，骨折往往是骨质疏松症的首发症状或就医原因。骨质疏松症患者发生骨折的概率为 20% 左右。最常见的是椎体压缩性骨折、髋部骨折、桡骨远端及少数肱骨近端骨折。

二、主要功能障碍

（一）主要临床表现

1．负重能力下降　多数骨质疏松患者表现为负重能力下降（约 2/3），甚至不能负担自己的体重。因此，骨质疏松症患者躯干活动时，腰背肌必须进行超常的活动，经常处于紧张状态，逐渐导致肌肉疲劳，出现肌痉挛，从而产生肌肉及肌膜性腰背疼痛。

2．关节活动范围受限，腰背肌活动障碍　骨质疏松性骨折特别是椎体骨折、髋部骨折、桡骨远端和肱骨近端骨折患者，其骨折部位的关节活动范围常严重受限，而关节活动的受限又进一步加重了患者的日常活动、社交活动和职业活动障碍的程度。腰背肌活动障碍表现为腰椎屈、伸、侧屈、旋转等能力下降。

3．站立与行走受限　久坐或久站后腰背部和下肢负重关节疼痛而导致站立与行走受限。主要表现为坐、站立、行走和个人护理功能障碍。

4．日常生活活动或职业活动能力受限　由于骨质疏松症患者常有全身乏力、体力下降、精力不足等从而导致其持续进行日常生活活动或职业活动的能力下降。腰背肌活动障碍主要表现为不能翻身、侧转及仰卧位、从床上坐起。髋部骨折的患者中，有 1/4 需要长期卧床，其日常功能活动受到严重影响。其骨质疏松的程度不同对活动能力的影响不同。

5．心理障碍　由于长期的骨痛和反复的就医治疗可能导致心理的改变。如沮丧感、抑郁甚至怀疑自己患了癌症。骨折后，患者的日常生活活动能力受到严重限制，同时面对自己能力的下降给家庭带来经济和生活上的沉重负担，患者常产生痛苦、脾气暴躁、悲观，甚至绝望等情绪。

（二）主要功能障碍的评定

1．骨密度测定　对骨质疏松患者进行骨密度测定，确诊骨质疏松程度；双能 X 线吸收法（DXA）：双光子骨密度仪（DPA），是目前诊断 OP 的重要标准，能明确诊断轻、中、重骨质疏松。能测量全身任何部位的骨密度和脂肪的百分比，测量速度快、精确度高、空间分辨率高、散射线。

世界卫生组织对于骨质疏松症的定义基于骨密度水平，具体如下：

（1）正常：骨密度在年轻人平均值的 1 个标准差（SD）内。

（2）低骨密度：骨密度低于年轻人平均值 1 ～ 2.5SD。

（3）骨质疏松症：骨密度低于年轻人平均值 2.5SD。

（4）严重骨质疏松症：骨密度低于年轻人平均值 2.5SD，伴有一处或多处骨质疏松性骨折。

2．生化指标检测

（1）骨代谢指标：主要检测血清钙、磷。原发性骨质疏松血清钙、磷一般在正常范围。

（2）骨形成指标：碱性磷酸酶（CKP）、骨钙素（BGP）与Ⅰ型胶原羧基末端（CTX）。

（3）骨的吸收指标：主要是检测抗酒石酸酸性磷酸酶 TRAP、尿羟脯氨酸（HOP）。但 OP 受诸多因素的影响，其敏感性和特异性较低。近年来，把尿中吡啶啉（pyridinoline，PYD）和脱氧吡啶啉（deoxypyridinoline，DPD）作为骨中吸收敏感性和特异性生化标志物，有条件可检测 PDY 和 DPD。

（4）钙调节激素：活性维生素 D、甲状旁腺激素（PTH）、降钙素（CT）等。

3．骨痛、腰背痛评定

（1）目测类比定级法（VAS 法）：无痛为 0 分，剧痛为 10 分，估计疼痛的程度。

（2）腰部活动的评定（肌力、耐力的评定）。

4．平衡功能的评定　方法包括仪器评定、非仪器评定，内容包括对平衡的功能、能力及心理状况全面的评定。需特别指出的是，通过平衡的评定预测被试者跌倒风险。

5．日常功能及生活质量的评定。

三、康复护理措施

对骨质疏松症患者，康复护理可以在病房、门诊、家庭和社区等地实施，以减轻疼痛、增强肌力、促进协调功能、改善上肢活动、增进转移和职业技能等。针对骨折后骨质疏松症患者，康复护理包括生理、心理和社会功能多方面，健康教育包括疾病症状、危险因素、先兆、预防和治疗等疾病相关知识，实施时间应在骨质疏松症确诊后或骨折手术后 24～48h 内参与，直到患者生活基本自理。骨质疏松症是骨骼发育、成长、衰老的基本规律，但受着激素的调控、营养状况、物理因素、免疫状况、遗传基因、生活方式、经济文化水平、医疗保障 8 个方面的影响，早期康复治疗、康复护理，及早期加强自我保健意识的教育，提高自我保健水平，积极进行科学干预，骨质疏松症是可能延缓和预防的，这对提高中老年人的身心健康及生活质量具有重要的现实的社会和经济效益。

（一）疼痛的康复护理

1．转移注意力　将注意力集中到其他的事件活动上，如手工艺品的制作，听音乐、聊天等，让患者缓解痛感。可分步骤、分阶段地让患者通过个体和集体的康复护理完成所选的手工业品的制作，成功的康复护理可以使患者获得满足感，降低疼痛对他们的困扰。

2．鼓励患者参加户外的活动　户外的活动可以接受充分的阳光照射，有助于皮肤合成更多的维生素 D，提高人体对钙的吸收能力；经常参加活动可以提高人体内分泌系统的功能状态，促进钙在体内的转化。活动可以改善人体骨骼的强度，有助于承受较大的外力作用，可以预防骨折，减轻疼痛。

（二）安全预防康复护理

1．预防骨折　骨质疏松症患者由于容易导致肌肉负重能力低下和诱发骨折，故如何在日常生活活动中加强自我保护，如穿平底鞋，避免剧烈运动，卧床患者翻身时由两人协助，避免拖拽和过度牵拉患者肢体。

2．预防跌倒　跌倒是引起骨折的最常见原因。防止跌倒的方法包括：

（1）下肢肌力的练习：指导患者进行脊椎灵活性练习和增强平衡协调性的练习。脊椎灵活性练习对防止跌倒有很好的预防作用，由于中轴线灵活性的增强，常使四肢的活动也得以改善，从而使姿势反射完成得更为及时，可以避免很多可能发生的跌倒。

（2）协调性练习：通常是从重心较低位，支持基底较大（如坐位），活动幅度较小，支持基底较平整稳定开始练习，逐步达到重心较高位，缩小支持基底面积，增加活动幅度和复杂程度。开始时要求视力协调调节平衡，其后则要求无需在视力协调下保持平衡。

（3）平衡练习：单腿站立、正走、倒走、下蹲起立、在限定宽度的区域内直线行走练习等。

（4）避免过度肥胖。

3．安全预防教育　①日常生活中正确的姿势。②适当地使用护理自助器具。③家庭环境均适当改造。④正确的防止跌倒方式。⑤家人的配合方式。⑥工作性质和环境的调整。

（三）功能训练康复护理

1．指导合理的运动量和运动强度　骨质疏松症患者进行运动疗法时，应注意合理的运动量，运动强度以低、中等强度为宜，即靶心率从（150 − 年龄数）至（170 − 年龄数），循序渐进，逐步增大运动强度，运动时间以 20 ~ 40min 不等，频度为每周 4 ~ 6 天。

2．实施个体化护理方案　根据个体情况，制订出合适强度和时间的训练方案，选择合适的个体化护理方案。一种是少量高强度的运动，可增加瞬时的肌力和肌肉量，给骨施加更大的负荷力，以保持骨强度区域维持高于正常水平以上。另一种是反复低强度的肌肉收缩，直至肌力耗尽。这种运动可增加耐力，减少或停止骨的吸收，但不增加瞬间的肌力和肌肉量。如慢跑、太极拳、登山、快走、游泳、举哑铃等。改善症状和增强全身健康状态的练习通常采取有氧训练法，鼓励多作医疗步行，提倡每天步行半小时，和做"健骨操""太极拳""八段锦"等简单易行的运动增进骨骼的健康。同时进行呼吸练习和各种文娱活动，以提高整体健康水平。

（四）养成良好的生活习惯

选择合适的娱乐活动，注意娱乐安全。由于骨质疏松症患者疼痛、活动能力下降及容易在外力作用下导致骨折等因素的存在，在选择娱乐活动时应该更加注重安全性原则。娱乐活动是集参与性、运动性、趣味性和艺术性于一体的治疗方式，不仅可以提高患者的运动功能，达到强筋壮骨的作用，还有调节情绪、舒畅心情、减少孤独空虚、陶冶情操和养生益寿等功效。

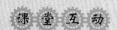

课堂互动

骨质疏松患者的日常饮食应注意哪些？请为骨质疏松患者设计一份食谱。

（五）饮食指导

保持饮食多样化，经常摄入含钙高的食物，如海产品、豆类、动物肝脏、牛奶、鸡蛋、骨汤等。同时补充维生素 D，以促进吸收。避免过度饮酒、吸烟，浓茶和咖啡。控制骨质疏松危险因素，缓解症状。

（六）ADL 康复护理

日常生活能力训练患者由于肌力、耐力、心肺功能的下降，特别是骨折后均可以导致患者日常生活能力的下降。日常生活能力训练项目包括：大便控制、小便控制、修饰、如厕、进餐、转移（床—椅）、活动（步行，在家庭及其周围社区）、穿衣、上下楼梯、洗澡等。

（七）心理康复护理

骨质疏松症患者因常表现为关节不明原因的疼痛，骨骼变形、骨折等，患者易出现焦虑、紧张、郁闷等心理反应。加之女性绝经后由于激素水平的变化，其本身也易出现精神、情绪方面的改变，易怒、抑郁等。应及时了解患者的心理问题，正确引导，给患者讲解疾病的相关知识，指导其预防与治疗的方法。减轻患者思想负担，增强信心，积极配合治疗。

心理护理在关注患者疼痛的同时，还应注重通过护理的小组活动缓解患者由于骨质疏松症所致的焦虑、抑郁等不利的情绪。鼓励患者去想象那些与快乐回忆有关的地方和活动，把自己过去快乐的经历通过故事的形式编排出来，或者准备成诗歌的形式朗读出来供大家分享。让患者将对疼痛、焦虑、抑郁等感觉和情绪中的注意力转移开来，从而帮助全身放松。

四、康复护理教育

（一）疾病相关知识教育

向患者讲解引起骨质疏松症的因素，如身材瘦小、运动少（卧床或制动）、肌肉不发达、有骨质疏松家族史、骨量分值较小、摄入钙量少、绝经提前或曾施行卵巢切除术者、吸烟、酗酒、素食、服用过量咖啡等。为此，应减少卧床或制动时间，有规律而积极地锻炼，避免过度吸烟饮酒。

知 识 链 接

饮酒过多易患骨质疏松

乙醇对骨骼有毒性作用，过量乙醇会损坏肝，减少 25 羟维生素 D 和 1,25 双羟维生素 D 的生成，影响肠道对脂肪、维生素 D、钙剂等营养物质的吸收，同时作用于成骨细胞，抑制骨形成，有损骨骼的健康，易患骨质疏松。

（二）鼓励患者户外运动

鼓励患者参加户外活动，多晒太阳，老年人宜选择太极拳健身法，运动强度可大可小，动作较为舒缓，又有平衡动作，既能锻炼肌力，也可提高下肢本体感受能力，对于预防跌倒也有较好的作用。

（三）骨折发生后的正确处理

骨质疏松症患者跌倒造成骨折的可能性较大，严重威胁患者的生活质量，患者应掌握骨折后的自我功能锻炼方法。对于股骨颈骨折的患者立即进行骨科急诊治疗，因为其发生股骨头无菌性坏死的机会极高，可做股骨头置换术，争取早日下床；对于桡骨远端骨折的患者宜立即进行复位，石膏固定，然后即可做肩部大幅度主动运动，以及屈肘伸握拳，拇指对指等练习，逐步增加用力程度，骨折愈合后即可进行腕关节屈伸和前臂旋转活动练习，1～2周后增加腕掌支撑练习。

（四）家庭环境的改造

为了减少及预防骨质疏松症患者发生骨折，患者的家庭环境可以做一定的调整。其原则是减少活动场所中容易导致患者摔倒的障碍物。同时可以增加一定的防护设备，减少发生意外的可能，如扶手的安装、门槛的改进、厕所及浴室地面的改进、便器的改进、照明的改进和家具的摆放等。

（五）钙剂服用指导

补充钙剂时注意最好在饭后 1～1.5h 服用，并宜同时食用含蛋白质丰富的食物，宜多吃食醋，可使肠道软化，有利于钙电离被人体吸收。

（齐　颖）

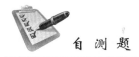 自 测 题

一、名词解释

慢性阻塞性肺疾病　　冠心病　　原发性高血压　　糖尿病　　阿尔茨海默病

肥胖症　　癌症　　骨质疏松症

二、选择题

1. 阻塞性肺疾病康复训练中重建生理性呼吸模式，训练要领正确的是（　　）

 A．吸鼓呼瘪，细吸深呼

 B．吸鼓呼瘪，细呼深吸

 C．吸鼓呼瘪，细吸深呼，思想集中，肩背放松，呼时经口，吸时经鼻

 D．吸瘪呼鼓，细呼深吸

 E．以上都不是

2. 关于冠心病各期康复治疗及护理错误的是（　　）

 A．急性心肌梗死2周以内康复目标：达到低水平运动试验阴性

 B．急性心肌梗死后5～6周，要保持适当的体力活动，逐步适应家庭活动

 C．病后数月到生命结束，以有氧运动训练为主，通过训练提高人体的运动能力

 D．急性心肌梗死后5～6周，要恢复发病前的生活和工作

 E．患者的自我锻炼应持续终生

3. 不属于运动处方内容的是（　　）

 A．运动设备

 B．运动方式

 C．运动频率

 D．运动强度

 E．运动持续时间

4. 冠心病的康复教育不正确的是（　　）

 A．保持心情舒畅，乐观对待疾病

 B．培养良好的饮食习惯

 C．保持大便通畅

 D．运动后可即时热水浴或洗热水澡

 E．为冠心病患者提供有关性生活方面的指导

5. 计算心率储备的公式为（　　）

 A．最大心率－安静心率

 B．最大心率＋安静心率

 C．最大心率85%＋安静心率

 D．最大心率95%－安静心率

 E．最大心率65%＋安静心率

6. 糖尿病饮食治疗方法不包括（　　）

 A．控制总热量

 B．减少脂肪的摄入

 C．严格控制食用高纤维素食物

 D．适当补充维生素和微量元素

 E．合理控制碳水化合物的摄入

7. 冠心病恢复期康复训练最简易的方法是（　　）

 A．跳绳

 B．行走

 C．骑自行车

 D．游泳

 E．快速跑步

8. 胃癌患者的康复护理措施不包括（　　）

 A．心理护理

 B．日常护理

 C．营养护理

 D．呼吸训练

 E．功能障碍的康复护理

9. 肺癌术后呼吸训练方法不正确的是（　　）

 A．深呼吸

 B．腹式呼吸训练

 C．拍打叩击

 D．呼吸体操

E．早期腹式呼吸，疼痛减轻后胸式
　　呼吸

10．下列关于癌症恢复期康复原则不正确
　　的是（　　）

　　A．定期复查

　　B．小强度、短时间的耐力运动

　　C．绝对卧床

　　D．合理的均衡营养

　　E．残留功能障碍者需继续康复治疗

11．老年人可能发生的功能障碍以下哪项
　　描述不正确（　　）

　　A．触觉小体和压觉小体数目增多，
　　　　触压觉敏感性提高

　　B．视力减退、晶状体调节能力下降

C．耳蜗和听神经变性

D．味蕾明显减少，味觉迟钝

E．嗅球神经元的数目逐渐减少，嗅
　　觉功能减退

12．Ⅰ型和Ⅱ型骨质疏松的主要特点，叙
　　述正确的是（　　）

　　A．Ⅰ型骨质疏松的男女发病比例为
　　　　1∶2

　　B．Ⅱ型骨质疏松常伴有骨矿化不良

　　C．Ⅰ型骨质疏松的骨丢失率较缓慢

　　D．Ⅱ型骨质疏松的多发年龄是70
　　　　岁以上

　　E．Ⅰ型骨质疏松为老年性骨质疏松症

三、问答题

1．阻塞性肺疾病的康复护理教育包括哪些内容？

2．冠心病的临床康复分期及各期康复护理措施是什么？

3．简述糖尿病饮食疗法的要点。

4．如何预防高血压？

5．如何确定糖尿病患者运动中的靶心率？

6．简述癌症的康复护理措施。

7．老年疾病常见的主要功能障碍有哪些？

8．骨质疏松症患者的康复护理教育内容有哪些？

中英文专业词汇索引

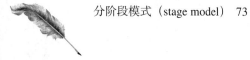

主要参考文献

1．燕铁斌．康复护理学．3 版．北京：人民卫生出版社，2012.

2．李晓捷．实用儿童医学．2 版．北京：人民卫生出版社，2016.

3．郑彩娥，李秀云．实用康复护理学．北京：人民卫生出版社，2012.

4．李晓捷．实用小儿脑性瘫痪康复治疗技术．2 版．北京：人民卫生出版社，2016.

5．南登崑．康复医学．4 版．北京：人民卫生出版社，2008.

6．吴敏．康复护理学．上海：同济大学出版社，2008.

7．邱志军．康复护理．北京：科学出版社，2007.

8．励建安．康复医学．2 版．北京：科学出版社，2008.

9．张玲芝．周菊芝．康复护理学．北京：人民卫生出版社，2008.

10．南登崑，黄晓琳．实用康复医学．北京：人民卫生出版社，2009.

11．杨艳玲．康复护理学．北京：北京大学医学出版社，2007.

12．张理义，严进．临床心理学．2 版．北京：人民军医出版社，2008.

13．郭锐．康复护理技术．北京：高等教育出版社，2005.

14．吴在德，吴肇汗．外科学．7 版．北京：人民卫生出版社，2008.

15．鲍秀芹．康复护理学．北京：人民卫生出版社，2009.

16．王茂斌．康复医学．北京：人民卫生出版社，2009.

17．解小明．临床康复治疗技术．西安：陕西科学技术出版社，2007.

18．林凤阳，黄小萍．脑卒中的康复护理对策．护理实践与研究，2008，5（8）：114-115.

19．吴先菊，李红哲．脑卒中病人康复教育的护理体会．中国实用神经疾病杂志，2007，10（6）：147-148.